【中医珍本文库影印点校】珍藏版

证治心传 医阶辨证 医学妙谛 评琴书屋医略

合集

《证治心传》明末医家袁班辑，袁班，字体庵。高邮人。生活于明清之际。此书折衷诸家，参以己见，早于叶天士提出了温邪上受和逆传、顺传等理论，用以指导温病的辨证施治。

《医阶辨证》清代医家汪必昌著，汪氏字燕亭，曾任太医之职。阐明鉴别要点，对临证不无裨助。

《医学妙谛》清代医家何其伟著，何氏字韦人，号书田，青浦人（1774—1837），先世自宋时即以医名，至其伟已传二十三代。

《评琴书屋医略》清岭南名医潘名熊（1807—1886），字兰坪，书中列时症杂美食等三十三种，方治多系融会叶氏心法而拟定之经验方，颇多可取。

（明）袁班 （清）何其伟等 著

山西出版传媒集团 山西科学技术出版社

图书在版编目（CIP）数据

证治心传·医阶辩证·医学妙谛·评琴书屋医略合集 /（明）袁班等著 .— 太原：山西科学技术出版社，2012.5（2021.8 重印）
（中医珍本文库影印点校：珍藏版）
ISBN 978-7-5377-4133-0

Ⅰ.①证… Ⅱ.①袁… Ⅲ.①中国医药学—古籍—中国—明代 Ⅳ.① R2-52

中国版本图书馆 CIP 数据核字 (2012) 第 051542 号

校注者：
郭小辰　李殿义　张清怀　高　慧　郭晋辉　常雪健　胡双元
刘小萌　祥　云　裴志环　徐智惠　武荣跃　吴海新　邹　鲁
赵树旺

证治心传·医阶辩证·医学妙谛·评琴书屋医略合集

出 版 人　阎文凯
著　　者　（明）袁班　（清）何其伟等人
责任编辑　杨兴华
封面设计　吕雁军

出版发行　山西出版传媒集团·山西科学技术出版社
地址：太原市建设南路 21 号　邮编　030012
编辑部电话　0351-4922078
发行部电话　0351-4922121
经　　销　全国新华书店
印　　刷　山东海印德印刷有限公司

开　　本　889mm × 1194mm　1/32
印　　张　13.25
字　　数　318 千字
版　　次　2012 年 5 月第 1 版
印　　次　2021 年 8 月山东第 2 次印刷

书　　号　ISBN 978-7-5377-4133-0
定　　价　46.00 元

总目录

证治心传

医阶辩证

医学妙谛

证治心传

（明）袁班辑

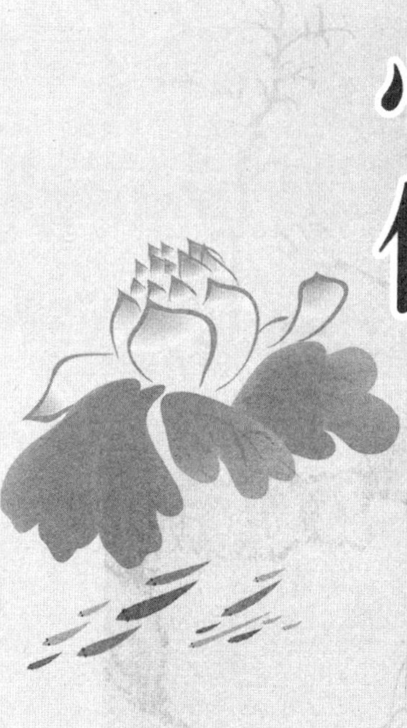

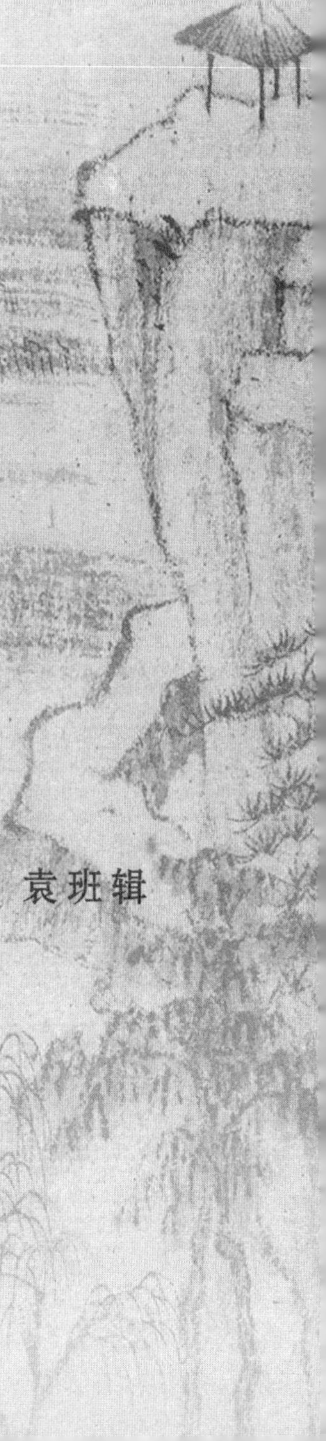

序

一介之士，苟存心济物于物，必有所济。虽蓬累而行，兴得其时，则驾者不可同年而语，而其志则足尚矣。幕宾袁子体庵顾影无俦，居珠湖之浜，喜读书，达通塞其才如五石之瓠不适于用。然济人利物之心，未尝去怀，蚤年侍亲疾，博究方书，深得异入秘授，遂以天下之疲癃残疾为己任，视人之呻吟痛苦，不啻若涉之者溺于渊，呼号拯救，而思欲手援之。运筹韬略之暇，医门著述满簏盈簏。《医津一筏》第其中一则耳。每憾今之医籍大半摭拾前人牙慧，割裂补窜攘为己有以博名。高究之中无所得，苟逞其臆见率意妄行。惟其载胥及溺而已。袁子之心传则折衷诸家，参以临证经验，有疑似难明者，发挥奥蕴，随意记录，以待质正。予嘉其阐古今所必由之理，实天下所未见之书，俾后进者引而伸之，平时得之于心，临症应之于手，裨益苍生，非浅鲜也。于戎马倥偬之际，抽闲阅

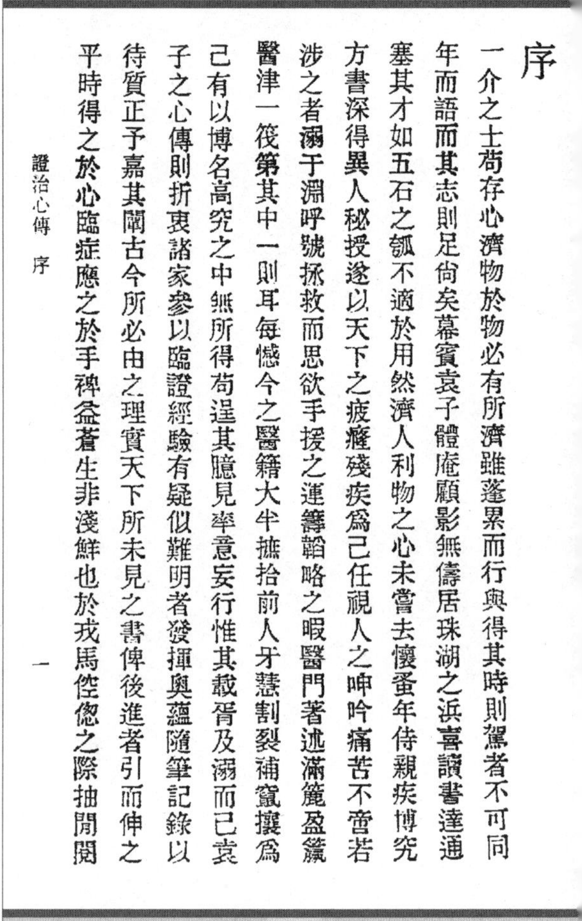
序
一介之士苟存心濟物於物必有所濟雖蓬累而行與得其時則駕者不可同年而語而其志則足尙矣幕賓袁子體庵顧影無儔居珠湖之浜喜讀書達通塞其才如五石之瓠不適於用然濟人利物之心未嘗去懷蚤年侍親疾博究方書深得異人秘授遂以天下之疲癃殘疾爲己任視人之呻吟痛苦不啻若涉之者溺于淵呼號拯救而思欲手援之運籌韜略之暇醫門著述滿簏盈篋醫津一筏第其中一則耳每憾今之醫籍大半摭拾前人牙慧割裂補竄攘爲己有以博名高究之中無所得苟逞其臆見率意妄行惟其載胥及溺而已袁子之心傳則折衷諸家參以臨證經驗有疑似難明者發揮奧蘊隨筆記錄以待質正予嘉其闡古今所必由之理實天下所未見之書俾後進者引而伸之平時得之於心臨症應之於手裨益蒼生非淺鮮也於戎馬倥偬之際抽閒閱

證治心傳　序　一

勘俟鋒焰稍息亟付手民以餉世之習醫者苟研求而有得焉將免殺人之惡名而爲生人之仁術豈不懿歟時在

崇禎歲次癸未仲秋月兵部使者溧陽史可法識

勘，俟锋焰稍息亟付手，民以饷世之习医者，苟研求而有得焉，将免杀人之恶名，而为生人之仁术，岂不懿欤时在。

崇祯岁次癸未促秋月兵部使者溧阳史可法识

证治心传卷一

秦邮袁班体庵辑
珠湖赵观澜双湖评点
鸳湖徐树荣石生珍藏
绍兴裘庆元吉生刊行

证治总纲

吾尝叹今医诊病鲜不以捷为工，即延医者，亦以捷为能，何古今之不相若也。夫医之诊病，必以审慎为本。若捷于按脉，乃市医苟且之为，班断不如是。每治病证，莫不以望、闻、问、切细加讨论，然后辨标本，别表里虚实之异，参四时寒暑之候，随症定方。虽不能尽合古圣之心传，而可免私心自用之咎也。况近世之医书，每多以补虚立论，至大实有羸状，故因秽浊实邪盘踞在内。既不得见而知之，又为宜补之说横于心中，往往惑于假虚之病象，而人多以下为畏途矣。

證治心傳卷一

秦郵袁班體庵輯
珠湖趙觀瀾雙湖評點
鴛湖徐樹榮石生珍藏
紹興裘慶元吉生刊行

證治總綱

吾嘗嘆今醫診病鮮不以捷爲工即延醫者亦以捷爲能何古今之不相若也夫醫之診病必以審慎爲本若捷於按脈乃市醫苟且之爲班斷不如是每治病證莫不以望聞問切細加討論然後辨標本別表裏虛實之異參四時寒暑之候隨症定方雖不能盡合古聖之心傳而可免私心自用之咎也況近世之醫書每多以補虛立論至大實有羸狀故因穢濁實邪盤踞在內既不得見而知之又爲宜補之說横於心中往往惑於假虛之病象而人多以下爲畏途矣

更有世之不明虛實之宜乃不善用者之誤恆見得時之醫自保聲名不肯輕用下法及至病久正虛方投輕下之劑自無效應至不得時之醫遇有病症急於求效遂妄用下法以決裂人見時醫用下而無效庸醫用下而致禍遂使假虛之證悞於溫補而戕生多矣殊不思內經有有故無損之訓仲景有急下存津之法如傷寒論之承氣陷胸等湯用之得當立能轉危爲安況邪入於裏如賊踞畿輔內地非邊遠之寇可比急宜蕩除然於腹裏地方而行此兵凶戰危之事務當操必勝之權而後可今特將歷驗心得之法和盤托出以濟世人之危殆而挽天札之慘也蓋診脈不足憑以脈有皮惟看舌苔爲準則以苔無皮顯而易見大抵有濁垢黃膩無津之苔凡見此苔即用下法一劑得手繼之以輕重進退以視濁苔之減否或退盡而可以知邪之清淨一目了然又有一種或隱或現或黃或灰之苔當細看其苔必浮不實而必現濁垢之形是爲虛苔

更有世之不明虚实之宜，乃不善用者之误，恒见得时之医，自保声名，不肯轻用下法。及至病久正虚，方投轻下之剂，自无效应。至不得时之医遇有病症，急于求效，遂妄用下法以决裂。人见时医用下而无效，庸医用下而致祸，遂使假虚之证误于温补，而戕生多矣。殊不思《内经》有有故无损之训，仲景有急下存津之法。如《伤寒论》之承气、陷胸等汤，用之得当，立能转危为安。况邪入于里，如贼踞畿辅内地，非边远之寇可比，急宜荡除。然于腹里地方，而行此，兵凶战危之事，务当操必胜之权而后可。今特将历验心得之法和盘托出，以济世人之危殆，而挽夭札之惨也。盖诊脉不足凭，以脉有皮，惟看舌苔为准则，以苔无皮，显而易见。大抵有浊垢黄腻无津之苔，凡见此苔，即用下法，一剂得手，继之以轻重进退，以视浊苔之减否，或退尽而可以知邪之清净，一目了然。又有一种或隐或现，或黄或灰之苔，当细看其苔，必浮不实而必现浊垢之形，是为虚苔。

慎勿误用下法，以误人者。近见读书不达变通之医，拘执《伤寒论》，泥于一日太阳，执定先表后里，概以日数传经立言，昧于郁伏内起之因，而不明常变之理，往往拘执脾胃宜于芳香温燥，务戒苦寒攻削，乃未究立法之旨耳。即如东垣之补中升阳等方，是助其本也。仲景之承气、陷胸等法，是祛其邪也。然脏腑因邪气而暂变者，尚在常理之中。更有变出非常，如老弱幼稚之质，每有大实之证，竟须竣下多剂而愈者。又有年当盛旺，而忽患虚寒，及向非强质，忽患大实者，往往有之。或谓病患由于化气而成，其化实化虚，化寒化热，皆未可常理测焉。临症不可拘守恒情，尤不可固执成见，要在辨证的而用药当，方克有济。惟病之已成，虽有良工，终不能保其十全。欲求最上之道，莫妙于治其未病。大凡疾病虽发于一朝，已实酿于多日。若于未发之先，必呈于形色，遇明眼人预为治疗，可期消患于未萌也。至于病势已减，末后调摄，尤宜加慎。既勿留邪遗患，

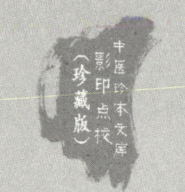

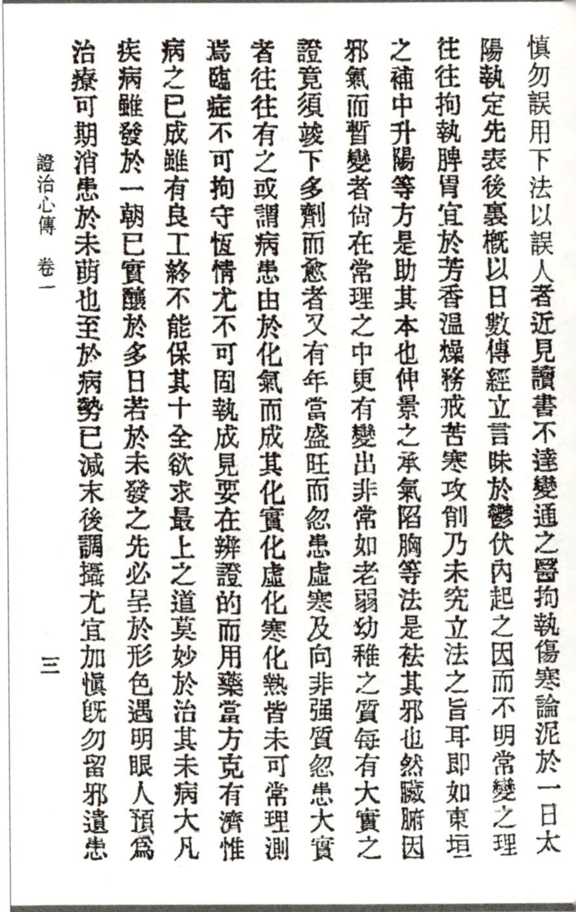
慎勿誤用下法以誤人者近見讀書不達變通之醫拘執傷寒論泥於一日太陽執定先表後裏概以日數傳經立言昧於鬱伏內起之因而不明常變之理往往拘執脾胃宜於芳香温燥務戒苦寒攻削乃未究立法之旨耳即如東垣之補中升陽等方是助其本也仲景之承氣陷胸等法是袪其邪也然臟腑因邪氣而暫變者尚在常理之中更有變出非常如老弱幼稚之質每有大實之證竟須竣下多劑而愈者又有年當盛旺而忽患虛寒及向非强質忽患大實者往往有之或謂病患由於化氣而成其化實化虛化寒化熱皆未可常理測焉臨症不可拘守恆情尤不可固執成見要在辨證的而用藥當方克有濟惟病之已成雖有良工終不能保其十全欲求最上之道莫妙於治其未病大凡疾病雖發於一朝已實釀於多日若於未發之先必呈於形色遇明眼人預爲治療可期消患於未萌也至於病勢已減末後調攝尤宜加愼既勿留邪遺患

證治心傳　卷一　三

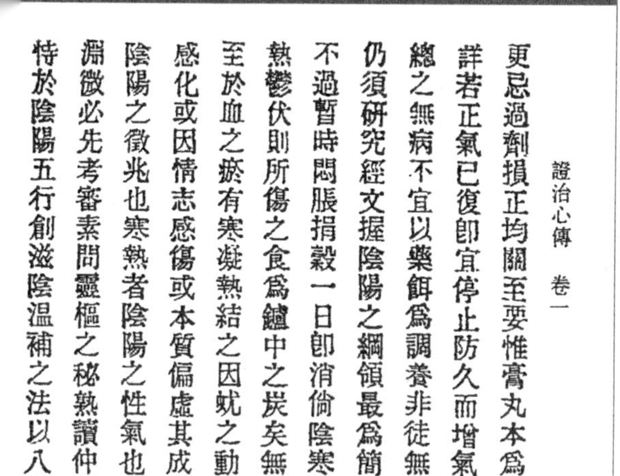

更忌過劑損正均關至要惟膏丸本爲緩調善後之用然亦當知緩急細察精詳若正氣已復卽宜停止防久而增氣反生他患切勿以補益之劑可以久服總之無病不宜以藥餌爲調養非徒無益而反有損以其藥性各有偏執故也仍須研究經文握陰陽之綱領最爲簡捷譬如傷於食者若無陰陽偏盛之變不過暫時悶脹捐穀一日卽消倘陰寒鬱抑則所停之食爲水中之氷矣若溫熱鬱伏則所傷之食爲鑪中之炭矣無形附着有質有質助其無形病患成矣至於血之瘀有寒凝熱結之因蚘之動有大寒大熱之分一切疾病或由天時感化或因情志感傷或本質偏虛其成者皆歸二氣爲本明乎內經云水火者陰陽之徵兆也寒熱者陰陽之性氣也乃得由博反約之道焉若欲明醫理之淵微必先考審素問靈樞之秘熟讀仲景傷寒之旨自有左右逢源之妙非徒恃於陰陽五行創滋陰温補之法以八味六味湯丸加減變化悞人非淺余所

更忌过剂损正，均关至要。惟膏丸本为缓调善后之用，然亦当知缓急，细察精详。若正气已复即宜停止，防久而增气，反生他患，切勿以补益之剂可以久服。总之，无病不宜以药饵为调养，非徒无益，而反有损，以其药性各有偏执故也。仍须研究经文，握阴阳之纲领，最为简捷。譬如伤于食者，若无阴阳偏盛之变，不过暂时闷胀，捐谷一日即消。倘阴寒郁抑，则所停之食为水中之冰矣。若温热郁伏，则所伤之食为炉中之炭矣。无形附着有质，有质助其无形，病患成矣。至于血之瘀，有寒凝热结之，因蛔之动，有大寒大热之分。一切疾病，或由天时感化，或因情志感伤，或本质偏虚，其成者皆归二气为本。明乎《内经》云水火者，阴阳之征兆也；寒热者，阴阳之性气也，乃得由博反约之道焉。若欲明医理之渊微，必先考审《素问》、《灵枢》之秘，熟读仲景《伤寒》之旨，自有左右逢源之妙，非徒恃于阴阳五行，创滋阴温补之法，以八味、六味汤丸加减变化，误人非浅。余所论方法，皆为挽回温补之弊而设，亦不得已也。非欲与时医争名，亦不欲妄议著书者之过，而实欲明虚实，别标本，以为寿世济人之般鉴也可。

【澜按】先生著书时，当崇祯甲申以前，正四方扰乱之日，其所谓温补为害，乃隐斥薛立斋之误。其时士大夫惑于温补，致误者多。先生所不明言者，恐伤时而招尤，藉以避世俗之忌，而以明虚实、别标本为寿世济人之术，不啻大声疾呼，其心可谓仁焉。

治病须明阴阳虚实论

盖人身本阴阳二气化成，二气平调，人无疾病，二气一有偏胜，则疾患生矣。自古及今，方治虽多，总不出补偏救弊而已。虚者补之，实者泻之，矫其偏胜，归于和平，则疾瘳矣。然阴阳者，天地万物之源也。天之六淫，人之七情，以药物性皆禀乎此。以人身言之，气为阳，血为阴，卫气行于外者为阳，营气荣于中者为阴；

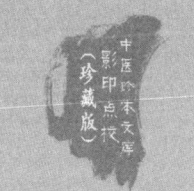

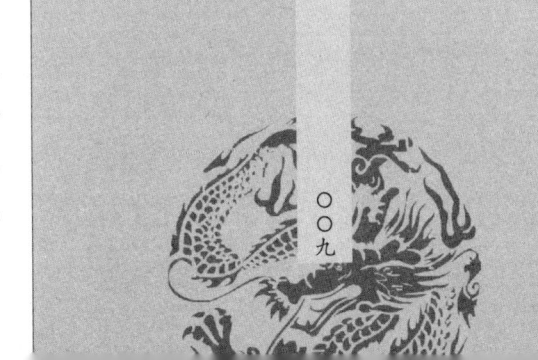

論方法皆爲挽回温補之弊而設亦不得已也非欲與時醫爭名亦不欲妄議著書者之過而實欲明虛實別標本以爲壽世濟人之殷鑒也可

瀾按先生著書時當崇禎甲申以前正四方擾亂之日其所謂温補爲害乃隱斥薛立齋之誤其時士大夫惑於温補致誤者多先生所不明言者恐傷時而招尤藉以避世俗之忌而以明虛實別標本爲壽世濟人之術不啻大聲疾呼其心可謂仁焉

治病須明陰陽虛實論

蓋人身本陰陽二氣化成二氣平調人無疾病二氣一有偏勝則疾患生矣自古及今方治雖多總不出補偏救弊而已虛者補之實者瀉之矯其偏勝歸於和平則疾瘳矣然陰陽者天地萬物之源也天之六淫人之七情以藥物性皆稟乎此以人身言之氣爲陽血爲陰衛氣行於外者爲陽營氣榮於中者爲陰

六腑爲陽五臟爲陰身半以上屬陽身半以下屬陰先天之陰陽腎命是也後天之陰陽脾胃是也人之所以充身澤毛蒸化水穀温養運行皆陽氣之發用也惟陽氣不能孤立必賴陰血以濡之成形成質濡潤流通皆陰血以維持也是以臟腑肢體雖有陰陽之異而内外軀殼無處不具陰陽之氣也陰陽相合則生偏勝則病離散則死病之發也大偏則大病微偏則微病人之死非陽盡則陰竭矣況人之生也氣秉各有偏盛如蒼赤骨大而瘦者爲陽體柔白骨小而肥者爲陰體肥人之病恐虛其陽瘦人之病慮涸其陰天之六淫亦乘人身之虛而感化陰虛之體易感風燥暑火陽虛之質易感寒濕霧露陽從火化陰從水化水寒火熱内經謂陰虛生内熱陽虛生外寒陽盛多實陰盛多虛明乎陰陽則表裏虛實寒熱之病一目了然矣或謂大怒傷陰大喜傷陽思慮則脾陽結恐懼則腎陽消勞力汗出則衞陽疎苦思極慮則心陰擾至於妄下傷陰

六腑为阳，五脏为阴；身半以上属阳，身半以下属阴。先天之阴阳，肾命是也。后天之阴阳，脾胃是也。人之所以充身泽毛，蒸化水谷，温养运行，皆阳气之发用也。惟阳气不能孤立，必赖阴血以濡之，成形成质，濡润流通，皆阴血以维持也。是以脏腑、肢体虽有阴阳之异，而内外躯壳无处不具阴阳之气也。阴阳相合，则生偏胜，则病离散，则死病之发也。大偏则大病，微偏则微病，人之死，非阳尽则阴竭矣。况人之生也，气秉各有偏盛，如苍赤骨大而瘦者，为阳体；柔白骨小而肥者，为阴体肥人之病。恐虚其阳，瘦人之病，虑涸其阴，天之六淫，亦乘人身之虚而感化。阴虚之体，易感风、燥、暑、火；阳虚之质，易感寒、湿、雾、露。阳从火化，阴从水化，水寒火热。内经谓阴虚生内热，阳虚生外寒。阳盛多实，阴盛多虚。明乎阴阳，则表里、虚实、寒热之病一目了然矣。或谓大怒伤阴，大喜伤阳。思虑则脾阳结，恐惧则肾阳消。劳力汗出，则卫阳疏。苦思极虑，则心阴扰。至于妄下伤阴，

妄汗傷陽大吐傷陽失血傷陰辛熱傷陰苦寒損陽由是推而至於七情六氣莫不統馭於陰陽也臨證者但以審陰陽盈虛消長之理雖病狀變化莫測不外陰陽偏虛之患治以補偏救弊之法惟不可以陰虛陽虛立論用六味八味爲定法要在明察致病之由而施治則思過半矣譬如傷寒是表陽傷也用辛溫以散表寒若溫熱是裏陰熾也用苦寒以勝裏熱推而至於陽水陰水陽黃陰黃陽脫陰脫陽暑陰暑陽瘧陰瘧陽狂陰癲陽癰陰疽皆不外陰陽偏盛之道也茲將陽邪爲病先言之如脈數身熱便秘竅乾煩躁舌苔黃黑口渴多飲是也其陰邪爲病脈遲或緊舌白滑膩面色清白諸竅潤濕便泄溲清是也如審其陰邪在表有麻黃桂枝之法若知陰邪之在裏有四逆理中之法其治陰實也有三物白散附子瀉心等湯其治陽實也有白虎黃連等湯甚則用承氣陷胸之法建中扶陽氣之劑復脈救陰液之方又有陰盛者外則惡寒肢冷內

妄汗伤阳，大吐伤阳。失血伤阴，辛热伤阴。苦寒损阳，由是推而至于七情六气，莫不统驭于阴阳也。临证者，但以审阴阳盈虚消长之理，虽病状变化莫测，不外阴阳偏虚之患，治以补偏救弊之法。惟不可以阴虚阳虚立论，用六味、八味为定法，要在明察致病之由而施治，则思过半矣。譬如伤寒是表阳伤也，用辛温以散表寒。若温热是里阴炽也，用苦寒以胜里热，推而至于阳水、阴水，阳黄、阴黄，阳脱、阴脱，阳暑、阴暑，阳疟、阴疟，阳狂、阴癫，阳痈、阴疽，皆不外阴阳偏盛之道也。兹将阳邪为病先言之，如脉数身热，便秘窍干，烦躁，舌苔黄黑，口渴多饮是也。其阴邪为病，脉迟或紧，舌白滑腻，面色清白，诸窍润湿，便泄溲清是也。如审其阴邪在表，有麻黄桂枝之法；若知阴邪之在里，有四逆、理中之法。其治阴实也，有三物、白散、附子泻心等汤。其治阳实也，有白虎、黄连等汤，甚则用承气、陷胸之法，建中扶阳气之剂，复脉救阴液之方。又有阴盛者，外则恶寒，肢冷，内

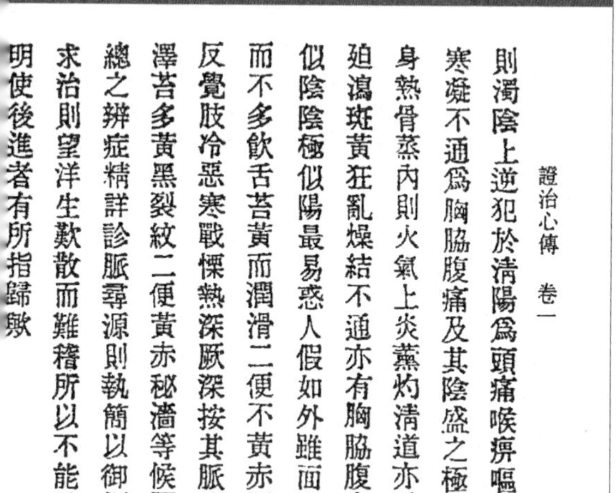
證治心傳　卷一　八

則濁陰上逆犯於清陽爲頭痛喉痹嘔吐喘嗽呃逆霍亂胸痹痰飲水腫泄瀉寒凝不通爲胸脇腹痛及其陰盛之極則見鬼發躁汗脫而死若陽亢者外則身熱骨蒸內則火氣上炎薰灼清道亦爲頭痛喉腫嘔惡消渴喘咳霍亂痰結迫瀉斑黃狂亂燥結不通亦有胸脇腹痛甚則譫妄目盲昏沉氣絕又有陽極似陰陰極似陽最易惑人假如外雖面赤煩躁惡衣其脈重按必無力口雖渴而不多飲舌苔黃而潤滑二便不黃赤不燥結甚則裏熱盛重往往格陰於外反覺肢冷惡寒戰慄熱深厥深按其脈沈數有力口必燥渴能飲舌必乾燥不澤苔多黃黑裂紋二便黃赤秘濇等候要在分虛實以用藥則無他岐之惑矣總之辨症精詳診脈尋源則執簡以御煩扼要尤易非近世醫書拘執病名以求治則望洋生歎散而難稽所以不能見病知源反滋疑悮今特約而簡顯而明使後進者有所指歸歟

则浊阴上逆，犯于清阳，为头痛喉痹，呕吐喘嗽，呃逆，霍乱，胸痹痰饮，水重泄泻，寒凝不通，为胸胁腹痛，及其阴盛之极，则见鬼，发躁汗脱而死。若阳亢者，外则身热骨蒸，内则火气上炎，薰灼清道，亦为头痛喉重，呕恶消渴，喘咳，霍乱，痰结，迫泻，斑黄，狂乱，燥结不通，亦有胸胁腹痛，甚则谵妄目盲，昏沉气绝。又有阳极似阴，阴极似阳，最易惑人。假如外虽面赤，烦躁，恶衣，其脉重按必无力。口虽渴而不多饮，舌苔黄而润滑，二便不黄赤，不燥结，甚则里热盛重，往往格阴于外，反觉肢冷恶寒，战栗，热深厥深。按其脉沈数有力，口必燥渴能饮，舌必干燥不泽，苔多黄黑裂纹，二便黄赤秘涩等候。要在分虚实，以用药，则无他岐（歧）之惑矣。总之，辨症精详，诊脉寻源，则执简以御烦，扼要尤易，非近世医书拘执病名以求，治则望洋生叹，散而难稽。所以不能见病知源，反滋疑误。今特约而简，显而明，使后进者有所指归欤。

【澜按】 表里虚实，标本阴阳，明此八字，万病变幻虽多，以此推测，有殊途同归之妙。经云：知其要者，一言而终，不知其要，流散无穷。由是观之，医贵博通古今，超越前哲，非学有根柢者，所不能道焉。今先生所论皆振衣挈领之法，非近代医书执成方以疗治者，所可同日而语也。苟能潜心体察，熟读深思，自获左右之妙，则胸有成竹，不致人云亦云，拘执温补以误人哉！

治病必审四时用药说

四时者，春、夏、秋、冬，乃一岁代谢之序。其生长收藏，循环不息，生生无穷，此天之显明，切近之气。惟气有清和，则不能无偏胜，人在气交之中，受天地和气而长养，受天地戾气而致疾。以长夏暑湿挟杂，尤易伤人。元气消烁津液湿为浊邪，最易伤阳。当天暑地热，人身之气亦发越于外，腠理开，汗大泄，人之脾胃因之虚弱，外因湿蒸之酷，尤易感受。随人身阴阳之偏盛而为病，如奔走长途，受烈

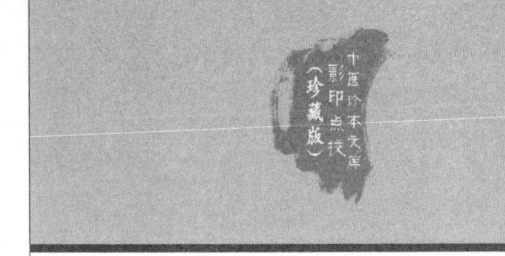

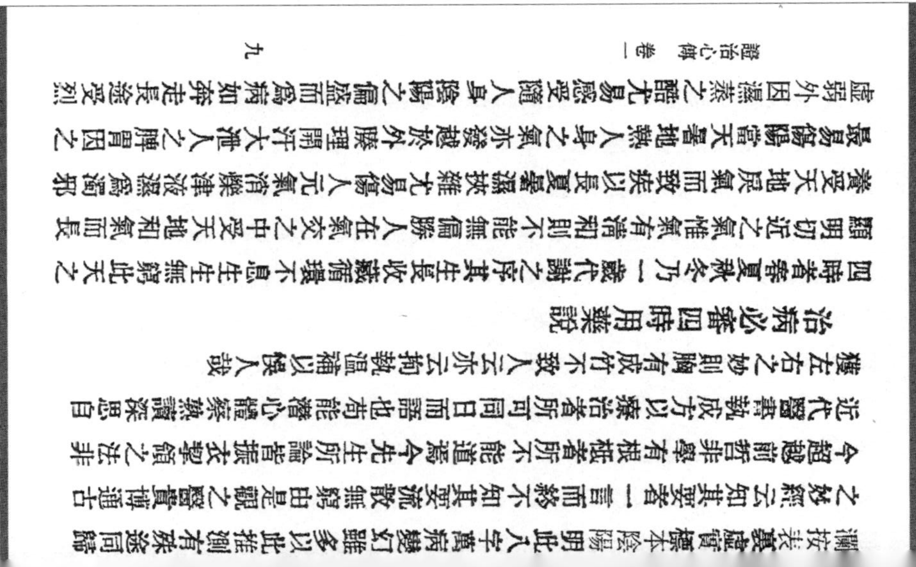
瀾按表裏虛實標本陰陽明此八字萬病變幻雖多以此推測有殊途同歸之妙經云知其要者一言而終不知其要流散無窮由是觀之醫貴博通古今超越前哲非學有根柢者所不能道焉今先生所論皆振衣挈領之法非近代醫書執成方以療治者所可同日而語也苟能潛心體察熟讀深思自獲左右之妙則胸有成竹不致人云亦云拘執溫補以悞人哉

治病必審四時用藥說

四時者春夏秋冬乃一歲代謝之序其生長收藏循環不息生生無窮此天之顯明切近之氣惟氣有清和則不能無偏勝人在氣交之中受天地和氣而長養受天地戾氣而致疾以長夏暑濕挾雜尤易傷人元氣消爍津液濕爲濁邪最易傷陽當天暑地熱人身之氣亦發越於外腠理開汗大泄人之脾胃因之虛弱外因濕蒸之酷尤易感受隨人身陰陽之偏盛而爲病如奔走長途受烈

證治心傳 卷一 九

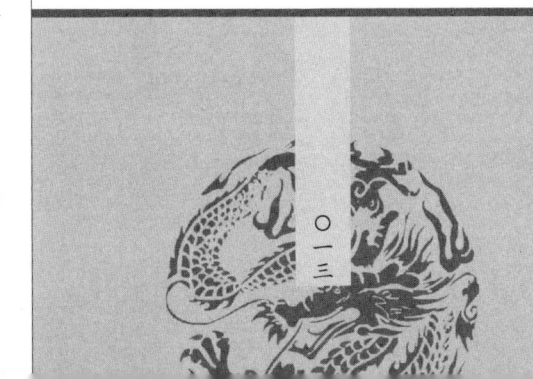

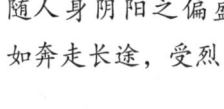

日之威則爲中暑輕則六一散重則白虎湯若畏熱乘凉暑爲風伏宜香薷飲
加減爲治或居凉亭水閣多食瓜果冷物內外虛陽被遏是爲寒暑傷陽即宜
用辛温治之如大順散冷香飲子之類若但多食生冷者縮脾飲正氣散隨宜
而用若其人元氣素虛微感外暑治以生脈散清暑益氣湯消暑丸等醒脾陽
祛濕熱而已至於冬令嚴寒肅殺之氣爲傷寒者仲景言之詳矣惟陽氣潛藏
於內天時晴燥雨雪稀少乃成冬温之證須用大劑清下不得拘執傷寒成法
以誤人哉近世此病甚多尤宜加審輕則用杏蘇飲重則用葱豉湯加荆薄枳
桔連翹大貝以達表爲治若時值初春嚴寒將退風木司權其氣善升而近燥
多犯上焦故多身熱咳嗽微惡寒者以黃芩湯爲主方隨症加減如薄桔荆防
杏蘇翹貝桑菊牛蟬之類取清輕之味清肅肺衛若失治久延漸入榮分有逆
傳順傳之候近世市醫不知者多徒守仲景六經成法輒投辛温表散耗液傷

日之威则为中暑，轻则六一散，重则白虎汤。若畏热乘凉，暑为风伏，宜香薷饮加减为治。或居凉亭水阁，多食瓜果冷物，内外虚，阳被遏，是为寒暑伤阳，即宜用辛温治之，如大顺散、冷香饮子之类。若但多食生冷者，缩脾饮、正气散随宜而用。若其人元气素虚，微感外暑，治以生脉散、清暑益气汤、消暑丸等醒脾阳，祛湿热而已。至于冬令严寒，肃杀之气为伤寒者，仲景言之详矣。惟阳气潜藏于内，天时晴燥，雨雪稀少，乃成冬温之证，须用大剂清下。不得拘执伤寒成法，以误人哉。近世此病甚多，尤宜加审，轻则用杏苏饮，重则用葱豉汤加荆、薄、枳、桔、连、翘、大贝，以达表为治。若时值初春，严寒将退，风木司权，其气善升，而近燥，多犯上焦，故多身热咳嗽。微恶寒者，以黄芩汤为主方，随症加减，如薄、桔、荆、防、杏、苏、翘、贝、桑、菊、牛、蝉之类，取清轻之味，清肃肺卫。若失治，久延渐入荣分，有逆传顺传之候。近世市医，不知者多徒守仲景六经成法，辄投辛温表散，耗液伤

陰或變神昏鼾睡厥逆瞀瘛或咳甚失血延成癆瘵或胃實失下譫狂痙搐莫
救者多矣又有熱結旁流名爲順傳胃府法宜急下以存陰液然有舌苔黄燥
裂紋可憑奈何庸醫不知者多余以濟世爲懷晝夜研鑽斯悟其致病之由挽
救之法歷驗不爽隨筆記之以拯斯民之厄嗚呼自古迄今無人發明春溫濕
溫冬溫之奥藴致誤於庸俗者不啻恒河沙數矣或者前哲知其所以然而珍
如拱璧未能筆之於書日久湮没者有之或有其書久久失傳亦未可知也更
有誤於經文者如秋傷於濕冬生咳嗽細心研究濕字的係傳寫之訛歷來注
家隨文詮釋亦未正其訛謬又復曲爲誤引長夏暑濕見證混淆於其間豈知
初秋承長夏之末暑濕伏氣爲患者可以仍用清暑燥濕之法時值夏秋交替
之時最易變幻直追深秋燥令大行往往盛於秋末冬初人在氣交之中受其
戾氣伏而不宣是爲秋燥其症咳嗽身熱胸悶甚則譫妄痙厥諸危候畢呈當

阴，或变神昏鼾睡，厥逆瞀瘛，或咳甚失血，延成痨瘵，或胃实失下，谵狂痉搐，莫救者多矣。又有热结旁流，名为顺传胃府，法宜急下，以存阴液。然有舌苔黄燥裂纹可凭，奈何庸医不知者多。余以济世为怀，昼夜研钻，斯悟其致病之由，挽救之法，历验不爽，随笔记之，以拯斯民之厄。呜呼！自古迄今，无人发明春温、湿温、冬温之奥蕴，致误于庸俗者，不啻恒河沙数矣。或者前哲知其所以，然而珍如拱璧，未能笔之于书，日久湮没者有之，或有其书，久久失传，亦未可知也。更有误于经文者，如秋伤于湿，冬生咳嗽，细心研究湿字，的系传写之讹，历来注家随文诠释，亦未正其讹谬。又复曲为误引，长夏暑湿见证，混淆于其间。岂知初秋承长夏之末，暑湿伏气为患者，可以仍用清暑燥湿之法。时值夏秋交替之时，最易变幻，直追深秋，燥令大行，往往盛于秋末冬初。人在气交之中，受其戾气伏而不宣，是为秋燥。其症咳嗽身热，胸闷甚，则谵妄痉厥诸危候毕呈。当

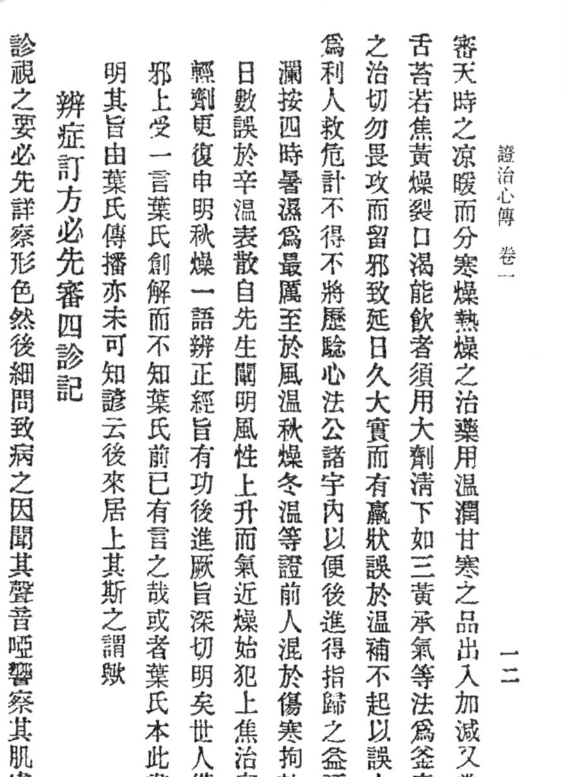

審天時之凉暖而分寒燥熱燥之治藥用温潤甘寒之品出入加减又當驗其舌苔若焦黄燥裂口渴能飲者須用大劑清下如三黄承氣等法爲釜底抽薪之治切勿畏攻而留邪致延日久大實而有羸狀誤於温補不起以誤人者余爲利人救危計不得不將歷驗心法公諸宇内以便後進得指歸之益耳

瀾按四時暑濕爲最厲至於風温秋燥冬温等證前人混於傷寒拘執傳經日數誤於辛温表散自先生闡明風性上升而氣近燥始犯上焦治宜清肺輕劑更復申明秋燥一語辨正經旨有功後進厥旨深切明矣世人僅知温邪上受一言葉氏創解而不知葉氏前已有言之哉或者葉氏本此書而闡明其旨由葉氏傳播亦未可知諺云後來居上其斯之謂歟

辨症訂方必先審四診記

診視之要必先詳察形色然後細問致病之因聞其聲音啞響察其肌膚肥瘦

审天时之凉暖，而分寒燥热燥之治，药用温润甘寒之品，出入加减。又当验其舌苔，若焦黄燥裂，口渴能饮者，须用大剂清下，如三黄承气等法，为釜底抽薪之治。切勿畏攻而留邪，致延日久，大实而有羸状，误于温补不起，以误人者。余为利人救危计，不得不将历验心法，公诸宇内，以便后进得指归之益耳。

【澜按】四时暑湿为最厉，至于风温、秋燥、冬温等证，前人混于伤寒，拘执传经日数，误于辛温表散。自先生阐明风性上升，而气近燥始，犯上焦，治宜清肺轻剂，更复申明秋燥一语，辨正经旨，有功后进，厥旨深切明矣。世人仅知温邪上受一言，叶氏创解而不知叶氏前已有言之哉。或者叶氏本此书而阐明其旨，由叶氏传播亦未可知。谚云：后来居上，其斯之谓欤。

辨症订方，必先审四诊记

诊视之要，必先详察形色，然后细问致病之因，闻其声音哑响，察其肌肤肥瘦，问其苦，欲按其胸腹，视其舌苔，询其渴饮二便通塞。苟能不惮烦渎，则在里之虚实寒热已得其要领矣。大抵胃有邪滞，舌必有苔，苔之燥润、黄白、厚薄，以辨邪滞之浅深，而用轻下重下之方法。至于口渴能饮者属实，热口渴不能饮者属虚热，小溲赤涩，大便燥结者，实热也。小便清利，大便溏泄者，虚寒也。若潜心推测，则病之寒热虚实自无狐疑之惑矣。然后参乎脉之浮沈迟数，则标本虚实更有鉴别矣。余于切脉辨证，尤加慎审，未敢轻忽，推测历验心得，竟是左手主阴，右手主阳。凡温热之病，热邪灼阴，右手脉大，左手脉微，迨下尽热邪。左脉始起，右脉亦平。又沈寒痼冷之疴，右脉极沈微，左脉皆紧盛，直至数温之后，左脉平而右脉起矣。凡阴阳偏虚，亦验左右，可知阴气先绝者，左脉先绝；阳气先绝者，右脉先绝。又有紧与数相似，有寒热相反之别，及宜辨明近时温疫，证重者正为邪制，脉反极微，如无当审其平昔有无宿病，分别老幼强弱而断之。假

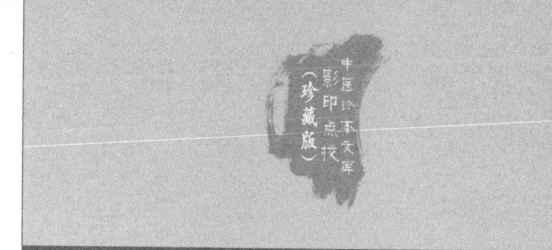

問其苦欲按其胸腹視其舌苔詢其渴飲二便通塞苟能不憚煩瀆則在裏之虛實寒熱已得其要領矣大抵胃有邪滯舌必有苔苔之燥潤黃白厚薄以辨邪滯之淺深而用輕下重下之方法至於口渴能飲者屬實熱口渴不能飲者屬虛熱小溲赤澀大便燥結者實熱也小便清利大便溏泄者虛寒也若潛心推測則病之寒熱虛實自無狐疑之惑矣然後叅乎脈之浮沈遲數則標本虛實更有鑒別矣余於切脈辨證尤加慎審未敢輕忽推測歷驗心得竟是左手主陰右手主陽凡温熱之病熱邪灼陰右手脈大左手脈微迨下盡熱邪左脈始起右脈亦平又沈寒痼冷之疴右脈極沈微左脈皆緊盛直至數温之後左脈平而右脈起矣凡陰陽偏虛亦驗左右可知陰氣先絕者左脈先絕陽氣先絕者右脈先絕又有緊與數相似有寒熱相反之別亟宜辨明近時温疫證重者正爲邪制脈反極微如無當審其平昔有無宿病分別老幼强弱而斷之假

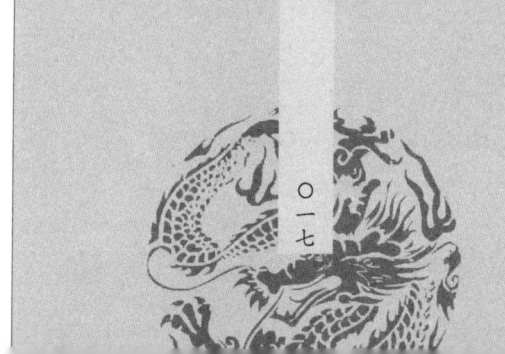

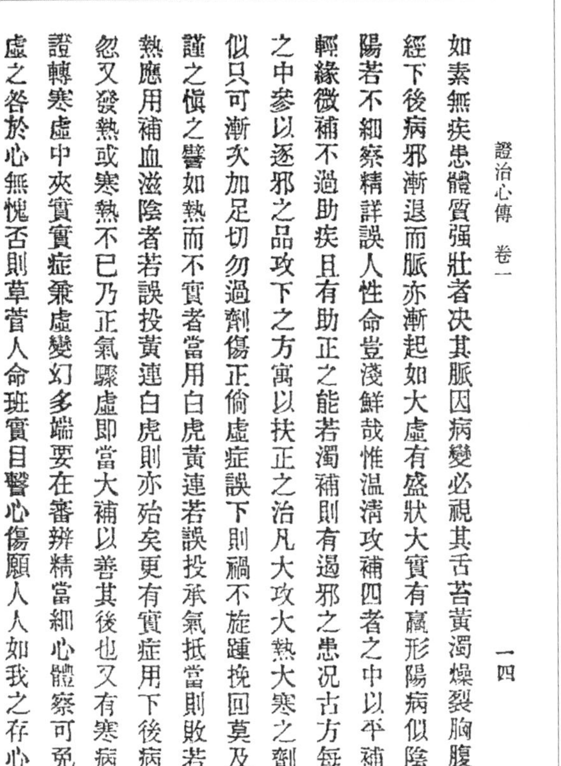

如素無疾患體質强壯者决其脈因病變必視其舌苔黃濁燥裂胸腹拒按一經下後病邪漸退而脈亦漸起如大虛有盛狀大實有羸形陽病似陰陰病似陽若不細察精詳誤人性命豈淺鮮哉惟溫清攻補四者之中以平補之補較輕緣微補不過助疾且有助正之能若濁補則有遏邪之患況古方每以補正之中參以逐邪之品攻下之方寓以扶正之治凡大攻大熱大寒之劑稍有疑似只可漸次加足切勿過劑傷正倘虛症誤下則禍不旋踵挽回莫及之勢矣謹之慎之譬如熱而不實者當用白虎黃連若誤投承氣抵當則敗若陰虛虛熱應用補血滋陰者若誤投黃連白虎則亦殆矣更有實症用下後病勢盡瘳忽又發熱或寒熱不已乃正氣驟虛即當大補以善其後也又有寒病化熱熱證轉寒虛中夾實實症兼虛變幻多端要在審辨精當細心體察可免實實虛虛之咎於心無愧否則草菅人命班實目瞽心傷願人人如我之存心體上蒼

如素无疾患，体质强壮者，决其脉因病变，必视其舌苔黄浊燥裂，胸腹拒按。一经下后，病邪渐退，而脉亦渐起。如大虚有盛状，大实有羸形，阳病似阴，阴病似阳。若不细察精详，误人性命，岂浅鲜哉。惟温清攻补四者之中，以平补之补，较轻缘微补，不过助疾，且有助正之能。若浊补则有遏邪之患，况古方每以补正之中，参以逐邪之品，攻下之方，寓以扶正之治。凡大攻大热大寒之剂，稍有疑似，只可渐次加足，切勿过剂伤正。倘虚症误下，则祸不旋踵，挽回莫及之势矣。谨之！慎之！譬如热而不实者，当用白虎、黄连。若误投承气、抵当则败。若阴虚虚热，应用补血滋阴者，若误投黄连、白虎则亦殆矣。更有实症用下后，病热尽瘳，忽又发热，或寒热不已，乃正气骤虚，即当大补以善其后也。又有寒病化热，热证转寒，虚中夹实，实症兼虚，变幻多端。要在审辨精当，细心体察，可免实实虚虚之咎，于心无愧。否则草菅人命，班实击心伤，愿人人如我之存心，体上苍好生之德，则天下夭札之患，稍可挽救矣。

【澜按】病证万变，要在审察形色，闻其声音，问其病因，然后切脉，则虚实立辨，寒热立判，乃不为外象所惑。寒者热之，热者寒之，沉疴顿起，良医之名播矣。今读先生手记，处处以慎审为主，发明左手属阴，右手主阳。凡温热重病，脉见微细如无，以及误攻祸重，误补增疾等言，皆前人所未言，可谓仁且智矣。况先生之学术深邃，犹且精细若此，存心利济，愿人人遵而行之，以免草菅人命，可谓仁至义尽。若后进之士，虽不能如先生才识，而效其存心，学虽不及，则以慎审从事，足以步良医之后尘矣。

用药宜精审，慎勿疏忽记

治病之要，首辨药性用药得当，则救人用药不当则杀人。若性味猛烈者，人易知之，其间有极和平泛常之品，几微之间亦能偾事者，必须潜心研究，庶免致

好生之德則天下夭札之患稍可挽救矣

瀾按病證萬變要在審察形色聞其聲音問其病因然後切脈則虛實立辨寒熱立判乃不爲外象所惑寒者熱之熱者寒之沉疴頓起良醫之名播矣今讀先生手記處處以慎審爲主發明左手屬陰右手主陽凡温熱重病脈見微細如無以及誤攻禍重誤補增疾等言皆前人所未言可謂仁且智矣況先生之學術深邃猶且精細若此存心利濟願人人遵而行之以免草菅人命可謂仁至義盡若後進之士雖不能如先生才識而效其存心學雖不及則以慎審從事足以步良醫之後塵矣

用藥宜精審慎勿疏忽記

治病之要首辨藥性用藥得當則救人用藥不當則殺人若性味猛烈者人易知之其間有極和平泛常之品幾微之間亦能僨事者必須潛心研究庶免致

患嘗憶昔醫治虛症用四君子湯平妥極矣然亦間有枯斃者以其白朮之燥
茯苓之滲即爲大害有陰虛用四物湯尙能獲咎以芎歸辛竄耗陰夫苓朮極
平和之性味芎歸體陰微辛之氣尙能遺害至於暑熱霍亂服生薑湯立斃者
書載難以枚舉耳更有其藥本不對症因其能揠苗助長或治標病有小效而
其害過後方顯者或因病重藥輕藥邪相拒初服反覺不安患者不知遂即更
醫反致錯亂者凡此之類尤屬闇而難測惟須細心討論藥病如何相制如何
相反之理而用之得宜者譬如氣虛者祇宜甘溫極純之劑不能稍參克耗間
不容髮若病久胃虛僅宜參芪參地之品若挾炒朮二陳歸芎等即覺不受又
如陰極虛而亡血者只宜純甘柔潤以三才復脈等法然必去桂薑推而至於
婦女之胎產或血崩過多或鬱勃日久皆不得用升散之品又有化燥化熱之
證不能夾絲毫辛溫苦燥每見大泄之病服胃苓而加劇乃猪澤滲利太過反

患。尝忆昔医治虚痘，用四君子汤平妥极矣。然亦间有枯毙者，以其白术之燥，茯苓之渗，即为大害。有阴虚，用四物汤尚能犹咎，以芎、归辛窜耗阴。夫苓术极平和之性味，芎归体阴微辛之气，尚能遗害。至于暑热霍乱，服生姜汤立毙者，书载难以枚举耳。更有其药本不对症，因其能揠苗助长，或治标病有小效，而其害过后方显者，或因病重药轻，药邪相拒，初服反觉不安，患者不知，遂即更医，反致错乱者。凡此之类，尤属阇而难测，惟须细心讨论药病如何，相制如何，相反之理而用之得宜者。譬如气虚者，只宜甘温极纯之剂不能，稍参克耗间不容发，若病久胃虚，仅宜参芪参地之品。若挟炒术、二陈、归、芎等，即觉不受。又如阴极虚而亡血者，只宜纯甘柔润，以三才复脉等法。然必去桂、姜，推而至于妇女之胎产，或血崩过多，或郁勃日久，皆不得用升散之品。又有化燥化热之证，不能夹丝毫辛温苦燥，每见大泄之病，服胃苓而加剧，乃猪泽涌利太过，反助下行之患。他如寒忌清凉，热忌辛温，虚忌消耗，实忌涩滞。上逆者宜降，不宜升；下泄者宜固，不宜降；散乱者宜收敛，不宜辛散；郁结者宜宣达，不宜涩滞。用药相当则病瘳，相忌则病进。至于虚羸年老，孕妇产后。若患实症攻邪宜早，乘其正未重伤，邪未深入，慎勿畏攻，牵延正为邪伤，挽之莫及。当此危疑之际，有起死回生之法也。余治大病必用大药，历获奇效，如大散以麻黄、羌活为主；大攻以大黄、芒硝为要；大温以附子、干姜、肉桂为主；大清以石膏、黄连为主；大补以人参、黄芪为主；大滋阴以熟地、二冬为主。每遇大实之症，必须大剂大黄，由五钱至一两，治大寒之症，附子由三钱增至六钱者。大清之症，石膏由八钱增至五两者，方克捷效，转危为安。所以医贵阅历经验，非近世庸愚无识，每以轻药相代，或用数分至钱半，以希起死回生者，何异痴人说梦耳。夫药性生成各具专能，生克制化，用以补偏救弊，断非他物可代。然用药之道，各有次序，凡邪

助下行之患他如寒忌清凉熱忌辛温虚忌消耗實忌澀滞上逆者宜降不宜升下泄者宜固不宜降散亂者宜收斂不宜辛散鬱結者宜宣達不宜澀滞用藥相當則病瘳相忌則病進至於虚羸年老孕婦產後若患實症攻邪宜早乘其正未重傷邪未深入慎勿畏攻牽延正爲邪傷挽之莫及當此危疑之際有起死回生之法也余治大病必用大藥歷獲奇效如大散以麻黄羌活爲主大攻以大黄芒硝爲要大温以附子乾薑肉桂爲主大清以石膏黄連爲主大補以人參黄芪爲主大滋陰以熟地二冬爲主每遇大實之症必須大劑大黄由五錢至一兩治大寒之症附子由三錢增至六錢者大清之症石膏由八錢增至五兩者方克捷效轉危爲安所以醫貴閱歷經驗非近世庸愚無識每以輕藥相代或用數分至錢半以希起死回生者何異癡人說夢耳夫藥性生成各具專能生尅制化用以補偏救弊斷非他物可代然用藥之道各有次序凡邪

犯上焦心肺頭目清竅則宜輕清之品不宜重味藥過病所反傷中下鬱結之病治從輕宣柔潤不宜苦重大熱補濇之品非徒無效而反增病也倘婦女崩漏治宜重大之劑方可勝任若用輕小之劑揚湯止沸於病無濟大瀉之痾湯劑直過病所不能留戀宜用末藥以緩止之至瘋狂淫瘡疫厲等患皆宜重下輕微之品難於取效所列各法皆平日歷驗心得用特錄記以備研究作後進之模範也可

瀾按用藥之道言之精且詳矣大病用大劑方克勝任庶免正虛邪盛更難挽救是平素經驗閱歷之言論中石膏用至五兩大黃用至一兩桂附等亦五六錢者是內經有故無損之遺法然非有先生之才識則可無先生之膽略則不可學者尤當熟讀深思潛心推測自能心領神會而造精微步良醫之後塵庶不負指歸之教焉

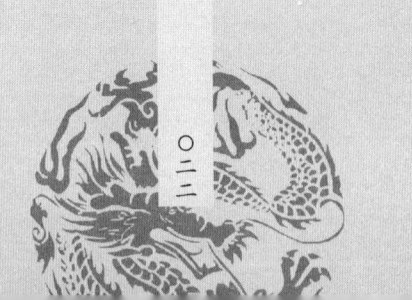

犯上焦，心、肺、头、目清窍，则宜轻清之品，不宜重味。药过病所，反伤中下。郁结之病，治从轻宣柔润，不宜苦重大热补涩之品，非徒无效，而反增病也。倘妇女崩漏，治宜重大之剂，方可胜任。若用轻小之剂，扬汤止沸，于病无济。大泻之痾，汤剂直过病所，不能留恋，宜用末药以缓止之至疯狂，淫疮疫厉等患，皆宜重下轻微之品，难于取效。所列各法皆平日历验心得，用特录记，以备研究作后进之模范也可。

【澜按】用药之道，言之精且详矣。大病用大剂，方克胜任，庶免正虚邪盛，更难挽救，是平素经验阅历之言。论中石膏用至五两，大黄用至一两，桂附等亦五六钱者，是《内经》有故无损之遗法。然非有先生之才识，则可无先生之胆略，则不可学者。尤当熟读深思，潜心推测，自能心领神会，而造精微、步良医之后尘，庶不负指归之教焉。

胃为生化之源记

经云：胃者五脏六腑之大源也。人自有生之后，惟赖五谷以滋养，谷入于胃，流行于脏腑，化津化液，薰肤充身泽毛，莫不以胃气为本。人有胃气则生，无胃气则死。故仲景《伤寒论》阳明症最多。阳明者胃也，变化五谷滋生之大源，七情六淫皆以胃气强弱为转移。推而至于温热暑湿，疟痢，咳嗽，呕泻，肿胀，胸闷气痛等症，均出于胃也。夫胃为水谷之海，生化之源，内而脏腑气血，外而筋骨皮肉，无不赖以灌溉，万物所归者也。经以胃为多气多血，一身之关键，人身七情之感怒盛伤肝，肝动则气逆上冲，怒息则肝自平，而所病者乃被冲之胃耳。假使邪入五脏，其人立死，虽轻邪亦为痼疾矣。市医不知生化之理论，称风伏于肺。又云：脾为生痰之本，肺为贮痰之器，或谓痰迷心窍，殊觉喷饭，不思之甚。盖肺为娇脏，何能留风贮痰，试问其风其痰从何道入内耶？至于心为一身之主，其

胃爲生化之源記

經云胃者五臟六腑之大源也人自有生之後惟賴五穀以滋養穀入於胃流行於臟腑化津化液薰膚充身澤毛莫不以胃氣爲本人有胃氣則生無胃氣則死故仲景傷寒論陽明症最多陽明者胃也變化五穀滋生之大源七情六淫皆以胃氣强弱爲轉移推而至於温熱暑濕瘧痢咳嗽嘔瀉腫脹胸悶氣痛等症均出於胃也夫胃爲水穀之海生化之源內而臟腑氣血外而筋骨皮肉無不賴以灌溉萬物所歸者也經以胃爲多氣多血一身之關鍵人身七情之感怒盛傷肝肝動則氣逆上衝怒息則肝自平而所病者乃被衝之胃耳假使邪入五臟其人立死雖輕邪亦爲痼疾矣市醫不知生化之理謬稱風伏于肺又云脾爲生痰之本肺爲貯痰之器或謂痰迷心竅殊覺噴飯不思之甚蓋肺爲嬌臟何能留風貯痰試問其風其痰從何道入內耶至於心爲一身之主其

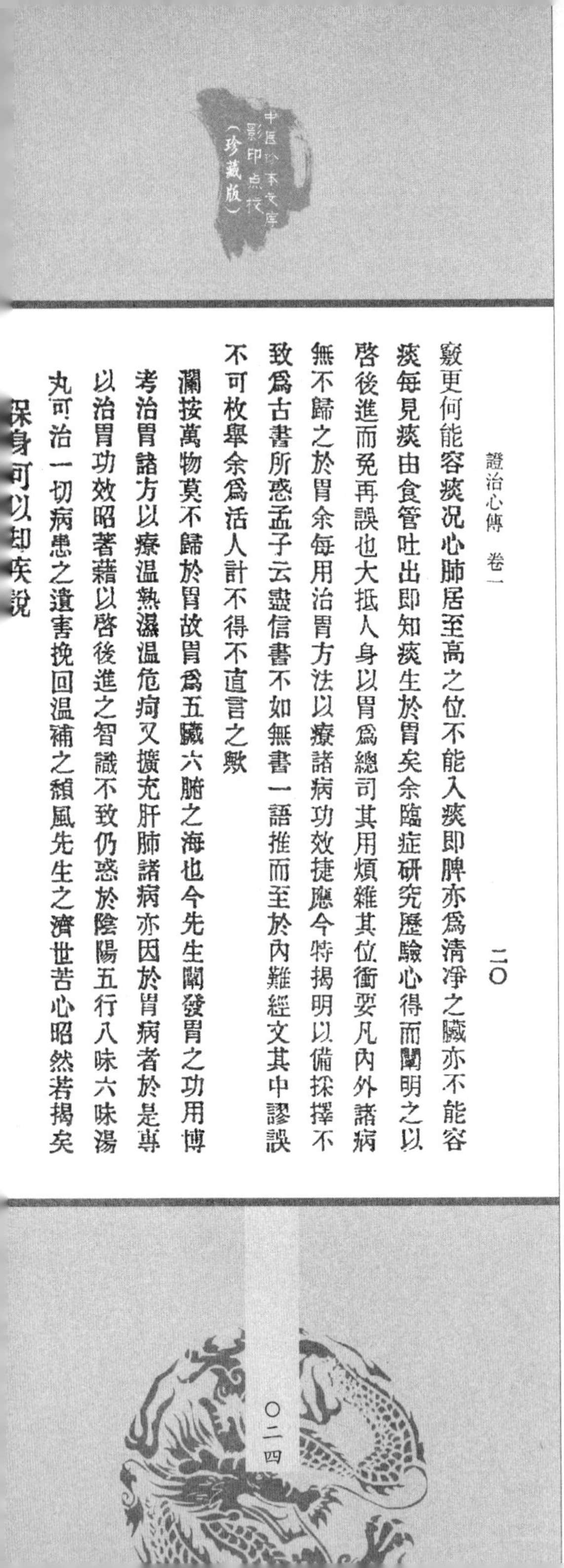

竅更何能容痰況心肺居至高之位不能入痰即脾亦爲清淨之臟亦不能容痰每見痰由食管吐出即知痰生於胃矣余臨症研究歷驗心得而闡明之以啓後進而免再誤也大抵人身以胃爲總司其用煩雜其位衝要凡內外諸病無不歸之於胃余每用治胃方法以療諸病功效捷應今特揭明以備採擇不致爲古書所惑孟子云盡信書不如無書一語推而至於內難經文其中謬誤不可枚舉余爲活人計不得不直言之歟

瀾按萬物莫不歸於胃故胃爲五臟六腑之海也今先生闡發胃之功用博考治胃諸方以療溫熱濕溫危痾又擴充肝肺諸病亦因於胃病者於是專以治胃功效昭著藉以啓後進之智識不致仍惑於陰陽五行八味六味湯丸可治一切病患之遺害挽回溫補之頹風先生之濟世苦心昭然若揭矣

保身可以却疾說

窍更何能容痰？况心肺居至高之位，不能入痰，即脾亦为清净之脏，亦不能容痰。每见痰由食管吐出，即知痰生于胃矣。余临症研究，历验心理而阐明之，以启后进而免再误也。大抵人身以胃为总司，其用烦杂，其位冲要。凡内外诸病，无不归之于胃。余每用治胃方法以疗诸病，功效捷应，今特揭明，以备采择，不致为古书所惑。孟子云：尽信书不如无书一语，推而至于《内》、《难》经文，其中谬误不可枚举。余为活人计，不得不直言之欤。

【澜按】万物莫不归于胃，故胃为五脏六腑之海也。今先生阐发胃之功用，博考治胃诸方，以疗温热湿温危痾，又扩充肝肺诸病，亦因于胃病者。于是专以治胃功效昭著，藉以启后进之智识，不致仍惑于阴阳五行，八味、六味汤丸，可治一切病患之遗害。挽回温补之颓风。先生之济世苦心，昭然若揭矣。

保身可以却疾说

古人以淡泊为本，身多强壮；今人以嗜欲所耽，每多羸弱。病患缠绵，推其所以致病之源者，皆性耽淫乐，未满二八而精道已破，本源先竭，于是六淫戾气乘虚而入，一切疾病生于内虚之体，治之非易。况世无良医，不明致病之因，妄投汤药，不死于病而死于庸医之手者多矣。然而致病之源，乃自取之耳。若能知嗜欲之害，守圣训七损八益之戒，慎风寒，节饮食，不贪醇酒，不妄作劳，笃重伦常，厚培阴德，如是根深蒂固，则气体自然强旺，疾病自可稀少。传世可期久远，享期颐登上寿者，皆是守身执玉之士。孰得孰失，岂可不慎于细，而谨于微哉！余济人心切，特揭明而示戒之。

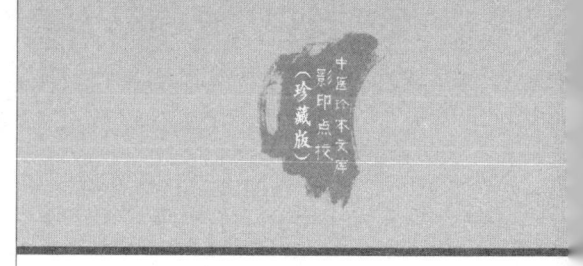

【澜按】当明季时，世态情欲已经若斯，轻薄浇漓，现隔一百九十余年，凶荒兵火之余，而人心性嗜欲，尤甚于前明十倍。更增鸦片一物，耗烁气血，薰灼脏腑，尤能助淫纵欲。奈何人不惜命，甘之如饴，终归戕生速死。此嗜好之一大

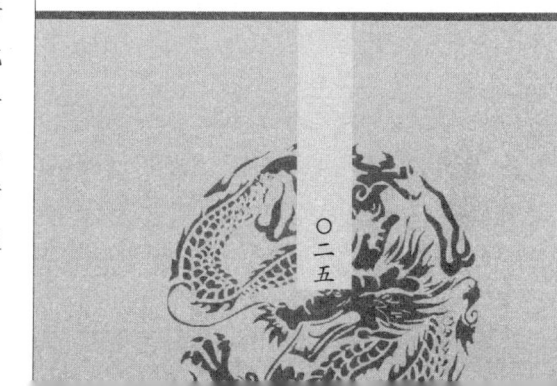

古人以淡泊爲本身多强壯今人以嗜欲所耽每多羸弱病患纏綿推其所以致病之源者皆性耽淫樂未滿二八而精道已破本源先竭於是六淫戾氣乘虛襲入一切疾病生於內虛之體治之非易況世無良醫不明致病之因妄投湯藥不死於病而死於庸醫之手者多矣然而致病之源乃自取之耳若能知嗜欲之害守聖訓七損八益之戒慎風寒節飲食不貪醇酒不妄作勞篤重倫常厚培陰德如是根深蒂固則氣體自然强旺疾病自可稀少傳世可期久遠享期頤登上壽者皆是守身執玉之士孰得孰失豈可不慎於細而謹於微哉余濟人心切特揭明而示戒之

瀾按當明季時世態情慾已經若斯輕薄澆漓現隔一百九十餘年凶荒兵火之餘而人心性嗜慾尤甚於前明十倍更增鴉片一物耗爍氣血薰灼臟腑尤能助淫縱慾奈何人不惜命甘之如飴終歸戕生速死此嗜好之一大

變也

侍疾應知論

醫爲人子所當知古人有儒門事親之書良有以也第醫理邃深而知醫之理難爲庸人律也惟侍疾之道是賢愚當共曉應爲之要也若父母偶染疾病爲子者當慎擇良醫亟早調治毋待病邪深入以傷氣血藥必躬自檢察購買道地上品煎時必親自看視逐味查對防其錯悮教其煎法如須表散用蘆薪猛火若係滋補用炭火緩煎等法煎成親送親前寒溫合宜斟酌盡善不離左右視其或汗或下之驗以及米飲茶水等物毋使失序切勿委之奴僕徒有服藥之名每多錯悮之害若暫時疾病人尚易爲若衰邁沈疴年深月久呻吟枕席困臥難起最苦者二便須人扶持撤換洗濯每當夏令炎暑蠅蚊攅刺冬日嚴寒衣被啓覆以及飲食一切非人照料不可莫無切己之人當心侍候則垂暮

变也。

侍疾应知论

医为人子所当知，古人有《儒门事亲》之书，良有以也。第医理邃深，而知医之理，难为庸人律也。惟侍疾之道，是贤愚当共晓，应为之要也。若父母偶染疾病，为子者当慎择良医，及早调治，毋待病邪深入，以伤气血药，必躬自捡察，购买道地上品，煎时必亲自看视，逐味查对，防其错误，教其煎法。如须表散用芦薪猛火；若系滋补，用炭火缓煎等法。煎成亲送亲前，寒温合宜，斟酌尽善，不离左右，视其或汗或下之，验以及米饮茶水等物，毋使失序。切勿委之奴仆，徒有服药之名，每多错误之害。若暂时疾病人尚易为，若衰迈沈疴，年深月久，呻吟枕席困卧难起，最苦者二便须人扶持撤换洗濯。每当夏令炎暑，蝇蚊攒刺，冬日严寒，衣被启覆，以及饮食一切，非人照料不可，莫无切己之人当心侍候，则垂暮之光陰如同囹圄之歲月爲子者當思父母生我劬勞自身在襁褓中父母晝夜保抱就濕推乾萬般辛苦毫無疎懈以及痧痘疾病扶持保護延醫禱神畢生心力盡悴於我生之後今當父母衰年患病正人子報本之秋何辭勞碌侍奉倘有便溺痰涎切不可畏污必自爲撤換隨時查撿雖不如古人嘗糞割股之孝亦當效烏鴉反哺之意若一概委之奴僕萬難實心從事況此輩面是背非而病者自知情形衰弱苦況亦多含忍不言如是者縱有兒孫繞膝皆屬虛名無濟倘有僕輩誠實可靠亦須人子親身督率優給僕使犒賞也古云百善孝爲先人能盡父母一日之勞即得一日之功行能盡一二年之勞即得一二年之功行在此根本上用力勝一切善舉萬倍矣又何憚其久勞疲弊哉至於境處富貴不同惟侍親之道無從分別若貧賤者無力僱人自身尤宜加力凡藥餌飲食之費務須竭力籌措因父母逋累亦可對人果能盡心純孝自當感

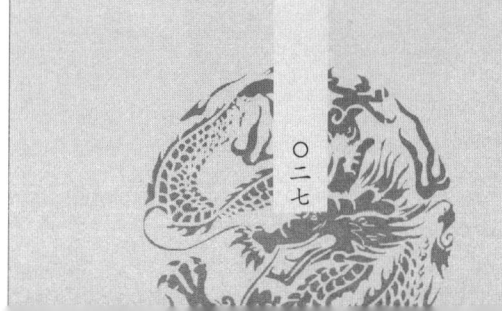

之光阴，如同囹圄之岁月。为子者当思父母生我劬劳自身，在襁褓中，父母昼夜保抱，就湿推干，万般辛苦，毫无疏懈，以及痧痘疾病，扶持保护，延医祷神，毕生心力，尽悴于我生之后。今当父母衰年患病，正人子报本之秋，何辞劳碌侍奉。倘有便溺痰涎，切不可畏污，必自为撤换，随时查捡，虽不如古人尝粪割股之孝，亦当效乌鸦反哺之意。若一概委之奴仆，万难实心从事，况此辈面是背非，而病者自知情形衰弱苦况，亦多含忍不言。如是者，纵有儿孙绕膝，皆属虚名无济。倘有仆辈诚实可靠，亦须人子亲身督率，优给仆使犒赏也。古云：百善孝为先，人能尽父母一日之劳，即得一日之功，行能尽一二年之劳，即得一二年之功，行在此根本上，用力胜一切善举万倍矣。又何惮其久劳疲弊哉？至于境处富贵不同，惟侍亲之道无从分别。若贫贱者无力雇人，自身尤宜加力。凡药饵饮食之费，务须竭力筹措，因父母逋累，亦可对人，果能尽心纯孝，自当感

格上天必不使終於貧賤也如富貴者當思天以美境與我若不加倍盡孝何以對天若置父母於腦後任其痛苦呻吟而自擁妻妾以安眠自己捫心尚得謂之人乎况根本既虧恐富貴亦難久遠矣又有兄弟多者當各盡各力切忌推委遇婦女不知盡孝必痛加教誨萬勿溺愛聽信余屢見年老衰疾之人爲僕使所欺甚至病危之際抱持不慎一蹶而斃者人多不察不知要知人人皆有老時代代兒孫看樣爲父母即爲自己也嗚呼人有一息尚存皆知痛癢於有限之時光克盡其心力較之死後知識全無做齋打醮祭弔之虛文徒然以有用之金錢爲僧道欺朦其益當何如哉有父母者深思力行豈可忽乎哉

瀾按先生向以孝聞以己之心度人之心大聲疾呼願天下之人皆知盡孝惟近世富貴家往往自昧本源僅知逢迎顯者以圖進取功名置父母於不顧余目擊心傷姑隱其名而不宣瀾雖慕先生孝行愧無先生學識惟願稍

格上天，必不使终于贫贱也。如富贵者，当思天以美境，与我若不加倍尽孝，何以对天。若置父母于脑后，任其痛苦呻吟，而自拥妻妾以安眠，自己扪心尚得，谓之人乎？况根本既亏，恐富贵亦难久远矣。又有兄弟多者，当各尽各力，切忌推委，遇妇女不知尽孝，必痛加教诲，万勿溺爱听信。余屡见年老衰疾之人，为仆使所欺，甚至病危之际，抱持不慎一蹶而毙者，人多不察不知。要知人人皆有老时，代代儿孙看样，为父母即为自己也。呜呼！人有一息尚存，皆知痛养于有用之金钱，为僧道欺朦，其益当何如哉。有父母者，深思力行，岂可忽乎哉！

【澜按】先生向以孝闻，以己之心度人之心，大声疾呼，愿天下之人皆知尽孝。惟近世富贵家，往往自昧本源，仅知逢迎，显者以图进取功名，置父母于不顾。余目击心伤，姑隐其名而不宣。澜虽慕先生孝行，愧无先生学识，惟愿稍步后尘，聊尽为子之心而已。

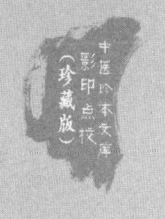

痎疟咳嗽记

当读《内经·疟论》，治法独详，分十二经见证，以荣卫为纲领，以气血分阴阳，而察外感内伤之偏盛。若其人阴盛，则发热，阴甚则恶寒。以膜原居表里之界，入于卫气，所行之度数互相争拒，则寒热往来。其少阴为半表半里之枢，与膜原接壤外象，似乎疟由少阳为传舍，庸俗遂拘执小柴胡汤为治疟专方，其不思之甚矣。仲景《金匮》云：疟脉自弦，弦数者多热，弦运者多寒，以中土有邪，木易顺乘故也。夫疟有寒温瘅牡虚实之分，其作止有定时，邪浅一日一作，或间日或三日一作者，谓之阴疟，因邪在阴分，留连难愈。大抵治疟之法，调和荣卫，毋使阴阳偏盛，酌用寒温之方，以平调之。然必辨其感伤虚实之因，审其宜汗下消补之剂。如邪伏于阴，用升清之药，提之出阳，自无坚结之患。大法已备，细心揣度，

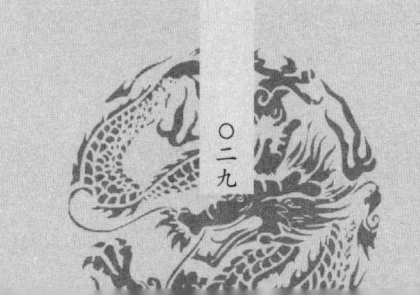

步後塵聊盡爲子之心而已

痎瘧咳嗽記

嘗讀內經瘧論治法獨詳分十二經見證以榮衛爲綱領以氣血分陰陽而察外感內傷之偏盛若其人陽盛則發熱陰甚則惡寒以膜原居表裏之界入於衛氣所行之度數互相爭拒則寒熱往來其少陽爲半表半裏之樞與膜原接壤外象似乎瘧由少陽爲傳舍庸俗遂拘執小柴胡湯爲治瘧專方其不思之甚矣仲景金匱云瘧脈自弦弦數者多熱弦遲者多寒以中土有邪木易順乘故也夫瘧有寒温癉牡虛實之分其作止有定時邪淺一日一作或間日或三日一作者謂之陰瘧因邪在陰分留連難愈大抵治瘧之法調和榮衛毋使陰陽偏盛酌用寒温之方以平調之然必辨其感傷虛實之因審其宜汗下消補之劑如邪伏於陰用升清之藥提之出陽自無堅結之患大法已備細心揣度

則思過半矣至於咳嗽之因不外寒熱虛實之邪挾風邪襲於肺胃肺胃之邪
上干清道則咳嗽作矣内經云五藏六腑皆令人咳又云聚於肺關於胃也蓋
肺爲清肅之臟不容絲毫外邪干之則咳嗽氣逆甚則喘息失音延成癆瘵不
治者多矣余治外感寒邪每用小青龍湯減其分量如麻黄乾薑各一錢細辛
五分製半夏錢半五味子四分炒芍一錢甘草五分桂枝六分後入並隨症加
減如熱甚加杏仁石膏去乾薑桂枝莫不應手取效如風熱甚者麻杏石膏甘
草海石枇杷葉等亦多取效斯皆余之心法隨筆記之以期後進得其指歸云
瀾按咳嗽一症内經言之詳矣六淫外邪風寒最多先生用小青龍湯治寒
嗽係實驗心得至瘧疾因寒熱往來爲少陽見證世醫不明往往拘執小柴
胡湯爲主方隨症加減與内經金匱分寒熱虛實瘅牡等名大相逕庭先生
闡明其誤以濟人爲懷不啻大聲疾呼以啟後學之悟焉

则思过半矣。至于咳嗽之因，不外寒热虚实之邪，挟风邪袭于肺胃，肺胃之邪上干清道，则咳嗽作矣。《内经》云：五脏六腑皆令人咳。又云：聚于肺，关于胃也。盖肺为清肃之脏，不容丝毫外邪干之，则咳嗽气逆，甚则喘息失间，延成痨瘵不治者多矣。余治外感寒邪，每用小青龙汤，减其分量，如麻黄、干姜各一钱，细辛五分，制半夏钱半，五味子四分，炒芍一钱，甘草五分，桂枝六分，后入。并随症加减，如热甚加杏仁、石膏，去干姜、桂枝，莫不应手取效。如风热甚者，麻、杏、石膏、甘草、海石、枇杷叶等，亦多取效，斯皆余之心法，随笔记之，以期后进得其指归云。

【澜按】 咳嗽一症，《内经》言之详矣。六淫外邪，风寒最多，先生用小青龙汤治寒嗽，系实验心得。至疟疾因寒热往来为少阴见证，世医不明，往往拘执小柴胡汤为主，方随症加减，与《内经》、《金匮》分寒热虚实瘅牡等名大相迳庭。先生阐明其误，以济人为怀，不啻大声疾呼，以启后学之悟焉。

中风肿胀辨

经云：风气善行而数变，又为百病之长也，亦随人身之盛衰为转移。假如西北地土凛烈，人体刚劲，外风骤入，卒然倒仆，昏不知人，口眼㖞斜，频吐涎沫，有真中、类中之分别。中脏中腑，中经中血脉之殊证，有闭脱之异药，用开固之法。如用小续命汤，开其卫气，以参附芪附汤，固其荣气。他如侯氏黑散、风引汤，皆填窍以息风之治也。迨李东垣谓元气虚弱，骤然卒倒无知；刘河间以风乘火势，火借风威，其人亦卒然仆倒昏厥；朱丹溪以东南气温多湿，湿生痰，痰生热，热生风，忽然神昏搐搦，口眼歪僻等候现矣。由是观之三子之言中风，言其因也，名之曰类中风。仲景《外台》言中风，言其本也，即真中风也。近世类中风，多真中风罕见也。市医不知，一见动摇之状，不辨正虚痰火之因，辄用散风逐邪之方，枢纽离脱，则命亦随之而倾矣。至于肿胀一症，因阴气衰败而成，治宜大培元

中風腫脹辨

經云風氣善行而數變又爲百病之長也亦隨人身之盛衰爲轉移假如西北地土凛烈人體剛勁外風驟入卒然倒仆昏不知人口眼喎斜頻吐涎沫有眞中類中之分別中臟中腑中經中血脈之殊證有閉脫之異藥用開固之法如用小續命湯開其衛氣以參附芪附湯固其榮氣他如侯氏黑散風引湯皆塡竅以息風之治也迨李東垣謂元氣虛弱驟然卒倒無知劉河間以風乘火勢火藉風威其人亦卒然仆倒昏厥朱丹溪以東南氣溫多濕濕生痰痰生熱熱生風忽然神昏搐搦口眼歪僻等候現矣由是觀之三子之言中風言其因也名之曰類中風仲景外台言中風言其本也即眞中風也近世類中風多眞中風罕見也市醫不知一見動搖之狀不辨正虛痰火之因輒用散風逐邪之方樞紐離脫則命亦隨之而傾矣至於腫脹一症因陽氣衰敗而成治宜大培元

陽溫中扶氣則水自行而腫脹除矣蓋人身之衛氣周護一身之表猶天包地之義肌膚之溫柔堅密皆本乎此若衛受邪伏於內陰反居於外水從陰化則成膚腫中陽氣遏則生䐜脹治宜溫發陽氣以逐陰邪是爲探本之治也余恒見庸工每用行水利濕之劑如五苓舟車等方初獲小效久則病加腫盛脹增甚至背平臍突陰僭陽位爲喘爲阻則大命傾矣余目覩其症已危心欲拯之而勢難挽也特將致病之源理不憚煩而辨之以作後進之殷鑒也可

瀾按古人論中風論其本也後世言中風言其因也治有開邪固正之法息風滌痰扶本之方精審明辨大法備矣他如腫脹有虛實之異內經言之詳盡金匱分之明晰奈何市醫不明妄執治標滲利以誤人先生目覩其害不憚煩而辨正之濟世利人之苦心昭然若揭矣

虛勞說

阳，温中扶气，则水自行而肿胀除矣。盖人身之卫气，周护一身之表，犹天包地之义，肌肤之温柔坚密，皆本乎此。若卫受邪，伏于内阴，反居于外，水从阴化，则成肤肿中阳气遏，则生䐜胀，治宜温发阳气，以逐阴邪，是为探本之治也。余恒见庸工每用行水利湿之剂，如五苓、舟车等方，初获小效，久则病加，肿盛胀增，甚至背平脐突，阴僭阴位为喘为阻，则大命倾矣。余目睹其症已危，心欲拯之，而势难挽也。特将致病之源，理不惮烦，而辨之以作后进之殷鉴也可。

【澜按】古人论中风论其本也，后世言中风，言其因也，治有开邪固正之法，息风涤痰，扶本之方精审，明辨大法备矣。他如肿胀有虚实之异，《内经》言之详尽，《金匮》分之明晰。奈何市医不明，妄执治标渗利以误人。先生目睹其害，不惮烦而辨正之，济世利人之苦心昭然若揭矣。

虚劳说

经云：虚者补之，劳者温之，古人以阴虚阳虚为纲领，于是以八味治阳虚，六味疗阴虚，致温补之风满天下。又遇高谈五行者，出创立新方，百病皆从虚治，以成议药不议病之世界矣。夫扁鹊云：一损肺，二损心，三损脾，过于脾则不可治矣，是上损之因也。盖下损之由，以一损肾，二损肝，三损胃，过于胃则不可治也。《金匮》云：极虚者为劳，调以甘药，如复脉汤，小建中汤之类是也。又云：肌肤甲错，内有干血，以大黄䗪虫丸主之。由是观之，《金匮》治虚劳，以虚实分治而用方，以攻补兼施，当补则补，应攻则攻，不拘一格，往往有桴鼓之应也。然而咳嗽，骨蒸吐血，食减咽疮等症，当审其所因于初候之时，分虚实而药之，亦可转危为安，几微于反掌间矣。若用近人方法，温补横于胸中养痈为害，百难一治。呜呼！是非虚劳之不可治，而为温补，误投之不能挽也。余每治骨蒸劳极，肌肤甲错者，用大黄䗪虫丸法，出入加减，攻其宿瘀，廓清积血，应手取效。惟有曾服腻补者，

經云虛者補之勞者温之古人以陰虛陽虛爲綱領於是以八味治陽虛六味療陰虛致温補之風滿天下又遇高談五行者出創立新方百病皆從虛治以成議藥不議病之世界矣夫扁鵲云一損肺二損心三損脾過於脾則不可治矣是上損之因也蓋下損之由以一損腎二損肝三損胃過於胃則不可治也金匱云極虛者爲勞調以甘藥如復脈湯小建中湯之類是也又云肌膚甲錯內有乾血以大黄䗪虫丸主之由是觀之金匱治虛勞以虛實分治而用方以攻補兼施當補則補應攻則攻不拘一格往往有桴鼓之應也然而咳嗽骨蒸吐血食減咽瘡等症當審其所因於初候之時分虛實而藥之亦可轉危爲安幾微於反掌間矣若用近人方法温補横於胸中養癰爲害百難一治嗚呼是非虛勞之不可治而爲温補誤投之不能挽也余每治骨蒸勞極肌膚甲錯者用大黄䗪虫丸法出入加減攻其宿瘀廓清積血應手取效惟有曾服膩補者

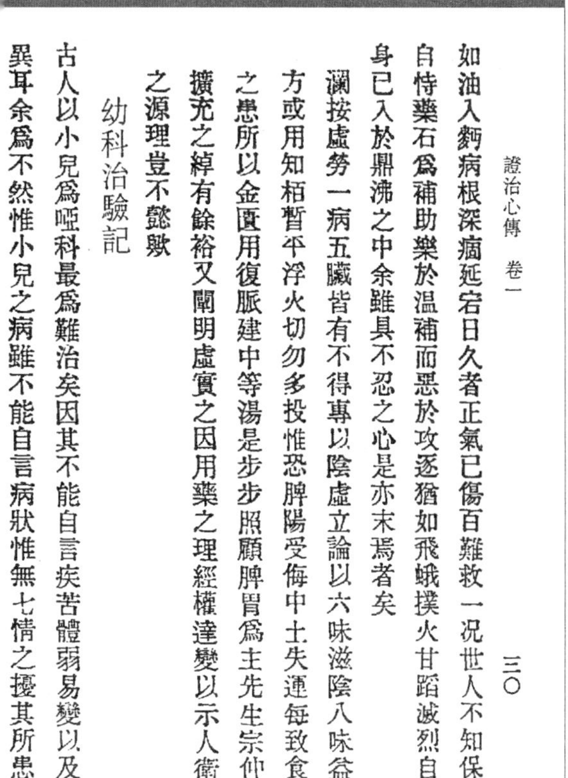

如油入麪病根深痼延宕日久者正氣已傷百難救一況世人不知保惜其身自恃藥石爲補助藥於温補而惡於攻逐猶如飛蛾撲火甘蹈滅烈自不知其身已入於鼎沸之中余雖具不忍之心是亦末焉者矣

瀾按虛勞一病五臟皆有不得專以陰虛立論以六味滋陰八味益陽爲秘方或用知栢暫平浮火切勿多投惟恐脾陽受侮中土失運每致食減便溏之患所以金匱用復脈建中等湯是步步照顧脾胃爲主先生宗仲景法而擴充之綽有餘裕又闡明虛實之因用藥之理經權達變以示人衛生却病之源理豈不懿歟

幼科治驗記

古人以小兒爲啞科最爲難治矣因其不能自言疾苦體弱易變以及痘疹之異耳余爲不然惟小兒之病雖不能自言病狀惟無七情之擾其所患者不過

如油入面，病根深痼，延宕日久者，正气已伤，百难救一。况世人不知保惜其身，自恃药石为补助药，于温补而恶于攻逐，犹如飞蛾扑火，甘蹈灭烈，自不知其身已入于鼎沸之中，余虽具不忍之心，是亦末焉者矣。

【澜按】 虚劳一病，五脏皆有不得专以阴虚立论，以六味滋阴，八味益阳为秘方，或用知柏暂平浮火，切勿多投，惟恐脾阳受侮，中土失运，每致食减、便溏之患。所以《金匮》用复脉、建中等汤，是步步照顾脾胃为主。先生宗仲景法而扩充之绰有余裕，又阐明虚实之因，用药之理，经权达变以示人，卫生却病之源理，岂不懿欤。

幼科治验记

古人以小儿为哑科，最为难治矣。因其不能自言疾苦，体弱易变，以及痘疹之异耳。余为不然，惟小儿之病，虽不能自言病状，惟无七情之扰，其所患者不过外感风、寒、暑、湿之邪，内伤不越乳滞饮食而已。其头绪简略，甚为易治。奈何世多不察，致市医欺诈，妄立惊风一科，每用重镇开窍丸药，禁绝乳食，致质弱稺体何堪受此酷烈，往往变出角弓反张、搐掣之状，又妄加针刺疼痛啼泣，实令人目击心伤。是以推测仲景《金匮》文义，豁然有悟。仲景云：无汗为刚痉，有汗为柔痉，隐与小儿之病象相符。况小儿质嫩，不耐风寒，偶觉感触，即见身热筋强，甚则反张搐搦等状。与《金匮》痉病证候，隐合庸医，不知遂妄立惊风之名，以惑人。余绎其理，小儿之病脾胃独多，情志未通，脾胃用事。奈近世庸医妄执，小儿肝火独甚，将一切脾胃见症，皆误认肝火，不思肝为春生之脏，初生之肝，岂可指为病薮以生气，当病气殊属庸妄已极哉，或谓小儿为纯阳体质，言出钱乙，奈庸俗不知，引为口实，非古人所及知。盖小儿为稚阳，惟易病热，兼以乳滞变痰，于是有热痰风痉之症，乃小儿恒有之病。奈何世之庸工，捏造急惊慢惊，以

外感風寒暑濕之邪內傷不越乳滯飲食而已其頭緒簡略甚爲易治奈何世多不察致市醫欺詐妄立驚風一科每用重鎮開竅丸藥禁絕乳食致質弱穉體何堪受此酷烈往往變出角弓反張搐掣之狀又妄加針刺疼痛啼泣實令人目擊心傷是以推測仲景金匱文義豁然有悟仲景云無汗爲剛痙有汗爲柔痙隱與小兒之病象相符況小兒質嫩不耐風寒偶覺感觸即見身熱筋强甚則反張搐搦等狀與金匱痙病證候隱合庸醫不知遂妄立驚風之名以惑人余繹其理小兒之病脾胃獨多情志未通脾胃用事奈近世庸醫妄執小兒肝火獨甚將一切脾胃見症皆悞認肝火不思肝爲春生之臟初生之肝豈可指爲病藪以生氣當病氣殊屬庸妄已極哉或謂小兒爲純陽體質言出錢乙奈庸俗不知引爲口實非古人所及知蓋小兒爲稚陽惟易病熱兼以乳滯變痰於是有熱痰風痙之症乃小兒恒有之病奈何世之庸工捏造急驚慢驚以

悞人哉余臨證四十餘年每遇瀉靑色稀糞晝夜頻頻知其中陽不能變化爲土之黃色反爲木乘之靑色此爲厥陰濁氣所干當從扶土抑木以獲效方用附子理中丸一錢開水泡化兩次分進糞卽轉爲黃色瀉亦止也若昧者往往誤認爲肝病豈不寃哉大抵小兒陰氣未全易於化熱若見口舌諸竅甚乾大渴能飲者亟投甘寒之劑挾實者舌苔黃膩口有熱臭之氣亟宜蕩滌之緣小兒純陽柔脆之臟腑尤易枯涸急下存陰轉危而安矣至於陽明熱甚痙厥之證市醫名之急驚余惟清陽明熱邪則肝火自平若妄投鎭驚息風是速其危哉至久病中虛土不鎭木而顯風象者謂之慢驚宜急進附子理中湯或加溫補如肉桂黃芪等品以追失散之虛陽轉危而安每見庸愚用淸散重鎭是下井而加之石矣更有一種婦人妄用針刺名曰挑驚或揑人中或口咬指揑口吸臍眼等妄治眞是慘毒惡事目不忍覩其痘疹以寒熱虛實爲準則惟一切

误人哉。余临证四十余年，每遇泻青色稀粪，昼夜频频，知其中阳不能变化为土之黄色，反为木乘之青色，此为厥阴浊气所干，当从扶土抑木以获效，方用附子理中丸一钱，开水泡化两次分进，粪即转为黄色，泻亦止也。若昧者往往误认为肝病，岂不冤哉。大抵小儿阴气未全，易于化热，若见口舌诸窍甚干，大渴能饮者，亟投甘寒之剂。挟实者舌苔黄腻，口有热臭之气，亟宜汤涤之。缘小儿纯阳柔脆之脏腑，尤易枯涸，急下存阴，转危而安矣。至于阳明热甚，痉厥之证，市医名之急惊。余惟清阳明热邪，则肝火自平。若妄投镇惊息风，是速其危哉。至久病中虚，土不镇木，而显风象者，谓之慢惊，宜急进附子理中汤，或加温补，如肉桂、黄芪等品，以追失散之虚阳，转危而安。每见庸愚用清散重镇，是下井而加之石矣。更有一种妇人，妄用针刺，名曰挑惊，或捏人中，或口咬指，捏口吸脐眼等妄治，真是惨毒恶事，目不忍睹。其痘疹以寒热虚实为准则，惟一切有毒奇异之物，慎勿妄用，亦勿拘执幼科成法，而不达变通，以误人哉。余为济世拯危，特将实验心法，不忍秘而不宣，今录于简末，以公于世，是亦保婴仁术之意耳。

【澜按】小儿之病，宋有钱乙著《小儿直诀》一书，言之详明。奈何市医不知讨论古书，仅守家传方法，妄立惊风之名，用金石毒物制为丸药，为欺骗财帛计。又有妖妇创能挑惊指捏等法，其害尤甚。庸医先生目睹心伤，阐明治法，以拯人之危，并示戒一切，唤醒愚庸，以保赤子，并将历验心得秘法录出以示后进，可谓仁至义尽者也。惟记中急下存阴，仅言其法，未载方药者，欲后人三反之意。余恐浅学，未能深造精微，仍然茫无定识，或蹈清散重镇之法，依然无济苍生。今拟二法，法用泻青丸，清肝泄热，用钱氏赤散，以攻邪涤痰。考赤散之功用，能消滞涤痰，最有益于小儿。近见京中雅观斋所售之万应保

有毒奇異之物慎勿妄用亦勿拘執幼科成法而不達變通以誤人哉余爲濟世拯危特將實驗心法不忍秘而不宣今錄於簡末以公於世是亦保嬰仁術之意耳

瀾按小兒之病宋有錢乙著小兒直訣一書言之詳明奈何市醫不知討論古書僅守家傳方法妄立驚風之名用金石毒物製爲丸藥爲欺騙財帛計又有妖婦創能挑驚指捏等法其害尤甚庸醫先生目覩心傷闡明治法以拯人之危併示戒一切喚醒愚庸以保赤子並將歷驗心得秘法錄出以示後進可謂仁至義盡者也惟記中急下存陰僅言其法未載方藥者欲後人三反之意余恐淺學未能深造精微仍然茫無定識或蹈清散重鎮之法依然無濟蒼生今擬二法法用瀉青丸清肝泄熱用錢氏赤散以攻邪滌痰考赤散之功用能消滯滌痰最有益於小兒近見京中雅觀齋所售之萬應保

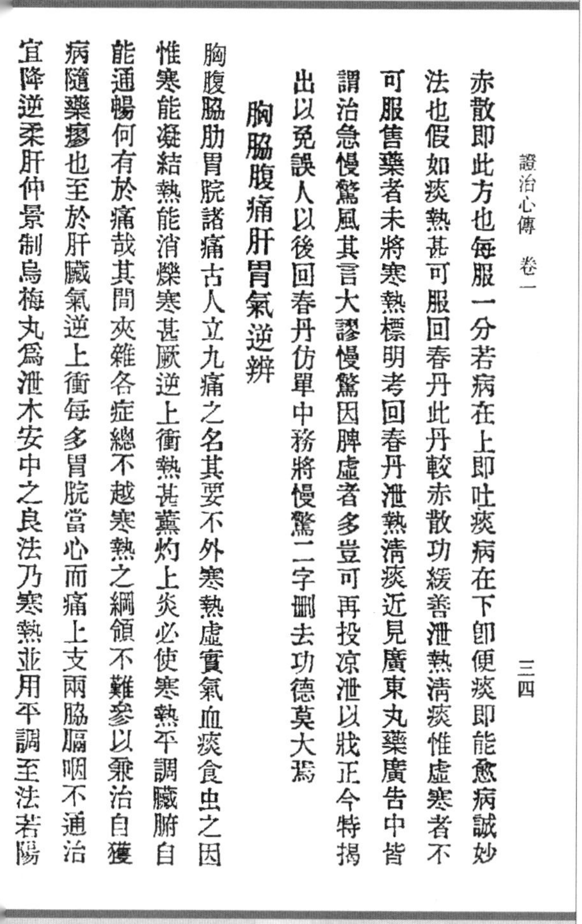

赤散即此方也每服一分若病在上即吐痰病在下卽便痰即能愈病誠妙法也假如痰熱甚可服回春丹此丹較赤散功緩善泄熱清痰惟虛寒者不可服售藥者未將寒熱標明考回春丹泄熱清痰近見廣東丸藥廣告中皆謂治急慢驚風其言大謬慢驚因脾虛者多豈可再投凉泄以戕正今特揭出以免誤人以後回春丹仿單中務將慢驚二字删去功德莫大焉

胸脇腹痛肝胃氣逆辨

胸腹脇肋胃脘諸痛古人立九痛之名其要不外寒熱虛實氣血痰食虫之因惟寒能凝結熱能消爍寒甚厥逆上衝熱甚薰灼上炎必使寒熱平調臟腑自能通暢何有於痛哉其間夾雜各症總不越寒熱之綱領不難參以兼治自獲病隨藥瘳也至於肝臟氣逆上衝每多胃脘當心而痛上支兩脇膈咽不通治宜降逆柔肝仲景制烏梅丸爲泄木安中之良法乃寒熱並用平調至法若陽

赤散，即此方也。每服一分，若病在上即吐痰，病在下即便痰。即能愈病，诚妙法也。假如痰热甚，可服回春丹，此丹较赤散功缓，善泄热清痰，惟虚寒者不可服。售药者未将寒热标明，考回春丹，泄热清痰。近见广东丸药广告中，皆谓治急慢惊风，其言大谬。慢惊因脾虚者多，岂可再投凉泄以戕正。今特揭出，以免误人。以后回春丹仿单中，务将慢惊二字删去，功德莫大焉。

胸胁腹痛，肝胃气逆辨

胸腹胁肋胃脘诸痛，古人立九痛之名，其要不外寒、热、虚、实、气血、痰、食、虫之因。惟寒能凝结，热能消烁，寒甚厥逆上冲，热甚薰灼上炎，必使寒热平调，脏腑自能通畅，何有于痛哉。其间夹杂各症，总不越寒热之纲领，不难参以兼治，自获病，随药瘳也。至于肝脏气逆上冲，每多胃脘当心而痛，上支两胁膈咽不通，治宜降逆柔肝。仲景制乌梅丸，为泄木安中之良法，乃寒热并用，平调至法。若阳微则从吴萸汤法；如肝阳过盛，减除吴附，少用椒姜，而合梅、连、楝、芍，取苦辛酸而入厥阴，以为平降治法。若脾胃虚而肝火扰者，用戊己六君，如金斛、木瓜、丹皮、桑叶，扶土抑木，或因郁抑不伸，用丹溪六郁汤亦妙，至于水亏木旺，用复脉六味汤，为乙癸同源之治。大抵胸胁痛者，金铃子散加味；火郁甚者，以左金为良法，甚则用当归龙荟丸。若湿热疮疡，以龙胆泻肝为神剂，至肝病甚多，如头痛吐泻，呕逆胀泄等候，皆属肝胃之症也。余治各证，以及气冲攻痛，诸药不效者，用仲景乌梅丸三钱，随病之虚实酌加引经数味煎服，有桴鼓之应。特将方义释明于后是方也。用乌梅入肝经为君，酸乃肝之本味臣，白芍泄火而敛阴，佐芎归活血，而滋润，使吴萸下气最速，连、楝、椒、姜、青肝，安蛔是有制之师也。若加以丹皮、桑叶，轻泄上焦火郁，羚羊、钩藤、甘菊、蒺藜、天麻，皆清肝泄火之要品，元胡、伽南、降香，乃疏降冲逆之要药，细绎《内经》用辛补之，以酸泻之故，治肝宜

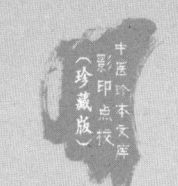

微則從吳萸湯法如肝陽過盛減除吳附少用椒薑而合梅連楝芍取苦辛酸而入厥陰以爲平降治法若脾胃虛而肝火擾者用戊己六君如金斛木瓜丹皮桑葉扶土抑木或因鬱抑不伸用丹溪六鬱湯亦妙至於水虧木旺用復脈六味湯爲乙癸同源之治大抵胸脇痛者金鈴子散加味火鬱甚者以左金爲良法甚則用當歸龍薈丸若濕熱瘡瘍以龍胆瀉肝爲神劑至肝病甚多如頭痛吐瀉嘔逆脹泄等候皆屬肝胃之症也余治各證以及氣衝攻痛諸藥不效者用仲景烏梅丸三錢隨病之虛實酌加引經數味煎服有桴鼓之應特將方義釋明於後是方也用烏梅入肝經爲君酸乃肝之本味臣白芍泄火而斂陰佐芎歸活血而滋潤使吳萸下氣最速連楝椒薑靑肝安蚘是有制之師也若加以丹皮桑葉輕泄上焦火鬱羚羊鈎藤甘菊蒺藜天麻皆清肝泄火之要品元胡伽南降香乃疏降衝逆之要藥細繹內經用辛補之以酸瀉之故治肝宜

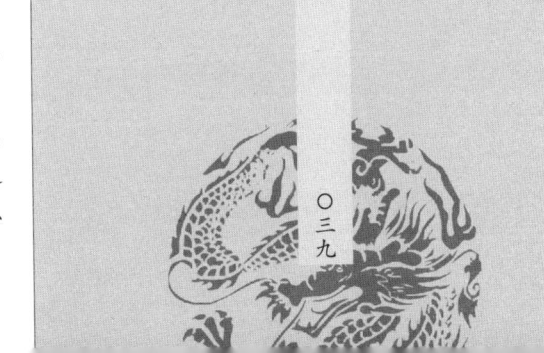

酸苦急升太過酸收爲下泄爲瀉矣然余研究病理另獲心得要義夫肝體固賴陰血爲養而其所以爲將軍之性寄龍相之威者以眞陽之爲本也肝陰不足固多爲患而肝陽亦爲至要假如陽氣稍微則中土必虛木易順乘濁陰隨升氣而上犯亦隨人之陰陽虛盛爲轉移故仲景審寒熱互用大法立烏梅丸方是一以貫之矣

瀾按肝火最暴燔灼無忌一身之中稍有鬱結不伸者其火則上衝爲痛爲脹爲泄上至頭目中至胸脘脇肋腹臍下至陰囊卵核皆厥陰之所主古今雖分九痛之因總不外寒熱陰陽治得其要一言而終先生發明病理遵仲景遺法用烏梅丸爲主方莫不捷效今特錄出俾益後進非淺鮮矣

溫熱溫疫辨

傷寒論分六經見證方有發表攻裏之異注述甚多皆隨文釋義或各鳴一得

酸苦，急升太过，酸收为下泄，为泻矣。然余研究病理，另获心得要义。夫肝体固赖阴血为养，而其所以为将军之性，寄龙相之威者，以真阳之为本也。肝阴不足，固多为患，而肝阳亦为至要。假如阳气稍微，则中土必虚，木易顺乘，浊阴随升气而上犯，亦随人之阴阳虚盛为转移。故仲景审寒热互用大法，立乌梅丸方，是一以贯之矣。

【澜按】肝火最暴，燔灼无忌，一身之中稍有郁结不伸者，其火则上冲为痛为胀，为泄。上至头目，中至胸脘胁肋腹脐，下至阴囊卵核，皆厥阴之所主。古今虽分九痛之因，总不外寒热、阴阳，治得其要一言而终。先生发明病理，遵仲景遗法，用乌梅丸为主方，莫不捷效。今特录出，俾益后进非浅鲜矣。

温热温疫辨

《伤寒论》分六经见证，方有发表攻里之异，注述甚多，皆随文释义，或各鸣一得。

彼此辨駁若究其源理有顧彼失此之嗟何也豈知時事有更代地土有南北人體有强弱近世以來四時感症類傷寒多正傷寒罕見也夫類傷寒者春温夏熱濕温秋燥冬温是也雖然仲景謂傷寒有五方分温散辛散攻下和解諸法後人識淺殊難領悟惟拘執傳經限日成法遂致遺誤者多惟近年凶荒飢饉兵火之餘釀成疫厲互相傳染切勿拘執日數余治疫症大劑攻下每多獲效緣此病邪由口鼻吸入者多往往兩手脈微弱若不知者以爲脈虛不敢用攻孰不知下後邪去脈卽平復此症初起多見惡寒肢冷舌苔黄膩神識呆鈍或邪熱下迫每多自利所下幾微最易惑人必視舌苔垢膩之有無以定攻下之輕重每見下去一層又起一層輕者兩三劑重者八九劑濁苔退盡脉平而不躁急爲準仍須用下庶免反復要知此邪乃天地間至惡之氣必須除惡務盡以大承氣爲主方隨症加減減至單用元明粉爲極輕總以三候之内爲率

彼此辨驳。若究其源理，有顾彼失此之嗟，何也？岂知时事有更代，地土有南北，人体有强弱。近世以来，四时感症类伤寒多，正伤寒罕见也。夫类伤寒者，春温夏热，湿温秋燥，冬温是也。虽然仲景谓伤寒有五方，分温散、辛散、攻下、和解诸法。后人识浅殊难领悟，惟拘执传经限日成法，遂致遗误者多。惟近年凶荒饥馑，兵火之余，酿成疫厉，互相传染，切勿拘执日数。余治疫症，大剂攻下，每多获效。缘此病邪由口鼻吸入者多，往往两手脉微弱，若不知者，以为脉虚不敢用攻。孰不知下后邪去，脉即平复。此病初起多见恶寒，肢冷，舌苔黄腻，神识呆钝，或邪热下迫，每多自利，所下几微，最易惑人。必视舌苔垢腻之有无，以定攻下之轻重，每见下去一层，又起一层。轻者两三剂，重者八九剂，浊苔退尽，脉平而不躁急为准，仍须用下，庶免反复。要知此邪乃天地间至恶之气，必须除恶务尽，以大承气为主方，随症加减，减至单用元明粉为极轻，总以三候之内为率。

若延至三候以外必自利紅水腸胃已爛必死無疑余歷驗心得以驗苔之滯膩乾而無津之苔憑此用下若舌無濁垢之苔雖見大熱不可用下余之心得經驗無誤之秘法也然則與無疫之溫熱有間未可混淆以誤人者夫溫熱者天地之常候也經云冬傷於寒春必病溫惟冬令外雖嚴寒而陽氣潛藏於內若天時晴燥雨雪稀少則陽失潛藏致生冬溫之證當用葱豉湯加大貝芩翹銀花牛子甘桔等味蓋春爲一歲之首嚴寒未退仍防寒邪遏伏直待春升木氣發透風陽化溫是爲風溫其氣近燥多犯上焦致有身熱咳嗽胸悶氣促之症法宜清宣輕劑如薄荷牛子桔梗杏仁大貝蔞皮之類久延失治轉入營分誤用辛溫成法多致衄血咯血甚則成癆若已入胃舌黃乾燥亟宜攻下初夏漸熱火旺宜仿此方重加清藥可耳如長夏濕土司令宜燥濕清熱蒼朮白虎湯治之直至秋深燥令大行身熱咳嗽咽痛者辨天時之涼暖以分寒化熱化

若延至三候以外，必自利红水，肠胃已烂，必死无疑。余历验心得，以验苔之滞腻，干而无津之苔，凭此用下，若舌无浊垢之苔，虽见大热，不可用下。余之心得经验无误之秘法也。然则与无疫之温热有间，未可混淆以误人者。夫温热者，天地之常候也。经云：冬伤于寒，春必病温。惟冬令外虽严寒，而阳气潜藏于内。若天时晴燥，雨雪稀少，则阳失潜藏，致生冬温之证。当用葱豉汤加大贝、芩、翘、银花、牛子、甘、桔等味。盖春为一岁之首，严寒未退，仍防寒邪遏伏，直待春升木气发透，风阳化温，是为风温，其气近燥，多犯上焦，致有身热咳嗽，胸闷气促之症。法宜清宣轻剂，如薄荷、牛子、桔梗、杏仁、大贝、姜皮之类，久延失治，转入营分，误用辛温成法，多致衄血咯血，甚则成痨。若已入胃，舌黄干燥，亟宜攻下。初夏渐热火旺，宜仿此方，重加清药可耳。如长夏湿土司令，宜燥湿清热，苍术、白虎汤治之。直至秋深燥令大行，身热咳嗽咽痛者，辨天时之凉暖，以分寒化热化。

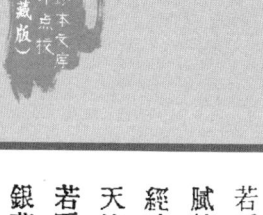

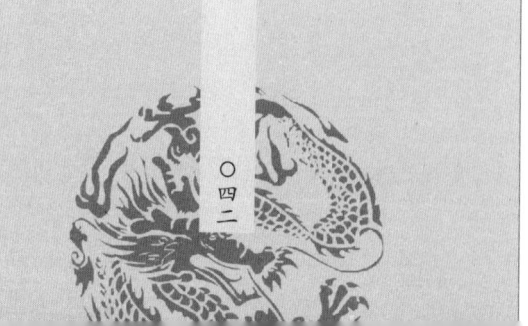

然用药有温润甘寒之别，此秋燥之治法也。若热已入胃，便结溲赤，舌苔黄焦垢腻，亦宜急下存津，切勿延久。正伤气弱，反成危候。近年以来，四时感症温热独多，每憾治法仍沿辛温，以致不死于病，而死于误药者比比皆然。偶见新出六书，乃余杭陶节庵所辑，意在变化成法，独出心裁，将仲景所集增损加减标新立异，不为无功，惜未将温热见症阐明原理。余细为研究有择焉，不精语焉不详，何足以尽格致生化之源，跳出伤寒之范围哉！于是焚膏继晷，精审四时代谢之序，参以六淫偏盛之因，豁然自得，不揣草率无文，爰将各篇病理，随时笔记，以免遗忘。是否有所采择，质之海内。明哲原早赐之削政，则感如师资之深矣。

【澜按】 温热者，四时之常气也。温疫者，天地之恶气也。盖常气以常法治之，恶气以峻法治之，理势然也。先生治疫重用攻下，除恶务尽耳。与吴又可法暗

然用藥有溫潤甘寒之別此秋燥之治法也若熱已入胃便結溲赤舌苔黃焦垢膩亦宜急下存津切勿延久正傷氣弱反成危候近年以來四時感症溫熱獨多每憾治法仍沿辛溫以致不死於病而死於誤藥者比比皆然偶見新出六書乃餘杭陶節庵所輯意在變化成法獨出心裁將仲景所集增損加減標新立異不爲無功惜未將溫熱見症闡明原理余細爲研究有擇焉不精語焉不詳何足以盡格致生化之源跳出傷寒之範圍哉於是焚膏繼晷精審四時代謝之序參以六淫偏盛之因豁然自得不揣草率無文爰將各篇病理隨時筆記以免遺忘是否有所採擇質之海內　明哲願早賜之削政則感如師資之深矣

瀾按溫熱者四時之常氣也溫疫者天地之惡氣也蓋常氣以常法治之惡氣以峻法治之理勢然也先生治疫重用攻下除惡務盡耳與吳又可法暗

合其時各居一境所治之症大略相同袁氏辨舌苔垢膩厚薄以定攻邪之輕重又辨明溫熱與瘟疫有間豈可混淆以誤人哉況先生濟世心切每以愼審爲本其學邃深在又可之上且吳氏雖有九傳方法未將病理闡明書雖流傳惜乎混疫於溫貽誤亦多不足爲法也或謂當時彼此各居一邑未能面商至理爲憾如袁吳同處一堂互相討論吳氏必不致混淆立論溫熱原理毋待葉氏發明之嗚呼天下事有幸有不幸吳書早經刊傳袁氏此書渺無知者緣先生志尚高傲不求聞達又非醫流此書乃當時之日記耳觀其自記云不揣草率無文隨筆記錄以免遺忘即知其僅記病理臨證實驗而已其言辭不加修飾已可慨見瀾因先生爲吾邑先達兼與其玄孫同局襄修邑志始獲此書字蹟蠹蝕過半用特重錄以免湮沒奈無別本可以校對只姑仍舊貫未敢更易一字稍有疑義者附以按語以醒眉目云爾時在

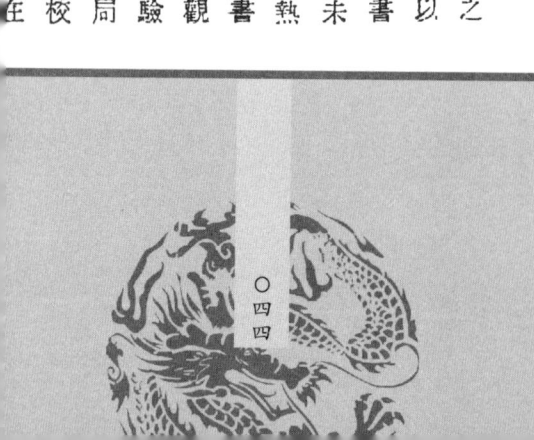

合，其时各居一境，所治之症大略相同。袁氏辨舌苔垢腻厚薄，以定攻邪之轻重。又辨明温热与瘟疫有间，岂可混淆，以误人哉。况先生济世心切，每以慎审为本，其学邃深，在又可之上，且吴氏虽有九传方法，未将病理阐明，书虽流传，惜乎混疫于温，贻误亦多，不足为法也。或谓当时彼此各居一邑，未能面商至理为憾。如袁吴同处一堂，互相讨论，吴氏必不致混淆立论温热原理，毋待叶氏发明之。呜呼！天下事有幸有不幸，吴书早经刊传，袁氏此书渺无知者，缘先生志尚高傲，不求闻达，又非医流，此书乃当时之日记耳。观其自记云，不揣草率无文，随笔记录，以免遗忘，即知其仅记病理临证实验而已，其言辞不加修饰，已可慨见。澜因先生为吾邑先达，兼与其玄孙同局襄修邑志，始获此书字迹蠹蚀过半，用特重录以免湮没，奈无别本可以校对，只姑仍旧贯，未敢更易一字。稍有疑义者，附以按语，以醒眉目云尔。时在

咸豐戊午中秋節後二日後學趙觀瀾謹錄拜誌於三十六湖樓客次

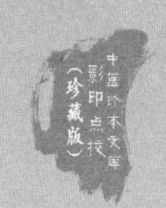

證治心傳終

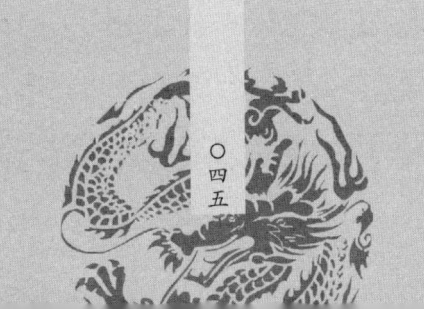

咸丰戊午中秋节后二日后学赵观澜谨录拜志于三十六湖楼客次

证治心传终

医阶辩证

（清）汪必昌著

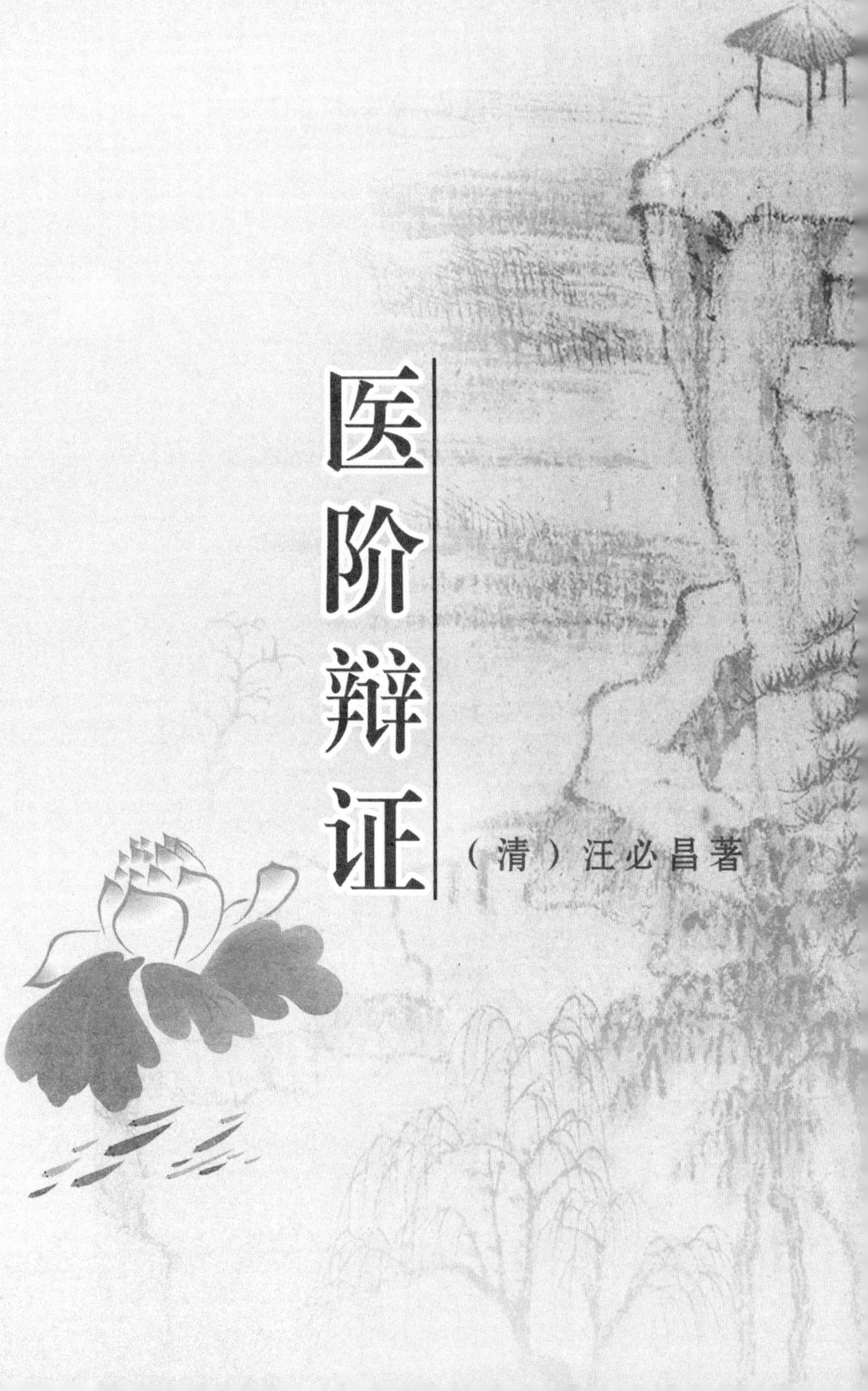

医阶辩①证序

予读历代名医诸书，其立言广发前贤之未备，足开后人之学术，各逞家技，不一而足，分门别类，寒热消补而治之，不为不详悉矣。以予察之，然未犹未尽善也。盖有门类，而无指引，譬如一室之内，非止一家，一家之内非止一门。临于疑似之际，存乎其人之摸索业斯道者，智者能有几人，智者能明，而愚者即昧矣，岂非前贤之过欤。故曰：症候不明，悉入迷路，经络不明，盲子夜行。李士材曰：天下皆轻谈医，医者辄以长自许，一日临疑似之证，若处云雾之中，不辩东西南北，几微之际，瞬息杀人矣。予辑斯集也，间而明浅而易，使学者察而精之，则临疑似之症，即有下手处，一字不可移，再用前贤诸方。虚者补之，实者泻之，寒者温之，热者清之，如鼓应桴，不致疑误，而病者不致含冤于地下，此予之所大欲也。故名之曰医阶辩证云。

① 辩同辨，下同，编者注。

醫階辯證序

予讀歷代名醫諸書其立言廣發前賢之未備足開後人之學術各逞家技不一而足分門別類寒熱消補而治之不爲不詳悉矣以予察之然未猶未盡善也蓋有門類而無指引譬如一室之內非止一家一家之內非止一門臨於疑似之際存乎其人之摸索業斯道者智者能有幾人智者能明而愚者卽昧矣豈非前賢之過歟故曰症候不明悉入迷路經絡不明盲子夜行李士材曰天下皆輕談醫醫者輒以長自許一日臨疑似之證若處雲霧之中不辯東西南北幾微之際瞬息殺人矣予輯斯集也簡而明淺而易使學者察而精之則臨疑似之症卽有下手處一定不可移再用前賢諸方虛者補之實者瀉之寒者溫之熱者清之如鼓應桴不致疑誤而病者不致含寃於地下此予之所大欲也故名之曰醫階辯證云

嘉慶庚午夏月

御前太醫新安燕亭氏汪必昌題於都中觀光堂

嘉庆庚午夏月

御前太医新安燕亭氏汪

必昌题于都中观光堂

医阶辩证目录

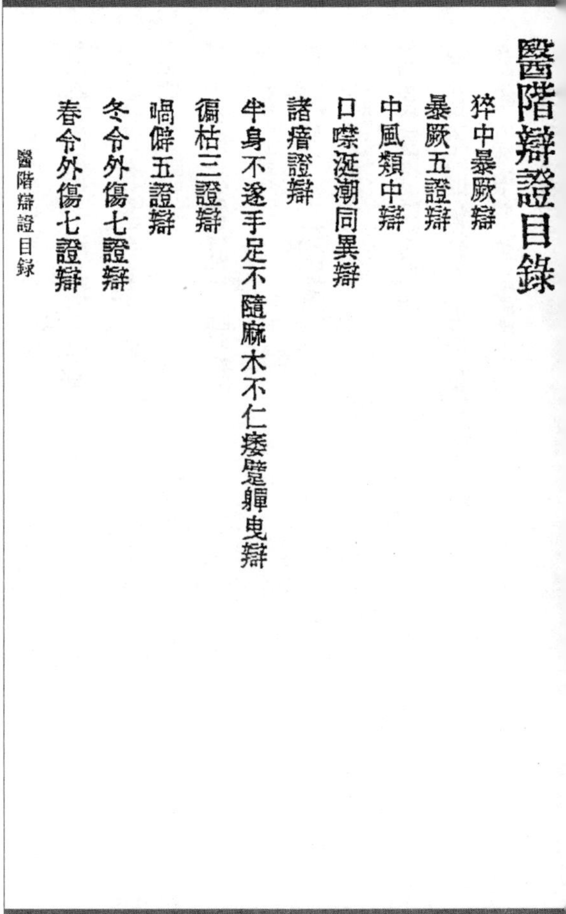

醫階辯證目錄

醫階辯證目錄

醫階辨證目錄

陽厥陰厥熱厥寒厥辯
六鬱爲病辯
鬱痞證辯
痰生百病八證辯
飲生諸病五證辯
痰飲涎沫辯
欬嗽分證合兼證辯
喘哮短氣三證辯
喘上氣二證辯
短氣少氣二證辯
吐食反胃二證辯

醫階辨證目錄

瘈瘲諸證辯
鶴膝風筋攣脚氣三證辯
眩暈鬱冒昏冒三證辯
癲狂癇譫妄四證辯
譫妄譫語辯
驚恐二證辯
汗辯
發汗自汗盜汗辯
頭汗手足汗辯
寐瞑臥安四證辯
多臥嗜臥但欲寐三證辯

瘈疭诸证辩

鹤膝风、筋挛、脚气三证辩

眩晕、郁冒、昏冒三证辩

癫、狂、痫、谵、妄四证辩

谵妄、谵语辩

惊恐二证辩

汗辩

发汗自汗盗汗辩

头汗手足汗辩

寐瞑卧但欲寐三证辩

一〇

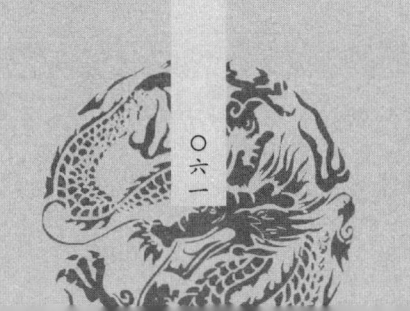

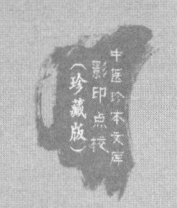

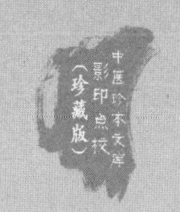

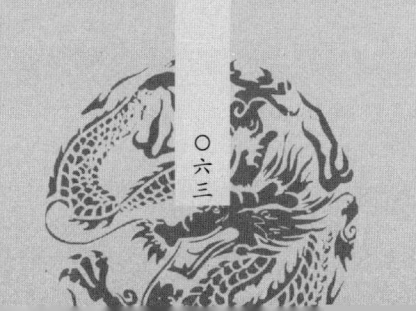

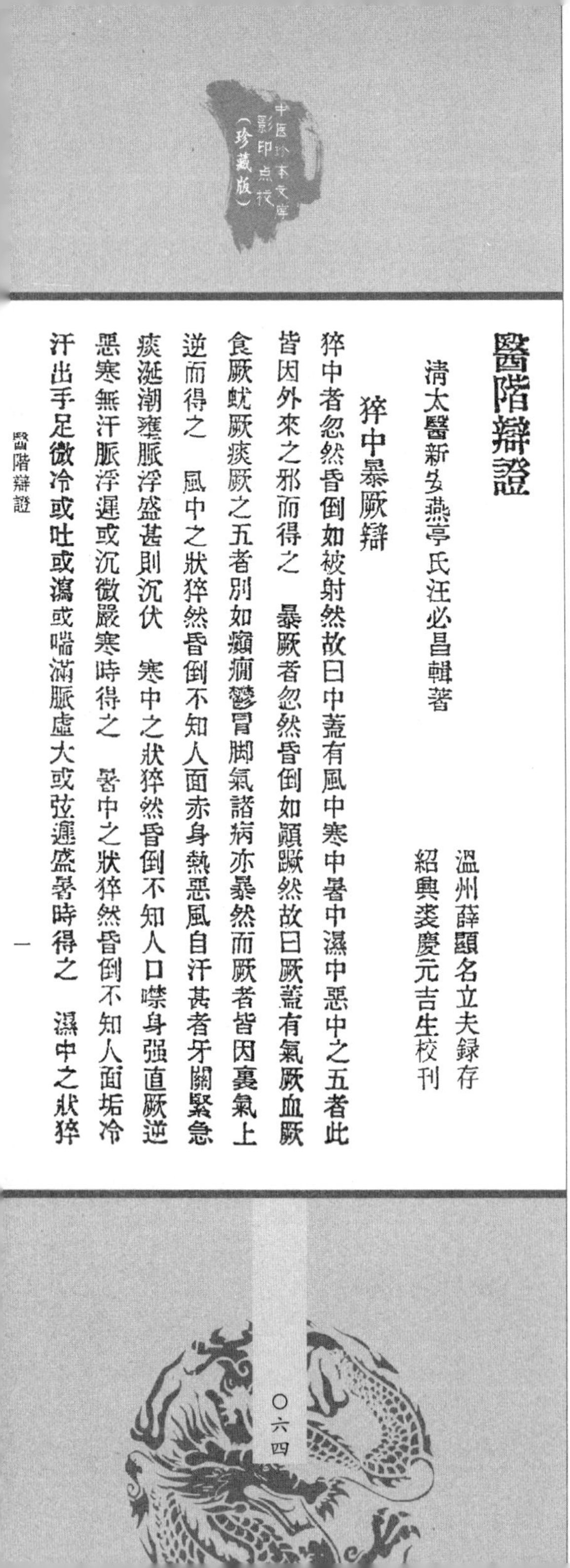

醫階辯證

清太醫新安燕亭氏汪必昌輯著

溫州薛顯名立夫録存

紹興裘慶元吉生校刊

猝中暴厥辯

猝中者忽然昏倒如被射然故曰中蓋有風中寒中暑中濕中惡中之五者此皆因外來之邪而得之　暴厥者忽然昏倒如顛蹶然故曰厥蓋有氣厥血厥食厥蚘厥痰厥之五者別如癲癇鬱冒脚氣諸病亦暴然而厥者皆因裏氣上逆而得之　風中之狀猝然昏倒不知人面赤身熱惡風自汗甚者牙關緊急痰涎潮壅脈浮盛甚則沉伏　寒中之狀猝然昏倒不知人口噤身強直厥逆惡寒無汗脈浮遲或沉微嚴寒時得之　暑中之狀猝然昏倒不知人面垢冷汗出手足微冷或吐或瀉或喘滿脈虛大或弦遲盛暑時得之　濕中之狀猝

医阶辩证

清太医新安燕亭氏汪必昌辑著
温州薛显名立夫录存
绍兴裘庆元吉生校刊

猝中、暴厥辩

猝中者，忽然昏倒，如被射，然故曰中。盖有风中、寒中、暑中、湿中、恶中之五者，此皆因外来之邪而得之。暴厥者，忽然昏倒，如颠蹶，然故曰厥。盖有气厥、血厥、食厥、蛔厥、痰厥之五者，别如癫痫、郁冒、脚气诸病，亦暴然而厥者，皆因里气上逆而得之。风中之状，猝然昏倒不知人，面赤身热，恶风自汗，甚者牙关紧急，痰涎潮壅，脉浮盛甚，则沉伏。寒中之状，猝然昏倒不知人，口噤，身强直，厥逆，恶寒无汗，脉浮迟，或沉微，严寒时得之。暑中之状，猝然昏倒不知人，面垢，冷汗出，手足微冷，或吐或泻，或喘满，脉虚大或弦迟，盛暑时得之。湿中之状，猝然昏倒不知人，关节重痛，浮肿喘满，腹胀烦闷，脉沉缓或沉细，久居水湿地得之。恶中之状，猝然昏倒不知人，手足逆冷，肌肤粟起，头面青黑，精神不守，口噤，或错语妄言，脉浮大而疾，吊死问病，入庙登冢，夜行旷野时得之。

猝然倒后见有瘖（因哑也）。痱（肥小肿），偏枯㖞（歪不正也）僻之症，即为风，或曰火、曰气、曰温，必挟有风，始为诸症。五者初时昏倒，其状皆同。但中风者，随显面赤身热，自汗之风证；中寒者随显厥逆强直之寒证；中暑者随显面垢冷汗之暑证；中湿者随显重痛浮肿之湿证；中恶者随显头面青黑；肌肤粟起之恶证。迥然不同，可辩而知。

暴厥五证辩

疾厥之状，忽然颠蹶不知人，痰涎壅上，响如曳锯，声在咽中，脉浮滑或沉。气厥之状，忽然颠蹶不知人，身冷无痰涎，轻者扶起则苏，气口脉微数或沉迟。

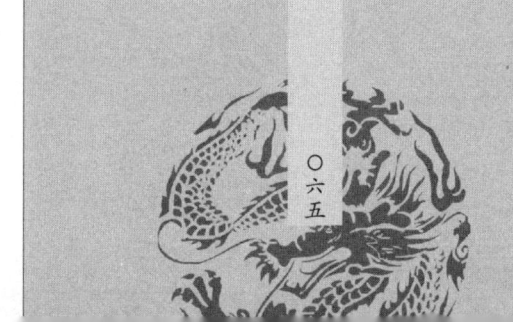

然昏倒不知人關節重痛浮腫喘滿腹脹煩悶脈沉緩或沉細久居水濕地得之　惡中之狀猝然昏倒不知人手足逆冷肌膚粟起頭面青黑精神不守口噤或錯語妄言脈浮大而疾弔死問病入廟登塚夜行曠野時得之

猝然倒後見有瘖(因啞也)痱(肥小腫)偏枯喎(歪不正也)僻之症卽爲風或曰火曰氣曰溫必挾有風始爲諸症五者初時昏倒其狀皆同但中風者隨顯面赤身熱自汗之風證中寒者隨顯厥逆强直之寒證中暑者隨顯面垢冷汗之暑證中濕者隨顯重痛浮腫之濕證中惡者隨顯頭面青黑肌膚粟起之惡證迴然不同可辯而知

暴厥五證辯

疾厥之狀忽然顚蹶不知人痰涎壅上響如曳鋸聲在咽中脈浮滑或沉　氣厥之狀忽然顚蹶不知人身冷無痰涎輕者扶起則甦氣口脈微數或沉遲

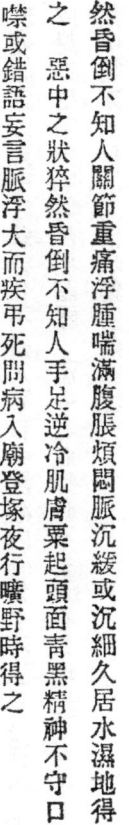

血厥之狀忽然身不動口不能言惡聞人聲脈如故婦人有之　食厥之狀醉飽後忽然厥逆口不能言肢不能舉氣口脈緊盛　蚘厥之狀忽然昏厥隨見心腹絞痛面青口吐涎必帶唇紅面有白斑　按諸厥皆無口噤

五者皆內因也一時厥氣上逆初病皆相似隨顯本症皆有明辯外此有癲癇亦忽然仆倒手足搐搦喉中作聲少頃自甦有鬱冒者婦人產後惡露上衝亦忽然昏眩不知人有脚氣者厥氣上逆死於頃刻與諸厥殊異

中風類中辯

風中之狀猝然仆不省人事口噤涎潮身熱自汗惡風中後見瘖痱偏枯喎僻痹痛諸證　火中之狀猝仆不省人事口噤涎潮內外皆熱不惡風自汗中後或見口瘖偏枯喎僻痹痛諸證　濕中之狀猝仆不省人事口噤涎潮身不甚熱中後亦見口瘖偏枯喎僻痹痛諸證

血厥之状，忽然身不动，口不能言，恶闻人声，脉如故，妇人有之。食厥之状，醉饱后忽然厥逆，口不能言，肢不能举，气口脉作紧盛。蛔厥之状，忽然昏厥，随见心腹绞痛，面青，口吐涎，必带唇红，面有白斑。

【按】诸厥皆无口噤。

五者皆内因也。一时厥气上逆，初病皆相似，随显本症，皆有明辩。外此有癫痫，亦忽然仆倒，手足搐搦，喉中作声，少顷自苏，有郁冒者。妇人产后恶露上冲，亦忽然昏眩不知人。有脚气者厥，气上逆，死于顷刻，与诸厥殊异。

中风类中辩

风中之状，猝然仆不省人事，口噤涎潮，身热自汗，恶风，中后见瘖痱，偏枯，喎僻，痹痛诸证。火中之状，猝仆不省人事，口噤涎潮，内外皆热，不恶风，自汗，中后或见口瘖，偏枯喎僻，痹痛诸证。湿中之状，猝仆不省人事，口噤涎潮，身不甚热，中后亦见口瘖偏枯，喎僻痹痛诸证。

古云中風者謂八方風邪中人也　火中者卽劉河間所謂心火暴甚忽然勃發而昏仆無知也　濕中者卽朱丹溪所謂濕生痰痰生熱熱生風風痰上壅故亦猝然無知也　三者內外之因不同而病相類故曰類中風　然中風者其人表虛外爲風邪所中直入臟腑鼓痰火而作是風爲本而痰火爲標　火中濕中二者乃痰火內動而生風是濕痰與火爲本而風爲標治應不同三者之證相類有可辯者在風則身熱自汗在火則內外皆熱而不惡風無汗在濕痰則痰盛而身不熱以此而辯之　二病中後隨顯臟腑之中證者是必外挾風邪而作與中風相似一類故名之曰類中風

口噤涎潮同異辯

口噤者牙關緊急也　涎潮者痰涎上壅也惟風痰症有之　如火中濕中亦有其證必兼外中風邪而後作故曰類中風若無上等證則不得以風治也

古云：中风者，谓八方风邪中人也。火中者，即刘河间所谓心火暴甚，忽然勃发而昏仆无知也。湿中者，即朱丹溪所谓湿生痰，痰生热，热生风，风痰上壅，故亦猝然无知也。三者内外之因不同，而病相类，故曰类中风。然中风者，其人表虚，外为风邪所中，直入脏腑，鼓痰火而作，是风为本，而痰火为标。火中、湿中二者，乃痰火内动而生风，是湿痰与火为本，而风为标，治应不同。三者之证相类，有可辩者，在风则身热，自汗；在火则内外皆热而不恶风，无汗；在湿痰则痰盛而身不热。以此而辩之，二病中后，随显脏腑之中证者，是必外挟风邪而作，与中风相似。一类故名之曰类中风。

口噤涎潮同异辩

口噤者，牙关紧急也。涎潮者，痰涎上壅也。惟风痰症有之。如火中、湿中亦有其证，必兼外中风邪而后作，故曰类中风。若无上等证，则不得以风治也。

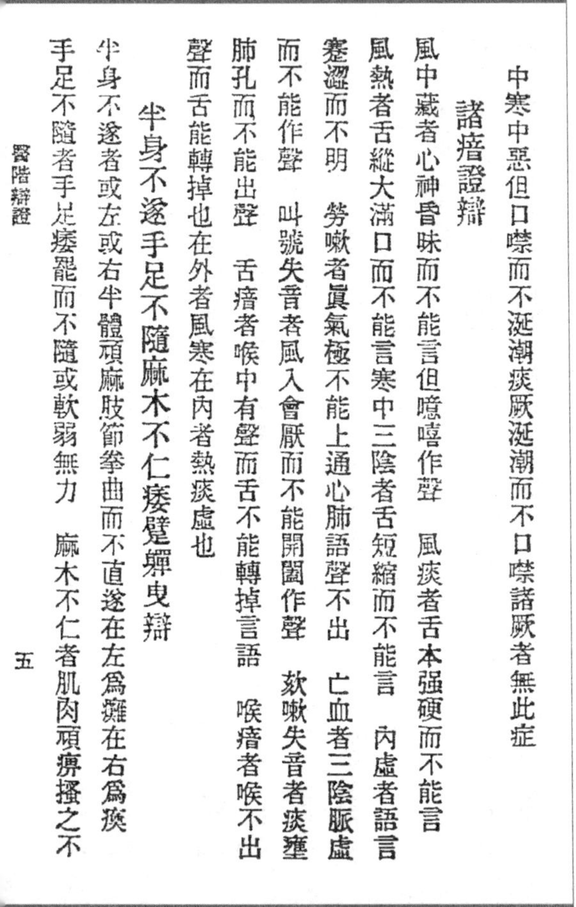

中寒中惡但口噤而不涎潮痰厥涎潮而不口噤諸厥者無此症

諸瘖證辯

風中藏者心神昏昧而不能言但噫嘻作聲　風痰者舌本强硬而不能言風熱者舌縱大滿口而不能言寒中三陰者舌短縮而不能言　內虛者語言蹇澀而不明　勞嗽者眞氣極不能上通心肺語聲不出　亡血者三陰脈虛而不能作聲　叫號失音者風入會厭而不能開闔作聲　欬嗽失音者痰壅肺孔而不能出聲　舌瘖者喉中有聲而舌不能轉掉言語　喉瘖者喉不出聲而舌能轉掉也在外者風寒在內者熱痰虛也

半身不遂手足不隨麻木不仁痿躄嚲曳辯

半身不遂者或左或右半體頑痲肢節拳曲而不直遂在左爲癱在右爲痪手足不隨者手足痿罷而不隨或軟弱無力　痲木不仁者肌肉頑痹搔之不

中寒中恶，但口噤而不涎潮，痰厥涎潮而不口噤，诸厥者无此症。

诸瘖证辩

风中藏者，心神昏昧而不能言，但噫嘻作声。风痰者，舌本强硬而不能言；风热者，舌纵大满口而不能言。寒中三阴者，舌短缩而不能言。内虚者，语言蹇涩而不明。劳嗽者，真气极不能上通心肺，语声不出。亡血者，三阴脉虚而不能作声。叫号失音者，风入会厌，而不能开阖作声。欬嗽失音者，痰壅肺孔而不能出声。舌瘖者，喉中有声而舌不能转掉言语。喉瘖者，喉不出声，而舌能转掉也。在外者，风寒在内者，热痰虚也。

半身不遂，手足不随，麻木不仁，痿躄嚲曳辩

半身不遂者，或左或右，半体顽麻，肢节拳曲而不直，遂在左为瘫，在右为痪。手足不随者，手足痿罢而不随，或软弱无力。麻木不仁者，肌肉顽痹，搔之不

知痛痒。痿躄者，下体筋骨懈弛，机关不束，行则躄而不正。軃（朵）曳者，軃肩而曳行。

半身不遂即偏枯也；四肢不随即瘓也；麻木不仁即着痹也；軃曳亦痿之类也。

偏枯三证辩

风偏枯，手足拳挛动摇而痛。火偏枯，筋急不能伸，肌肉枯燥。湿偏枯，手足拳曲，肉胕痿约。

振动为风燥，急为火，肉胕为湿。

㖞僻五证辩

风中㖞僻，口目牵引而蠕动，筋脉弛长，不㖞过为病。湿中㖞僻，口目牵引而不急，筋脉弛长为病。寒中㖞僻，口目牵引而紧急，厥逆，筋脉短缩为病。风

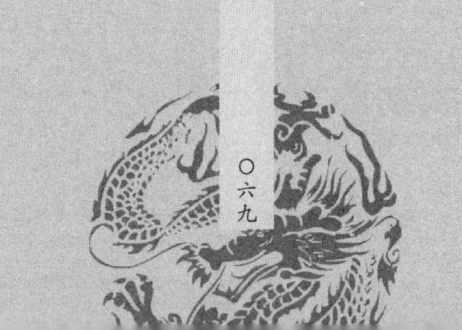

知痛痒　痿躄者下體筋骨懈弛機關不束行則躄而不正　軃(朵)曳者軃
肩而曳行
半身不遂卽偏枯也　四肢不隨卽瘓也　麻木不仁卽着痹也　軃曳亦
痿之類也

偏枯三證辯

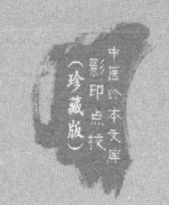

風偏枯手足拳攣動搖而痛　火偏枯筋急不能伸肌肉枯燥　濕偏枯手足
拳曲肉胕痿約
振動爲風燥急爲火肉胕爲濕

喎僻五證辯

風中喎僻口目牽引而蠕動筋脈弛長不喎過爲病　濕中喎僻口目牽引而
不急筋脈弛長爲病　寒中喎僻口目牽引而緊急厥逆筋脈短縮爲病　風

瘸喎僻口目牽引喎過如故　無猝仆風濕諸證而喎僻屬風痰上壅不治將爲痰厥

冬令外傷七證辯

太陽傷寒其狀頭項强腰脊痛無汗而惡寒尺寸脈浮緊　兩感傷寒其狀頭項强痛見太陽證又見口燥舌乾之少陰證表裏陰陽並傳　夾食傷寒其狀頭項强痛又腹滿噫臭呑酸人迎氣口並脈大　勞力傷寒其狀汗出無力腰膝酸疼困怠脈浮濡

四者皆陽證傷寒也太陽外傷兩間陰凝之氣正傷寒也　兩感傷寒陰陽並傷不必治不治症也　夾食傷寒或外感寒而後內傷食或內傷食而後外傷寒先者爲本後者爲標　勞力傷寒因勞傷而受寒勞爲本寒爲標皆重證也

瘸喎僻，口目牵引，喎过如故。无猝仆，风湿诸证而喎僻，属风痰上壅，不治将为痰厥。

冬令外伤七证辩

太阳伤寒，其状头项强，腰脊痛，无汗而恶寒，尺寸脉浮紧。两感伤寒，其状头项强痛，见太阳证，又见口燥舌干之少阴证，表里阴阳并传。夹食伤寒，其状头项强痛，又腹满。噫臭吞酸，人迎气口并脉大。劳力伤寒，其状汗出无力，腰膝酸疼，困怠，脉浮濡。

四者皆阳证伤寒也，太阳外伤，两间阴凝之气，正伤寒也。两感伤寒，阴阳并伤，不必治不治症也。夹食伤寒，或外感寒，而后内伤食，或内伤食而后外伤寒，先者为本，后者为标。劳力伤寒，因劳伤而受寒，劳为本寒，为标，皆重证也。

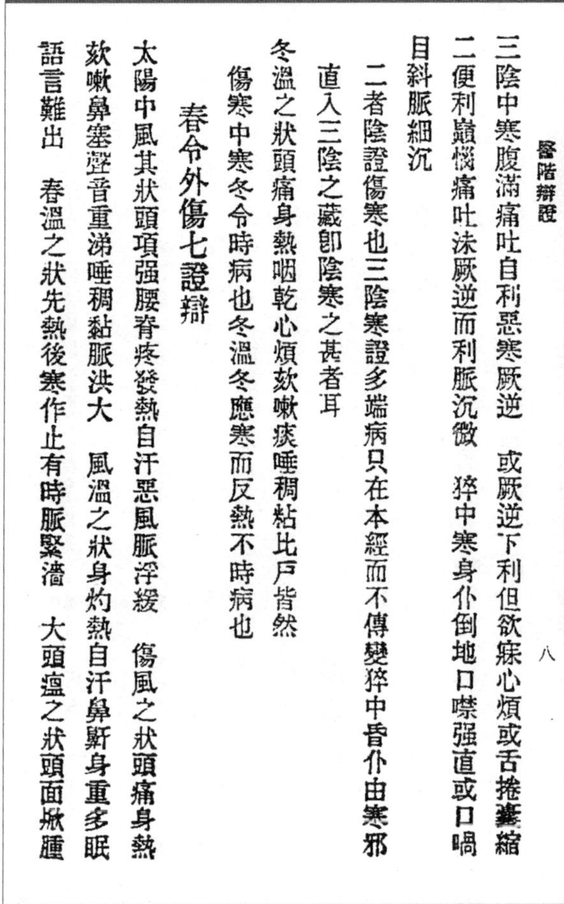

三陰中寒腹滿痛吐自利惡寒厥逆　或厥逆下利但欲寐心煩或舌捲囊縮二便利巔惱痛吐沫厥逆而利脈沉微　猝中寒身仆倒地口噤强直或口喎目斜脈細沉
二者陰證傷寒也三陰寒證多端病只在本經而不傳變猝中昏仆由寒邪直入三陰之藏卽陰寒之甚者耳
冬溫之狀頭痛身熱咽乾心煩欬嗽痰唾稠粘比戶皆然
傷寒中寒冬令時病也冬溫冬應寒而反熱不時病也
春令外傷七證辯
太陽中風其狀頭項强腰脊疼發熱自汗惡風脈浮緩　傷風之狀頭痛身熱欬嗽鼻塞聲音重涕唾稠黏脈洪大　風溫之狀身灼熱自汗鼻鼾身重多眠語言難出　春溫之狀先熱後寒作止有時脈緊濇　大頭瘟之狀頭面焮腫

三阴中寒，腹满痛，吐自利，恶寒厥逆。或厥逆下利，但欲寐心烦，或舌卷囊缩，二便利，巅恼痛，吐沫，厥逆而利，脉沉微。猝中寒，身仆倒地，口噤强直，或口㖞目斜，脉细沉。

二者阴证伤寒也，三阴寒证多端，病只在本经，而不传变。猝中昏仆，由寒邪直入三阴之藏，即阴寒之甚者耳。

冬温之状，头痛身热，咽干心烦，欬嗽，痰唾稠粘，比户皆然。

伤寒中寒，冬令时病也。冬温冬应寒而反热，不时病也。

春令外伤七证辩

太阳中风，其状头项强，腰脊疼，发热自汗，恶风，脉浮缓。伤风之状，头痛身热，欬嗽鼻塞，声音重，涕唾稠黏，脉洪大。风温之状，身灼热，自汗，鼻鼾身重，多眠，语言难出。春温之状，先热后寒作止有时，脉作紧涩。大头瘟之状，头面焮肿

而赤痛憎寒壯熱脈陽濡弱陰弦緊　感冒風寒其狀如太陽症頭項腰脊痛惡寒無汗

太陽中風風傷衛故惡風自汗與寒證異　傷風風爲春病欬嗽鼻塞身重風壅於肺也　風溫自汗風也身灼熱溫也　春溫冬傷於寒不即發至春氣溫而後發故身熱口渴而成裏熱之症即晚發傷寒也　溫瘧亦冬寒春發重感溫氣故先熱後寒也　大頭瘟乃風寒濕三氣蘊結爲毒而發於三陽也不獨春時見之而春病爲多　感冒風寒即三時傷寒也在春分前得者仍與正傷寒同治陰寒已退而有太陽病則宜以風治

夏令外傷七證辯

夏熱病其狀頭痛身壯熱大惡熱而渴脈陽洪數陰實大　傷暑之狀頭痛發熱面垢自汗背微惡寒身體不痛脈芤或細或弦遲　中暑之狀猝然仆倒面

而赤痛，憎寒壮热，脉阳濡弱，阴弦紧。感冒风寒，其状如太阳症，头项腰脊痛，恶寒无汗。

太阳中风，风伤卫，故恶风自汗，与寒证异。伤风，风为春病欬嗽，鼻塞身重，风壅于肺也。风温自汗，风也；身灼热，温也。春温，冬伤于寒不即发，至春气温而后发，故身热口渴而成里热之症，即晚发伤寒也。温疟，亦冬寒春发，重感温气，故先热后寒也。大头瘟，乃风、寒、湿三气蕴结为毒而发于三阳也。不独春时见之，而春病为多。感冒风寒，即三时伤寒也。在春分前得者，仍与正伤寒同治，阴寒已退，而有太阳病，则宜以风治。

夏令外伤七证辩

夏热病，其状头痛，身壮热，大恶热而渴，脉阳洪数，阴实大。伤暑之状，头痛发热，面垢自汗，背微恶寒，身体不痛，脉芤或细，或弦迟。中暑之状，猝然仆倒，面垢身微冷，冷汗出，脉虚大。中热之状，头痛，躁越，汗大泄，烦渴，口齿燥，脉实大。湿温之状，发热甚而恶寒，胸腹闷，妄言，自汗，两胫逆冷，四肢倦怠，脉寸耎弱，尺小急。感冒风寒状，如太阳症，或有汗，或无汗。瘟疫之状，头痛，身形拘急而痛，恶寒无汗，脉阳耎弱，阴弦紧。

先夏至日为病，热者冬伤于寒，久郁至夏而发，故壮热大恶热，成内外皆热之证，即晚发伤寒也。后夏至日为病暑，暑者阴邪外覆，阳气内郁，不得发越。故发热而背恶寒，即夏之寒病也。中暑，即伤暑之重者，暑中心肺之脏，故猝仆不知人，如中风也。中暑者，阴寒覆于外，夏病之阴症也。中热者，阳热乘于内外，夏病之阳证也，此暑热二证之辨也。夏令天之暍气盛于上，地之湿气盛于下，两间之热气盛于中。中热者，暍热二气为病。湿温者，湿热二气为病也。此中热中湿之辨也。感冒风寒外伤，凄清之气，见太阳证者是也。

垢身微冷冷汗出脈虛大　中熱之狀頭痛躁越汗大洩煩渴口齒燥脈實大濕溫之狀發熱甚而惡寒胸腹悶妄言自汗兩脛逆冷四肢倦怠脈寸耎弱尺小急　感冒風寒狀如太陽症或有汗或無汗　瘟疫之狀頭痛身形拘急而痛惡寒無汗脈陽耎弱陰弦緊

先夏至日爲病熱熱者冬傷於寒久鬱至夏而發故壯熱大惡熱成內外皆熱之證卽晚發傷寒也後夏至日爲病暑暑者陰邪外覆陽氣內鬱不得發越故發熱而背惡寒卽夏之寒病也　中暑卽傷暑之重者暑中心肺之臟故猝仆不知人如中風也中暑者陰寒覆於外夏病之陰症也中熱者陽熱乘於內外夏病之陽證也此暑熱二證之辯也　夏令天之暍氣盛於上地之濕氣盛於下兩間之熱氣盛於中中熱者暍熱二氣爲病濕溫者濕熱二氣爲病也此中熱中濕之辯也　感冒風寒外傷淒清之氣見太陽證者是也

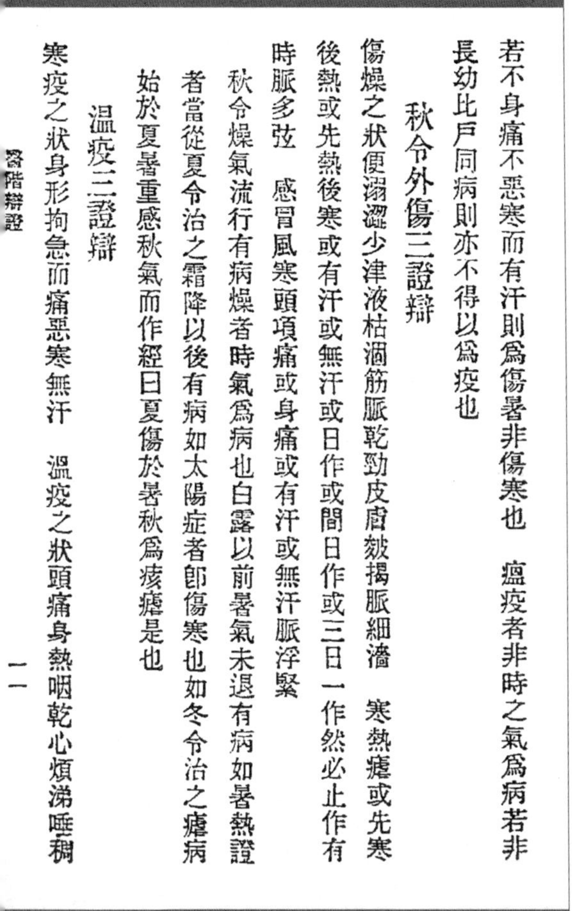
若不身痛不惡寒而有汗則爲傷暑非傷寒也　瘟疫者非時之氣爲病若非
長幼比戶同病則亦不得以爲疫也

秋令外傷三證辯

傷燥之狀便溺澀少津液枯涸筋脈乾勁皮膚皴揭脈細濇　寒熱瘧或先寒
後熱或先熱後寒或有汗或無汗或日作或間日作或三日一作然必止作有
時脈多弦　感冒風寒頭項痛或身痛或有汗或無汗脈浮緊
秋令燥氣流行有病燥者時氣爲病也白露以前暑氣未退有病如暑熱證
者當從夏令治之霜降以後有病如太陽症者卽傷寒也如冬令治之瘧病
始於夏暑重感秋氣而作經曰夏傷於暑秋爲痎瘧是也

溫疫三證辯

寒疫之狀身形拘急而痛惡寒無汗　溫疫之狀頭痛身熱咽乾心煩涕唾稠

若不身痛，不恶寒而有汗，则为伤暑，非伤寒也。瘟疫者，非时之气为病。若非长幼比户同病，则亦不得以为疫也。

秋令外伤三证辩

伤燥之状，便溺涩少，津液枯涸，筋脉干劲，皮肤皴揭，脉细涩。寒热疟，或先寒后热，或先热后寒，或有汗，或无汗，或日作，或间日作，或三日一作。然必止作有时，脉多弦。感冒风寒，头项痛，或身痛，或有汗，或无汗，脉浮紧。

秋令燥气流行，有病燥者，时气为病也。白露以前，暑气未退，有病如暑热证者，当从夏令治之。霜降以后，有病如太阳症者即伤寒也。如冬令治之，疟病始于夏暑，重感秋气而作。经曰：夏伤于暑，秋为痎疟是也。

温疫三证辩

寒疫之状，身形拘急而痛，恶寒无汗。温疫之状，头痛身热，咽干心烦，涕唾稠粘。湿疫之状，头重痛项强，一身尽痛，憎寒壮热，肢体胕肿，胸腹满胀。

疫者，非时之气为病，比户长幼皆同病者是也。夏病寒疫状，如太阳伤寒，冬病瘟疫状，如伤风，湿气流行，状如中湿。但以病相袭染则为疫（立按：瘟疫气从中蒸达于外，病即有臭气触人）。

暑霍乱、寒霍乱二证辩

霍乱吐利，肢冷烦躁，是中暑证。霍乱，吐利头痛，发热，是伤寒证。

吐利证辩

霍乱之吐利，是外感挟内伤证。无霍乱状而吐利，是单内伤饮食证。

四时疟十二证辩

牝疟，但寒不热，无汗寒栗，头痛，病属太阳。瘅疟，但热不寒，烦热自汗，病属阳明。风疟，先热后寒，恶风自汗，头疼，属少阳。湿疟，先寒后热，身重呕逆，病属

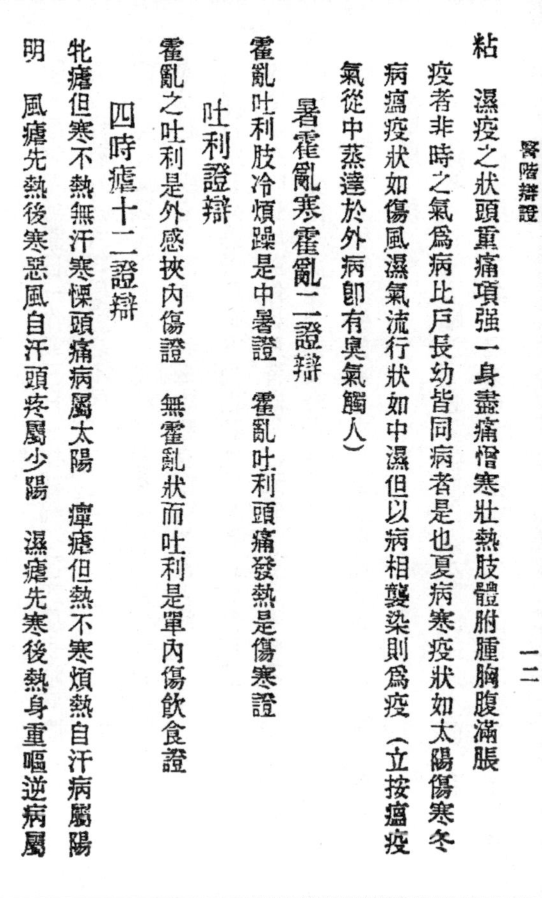

醫階辯證　一二

粘　濕疫之狀頭重痛項強一身盡痛惛寒壯熱肢體胕腫胸腹滿脹
疫者非時之氣爲病比戶長幼皆同病者是也夏病寒疫狀如太陽傷寒冬
病瘟疫狀如傷風濕氣流行狀如中濕但以病相襲染則爲疫（立按瘟疫
氣從中蒸達於外病卽有臭氣觸人）

暑霍亂寒霍亂二證辯

霍亂吐利肢冷煩躁是中暑證　霍亂吐利頭痛發熱是傷寒證

吐利證辯

霍亂之吐利是外感挾內傷證　無霍亂狀而吐利是單內傷飲食證

四時瘧十二證辯

牝瘧但寒不熱無汗寒慄頭痛病屬太陽　癉瘧但熱不寒煩熱自汗病屬陽
明　風瘧先熱後寒惡風自汗頭疼屬少陽　濕瘧先寒後熱身重嘔逆病屬

太陰　痎瘧寒熱間日一作或三日一作纏綿不已病屬少陰厥陰
五者皆屬外感六經受病之不同
痰瘧寒熱往來膈滿不思食　食瘧寒熱往來飢不欲食食卽中滿欲嘔　瘴瘧寒熱狂躁或瘖不能言　瘧母腹脇有形塊飲食阻滯
四者皆由先外感暑濕復有內傷積痰停食蓄血留飲而成
疫瘧寒熱有時長幼並作比戶皆同得之天時　勞瘧寒熱不甚倦怠少氣微勞卽作得之勞倦　溫瘧先熱後寒頭痛發於春時
諸瘧皆發於夏秋唯溫瘧發於春由冬傷於寒而春復傷於溫氣而作也
傷飲證辯
傷飲酒頭痛身熱口渴而嘔逆溺色赤　傷飲茶水腹滿冷痛小便不利
酒者濕熱故傷之身熱口渴溺色赤　茶水爲寒濕故傷之腹冷痛而不身

太阴。痎疟，寒热间日一作，或三日一作，缠绵不已，病属少阴厥阴。

五者皆属外感，六经受病之不同。

痰疟，寒热往来，膈满不思食。食疟，寒热往来，饥不欲食，食即中满欲呕。瘴疟，寒热狂躁，或瘖不能言。疟母，腹胁有形块，饮食阻滞。

四者皆由先外感冒，暑湿复有内伤积痰，停食蓄血，留饮而成。

疫疟，寒热有时，长幼并作，比户皆同，得之天时。劳疟，寒热不甚，倦怠少气，微劳即作，得之劳倦。温疟，先热后寒，头痛发于春时。

诸疟皆发于夏秋，唯温疟发于春，由冬伤于寒，而春复伤于温气而作也。

伤饮证辩

伤饮酒，头痛，身热，口渴而呕逆，溺色赤。伤饮茶水，腹满冷痛，小便不利。酒者湿热，故伤之身热口渴，溺色赤。茶水为寒湿，故伤之腹冷痛，而不身热口渴。

伤食、食伤脾胃辩

伤食，食多停滞膈塞，呕逆咽酸，噫臭而恶食。食伤脾胃，饥饱不匀所致，气倦畏食，口不知味。

伤食者，食滞中脘，不能消化，则有膈塞、呕逆等证。若因饥饱失时，损伤中气而为病，是胃脾受伤，而不能克化饮食而不食。故无膈塞、噫臭诸证。

恶食，不能食，饥不欲食三证辩

恶食，心下痞满，见食恶食，甚则恶闻食臭。不能食，心下不痞满，自不能食。饥不欲食，心下自不嗜食，若饥状。

饥饱伤中，劳役伤中辩

饥饱内伤之状，头痛气喘，少气寒热困倦，手按心口痛，脉右关损弱，惟显脾脉

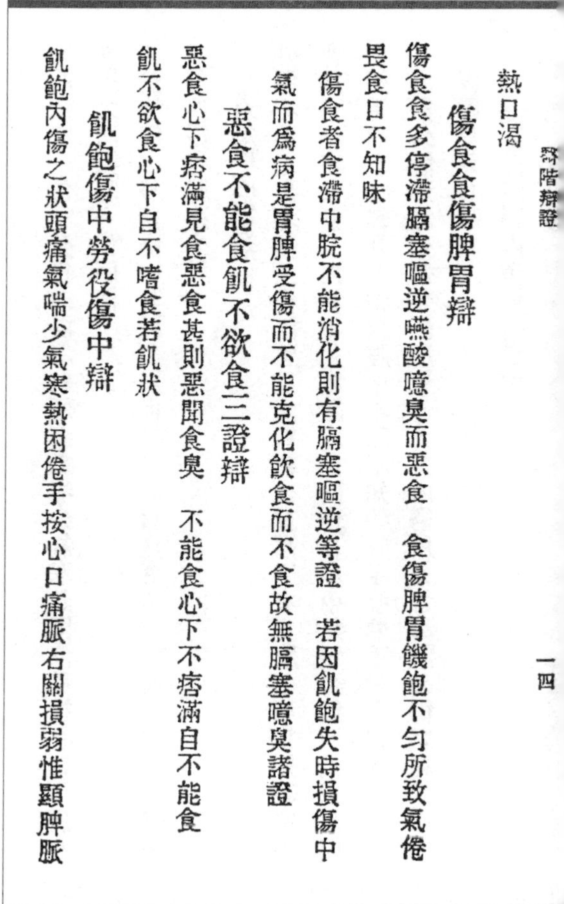

熱口渴

傷食食傷脾胃辯

傷食食多停滯膈塞嘔逆嚥酸噫臭而惡食　食傷脾胃饑飽不匀所致氣倦畏食口不知味

傷食者食滯中脘不能消化則有膈塞嘔逆等證　若因飢飽失時損傷中氣而爲病是胃脾受傷而不能克化飲食而不食故無膈塞噫臭諸證

惡食不能食飢不欲食三證辯

惡食心下痞滿見食惡食甚則惡聞食臭　不能食心下不痞滿自不能食

飢不欲食心下自不嗜食若飢狀

飢飽傷中勞役傷中辯

飢飽內傷之狀頭痛氣喘少氣寒熱困倦手按心口痛脈右關損弱惟顯脾脈

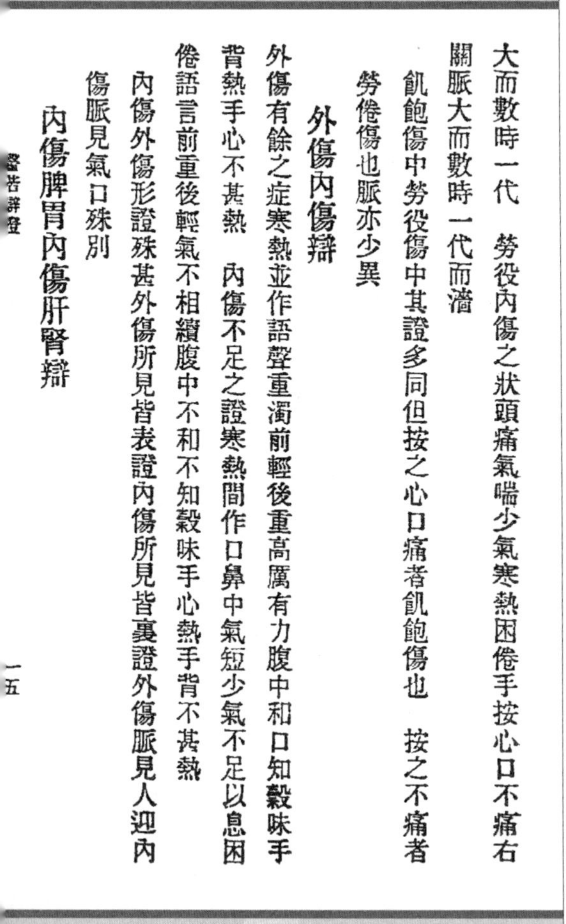
大而數時一代　勞役內傷之狀頭痛氣喘少氣寒熱困倦手按心口不痛右
關脈大而數時一代而濇
飢飽傷中勞役傷中其證多同但按之心口痛者飢飽傷也　按之不痛者
勞倦傷也脈亦少異
外傷內傷辯
外傷有餘之症寒熱並作語聲重濁前輕後重高厲有力腹中和口知穀味手
背熱手心不甚熱　內傷不足之證寒熱間作口鼻中氣短少氣不足以息困
倦語言前重後輕氣不相續腹中不和不知穀味手心熱手背不甚熱
內傷外傷形證殊甚外傷所見皆表證內傷所見皆裏證外傷脈見人迎內
傷脈見氣口殊别
內傷脾胃內傷肝腎辯
醫砭辨證　一五

大而数时一代。劳役内伤之状，头痛气喘，少气，寒热困倦，手按心口不痛者，关脉大而数时一代而涩。

饥饱伤中，劳役伤中，其证多同。但按之心口痛者，饥饱伤也。按之不痛者，劳倦伤也，脉亦少异。

外伤、内伤辩

外伤有余之症，寒热并作，语声重浊，前轻后重，高厉有力，腹中和，口知谷味，手背热，手心不甚热。内伤不足之证，寒热间作，口鼻中气短，少气不足以息，困倦，语言前重后轻，气不相续，腹中不和，不知谷味，手心热，手背不甚热。

内伤外伤，形证殊甚，外伤所见皆表证，内伤所见皆里证。外伤脉见人迎，内伤脉见气口殊别。

内伤脾胃，内伤肝肾辩

中医珍本文库影印点校（珍藏版）

內傷脾胃之症發熱惡寒熱發肌表捫之烙手口鼻中氣不足以息語言氣短腹中不和口不知味心下痞滿悶二便不調脈見氣口大而數　內傷肝腎之症骨蒸蒸然熱或潮熱心怯氣短夜多盜汗氣不降痰涎上逆晝少精神眼花耳鳴脈浮大而虛

飢飽勞役過度損傷脾胃之陽故顯證皆陽虛房勞過度損傷肝腎之陰故顯證皆陰虛卽最易辯者陽虛熱午前潮午後止陰虛熱午後潮夜半止陽虛脈見右關陰虛脈見二尺

虛損勞傷極辯

虛者氣血不足也氣虛則陽虛表虛血虛則陰虛裏虛　損者虛甚五藏有虧損也肺損皮聚毛落面色白夭心損驚悸健忘色不榮脾胃損飲食少進不能克化倦怠肝損目暗爪枯筋不榮腎損漏精遺濁腰膝痿弱　勞傷極者形勞

内伤脾胃之症，发热恶寒，热发，肌表扪之烙手，口鼻中气不足以息，语言气短，腹中不和，口不知味，心下痞满闷，二便不调，脉见气口，大而数。内伤肝肾之症，骨蒸蒸然热或潮热，心怯气短。夜多盗汗，气不降，痰涎上逆，昼少精神，眼花耳鸣，脉大而虚。

饥饱劳役过度，损伤脾胃之阳，故显证皆阳虚。房劳过度，损伤肝肾之阴，故显证皆阴虚。即最易辩者，阳虚热，午前潮，午后止。阴虚热，午后潮，夜半止。阳虚脉见右关，阴虚脉见二尺。

虚损劳伤极辩

虚者，气血不足也。气虚则阳虚，表虚血虚，则阴虚里虚。损者虚甚，五藏有亏损也。肺损，皮聚毛落，面色白夭，心损惊悸、健忘色不荣。脾胃损，饮食少进，不能克化，倦怠。肝损，目暗爪枯，筋不荣。肾损，漏精遗浊，腰膝痿弱。劳伤极者，形劳

則傷肺甚則氣極皮毛焦津液枯乏氣喘息神勞則傷心甚則脈極欬而心痛
咽腫喉中介介如梗愁勞則脾傷甚則肉極四肢困倦不思食肌肉削瘦罷勞
則傷肝甚則筋極肢攣指甲疼轉筋房勞則腎傷甚則骨極面黑腰脊痛氣衰
毛髮枯精極陰寒精自出齒弱核小視聽已卸

頭痛寒熱内外十五證辯

太陽傷寒頭項腰脊痛惡寒而無汗初無熱　太陽中風頭項强痛發熱自汗
而惡風　三陰中寒身冷惡寒而不頭痛發熱　晚發傷寒頭痛身壯熱不惡
寒而惡熱　傷風頭痛發熱惡風自汗而欬嗽鼻塞聲重　風溫身灼熱自汗
多眠而不頭痛　濕溫身熱自汗惡寒而脛逆冷腹冷而不頭痛　傷暑頭痛
發熱但背微寒　中熱頭痛身躁熱汗大出大惡熱不惡寒　瘟疫頭痛身熱
或惡寒或惡熱比戶同病　瘧寒熱或單熱單寒或頭疼或不疼但作止有期

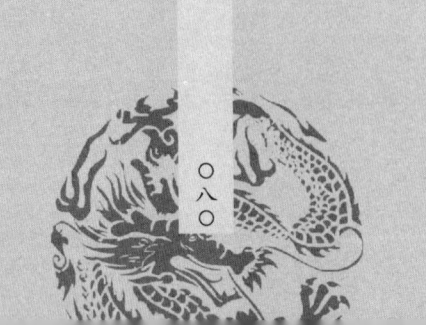

则伤肺，甚则气极，皮毛焦，津液枯乏，气喘息。神劳则伤心，甚则脉极，欬而心痛，咽肿，喉中介介如梗。愁劳则脾伤，甚则肉极，四肢困倦，不思食，肌肉削瘦。罢劳则伤肝，甚则筋极，肢挛，指甲疼，转筋。房劳则肾伤，甚则骨极，面黑，腰脊痛，气衰，毛发枯，精极阴寒，精自出，齿弱，核小，视听已卸。

头痛寒热内外十五证辩

太阳伤寒，头项腰脊痛，恶寒而无汗，初无热。太阳中风，头项强痛，发热自汗而恶风。三阴中寒，身冷恶寒而不头痛发热。晚发伤寒，头痛，身壮热，不恶寒而恶热。伤风头痛，发热恶风，自汗而欬嗽，鼻塞声重。风温，身灼热，自汗多眠而不头痛。湿温，身热自汗，恶寒而胫逆冷，腹冷而不头痛。伤暑头痛发热，但背微寒。中热头痛，身躁热，汗大出，大恶热，不恶寒。瘟疫头痛，身热或恶寒，或恶热，比户同病。疟寒热，或单热单寒，或头疼，或不疼。但作止有期。

內傷飲酒頭痛身熱而口渴嘔噦　內傷食頭顱痛胸腹脇熱噫臭惡食
內傷勞倦頭不甚痛惡小風寒有時煩熱口不知味　虛勞骨蒸熱或潮熱或
惡寒或有汗而不頭痛

凡內外之傷皆有頭痛寒熱之證所可辯者外傷頭痛不止止則其病愈或
傳變爲別證內傷頭痛作止無時外傷發熱而惡寒寒熱並作內傷蒸熱而
畏寒寒熱間作迥然不同

眞熱假熱辯

傷寒內傳陽明躁熱渴飲舌胎黃或焦黑有芒刺脈洪盛　內傷血虛肌熱躁
熱困倦口渴引飲目赤面紅脈大而虛按之全無　內傷陰虛發熱煩渴引飲
面目赤舌生芒刺唇黑裂喉間如烟火上沖手足心如火燎痰壅喘息脈洪數
無倫次按之微弱

内伤饮酒，头痛身热，而口渴呕哕。内伤食，头颅痛，胸腹胁热，噫臭恶食。内伤劳倦，头不甚痛，恶小风寒，有时烦热，口不知味。虚劳，骨蒸热，或潮热，或恶寒，或有汗而不头痛。

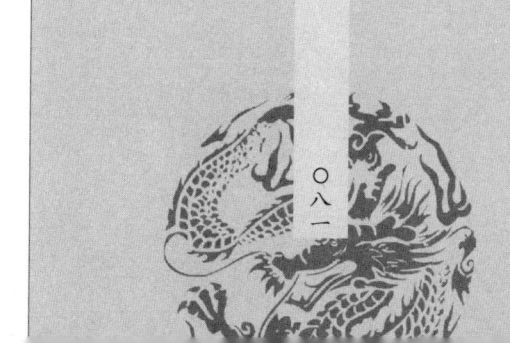

凡内外之伤，皆有头痛寒热之证，所可辩者，外伤头痛不止，止则其病愈，或传变为别证。内伤头痛，作止无时，外伤发热，而恶寒寒热并作。内伤蒸热而畏寒，寒热间作，迥然不同。

真热假热辩

伤寒内传阳明，躁热渴饮，舌苔黄，或焦黑有芒刺，脉洪盛。内伤血虚，肌热躁热，困倦口渴，引饮目赤，面红，脉大而虚，按之全无。内伤，阴虚发热，烦渴引饮，面目赤，舌生芒刺，唇黑裂，喉间如烟火上冲，手足心如火燎，痰壅喘息，脉洪数无伦次，按之微弱。

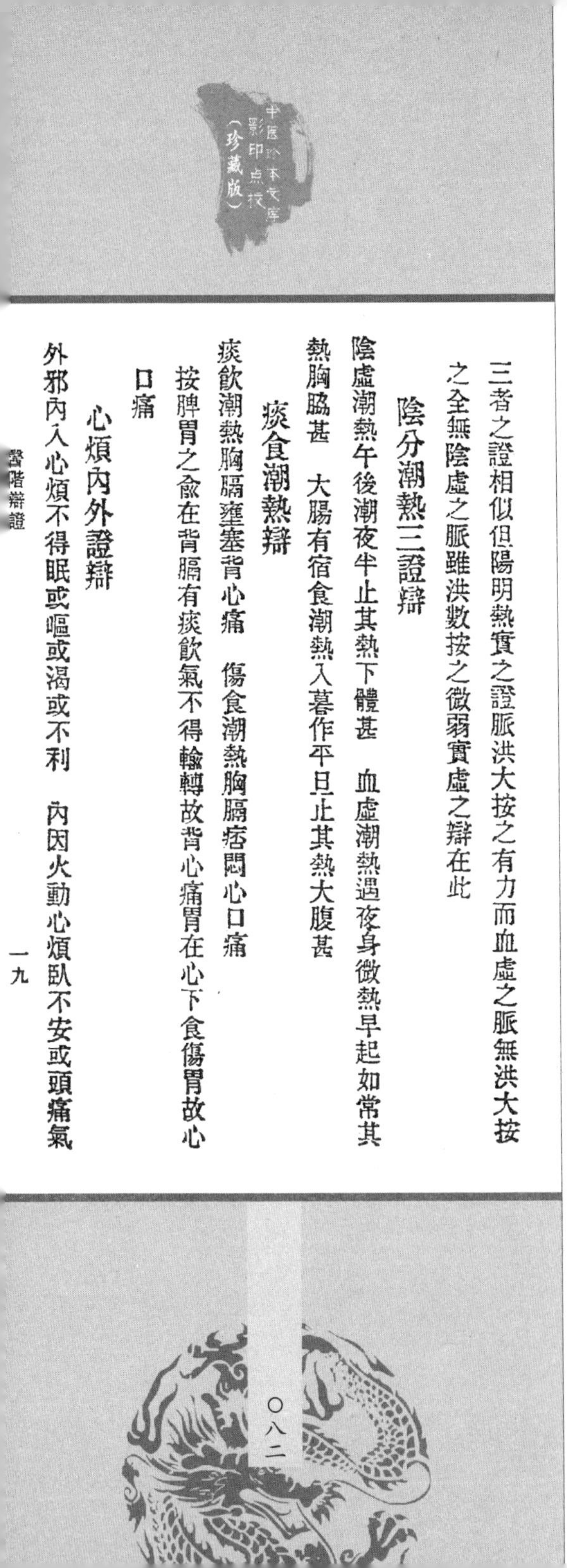

三者之证相似，但阳明热实之证，脉洪大，按之有力，而血虚之脉无洪大，按之全无。阴虚之脉，虽洪数，按之微弱，实虚之辩在此。

阴分潮热三证辩

阴虚潮热，午后潮，夜半止，其热下体甚。血虚潮热，遇夜身微热，早起如常，其热胸胁甚。大肠有宿食，潮热入暮作，平旦止，其热大腹甚。

痰食潮热辩

痰饮潮热，胸膈壅塞，背心痛。伤食潮热，胸膈痞闷，心口痛。

【按】脾胃之俞在背膈，有痰饮，气不得转移，故背心痛。胃在心下，食伤胃，故心口痛。

心烦内外证辩

外邪内入，心烦不得眠，或呕或渴，或不利。内因火动，心烦，卧不安，或头痛气

短或心忡口燥

在外爲有餘故所見皆實證在內爲不足故所見皆虛證

惡寒反惡寒辯

傷寒惡寒而無汗　鬱火反惡寒而有汗

寒邪在表則表實故無汗火鬱於內則裏熱而表虛故有汗

背惡寒三證辯

太陽傷暑背惡寒身熱口渴有汗　陽明燥熱背惡寒大汗出口中渴　心下有痰飲背惡寒冷如冰而無汗

內外以有汗無汗辯之暑爲熱又以有汗而冷大汗熱辯之

振慄五證辯

汗後心動搖肉瞤筋惕心下悸　陰寒身冷振振欲擗地　振寒遇炎暑禁慄

短，或心忡口燥。

在外为有余，故所见皆实证。在内为不足，故所见皆虚证。

恶寒反恶寒辩

伤寒恶寒而无汗。郁火，反恶寒而有汗，寒邪在表，则表实。故无汗火郁于内，则里热而表虚，故有汗。

背恶寒三证辩

大阳伤暑，背恶寒，身热口渴，有汗。阴明燥热，背恶寒，大汗出，口中渴。心下有痰饮，背恶寒，冷如冰而无汗。

内外以有汗无汗辩之。暑为热，又以有汗而冷，大汗热辩之。

振栗五证辩

汗后心动摇，肉瞤筋惕，心下悸。阴寒身冷，振振欲擗地。振寒遇炎暑，禁栗，

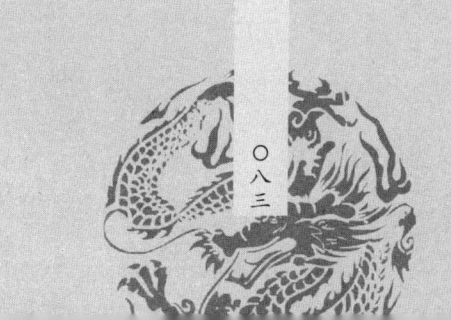

如喪神守　牝瘧作戰慄鼓頷但寒不熱無汗作止有時　顫振筋脈約束不住而不任持身體動搖

五者皆有明辯汗後振振汗多亡陽也身冷振振陰寒勝也牝瘧寒慄邪與正爭也炎暑禁慄火鬱於內也顫振動搖風火乘虛也

寒熱八證辯

傷寒少陽證寒熱往來胸脇滿而耳聾　外傷露風寒熱交作　風熱內入血室寒熱發作有時譫語　陰陽相勝發熱而惡寒口乾心煩肢節疼　飲食傷脾胃寒熱并作腹滿惡食　經絡有痰飲寒熱間作往來無定期　虛勞夜發寒熱困怠少氣　瘧寒熱作止有定時

八者皆有明辯少陽傳經必口苦舌乾露風寒熱交作熱入血室必值亡血之時陰陽相勝由脾熱胃寒之不和飲食傷脾胃則寒熱間作痰飲寒熱作

如丧神守。牝疟作战栗，鼓颔，但寒不热，无汗，作止有时。颤振，筋脉约束不住，而不任持，身体动摇。

五者皆有明辩，汗后振振，汗多亡阳也。身冷振振，阴寒胜也。牝疟寒栗，邪与正争也。炎暑禁栗，火郁于内也。颤振动摇，风火乘虚也。

寒热八证辩

伤寒少阳证，寒热往来，胸胁满而耳聋。外伤露风，寒热交作。风热内入血室，寒热发作有时，谵语。阴阳相胜，发热而恶寒，口干心烦，肢节疼。饮食伤脾胃，寒热并作，腹满恶食。经络有痰饮，寒热间作，往来无定期。虚劳，夜发寒热，困怠少气。疟寒热作，止有定时。

八者皆有明辩，少阳传经，必口苦舌干。露风寒热交作，热入血室，必值亡血之时，阴阳相胜，由脾热胃寒之不和，饮食伤脾胃，则寒热间作。痰饮寒热，作

止不定虛勞寒熱必發於陰分瘧寒熱先後作罷有時可辯

陽厥陰厥熱厥寒厥辯

陽厥內熱外寒手足雖冷而指甲溫　陰厥內外皆寒厥逆　熱厥熱從足下起上至膝　寒厥寒從足下起上至膝

陽厥陰厥在外皆冷厥逆冷也熱厥是熱寒厥是寒厥下氣上逆也

六鬱爲病辯

氣鬱生病胸脇痛或喘欬少痰沫或肺脹咽塞如欲嘔或心下攻走痛如針刺或心中痞悶而噫氣　血鬱生病上爲衂血下結陰下血　痰鬱生病痰厥聲在咽間或喘息喉中有痰聲或爲梅核氣咽嗌不利喀不出嚥不下或呑酸或嘈雜或嘔噦或噯氣　食鬱生病噫酸噫臭或腹滿不欲食或腹疼欲嘔　濕鬱生病周身走痛或關節重痛遇天陰則作　熱鬱生病目瞀小便赤或狂越

止不定。虚劳寒热，必发于阴分疟，寒热先后作罢有时，可辩。

阳厥、阴厥、热厥、寒厥辩

阳厥，内热外寒，手足中冷，而指甲温。阴厥，内外皆寒，厥逆。热厥，热从足下起，上至膝。寒厥，寒从中下起，上至膝。

阳厥、阴厥在外，皆冷厥逆冷也。热厥是热，寒厥是寒厥下气上逆也。

六郁为病辩

气郁生病，胸胁痛，或喘欬少痰沫，或肺胀咽塞，如欲呕，或心下攻走，痛如针刺，或心中痞闷而噫气。血郁生病，上为衄血，下结阴下血。痰郁生病，痰厥声在咽间，或喘息，喉中有痰声，或为梅核气，咽嗌不利，喀不出，咽不下，或吞酸，或嘈杂，或呕哕，或嗳气。食郁生病，噫酸噫臭，或腹满不欲食，或腹疼欲呕。湿郁生病，周身走痛，或关节重痛，遇天阴则作。热郁生病，目瞀，小便赤，或狂越

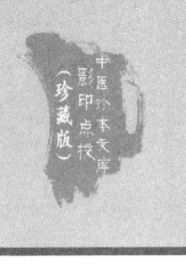

躁擾或噤慄如喪神守或喉閉或耳鳴或重舌木舌

六鬱爲病多端凡病之久而不已者皆鬱也

鬱痞證辯

鬱者胸中滯而不通中臟氣不平六腑傳化失常而然　痞者心下痞而不通泰由脾之濕上乘於心與熱合而爲痞

痰生百病八證辯

痰因風而生者病在肝其面青四肢滿悶（滿悶二字可商）便溺秘濇心多躁怒變生病爲癱瘓爲喎僻爲掉眩嘔吐爲暗風悶亂爲風癇搐搦　痰因熱而生者病在心其面赤煩熱心痛唇口乾燥多喜笑變生病爲頭風爲煩躁爛眼怔忡懊憹驚悸癲厥喉閉咽腫口瘡舌糜熏舌木舌耳作鼓聲牙痛腐爛　痰因濕而生者病在脾其面黄肢體沉重嗜臥四肢不收腹脹而食不消變生病

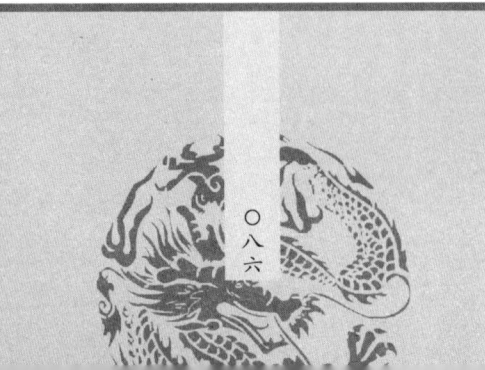

躁扰，或噤栗如丧神守，或喉闭，或耳鸣，或重舌、木舌。

六郁为病多端，凡病之久而不已者皆郁也。

郁痞证辩

郁者，胸中滞而不通，中脏气不平，六腑传化失常而然。痞者，心下痞而不通泰，由脾之湿上乘于心，与热合而为痞。

痰生百病八症辩

痰因风而生者，病在肝，其面青，四肢满闷（满闷二字可商），便溺秘涩，心多躁怒，变生病为瘫痪，为㖞僻，为掉眩呕吐，为暗风闷乱，为风痫搐搦。痰因热而生者，病在心，其面赤，烦热心痛，唇口干燥，多喜笑，变生病为头风，为烦躁，烂眼，怔忡，懊侬，惊悸癫厥，喉闭咽肿，口疮舌糜，重舌木舌，耳作鼓声，牙痛腐烂。痰因湿而生者，病在脾，其面黄，肢体沉重，嗜卧，四肢不收，腹胀而食不消。变生病胁下注痛，四肢不举，恶心呕吐。痰因气而生者，病在肺，其面白，气上喘促，悲愁不乐，洒淅寒热，变生病头痛眩晕，身疼，走注攻刺，欬嗽哮喘。痰因寒而生者，病在肾，其面黑，小便急痛，足冷，下多恐怖。变生病为骨痹，四肢不举，气凝刺痛，心头冷痛，背冷，一块痛。痰因惊而生者，病在心胆，时惊骇，心包络痛，变生病为惊痫，狂癫厥。痰因酒食而生者，病在脾胃，饮酒即吐，腹满不食，口出臭气。痰因脾虚而生者，食不美，反胃呕吐。

饮生诸病五证辩

饮留于上，喘欬嗽，短气不得卧，时呕清水，或酸或苦，头目眩晕，面目浮肿，胸中结满。饮留于中，喘不得卧，卧则喘，胸满呕吐，肠鸣有声，渴饮，入即吐，胸中痞，食易消。饮留于下，脚胕肿，阴囊肿大如斗。饮留于外，身肿注痛，欬唾引胁痛，通身洪肿，水壅皮肤，聂聂而动，行则濯濯有声，喘欬不定。饮留于内，腹中

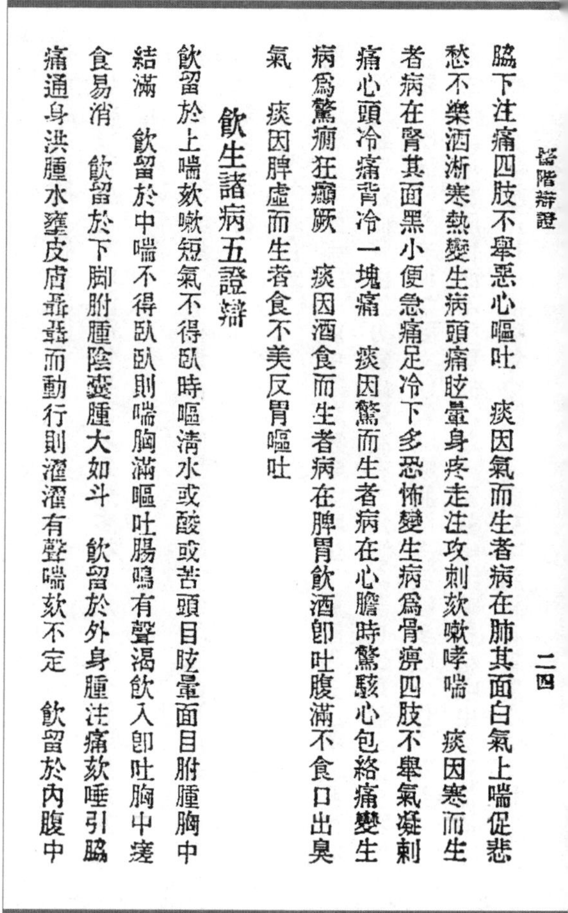

脇下注痛四肢不舉惡心嘔吐　痰因氣而生者病在肺其面白氣上喘促悲愁不樂洒淅寒熱變生病頭痛眩暈身疼走注攻刺欬嗽哮喘　痰因寒而生者病在腎其面黑小便急痛足冷下多恐怖變生病爲骨痹四肢不舉氣凝刺痛心頭冷痛背冷一塊痛　痰因驚而生者病在心膽時驚駭心包絡痛變生病爲驚癇狂癲厥　痰因酒食而生者病在脾胃飲酒即吐腹滿不食口出臭氣　痰因脾虛而生者食不美反胃嘔吐

飲生諸病五證辨

飲留於上喘欬嗽短氣不得臥時嘔清水或酸或苦頭目眩暈面目胕腫胸中結滿　飲留於中喘不得臥臥則喘胸滿嘔吐腸鳴有聲渴飲入即吐胸中痞食易消　飲留於下脚胕腫陰囊腫大如斗　飲留於外身腫注痛欬唾引脇痛通身洪腫水壅皮膚聶聶而動行則濯濯有聲喘欬不定　飲留於內腹中

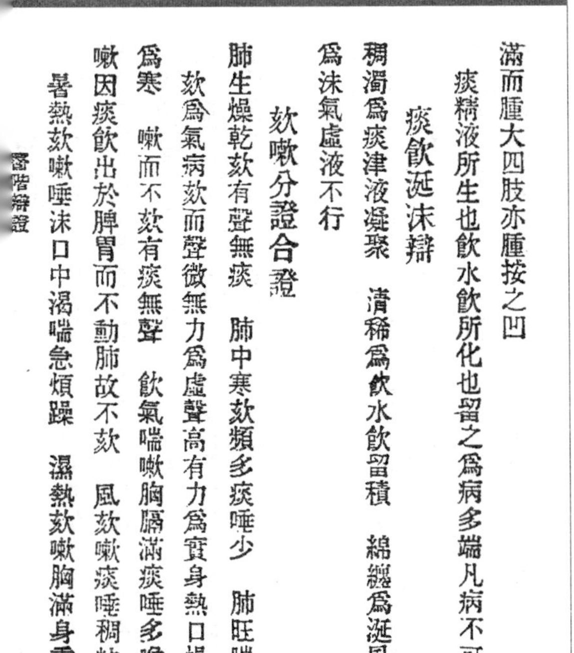
滿而腫大四肢亦腫按之凹
痰精液所生也飲水飲所化也留之爲病多端凡病不可名目者痰飲病也
痰飲涎沫辯
稠濁爲痰津液凝聚　清稀爲飲水飲留積　綿纏爲涎風熱津所結　清沫
爲沫氣虛液不行
欬嗽分證合證
肺生燥乾欬有聲無痰　肺中寒欬頻多痰唾少　肺旺喘欬上氣胸膈壅滿
欬爲氣病欬而聲微無力爲虛聲高有力爲實身熱口燥爲熱身涼口不燥
爲寒　嗽而不欬有痰無聲　飲氣喘嗽胸膈滿痰唾多喉中作水雞聲
嗽因痰飲出於脾胃而不動肺故不欬　風欬嗽痰唾稠粘喉中癢鼻流清涕
暑熱欬嗽唾沫口中渴喘急煩躁　濕熱欬嗽胸滿身重痛小便不利　燥

满而肿大，四肢亦肿，按之凹。

痰，精液所生也。饮水，饮所化也。留下之，为病多端。凡病不可名目者，痰饮病也。

痰饮涎沫辩

稠浊为痰，津液凝聚。清稀为饮水，饮留积。绵缠为涎，风热津所结。清沫为沫，气虚，液不行。

欬嗽分证合证

肺生燥，干欬有声无痰。肺中寒，欬频多痰，唾少。肺旺，喘欬上气，胸膈壅满。欬为气病，欬而声微无力，为虚。声高有力，为实。身热口燥，为热。身凉口不燥，为寒。嗽而不欬，有痰无声。饮气喘嗽，胸膈满，痰唾多，喉中作水鸡声。嗽因痰饮出于脾胃，而不动肺，故不欬，风欬嗽，痰唾稠粘，喉中痒，鼻流清涕。暑热欬嗽，唾沫口中渴，喘急烦躁。湿热欬嗽，胸满身重痛，小便不利。燥气欬嗽，口中燥，咽干痰涎少，身热。寒欬嗽，喉中紧，声嘶，畏冷无汗，鼻流清涕。内伤欬嗽，厥气上逆，骤欬连声不已，唾痰少。伏火欬嗽，连续不止，身常热，痰唾多。肺伏寒热欬嗽，唾涎沫，遇乍寒乍热皆作。房劳阴火欬嗽，逆气里急。肾气上逆欬嗽，烦宽（音软），自觉气从下上，动引白骸。虚劳欬嗽，咽干疼，出痰或浓或淡，或时有血。肺胀欬嗽，喘而上气，胸膈壅满。肺痿欬唾，涎沫液燥而渴，心中温浸。肺痈欬引心中疼，涎唾臭，或吐脓，心中甲错。

内伤外伤皆令人欬嗽，内为虚，外为实。

喘哮短气三证辩

喘但呼而不能吸，出而不纳也。哮呼吸不能自由出纳，留滞也。短气下气不上续，能吸而不能呼，纳而不出也。

喘上气二证辩

氣欬嗽口中燥咽乾痰涎少身熱　寒欬嗽喉中緊聲嘶畏冷無汗鼻流清涕內傷欬嗽厥氣上逆驟欬連聲不已唾痰少　伏火欬嗽連續不止身常熱痰唾多　肺伏寒熱欬嗽唾涎沫遇乍寒乍熱皆作　房勞陰火欬嗽逆氣裏急　腎氣上逆欬嗽煩寃(音軟)自覺氣從下上動引百骸　虛勞欬嗽咽乾疼出痰或濃或淡或時有血　肺脹欬嗽喘而上氣胸膈壅滿　肺痿欬唾涎沫液燥而渴心中溫浸　肺癰欬引心中疼涎唾臭或吐膿心中甲錯

內傷外傷皆令人欬嗽內爲虛外爲實

喘哮短氣三證辯

喘但呼而不能吸出而不納也　哮呼吸不能自由出納留滯也　短氣下氣不上續能吸而不能呼納而不出也

喘上氣二證辯

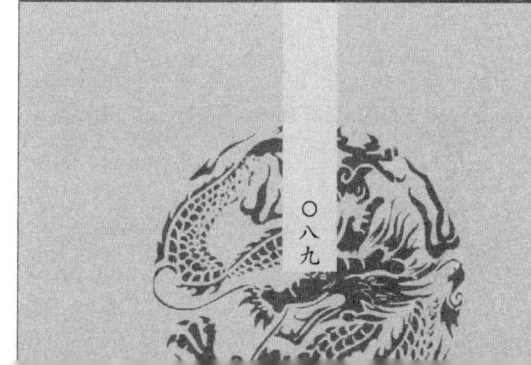

喘之狀促促氣急喝喝痰聲甚者張口擡肩搖身擷肚而不能自已是也　氣上衝之狀咽不得息喘息有聲不得臥者是也

喘由肺氣上壅氣上衝由衝脈厥逆

短氣少氣二證辯

短氣氣短而不能接續作呻吟聲　少氣氣少而不足以言以動

吐食反胃二證辯

吐食食入即吐食刹即吐　反胃朝食暮吐暮食朝吐再食而吐出前物

嘔吐噦三證辯

嘔有聲有物所出是痰水　吐有物無聲所出是食物　噦即乾嘔有聲無物

噯氣呃逆二證辯

噯氣即噫(慨)氣胸中氣鬱而不伸噯而出之　呃逆即呃忒其氣自下而上

喘之状促，促，气急喝喝，痰声甚者，张口抬肩，摇身撷肚，而不能自已是也。气上冲之状，咽不得息，喘息有声，不得卧者是也。

喘由肺气上壅，气上冲，由冲脉厥逆。

短气少气二证辩

短气，气短而不能接续，作呻吟声。少气，气少而不足，以言以动。

吐食、反胃二证辩

吐食，食入即吐，食刹即吐。反胃，朝食暮吐，暮食朝吐，再食而吐出前物。

呕、吐、哕三证辩

呕，有声有物，所出是痰水。吐，有物无声，所出是食物。哕，即干呕，有声无物。

嗳气、呃逆二证辩

嗳气即噫（慨）气，胸中气郁而不伸，嗳而出之。呃逆即呃忒，其气自下而上，

反而作聲

嘻膈膈咽不通三證辯

食不得下咽曰噎食不下膈曰膈膈咽之間陰陽之氣不得升降曰膈咽不通

走哺關格辯

走哺嘔逆不禁二便不通　關格飲入則吐下不得小便

走哺由下不通濁氣上衝而飲食不得入　關格由上下陰陽之氣倒置上不得入下不得出

噎膈反胃三證辯

食入咽卽反出曰噎　食不咽入膈少頃反出曰膈　食下膈入胃不反及再食三食而反出曰反胃

嘈雜心痓辯

反而作声。

噎膈、膈咽、不通三证辩

食不得下咽，曰噎。食不下膈，曰膈。膈咽之间，阴阳之气不得升降，曰膈咽不通。

走哺、关格辩

走哺，呕逆不禁，二便不通。关格，饮入则吐，下不得小便。

走哺，由下不通，浊气上冲，而饮食不得入。关格，由上下阴阳之气倒置，上不得入，下不得出。

噎、膈、反胃三证辩

食入咽即反出，曰噎。食不咽，入膈，少顷反出，曰膈。食下膈，入胃不反，及再食三食而反出，曰反胃。

嘈杂心痓辩

嘈雜之狀心懸懸如飢似痛非痛得食暫止　心瘥之狀心中熱鬱不安似痛非痛痛得食易消

嘈雜懊憹煩躁三證辯

嘈雜之狀心下擾擾不安思食得食暫止　懊憹之狀心下熱如火灼不寧得吐則止　煩躁之狀心中擾亂而憤激兀兀不安得吐則止

嘈雜由肝木乘土得食以禦之懊憹煩躁由邪熱内陷心火不甯得吐以安之

心下痞胸痹胸痛三證辯

心下痞心下滿而不痛　胸痹胸中滿而痛　胸痛胸中痛而不滿

水腫氣腫二證辯

水腫之狀腫而胕按之有深凹怔忡喘息皮薄色澤四肢胸腹皆腫　氣腫之

嘈杂之状，心悬悬如饥，似痛非痛，得食暂止。心瘥之状，心中热郁不安，似痛非痛，痛得食易消。

嘈杂、懊侬、烦躁三证辩

嘈杂之状，心下扰扰不安，思食，得食暂止。懊侬之状，心下热如火灼不宁，得吐则止。烦躁之状，心中扰乱而愤激，兀兀不安，得吐则止。

嘈杂，由肝木乘土，得食以御之。懊侬烦躁，由邪热内陷，心火不宁，得吐以安之。

心下痞、胸痹、胸痛三证辩

收下痞，心下满而不痛。胸痹，胸中满而痛。胸痛，胸中痛而不满。

水肿、气肿二证辩

水肿之状，肿而胕，按之有深凹，怔忡喘息，皮薄色泽，四肢胸腹皆肿。气肿之状，腹独肿，按之不成凹，皮厚色苍，胸胁膨胀，四肢瘦削。

水肿、水胀辩

水肿之状，或先足跗肿而上，或先眼窠肿而下，或面目足跗一时并肿，渐至于胸腹，甚者外肿而内胀。水胀之状，先腹内胀，而后外亦大渐，至四肢亦肿。

水胀、气胀、血胀、谷胀四证辩

水胀，腹大，四肢渐肿，皮肤内漉漉有声，怔忡喘息。气胀，腹独大，四肢不肿，胸胁满，频叹气。血胀，腹内有形块，外有青紫筋，小便自利。谷胀，内有形块，痞闷停酸，早食，暮不能食。

水胀，水饮流溢而成胀，即肤胀也。气胀，七气膹郁而成胀，即鼓胀也。血胀，妇人经血不行，夹水而成胀，即血分也。谷胀，饮食留积渐大而成胀，即食积也。

狀腹獨腫按之不成凹皮厚色蒼胸脇膨脹四肢瘦削

水腫水脹辯

水腫之狀或先足跗腫而上或先眼窠腫而下或面目足跗一時並腫漸至於胸腹甚者外腫而內脹　水脹之狀先腹內脹而後外亦大漸至四肢亦腫

水脹氣脹血脹穀脹四證辯

水脹腹大四肢漸腫皮膚內漉漉有聲怔忡喘息　氣脹腹獨大四肢不腫胸脇滿頻嘆氣　血脹腹內有形塊外有青紫筋小便自利　穀脹內有形塊痞悶停酸早食暮不能食

水脹水飲流溢而成脹卽膚脹也　氣脹七氣膹鬱而成脹卽鼓脹也　血脹婦人經血不行夾水而成脹卽血分也　穀脹飲食留積漸大而成脹卽食積也

中滿如脹辯

中滿者腹內滿而外腫大　如脹者胸腹自覺常滿外無脹形

中滿者實滿也　如脹者不滿也

內傷發黃外傷發黃辯

外傷發黃邪熱入裏不得發越而發黃其病皆實　內傷發黃飲食濕熱積不得解而發黃其症多虛

疸黃二證辯

疸病面目齒甲昏黃黃而明暴病也　黃病但病身面黃黃而晦久病也

五疸證辯

黃疸遍身熱而黃面目黃食已即饑安靜嗜臥　酒疸身目黃小便黃腹如水狀足下熱時欲嘔　穀疸遍身黃食穀不消食已即眩心中懊憹　女勞疸一

中满如胀辩

中满者，腹内满而外肿大。如胀者，胸腹自觉常满，外无胀形。

中满者，实满也。如胀者，不满也。

内伤发黄，外伤发黄辩

外伤发黄，邪热入里，不得发越而发黄，其病皆实。内伤发黄，饮食湿热，积不得解而发黄，其症多虚。

疸黄二证辩

疸病，面目齿甲昏黄，黄而明，暴病也。黄病但病，身面黄，黄而晦，久病也。

五疸证辩

黄疸，遍身热而黄，面目黄，食已即饥，安静嗜卧。酒疸，身目黄，小便黄，腹如水状，足下热，时欲呕。谷疸，遍身黄，食谷不消，食已即眩，心中懊侬。女劳疸，一身尽黄，额上黑，大便黑，应作黑疸。黄汗，汗出如柏汁，身热足冷，四肢肿。

黄肿、疸黄、血黄辩

黄肿，身面黄而胕肿，俗曰黄胖。血黄，脱血而黄，枯萎无血也。疸黄，身面黄而不肿，萎弱，腹内有虫，即食劳发黄。

癥、瘕、痃、癖四证辩

食癥，腹内坚实，按之应手。血瘕在少腹，及左胁下，假物成形无常处。气痃在脐左右肌肉间条长紧急痛。痰癖饮癖侧在两胁隐僻处，不可见。

盖此四证，内伤气血，痰食留着而成积也。

五积辩

肝之积，曰肥气，在左胁下，如覆杯，有头足。肺之积，曰息贲，在右胁下，大如覆杯，气逆背痛。心之积，曰伏梁，起脐上，大如臂上，至心之下。脾之积，曰痞气，

身盡黃額上黑大便黑應作黑疸　黃汗汗出如柏汁身熱足冷四肢腫

黃腫疸黃血黃辯

黃腫身面黃而胕腫俗曰黃胖　血黃脫血而黃枯萎無血也　疸黃身面黃而不腫萎弱腹內有蟲卽食勞發黃

癥瘕痃癖四證辯

食癥腹內堅實按之應手　血瘕在少腹及左脇下假物成形無常處　氣痃在臍左右肌肉間條長緊急痛　痰癖飲癖側在兩脇隱僻處不可見

蓋此四證內傷氣血痰食留着而成積也

五積辯

肝之積曰肥氣在左脇下如覆盃有頭足　肺之積曰息賁在右脇下大如覆盃氣逆背痛　心之積曰伏梁起臍上大如臂上至心之下　脾之積曰痞氣

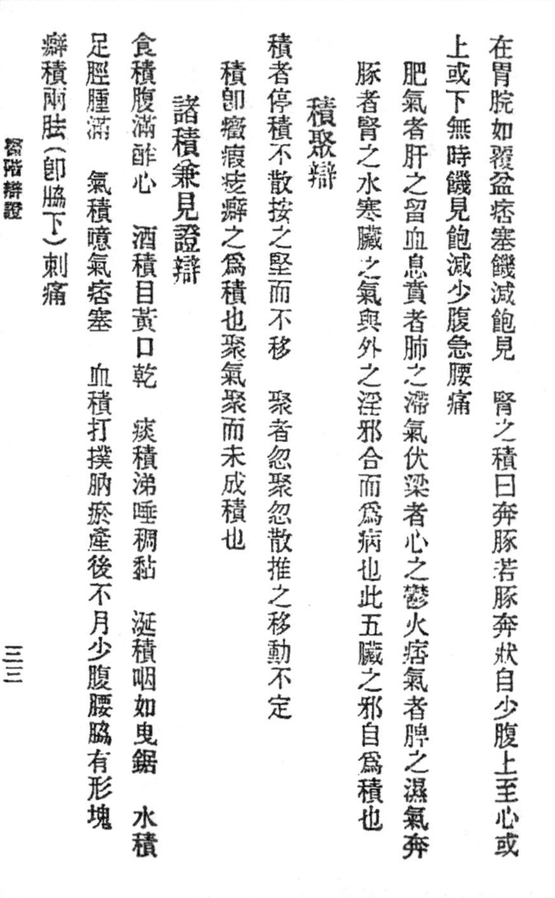

在胃脘如覆盆痞塞饑減飽見　腎之積曰奔豚若豚奔狀自少腹上至心或上或下無時饑見飽減少腹急腰痛

肥氣者肝之留血息賁者肺之滯氣伏梁者心之鬱火痞氣者脾之濕氣奔豚者腎之水寒臟之氣與外之淫邪合而爲病也此五臟之邪自爲積也

積聚辯

積者停積不散按之堅而不移　聚者忽聚忽散推之移動不定

積即癥瘕痃癖之爲積也聚氣聚而未成積也

諸積兼見證辯

食積腹滿酢心　酒積目黃口乾　痰積涕唾稠黏　涎積咽如曳鋸　水積足脛腫滿　氣積噫氣痞塞　血積打撲肭瘀產後不月少腹腰脇有形塊

癖積兩胠（即脇下）刺痛

在胃脘，如覆盆，痞塞，饥减饱见。肾之积，曰奔豚；若豚奔状，自少腹上至心，或上或下无时，饥见饱减，少腹急，腰痛。

肥气者，肝之留血；息贲者，肺之滞气；伏梁者，心之郁火；痞气者，脾之湿气；奔豚者，肾之水寒；脏之气，与外之淫邪合而为病也。此五脏之邪，自为积也。

积聚辩

积者，停积不散，按之坚而不移。聚者，忽聚忽散，推之移动不定。积即癥瘕痃癖之为积也，聚气聚而未成积也。

诸积兼见证辩

食积，腹满酢心。酒积，目黄口干。痰积，涕唾稠黏。涎积，咽如曳锯。水积，足胫肿满。气积，嗳气痞塞。血积，打扑肭瘀，产后不月，少腹腰胁有形块。癖积，两胠（即胁下）刺痛。

息奔、息积辩

息奔在右胁下，大如覆杯，气逆背痛。息积，右胁下满，气逆息难。

息奔，已成积也。息积未成形也，二者皆肺气成病。

新血、衄血、畜血辩

新血，血出新鲜。衄血，血出污蔑。畜血，血蓄胸腹，内结满痛。

血色辩

血色，鲜赤是新血。血紫黑成瘀，是因热而污。血黑黯成块，是因冷而瘀。

口中出血诸证辩

欬血，咳而出血，如丝缕，出肺络。欬血不欬，痰中带血，出于脾脉。欬唾血，欬而唾出纯血，出肺、肝、肾三脉。欬嗽，唾脓血，身热咽痛上气，其病为肺痿。欬唾脓血，痰如糯米粥，胸中隐隐痛，其病为肺痈。咯血欬甚，血少如针末，出于

息奔息積辯

息奔在右脇下大如覆盃氣逆背痛　息積右脅下滿氣逆息難
息奔已成積也息積未成形也二者皆肺氣成病

新血衄血畜血辯

新血血出新鮮　衄血血出污穢　畜血血蓄胸腹內結滿痛

血色辯

血色鮮赤是新血　血紫黑成瘀是因熱而污　血黑黯成塊是因冷而瘀

口中出血諸證辯

欬血欬而出血如絲縷出肺絡　欬血不欬痰中帶血出於脾脈　欬唾血欬
而唾出純血出肺肝腎三脈　欬嗽唾膿血身熱咽痛上氣其病爲肺痿　欬
唾膿血痰如糯米粥胸中隱隱痛其病爲肺癰　咯血咯甚血少如針末出於

腎之脈　嘔吐血或多或少或鮮赤或汚蠖出於胃之脈

鼻衄血二證辯

鼻出血少自腦下出自肺脈　鼻出血多夾鼻而下出於胃脈

溲血淋血辯

溲血溺出血利而不痛　淋血溺出血痛而不利

下血諸證辯

腸風先血後糞血清鮮出於胃經　臟毒先糞後血血汚濁出於脾經　結陰即腸風臟毒久而不已已而復作出脾經　腸癖水穀與血另作一派如漬桶湧出久則爲痔患也　血痔腸頭有瘡因便而出血　暑毒下血夏月下鮮血將成腸癖　酒毒下血酒過於多下血汚濁久則爲痔

外痛證辯

肾之脉。呕吐血，或多或少，或鲜赤，或污蔑，出于胃之脉。

鼻衄血二证辩

鼻出血少，自脑下，出自肺脉。鼻出血多，夹鼻而下，出于胃脉。

溲血、淋血辩

溲血，溺出血，利而不痛。淋血，溺出血，痛而不利。

下血诸证辩

肠风，先血后粪，血清鲜，出于胃经。脏毒，先粪后血，血污浊，出于脾经。结阴，即肠风，脏毒久而不已，已而复作，出脾经。肠癖，水谷与血另作一派，如渍桶涌出，久则为痔患也。血痔，肠头有疮，因便而出血。暑毒下血，夏月下鲜血，将成肠癖。酒毒下血，酒过于多，下血污浊，久则为痔。

外痛证辩

风痹，抽掣痛，走注不定。寒痹，绌急痛甚，拘挛。湿痹，重着痛，麻木不仁，胕肿。热痹，满闷痛，身烦热。痰饮痹痛，牵引走注。瘀血痛，如锥刺，日轻夜重。滞气，痛延上下，郁闷不安，日重夜轻。

内痛证辩

寒痛，悠悠不止，喜热恶寒，痛下延。热痛，紧急作辍，喜凉恶热，痛延上。虚痛，隐隐不甚，喜以物拄按，二便自利。实痛，满闷瘅渴，内实，不大便。郁气痛，如针刺，攻走上下。酒积痛，泄黄沫，口渴身热。蓄血痛，口作血腥，饮水则呃，一点痛不行移。痰饮痛，去来无定，发厥时眩晕吐白涎，及下白积。虫积痛，面白斑，目无精彩，唇红，食即痛，痛后能食，口吐清水，腹有青筋。食积痛，手不可按，不能食，痛甚欲大便，痛随利减。

头痛分经辩

風痹抽掣痛走注不定　寒痹絀急痛甚拘攣　濕痹重着痛麻木不仁胕腫　熱痹滿悶痛身煩熱　痰飲痹痛牽引走注　瘀血痛如錐刺日輕夜重　滯氣痛延上下鬱悶不安日重夜輕

內痛證辯

寒痛悠悠不止喜熱惡寒痛下延　熱痛緊急作輟喜涼惡熱痛延上　虛痛隱隱不甚喜以物拄按二便自利　實痛滿悶癉渴內實不大便　鬱氣痛如針刺攻走上下　酒積痛泄黃沫口渴身熱　蓄血痛口作血腥飲水則呃一點痛不行移　痰飲痛去來無定發厥時眩暈吐白涎及下白積　蟲積痛面白斑目無精彩唇紅食卽痛痛後能食口吐清水腹有青筋　食積痛手不可按不能食痛甚欲大便痛隨利減

頭痛分經辯

太陽巔頂連項痛抽搐爲風攣急爲寒重墜爲濕　陽明額顱痛目痛鼻乾爲燥熱胸膈亦痛爲傷食痛而暈喜熱按爲陽氣不升　少陽耳中痛起連耳上及額角爲風熱魚尾痛而上至額角爲血虛有火　厥陰腦中痛吐沫或腦痛齒亦痛並爲寒腦痛不可已爲腎氣厥逆腦盡痛手足寒至節死不治

太陽寒水之經主表其痛爲外入風寒暑濕之邪陽明燥金之經主裏其病爲燥熱少陽相火之經主表裏之半其病爲寒熱厥陰風木之經與督脈會於腦在腦屬少陰寒水其病爲陰寒內外之邪皆得犯之

厥氣痛辯

肝厥頭痛嚴寒喜風凉見烟火則作　肝厥心痛甚煩躁而吐身熱足寒　腎厥頭痛巔腦痛不可已　腎厥心痛手足厥逆通身冷汗出便溺清利不渴氣微弱

太阳巅顶连项痛，抽搐为风挛，急为寒，重坠为湿。阳明额颅痛，目痛，鼻干为燥热，胸膈亦痛，为伤食痛而晕，喜热按，为阳气不升。少阳耳中痛，起连耳上及额角，为风热鱼尾痛，而上至额角，为血虚有火。厥阴脑中痛，吐沫，或脑痛，齿亦痛，并为寒。脑痛不可已，为肾气厥逆。脑尽痛，手足寒至节，死不治。

太阳寒水之经，主表，其痛为外入风、寒、暑、湿、之邪。阳明燥金之经，主里，其病为燥热。少阳相火之经，主表里之半，其病为寒热。厥阴风木之经，与督脉会于脑，在脑属少阴寒水，其病为阴寒，内外之邪皆得犯之。

厥气痛辩

肝厥，头痛，严寒喜风凉，见烟火则作。肝厥，心痛甚，烦躁而吐，身热足寒。肾厥，头痛，巅脑痛不可已。肾厥，心痛，手足厥，逆痛，身冷汗出，便溺清利，不渴，气微弱。

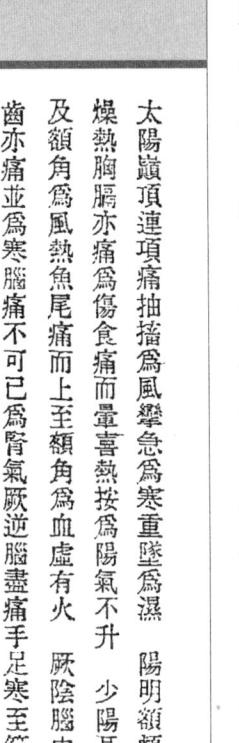

肝厥者，厥阴风木之气上冲，而为热痛也。故所见皆风热症。肾厥者，少阴寒水之气上冲而为寒痛也，故所见皆寒冷症。

大头瘟、雷头风二证辩

大头瘟，头面肿大而痛。雷头风，头起核块而不甚痛。

头面肿痛分证经辩

太阳头脑巅项病，属风寒。阳明额颅病，属燥热湿热。少阳耳前后上下，及额角鱼尾病，属风热。

心痛、心胞络痛、胃痛、脾痛、胸痛、膈痛辩

真心痛，手足青过节，手足冷厥，死不治。心包络痛，痛彻背，寒热皆痛。胃痛，胃脘当心处痛，其因多端。脾痛，脾脉络心痛，不下食。胸痛，心之俞，胆之络脉引痛背胁。膈痛，心胃之间横满而痛。

肝厥者厥陰風木之氣上衝而爲熱痛也故所見皆風熱症腎厥者少陰寒水之氣上衝而爲寒痛也故所見皆寒冷症

大頭瘟雷頭風二證辯

大頭瘟頭面腫大而痛　雷頭風頭起核塊而不甚痛

頭面腫痛分證經辯

太陽頭腦巔項病屬風寒　陽明額顱病屬燥熱濕熱　少陽耳前後上下及額角魚尾病屬風熱

心痛心胞絡痛胃痛脾痛胸痛膈痛辯

眞心痛手足青過節手足冷厥死不治　心包絡痛徹背寒熱皆痛　胃痛胃脘當心處痛其因多端　脾痛脾脈絡心痛不下食　胸痛心之俞膽之絡脈引痛背脇　膈痛心胃之間横滿而痛

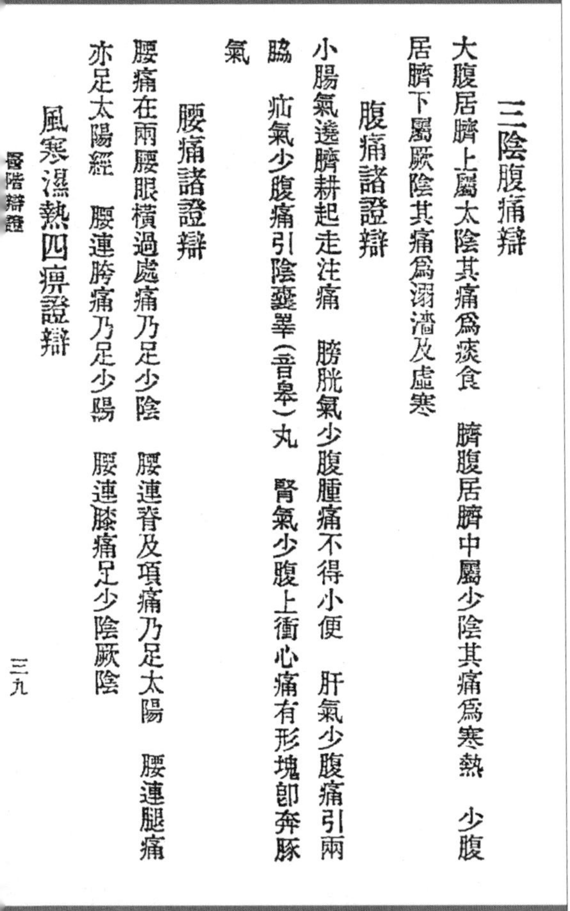

醫階辯證　三九

三陰腹痛辯

大腹居臍上屬太陰其痛爲痰食　臍腹居臍中屬少陰其痛爲寒熱　少腹居臍下屬厥陰其痛爲溺濇及虛寒

腹痛諸證辯

小腸氣遶臍耕起走注痛　膀胱氣少腹腫痛不得小便　肝氣少腹痛引兩脇　疝氣少腹痛引陰囊睪(音皋)丸　腎氣少腹上衝心痛有形塊卽奔豚氣

腰痛諸證辯

腰痛在兩腰眼橫過處痛乃足少陰　腰連脊及項痛乃足太陽　腰連腿痛亦足太陽經　腰連胯痛乃足少陽　腰連膝痛足少陰厥陰

風寒濕熱四痺證辯

三阴腹痛辩

大腹居脐上，属太阴，其痛为痰食。脐腹居脐中，属少阴，其痛为寒热。少腹居脐下，属厥阴，其痛为溺涩及虚寒。

腹痛诸证辩

小肠气，绕脐耕起走注痛。膀胱气，少腹肿痛，不得小便。肝气，少腹痛引两胁。疝气，少腹痛引阴囊睪（音皋）丸。肾气，少腹上冲心痛，有形块，即奔豚气。

腰痛诸证辩

腰痛在两腰眼横过处痛，乃足少阴。腰连脊及项痛，乃足太阳。腰连腿痛，亦足太阳经。腰连胯痛，乃足少阳。腰连膝痛，足少阴厥阴。

风、寒、湿、热四痹证辩

风痹，即行痹走注痛，俗称为流火。寒痹，即痛痹痛甚苦楚，俗名痛风。湿痹，即着痹，麻木不仁，俗名麻痹。热痹，即上三痹之郁病，肌肉变色，唇口反张。

诸痹证辩

周痹，周身痹痛，即一身之痛症。血痹，即血风痛之症，体如风吹，卧不时动摇。肠痹，即飧泄之症，数饮，小便不通时飧泄。胞痹，即膀胱气之症，少腹按之痛，小便涩，上流清涕也。

行痹、支饮痹辩

行痹，肢节走注痛。支饮作痹，腹胁肩背流注痛。

脚气、脚肿辩

脚气，足胫顽麻肿痛，经曰痹厥。脚肿，脚胫虚胕而肿不痛。

太阳、风痉二证辩

風痹卽行痹走注痛俗稱爲流火　寒痹卽痛痹痛甚苦楚俗名痛風　濕痹卽着痹麻木不仁俗名麻痹　熱痹卽上三痹之鬱病肌肉變色唇口反張

諸痹證辯

周痹周身痹痛卽一身之痛症　血痹卽血風痛之症體如風吹臥不時動搖　腸痹卽飱泄之症數飲小便不通時飱泄　胞痹卽膀胱氣之症少腹按之痛小便濇上流清涕也

行痹支飲痹辯

行痹肢節走注痛　支飲作痹腹脇肩背流注痛

脚氣脚腫辯

脚氣足脛頑麻腫痛經曰痹厥　脚腫脚脛虛胕而腫不痛

太陽風痙二證辯

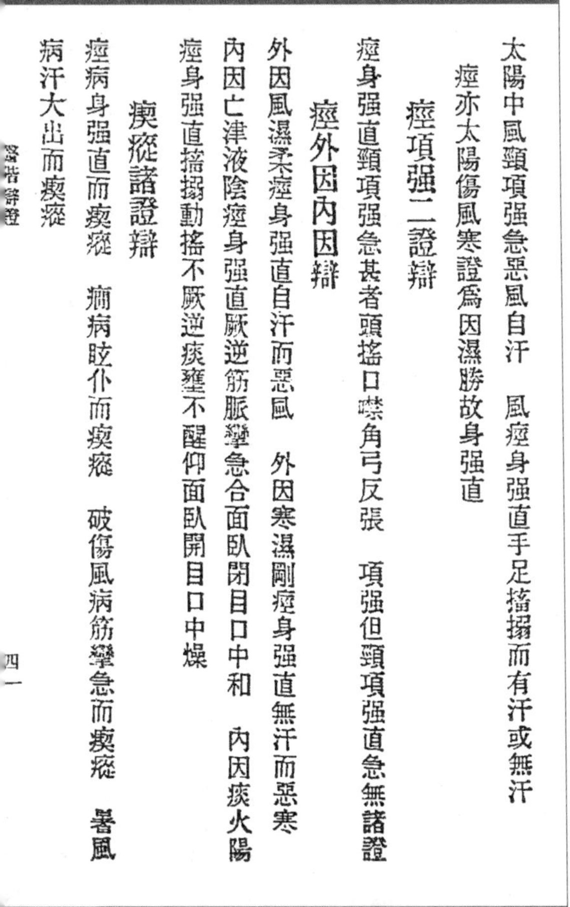
太陽中風頸項強急惡風自汗　風痙身強直手足搐搦而有汗或無汗
痙亦太陽傷風寒證爲因濕勝故身強直
痙項強二證辯
痙身強直頸項強急甚者頭搖口噤角弓反張　項强但頸項强直急無諸證
痙外因內因辯
外因風濕柔痙身強直自汗而惡風　外因寒濕剛痙身強直無汗而惡寒
內因亡津液陰痙身強直厥逆筋脈攣急合面臥閉目口中和　內因痰火陽
痙身強直搐搦動搖不厥逆痰壅不醒仰面臥開目口中燥
瘈瘲諸證辯
痙病身強直而瘈瘲　癎病眩仆而瘈瘲　破傷風病筋攣急而瘈瘲　暑風
病汗大出而瘈瘲
醫碥 辨證　四一

太阳中风，颈项强急，恶风自汗。风痉，身强直，手足搐搦而有汗，或无汗痉，亦太阳伤风寒证，为因湿胜，故身强直。

痉、项强二证辩

痉，身强直，颈项强急，甚者头摇口噤，角弓反张。项强，但颈项强直急无诸证。

痉外因、内因辩

外因风湿，柔痉，身强直，自汗而恶风。外因寒湿，刚痉，身强直，无汗而恶寒。内因亡津液，阴痉，身强直厥逆，筋脉挛急，合面卧，闭目，口中和。内因痰火，阳痉，身强直，搐搦，动摇不厥逆，痰壅不醒，仰面卧，开目，口中燥。

瘈疭诸证辩

痉病，身强直而瘈疭。痫病，眩仆而瘈疭。破伤风病，筋挛急而瘈疭。暑风，病汗大出而瘈疭。

鹤膝风，筋挛、脚气三证辩

鹤膝风，两膝肿大而痛，足胫枯细。筋挛，手足拘曲而不伸。脚气，脚胫顽麻，肿痛，亦有不肿但痛。

眩晕、郁冒、昏冒三证辩

眩晕，是目黑而头旋，犹知人但不欲开目，视物皆黑者，为眩转者为晕。郁冒，是一时火郁于上不知人。昏冒，是风中脏，猝仆昏迷不知人。

癫、狂、痫、谵妄四证辩

癫者，神识不清，语言颠倒，俗指为痰迷心孔者是。狂者，猖狂刚暴语不经见，俗为著神。痫者，猝仆不醒，口作畜声，俗曰羊癫风、猪嫌病。谵妄，妄言妄见，俗曰心风。

谵妄、谵语辩

鶴膝風筋攣脚氣三證辯

鶴膝風兩膝腫大而痛足脛枯細　筋攣手足拘曲而不伸　脚氣脚脛頑麻腫痛亦有不腫但痛

眩暈鬱冒昏冒三證辯

眩暈是目黑而頭旋猶知人但不欲開目視物皆黑者爲眩轉者爲暈　鬱冒是一時火鬱於上不知人　昏冒是風中臟猝仆昏迷不知人

癲狂癇譫妄四證辯

癲者神識不清語言顛倒俗指爲痰迷心孔者是　狂者猖狂剛暴語不經見俗爲著神　癇者猝仆不醒口作畜聲俗曰羊癲風猪嫌病　譫妄妄言妄見俗曰心風

譫妄譫語辯

譫妄語不經見言鬼言神久而不已有曰中于惡氣　譫語狂言妄語邪熱內入陽明心熱神亂傷寒病及風邪入於血室者有之

驚恐二證辯

驚者外有所觸而心因動惕不安　恐者外無所觸而心常恐懼不能獨宿獨處

汗辯

風暑病自汗寒濕病無汗　表虛有汗表實無汗　內熱蒸而多汗內虛燥而少汗　心之陽虛自汗發厥　腎之陰虛盜汗發熱

發汗自汗盜汗辯

發汗者以汗藥發其汗　自汗者不用發汗而自然出汗　盜汗者睡熟汗出醒而斂收　自汗者不分寤寐而皆汗出

谵妄，语不经见，言鬼言神，久而不已，有曰中于恶气。谵语，狂言妄语，邪热内入阳明，心热神乱，伤寒病，及风邪入于血室者有之。

惊恐二证辩

惊者，外有所触，而心因动惕不安。恐者，外无所触，而心常恐惧，不能独宿独处。

汗辩

风暑病，自汗，寒湿病，无汗。表虚，有汗表实，无汗。内热蒸而多汗，内虚燥而少汗。心之阳虚，自汗发厥。肾之阳虚，盗汗发热。

发汗、自汗、盗汗辩

发汗者，以汗药发其汗。自汗者，不用发汗，而自然出汗。盗汗者，睡熟汗出，醒而敛收。自汗者，不分寤寐而皆汗出。

头汗、手足汗辩

头汗者，剂颈而还，下却无汗。手足汗者，手中偏多，余无汗。

寐、瞑、卧、安四证辩

不寐，夜长寤也，阴虚神清不寐，痰扰神昏不寐。不瞑，夜目不闭也，卫气不入于阴，目不瞑，阳邪入于阴，烦躁不得瞑，汗后虚烦不得瞑。不得卧，身不得卧也。水气卧，则喘喘，故不得卧。卧不安，反侧不得安卧也，邪热在阳明。

多卧、嗜卧、但欲寐三证辩

多卧，早夜皆卧也。卫气久留于阴，故多瞑。嗜卧，身怠惰也。湿胜，嗜卧，阳虚嗜卧。但欲寐，不能寤也。寒中少阴，阴气胜，故但欲寐。

消渴、口渴、嗌干辩

消渴，渴而欲饮，饮多而渴不解。口渴，欲饮，饮则解。嗌干，不欲饮，饮不解。

頭汗手足汗辯

頭汗者劑頸而還下却無汗　手足汗者手足偏多餘無汗

寐瞑臥安四證辯

不寐夜常長寤也陰虛神清不寐痰擾神昏不寐　不瞑夜目不閉也衛氣不入於陰目不瞑陽邪入於陰煩躁不得瞑汗後虛煩不得瞑　不得臥身不得臥也水氣臥則喘喘故不得臥　臥不安反側不得安臥也邪熱在陽明

多臥嗜臥但欲寐三證辯

多臥早夜皆臥也衛氣久留於陰故多瞑　嗜臥身怠惰也濕勝嗜臥陽虛嗜臥　但欲寐不能寤也寒中少陰陰氣勝故但欲寐

消渴口渴嗌乾辯

消渴渴而欲飲飲多而渴不解　口渴欲飲飲則解　嗌乾不欲飲飲不解

强中筋疝辯

强中之狀玉莖不痿精流不住　筋疝之狀玉莖腫脹挺長不收精自出

傷寒下痢常病泄瀉諸證辯

傷寒下利有合病表不解而下利　有太陰陽病腹滿吐而自利陰病腹痛自利益甚溺清白　有少陰陽病自利純清水心下急痛口燥渴陰病心煩自利而渴小便白　有厥陰陽病下利膿血下重陰病下利厥逆而惡寒　常病泄瀉有濡泄(濕)鶩泄(寒)溏泄(熱)飧泄(風)滑泄(虛)大瘕泄(實)有脾泄(脾積)腎泄(關門不固)等症

泄痢辯

泄瀉者大便注下水穀一並而後出也有腹滿腹痛腸鳴食下則瀉之症所下有泡水黃赤汁白物完穀不化之異不裏急後重與痢別　但有大瘕泄亦裏

强中、筋疝辩

强中之状，入茎不痿，精流不住。筋疝之状，玉茎肿胀，挺长不收，精自出。

伤寒下痢，常病泄泻诸证辩

伤寒下利，有合病，表不解而下利。有太阴阳病，腹满吐而自利，阴病腹痛，自利益甚，溺清白。有少阴阳病，自利纯清水，心下急痛，口燥渴，阴病心烦，自利而渴，小便白。有厥阴阳病，下利脓血，下重阴病，下利厥逆而恶寒。常病泄泻，有濡泄（湿）鹜泄（寒），溏泄（热），飧泄（风），滑泄（虚），大瘕泄（实），有脾泄（脾积），肾泄（关门不固）等症。

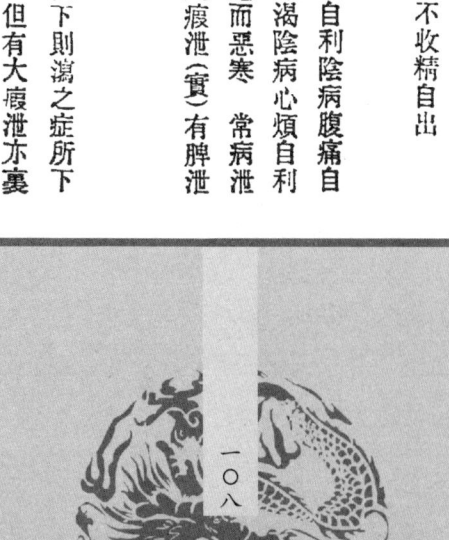

泄痢辩

泄泻者，大便注下，水谷一并而后出也。有腹满、腹痛、肠鸣、食下则泻之症。所下有泡水黄赤汁白物，完谷不化之异，不里急后重，与痢别。但有大瘕泄，亦里急後重如痢狀却無膿血稠黏之症　痢卽滯下經名腸澼其狀大便頻利腹痛裏急後重逼迫惱人所下或赤或白或膿血稠黏或腸垢或清水或如豆汁之不同

大便燥大便難大便實大便秘辯

大便燥因汗多亡津液大腸枯燥此當潤下之症　大便難下直腸乾結而難出此當外導之症　大便實按之腸內堅實而不得下此當攻下之證　大便秘日多閉塞而不行此當與大攻大下之症

癃淋辯

癃少腹滿小便秘而不痛　淋小便淋漓莖中痛

癃閉關格辯

癃閉但小水不通而上不吐逆　關格是小水不通而上且吐逆

急后重，如痢状，却无脓血稠黏之症。痢即滞下，经名肠澼，其状大便频利，腹痛，里急后重，逼迫恼人，所下或赤或白，或脓血稠黏，或肠垢，或清水，或如豆汁之不同。

大便燥、大便难、大便实、大便秘辩

大便燥，因汗多亡津液，大肠枯燥，此当润下之症。大便难下，直肠干结而难出，此当外导之症。大便实，按之肠内坚实而不得下，此当攻下之证。大便秘，日多闭塞而不行，此当与大攻大下之症。

癃、淋辩

癃，少腹满，小便秘而不痛。淋，小便淋漓，茎中痛。

癃闭、关格辩

癃闭，但小水不通而上，不吐逆。关格，是小水不通而上，且吐逆

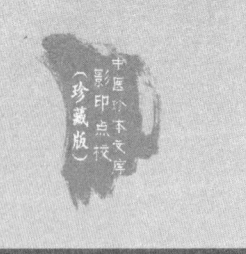

溺秘轉脬辯

溺秘小便不通小腹滿急不痛痛爲脬痹　轉脬脬系反戾小便不得通少腹痛

小便秘小便少小便難小便淋瀝辯

小便秘小水全不出少腹滿膀胱燥　小便少小水出而不多津液少　小便難小水點滴而難出莖中却不痛　小便淋瀝小水點滴而淋瀝或痛

膏淋白濁辯

膏淋敗精凝結而爲痛溺竅塞出不快故痛　白濁敗精流溢而不痛腎氣虚脫故不痛

氣淋胞痹辯

氣淋濁有餘瀝少腹滿而痛臍下妨悶　胞痹小便不通少腹滿而痛又名膀

溺秘，转脬辩

溺秘，小便不通，小腹满急不痛，痛为脬痹。转脬，脬系反戾，小便不得通，少腹痛。

小便秘、小便少、小便难、小便淋漓辩

小便秘，小水全不出，少腹满，膀胱燥。小便少，小水出而不多，津液少。小便难，小水点滴而难出，茎中却不痛。小便淋沥，小水点滴，而淋漓或痛。

膏淋、白浊辩

膏淋，败精凝结而为痛，溺窍塞出不快，故痛。白浊，败精流溢而不痛，肾气虚脱，故不痛。

气淋、胞痹辩

气淋，浊有余沥，少腹满而痛，脐下妨闷。胞痹，小便不通，少腹满而痛，又名膀

胱气。

小便不禁、遗溺辩

小便不禁，日夜溺自出，不能固禁。遗溺，夜卧遗溺，日能自禁。

梦遗、漏精辩

梦遗，是梦与鬼交而遗，因而惊觉。漏精，是夜不梦与鬼交，而精自出，觉乃知。

白浊、小水浑浊辩

白浊，因小便出如膏脂，或常自流溢。小水浊浑，小便出泔水。

囊缩辩

伤寒，舌卷囊缩急，烦满，大便实，为阳热，不渴，二便利为阴寒常病，囊缩入腹内，为肝厥。

寒疝、木肾辩

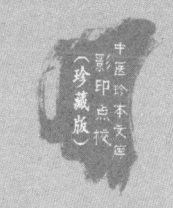

胱氣

小便不禁遺溺辯

小便不禁日夜溺自出不能固禁　遺溺夜臥遺溺日能自禁

夢遺漏精辯

夢遺是夢與鬼交而遺因而驚覺　漏精是夜不夢與鬼交而精自出覺乃知

白濁小水渾濁辯

白濁因小便出如膏脂或常自流溢　小水濁渾小便出泔水

囊縮辯

傷寒舌捲囊縮急煩滿大便實爲陽熱不渴二便利爲陰寒　常病囊縮入腹內爲肝厥

寒疝木腎辯

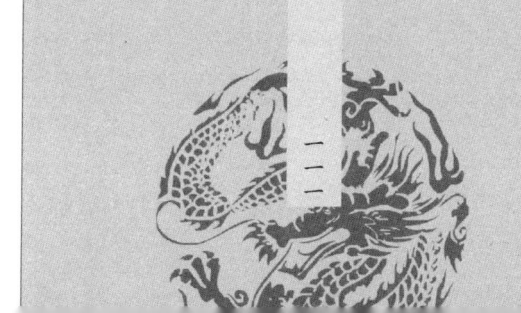

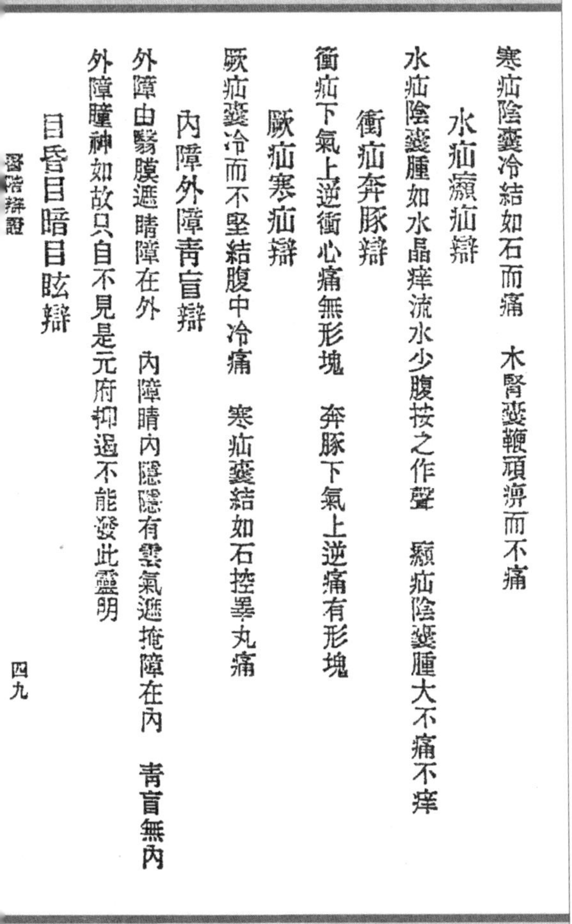

寒疝陰囊冷結如石而痛　木腎囊鞭頑痹而不痛

水疝㿗疝辯

水疝陰囊腫如水晶痒流水少腹按之作聲　㿗疝陰囊腫大不痛不痒

衝疝奔豚辯

衝疝下氣上逆衝心痛無形塊　奔豚下氣上逆痛有形塊

厥疝寒疝辯

厥疝囊冷而不堅結腹中冷痛　寒疝囊結如石控睪丸痛

內障外障青盲辯

外障由翳膜遮睛障在外　內障睛內隱隱有雲氣遮掩障在內　青盲無內外障瞳神如故只自不見是元府抑遏不能發此靈明

目昏目暗目眩辯

寒疝，阴囊冷结如石而痛。木肾，囊鞭（鞕）顽痹而不痛。

水疝、㿗疝辩

水疝，阴囊肿如水晶，痒流水，少腹按之作声。㿗疝，阴囊肿大，不痛不痒。

冲疝、奔豚辩

冲疝，下气上逆，冲心痛，无形块。奔豚，下气上逆，痛有形块。

厥疝、寒疝辩

厥疝，囊冷而不坚结，腹中冷痛。寒疝，囊结如石控，睾丸痛。

内障、外障、青盲辩

外障，由翳膜遮睛，障在外。内障，睛内隐隐有云气遮掩，障在内。青盲无内外障，瞳神如故，只自不见，是元府抑遏，不能发此灵明。

目昏、目暗、目眩辩

目昏，是视物不明，如在云雾中行，或如隔缣视物。目暗，是𥊚𥊚无所见，神水变色。目眩，是目睛掉眩，一时眼黑不见物。

耳聋、耳闭辩

耳聋，耳不鸣，只不能听，是肾气不通于耳。耳闭，耳中鸣，或痒，或气满不能听，是外声不能入。

鼻鼽、鼻渊、脑漏辩

鼻鼽，鼻流清涕，由寒伤脑。鼻渊，鼻流浊涕不已，由风伤脑。脑漏，鼻流下如鱼脑状，由胃中湿热上蒸伤脑。

鼻流白涕、黄水辩

头风脑痛，鼻流白涕。虫蚀脑痛，鼻流黄臭水。

牙齿出脓血四证辩

目昏是視物不明如在雲霧中行或如隔縑視物　目暗是𥊚𥊚無所見神水
變色　目眩是目睛掉眩一時眼黑不見物

耳聾耳閉辯

耳聾耳不鳴只不能聽是腎氣不通於耳　耳閉耳中鳴或痒或氣滿不能聽
是外聲不得入

鼻鼽鼻淵腦漏辯

鼻鼽鼻流清涕由寒傷腦　鼻淵鼻流濁涕不已由風傷腦　腦漏鼻流下如
魚腦狀由胃中濕熱上蒸傷腦

鼻流白涕黃水辯

頭風腦痛鼻流白涕　蟲蝕腦痛鼻流黃臭水

牙齒出膿血四證辯

䘌齒牙齦蟲蛀痛腐爛出膿汁　齲齒齒黑爛出膿血　齒挺出肉消出膿汁
牙宣牙齒宣露出膿血

重舌木舌辯

舌腫而脹如兩舌爲重舌　舌腫而强硬爲木舌

舌胎辯

外傷病邪熱傳半裏在胸舌胎白下陽明入裏則舌黄熱盛則轉黑生芒刺而焦枯　內傷脾熱舌白而滑脾閉舌白如雪

喉痺喉閉咽腫咽嗌痛辯

喉痹喉中痛且痲且痒而腫透於外又名纏喉風　喉閉喉痛而痦呼吸不通語言不出　咽腫咽門腫痛一邊腫名乳蛾兩邊腫名雙蛾飲食難入　咽嗌痛內痛而外不腫嚥唾與食皆痛

䘌齿，牙龈虫蛀痛，腐烂出脓汁。龋齿，齿黑烂，出脓血。齿挺，出肉消出脓汁。

牙宣，牙齿宣露，出脓血。

重舌、木舌辩

舌肿而胀如两舌，为重舌。舌肿而强硬，为木舌。

舌胎辩

外伤病，邪热传半里在胸，舌胎白，下阳明入里，则舌黄热盛，则转黑生芒刺而焦枯。内伤脾热，舌白而滑，脾闭，舌白如雪。

喉痹、喉闭、咽肿、咽嗌痛辩

喉痹，喉中痛且麻，且痒而肿，透于外，又名缠喉风。喉闭，喉痛而瘖，呼吸不通，语言不出。咽肿，咽门肿痛，一边肿，名乳蛾。两边肿，名双蛾，饮食难入。咽嗌痛，内痛而外不肿，咽唾与食皆痛。

咽痛、喉疮辩

咽痛，咽中痛，伤寒少阴病，阳热咽痛，而心烦满，阴寒，咽痛而厥逆下利，虚劳，阴火游行，咽痛而瘖。咽疮，喉内生疮痛，伤寒虚劳，皆有之。伤寒为实热，虚劳为虚火。

经水淋沥、崩漏辩

经水淋漓，经行数日不断。漏下，少妇经水一月数行。崩中，老妇经断，复下不止。

错经妄行、血溢辩

错经者，当经时而血出于口，为错经妄行。血溢者，不当经期，而血上出于口，为血上溢。

带下证辩

咽痛喉瘡辯

咽痛咽中痛傷寒少陰病陽熱咽痛而心煩滿陰寒咽痛而厥逆下利虛勞陰火遊行咽痛而瘖　咽瘡喉內生瘡痛傷寒虛勞皆有之傷寒爲實熱虛勞爲虛火

經水淋瀝崩漏辯

經水淋瀝經行數日不斷　漏下少婦經水一月數行　崩中老婦經斷復下不止

錯經妄行血溢辯

錯經者當經時而血上出於口爲錯經妄行　血溢者不當經期而血上出於口爲血上溢

帶下證辯

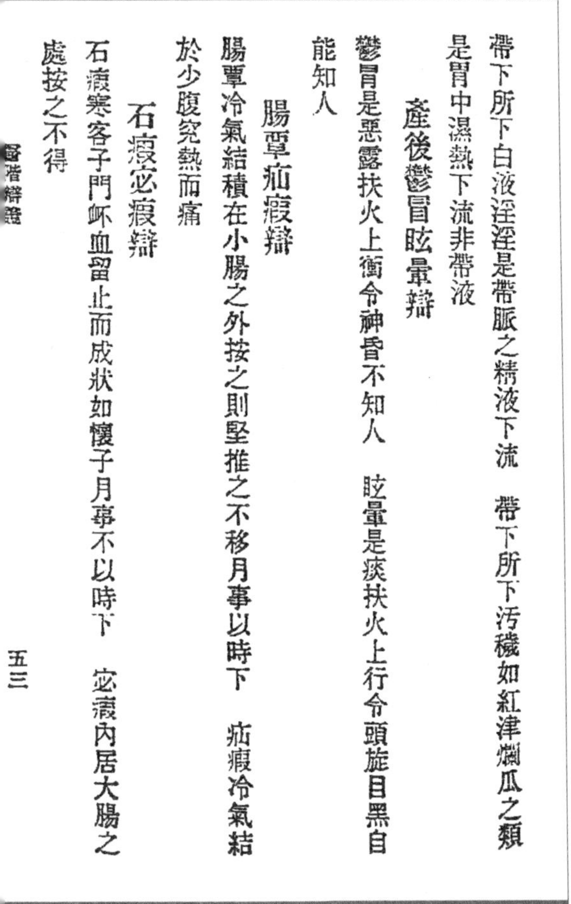
帶下所下白液淫淫是帶脈之精液下流　帶下所下污穢如紅津爛瓜之類
是胃中濕熱下流非帶液
産後鬱冒眩暈辯
鬱冒是惡露扶火上衝令神昏不知人　眩暈是痰扶火上行令頭旋目黑自
能知人
腸覃疝瘕辯
腸覃冷氣結積在小腸之外按之則堅推之不移月事以時下　疝瘕冷氣結
於少腹究熱而痛
石瘕宓瘕辯
石瘕寒客子門衃血留止而成狀如懷子月事不以時下　宓瘕内居大腸之
處按之不得

醫階辯證　五三

带下，所下白液淫淫，是带脉之精液下流。带下所下污秽，如红津烂瓜之类，是胃中湿热下流，非带液。

产后郁冒、眩晕辩

郁冒，是恶露扶火上冲，令神昏不知人。眩晕，是痰扶火上行，令头旋目黑，自能知人。

肠覃、疝瘕辩

肠覃，冷气结积在小肠之外，按之则坚，推之不移，月事以时下。疝瘕，冷气结于少腹，究热而痛。

石瘕、宓瘕辩

石瘕，寒客子门，衃血留止，而成状如怀子，月事不以时下。宓瘕，内居大肠之处，按之不得。

虚劳三证辩

血劳，夜分潮热，欬嗽盗汗，或咯唾血，经水断绝。血风劳，寒热自汗，恶风，或欬嗽痰血也。蓐劳，产后虚乏少气，欬嗽潮热，或寒热已成劳。

郁、风、血三痛辩

郁气痛，其状胸膈满闷，气不得升降，痛在气分。血气痛，经行，腹内痛。产后少腹痛，痛在血分。血风痛，发寒热恶风，自汗，经产时得之。痛在筋骨肌肉，不已则成劳。

寒热如疟二证辩

风入血室，内寒热，谵语，经产时得之。思怒不遂寒热，面赤，心忡，脉弦出鱼际。

血分、水分辩

经闭而后身胕肿，曰血分。身胕肿，而后经闭，曰水分。

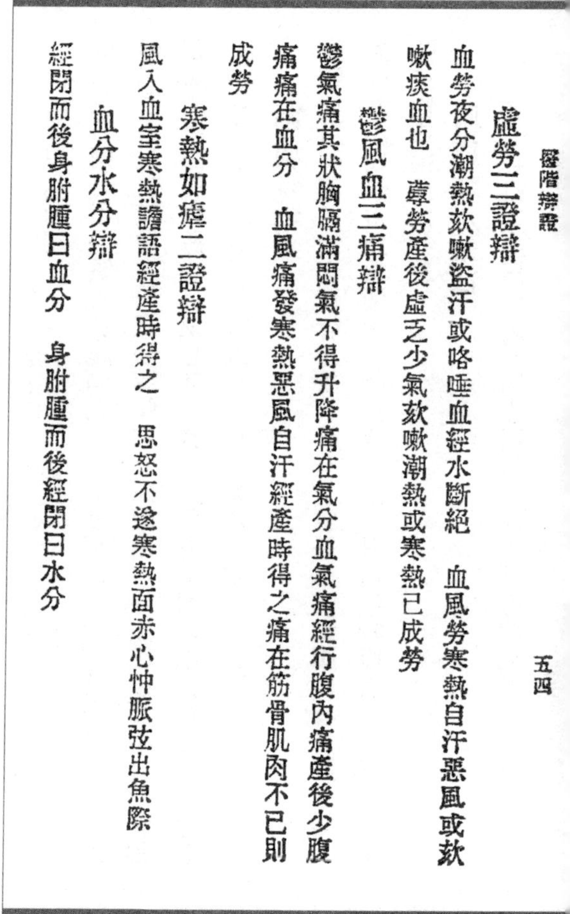
醫階辨證　五四

虛勞三證辯

血勞夜分潮熱欬嗽盜汗或咯唾血經水斷絕　血風勞寒熱自汗惡風或欬嗽痰血也　蓐勞產後虛乏少氣欬嗽潮熱或寒熱已成勞

鬱風血三痛辯

鬱氣痛其狀胸膈滿悶氣不得升降痛在氣分血氣痛經行腹內痛產後少腹痛痛在血分　血風痛發寒熱惡風自汗經產時得之痛在筋骨肌肉不已則成勞

寒熱如瘧二證辯

風入血室寒熱譫語經產時得之　思怒不遂寒熱面赤心忡脈弦出魚際

血分水分辯

經閉而後身胕腫曰血分　身胕腫而後經閉曰水分

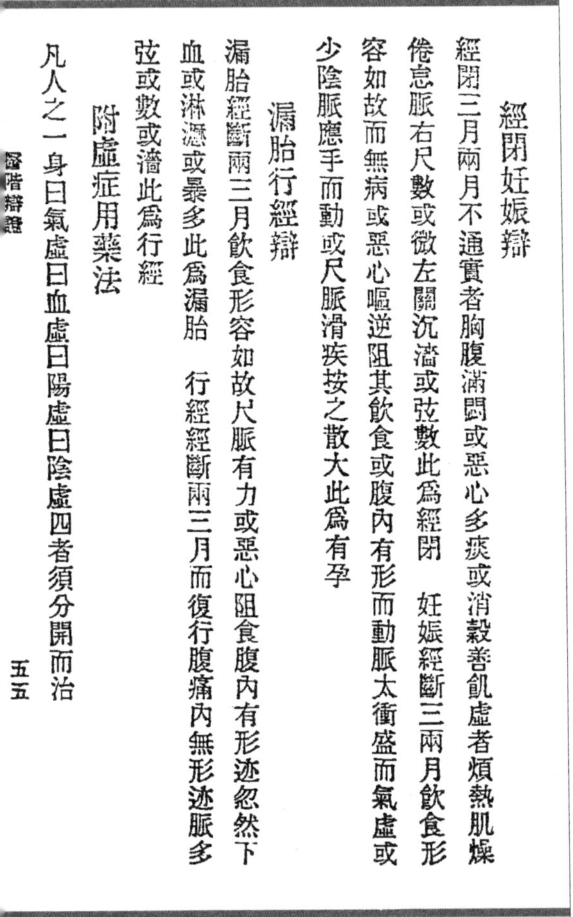

經閉妊娠辯

經閉三月兩月不通實者胸腹滿悶或惡心多痰或消穀善飢虛者煩熱肌燥倦怠脈右尺數或微左關沉濇或弦數此爲經閉　妊娠經斷三兩月飲食形容如故而無病或惡心嘔逆阻其飲食或腹內有形而動脈太衝盛而氣虛或少陰脈應手而動或尺脈滑疾按之散大此爲有孕

漏胎行經辯

漏胎經斷兩三月飲食形容如故尺脈有力或惡心阻食腹內有形迹忽然下血或淋瀝或暴多此爲漏胎　行經經斷兩三月而復行腹痛內無形迹脈多弦或數或濇此爲行經

附虛症用藥法

凡人之一身曰氣虛曰血虛曰陽虛曰陰虛四者須分開而治

醫階辯證　五五

经闭、妊娠辩

经闭三月两月不通，实者胸腹满闷，或恶心多痰，或消谷善饥。虚者烦热肌燥，倦怠，脉右尺数或微，左关沉涩或弦数，此为经闭。妊娠经断三两月，饮食形容如故而无病，或恶心呕逆，阻其饮食，或腹内有形而动，脉太冲盛而气虚，或少阴脉应手而动，或尺脉滑疾，按之散大，此为有孕。

漏胎、行经辩

漏胎，经断两三月，饮食形容如故，尺脉有力，或恶心阻食，腹内有形迹，忽然下血，或淋沥或暴多，此为漏胎。行经，经断两三月而复行，腹痛内无形迹，脉多弦，或数或涩，此为行经。

附虚症用药法

凡人之一身曰气虚，曰血虚，曰阳虚，曰阴虚，四者须分开而治。

夫气虚者，气中之阴虚也。血虚者，血中之阴虚也。

阳虚者，心经之元阳虚也。阴虚者，肾经之真阴虚也。

治气虚，当用四君以补气中之阴。

治血虚，当用四物以补血中之阴。

治阳虚，其病多恶寒，责其无火，宜以补气药中加乌附等药。甚者，三建中、正阳散之类。治阴虚，其病多壮热，责其无水，宜以补血药中加知柏，或大补阴丸，滋阴大补丸之类。盖阳虚，以心经元阳虚甚之躯，不可投芎、苓、辛散淡渗之剂，恐反开腠理而泄真气。而阴虚以肾经真水衰极之候，切不可服乌附等补阳之剂，恐反助火邪而灼真阴。第遇血脱血虚之证，宜乎益气，以参芪正谓阳生阴长之理，惟真阴虚者。若用参芪，恐不能抵当，而反益其病耳。然血虚者，忌参芪也。是以必须将气血阴阳四虚辩明，方可以用药，不然即杀人矣，可

夫氣虛者氣中之陰虛也　血虛者血中之陰虛也
陽虛者心經之元陽虛也　陰虛者腎經之眞陰虛也
治氣虛當用四君以補氣中之陰
治血虛當用四物以補血中之陰
治陽虛其病多惡寒責其無火宜以補氣藥中加烏附等藥甚者三建中正陽散之類　治陰虛其病多壯熱責其無水宜以補血藥中加知柏或大補陰丸滋陰大補丸之類　蓋陽虛以心經元陽虛甚之軀不可投芎苓辛散淡滲之劑恐反開腠理而泄眞氣　而陰虛以腎經眞水衰極之候切不可服烏附等補陽之劑恐反助火邪而灼眞陰　第遇血脫血虛之證宜乎益氣以參芪正謂陽生陰長之理惟眞陰虛者若用參芪恐不能抵當而反益其病耳然血虛者忌參芪也是以必須將氣血陰陽四虛辯明方可以用藥不然卽殺人矣可

不慎歟

醫階辯證終

不慎欤。

医阶辩证终

医学妙谛

（清）何其伟著

序

医者，意也，意之所注，往往如期而中。夫医之书伙矣，自神农尝百草疗病，而后歧（岐）伯之刀圭，伊尹之汤液，暨乎汉唐，历宋、元、明，以迄于今医书增至千百余种，神明变通，悉可随机而应。第卷帙繁多，学者限于知识，如何口诵心维，此医书之所以难得佳本也。青浦何书田先生，本儒者，精于轩歧（岐），手箸《医学妙谛》一书，分门别款，计七十六章，每章引《内经》、《灵枢》、《素问》及诸名家各种方书，论证根柢，精审不磨之言为宗旨焉。病因治法编为七言歌括，词意秩然有序，后列各症，条款应用方药，加之参论朗若列眉，为家塾读本也。嘉定陈墨荪少尉，医承世业，学有渊源，更师事先生之嗣，平翁同游讲，贯精通《灵》、《素》百家，今三折肱矣。此书经咸丰庚申兵燹，已多散帙。墨荪参互考证，缺者补之，复完全帙。数十年来，凭此编为人治病，历历中肯，百不失一，真枕中秘也。不欲自秘，将付剞劂氏而

序

醫者意也意之所注往往如期而中夫醫之書夥矣自神農嘗百草療病而後岐伯之刀圭伊尹之湯液暨乎漢唐歷宋元明以迄於今醫書增至千百餘種神明變通悉可隨機而應第卷帙繁多學者限於知識如何口誦心維此醫書之所以難得佳本也青浦何書田先生本儒者精於軒岐手箸醫學妙諦一書分門別欵計七十六章每章引內經靈樞素問及諸名家各種方書論證根柢精審不磨之言爲宗旨焉病因治法編爲七言歌括詞意秩然有序後列各症條欵應用方藥加之參論朗若列眉爲家塾讀本也嘉定陳墨蓀少尉醫承世業學有淵源更師事先生之嗣平翁同游講貫精通靈素百家今三折肱矣此書經咸豐庚申兵燹已多散帙墨蓀參互考證缺者補之復完全帙數十年來憑此編爲人治病歷歷中肯百不失一眞枕中秘也不欲自秘將付剞劂氏而

郵書間序於余余素昧醫理公餘退圃繙閲各種方書略知梗概今觀是書簡而不遺要而不繁初學之士熟習而深思之於以上溯源流進觀堂奥不難契靈蘭之妙諦而參金匱之鴻文也是爲序

光緒十有八年歲次壬辰仲秋之月

賜進士出身

誥授光禄大夫頭品頂戴軍機大臣兵部尚書兼都察院右都御史雲貴總督

使者浙江仁和王文韶序於雲南節署

邮书间序于余，余素昧医理，公余退圃繙阅各种方书，略知梗概。今观是书，简而不遗，要而不繁，初学之士，熟习而深思之于以上，溯源流进观堂，奥不难契。灵兰之妙谛，而参金匮之鸿文也，是为序。

光绪十有八年岁次壬辰仲秋之月。

赐进士出身

诰授光禄大夫头品顶戴，军机大臣，兵部尚书兼都察院，右都御史云贵总督

使者，浙江仁和王文韶序于云南节署

医学妙谛序

古之人有言，不为良相，则为良医。故夫察乎天地，通乎神明，调阴阳，顺四时，序得其正合太租之气，翔洽乎寰区，以扶持国家之元运而攸，遂群伦者相之职也。惟医亦然，此其精蕴，夫岂易言哉。虽然其理固可推而知也，吾尝涉夫大海矣。波涛极天，弥望无际，然徐而察之长风，一吹水纹，如縠极之，万里其致同也。而后乃知至微者，固寓乎极大，而极大者。实至微所积，而成者也。相与医之业不犹是哉，抉其精，则意自有相忘乎？无形而成治者也，今我陈墨荪先生以《医学妙谛》一书相示，且属为序。余受而读之，青浦何公书田之所著也。公名在缙绅间昭昭藉甚，今读其书，乃益悦，然于神明之妙中，分为三卷。举凡病情、脉理、治法、药品，悉以韵语括之而附方于后，驱遣《灵》、《枢》启发《金匮》即论，文笔已有风水相遭之奇，而况乎有极大者，固寓乎其中哉。神灵在手造化，因心不刊之作

醫學妙諦序

古之人有言不爲良相則爲良醫故夫察乎天地通乎神明調陰陽順四時序得其正使太和之氣翔洽乎寰區以扶持國家之元運而攸遂羣倫者相之職也惟醫亦然此其精蘊夫豈易言哉雖然其理固可推而知也吾嘗涉夫大海矣波濤極天彌望無際然徐而察之長風一吹水紋如縠極之萬里其致同也而後乃知至微者固寓乎極大而極大者實至微所積而成者也相與醫之業不猶是哉抉其精則意自有相忘乎無形而成治者也今我陳墨蓀先生以醫學妙諦一書相示且屬爲序余受而讀之青浦何公書田之所著也公名在縉紳間昭昭藉甚今讀其書乃益悅然於神明之妙中分爲三卷舉凡病情脈理治法藥品悉以韵語括之而附方於後驅遣靈樞啟發金匱即論文筆已有風水相遭之奇而況乎有極大者固寓乎其中哉神靈在手造化 因心不刊之作

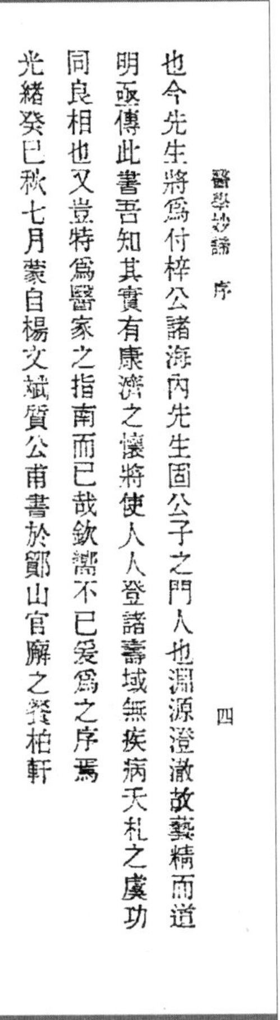
醫學妙諦　序　四

也今先生將爲付梓公諸海內先生固公子之門人也淵源澄澈故藝精而道明亟傳此書吾知其實有康濟之懷將使人人登諸壽域無疾病夭札之虞功同良相也又豈特爲醫家之指南而已哉欽嚮不已爰爲之序焉

光緒癸巳秋七月蒙自楊文斌質公甫書於鄖山官廨之餐柏軒

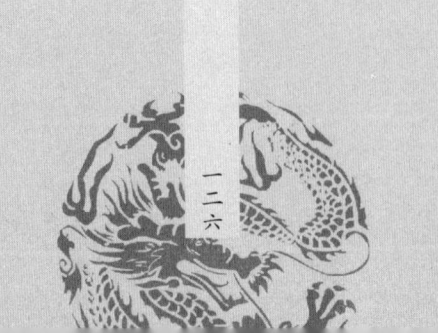

也。今先生将为付梓，公诸海内，先生固公子之门人也。渊源澄澈，故艺精而道明，亟传此书，吾知其实有康济之怀，将使人人登诸寿域无疾病，夭札之虞，功同良相也。又岂特为医家之指南而已哉。钦向不已，爰为之序焉。

光绪癸巳秋七月蒙自杨文斌质公甫书于郧山官廨之餐柏轩

医学妙谛卷上例言

一、何书田，太夫子，世居青浦北簳山，本儒术通轩岐之学，临证著手成。春日，日远近就诊者，门庭如市，时或舟车往来，吴会士大夫，莫不争先延致在嘉道间，为吴下名医之冠。

一、先生成功后，不复进取，著述甚富，曾刻簳山草堂诗文集行世，暨江浙水利等书，为林文忠公器识文章，经济推重，当时实为声名所掩耳。

一、《医学妙谛》，先生手辑书也。仿《金匮要略》，分门别款，每章之前专宗《内经》、《灵枢》、《素问》及采诸大家，千古不磨之论为引证焉，并列各症条款，宜用汤剂，皆出先生平时阅历，手定者也。其病因、治法，编为歌括，童而习之，以便口诵心，惟为家塾读本也。

一、予家世传幼科，松承庭训，咸丰癸丑，奉家君命业医，须习大方脉调理诸

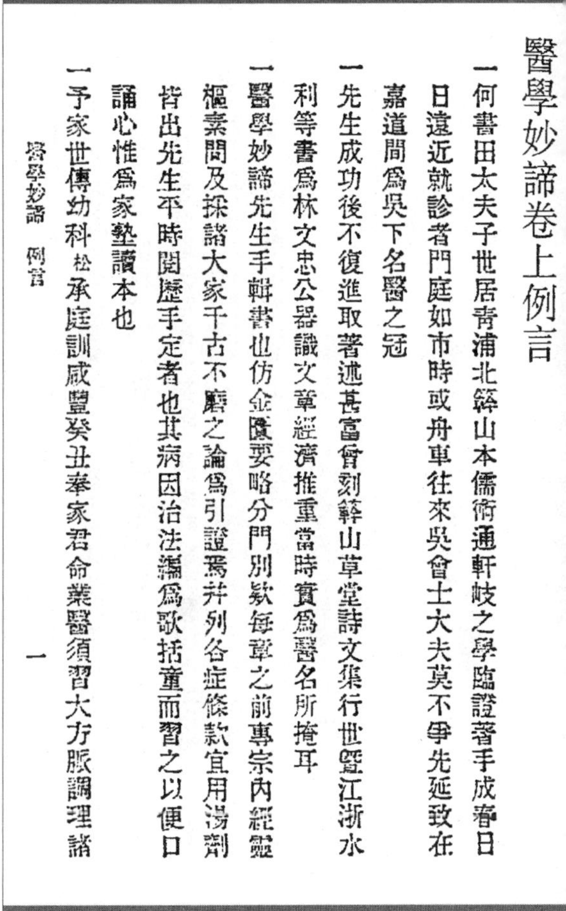
醫學妙諦卷上例言

一何書田太夫子世居青浦北簳山本儒術通軒岐之學臨證著手成春日
日遠近就診者門庭如市時或舟車往來吳會士大夫莫不爭先延致在
嘉道間爲吳下名醫之冠

一先生成功後不復進取著述甚富曾刻簳山草堂詩文集行世暨江浙水
利等書爲林文忠公器識文章經濟推重當時實爲聲名所掩耳

一醫學妙諦先生手輯書也仿金匱要略分門別欵每章之前專宗內經靈
樞素問及採諸大家千古不磨之論爲引證焉幷列各症條款宜用湯劑
皆出先生平時閱歷手定者也其病因治法編爲歌括童而習之以便口
誦心惟爲家塾讀本也

一予家世傳幼科松承庭訓咸豐癸丑奉家君命業醫須習大方脈調理諸

醫學妙諦　例言　一

症方稱成技於是命松負笈從平子夫子授業在門下甫十月適家君病足疾書來促余辭歸臨岐分袂蒙夫子執手殷殷論曰同事硯席未久遽唱驪駒未免耿耿因袖出一編語云此書我家習醫秘本即以贈行松老矣回首師門烏能自已

光緒十九年歲次癸巳秋八月上浣穀旦

小門人嘉定陳松謹識於四明需次

症，方称成技于是命，松负笈，从平子夫子授业，在门下甫十月，适家君病足疾，昼来促余辞归，临岐分袂，蒙夫子执手，殷殷论曰：同事砚席未久，遽唱骊驹，未免耿耿，因袖出一编语云：此书我家习医秘本，即以赠行松老矣。回首师门，乌能自已。

光绪十九年岁次癸巳秋八月上浣谷旦

小门人嘉定陈松谨识于四明需次

醫學妙諦目録

卷上

雜症

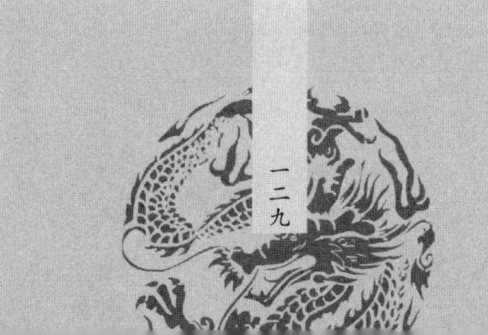

医学妙谛目录

卷上

杂症

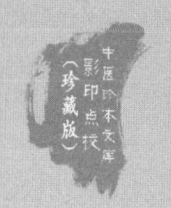

卷中

雜症

卷中

杂症

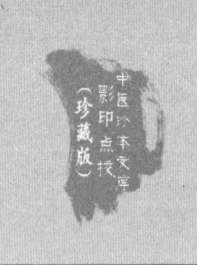

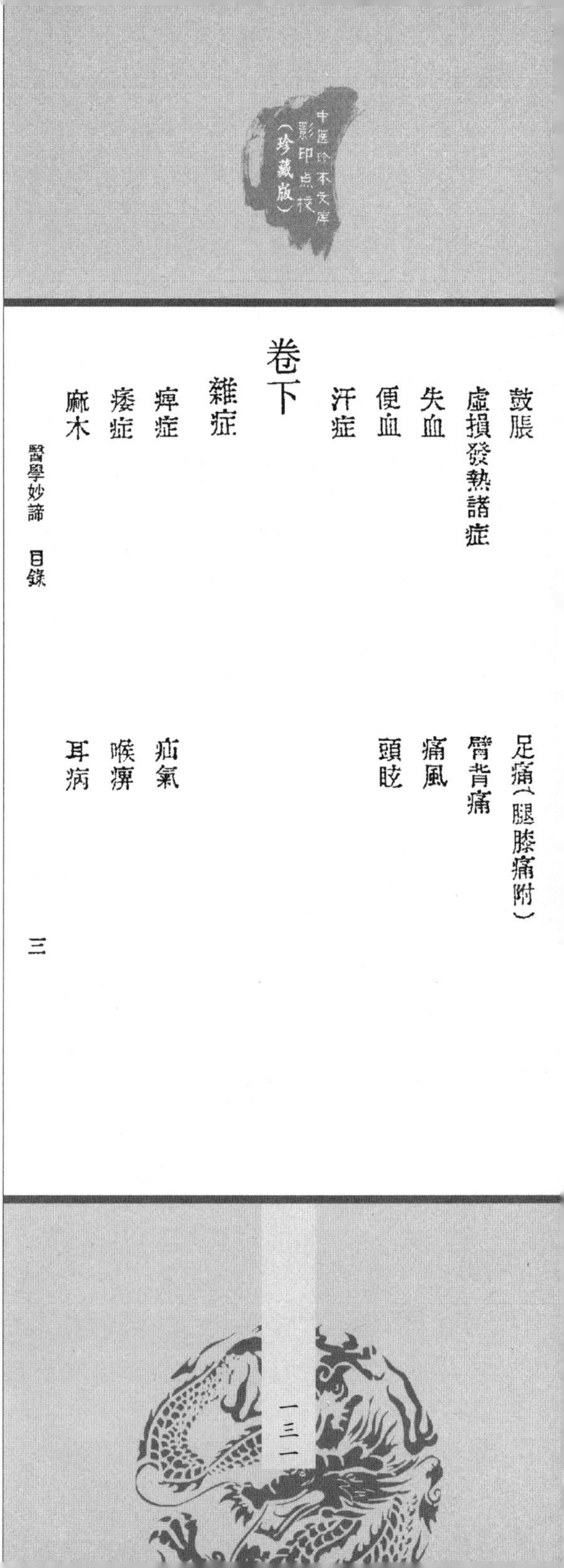

鼓胀　足痛（腿膝痛附）

虚损发热诸症　臂背痛

失血　痛风

便血　头眩

汗　症

卷下

杂症

痹症　疝气

痿症　喉痹

麻木　耳病

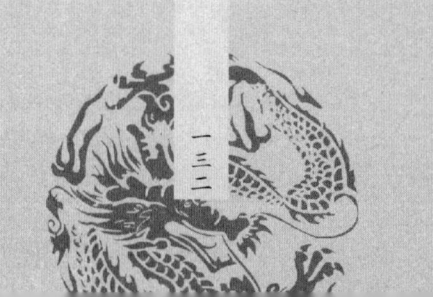

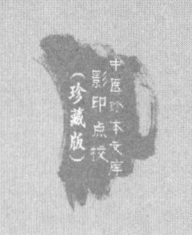

医学妙谛卷上

锌山何其伟书田纂
嘉定陈松墨荪参
绍兴裘吉生校勘

杂　症

中风章（大指次指麻木不仁，或肌肉微掣，即为中风之先兆）。

中风之症治须思，审其所中善治之。中腑风邪四肢着，恶寒拘急脉浮迟。中脏唇缓滞九窍，鼻塞便闭不语时。若中血脉口眼歪，又有中经亦要知。六经无病溺调和，口不能言肢不持。中脏当下腑当汗，中经补血养筋宜。中血脉者无他治，养血通气效最奇。若中脏而兼中腑，伤寒两感症同危。东垣大率主气虚（中风虽缘外中之风，亦因内气之虚也。虚则气多，不贯一为风所入，而肢体于是乎废矣），河间肾虚兼火治（肾息失宜，心火盛而肾水亏，故热郁而生痰，

醫學妙諦卷上

轃山何其偉書田纂
嘉定陳松墨蓀參
紹興裘吉生校勘

雜症

中風章（大指次指麻木不仁或肌肉微掣即爲中風之先兆）

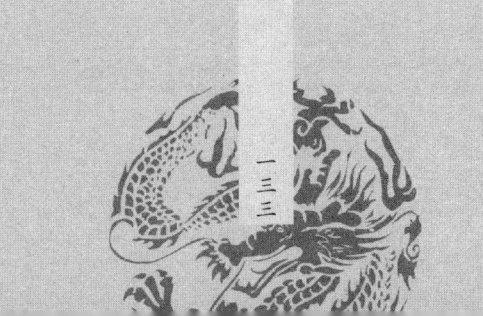

中風之症治須思審其所中善治之中腑風邪四肢着惡寒拘急脈浮遲中臟唇緩滯九竅鼻塞便閉不語時若中血脈口眼歪又有中經亦要知六經無病溺調和口不能言肢不持中臟當下腑當汗中經補血養筋宜中血脈者無他治養血通氣效最奇若中臟而兼中腑傷寒兩感症同危東垣大率主氣虛（中風雖緣外中之風亦因內氣之虛也虛則氣多不貫一爲風所入而肢體於是乎廢矣）河間腎虛兼火治（腎息失宜心火盛而腎水虧故熱鬱而生痰

痰甚而發熱熱痿相因而風生）丹溪主濕內生痰總是類中分明注治之先用開關法皂半辛藜俱爲末和以麝香吹鼻中有嚏則生無不活醒後先投三合湯陳甘茯半應相當南蔞歸桔芩連朮竹瀝薑汁共一湯左癱屬血瘓屬氣血虛加芍芎生地（四物恐泥痰宜用薑汁炒）瘀血桃仁與紅花（瘀血症小便利大便黑或腹中懷痛）氣弱參芪也同劑遺尿盜汗亦如之小便不通不可利殭蠶全蝎閉塞加鉤藤可治牙關閉肥人烏附以引經（烏頭附子童便煮用）氣實人參亦須忌（脈右寸有力用參恐痰涎瘀經絡）風盛自汗身體痛羌活防風并薄桂頭目不利或頭痛芎芷蔓荆辛芥穗無汗身疼加芷羌芎防蒼朮秦艽配心血內虧神恍惚茯神遠志菖蒲合或心動搖驚悸者竹茹酸棗辰砂益風痰熾甚須膽星防枳牙皂瓜蔞仁食傷麯麥山查枳便閉還須三化行（三化湯用枳實川朴大黃羌活）

痰甚而发热，热痿相因而风生）。丹溪主湿内生痰，总是类中分明注。治之先用开关法，皂半辛藜俱为末。和以麝香吹鼻中，有嚏则生无不活。醒后先投三合汤，陈甘茯半应相当。南蒌归桔芩连术，竹沥姜汁共一汤。左瘫属血痪属气，血虚加芍芎生地（四物恐泥痰，宜用姜汁炒）。瘀血桃仁与红花（瘀血症，小便利，大便黑，或腹中怀痛），气弱参芪也同剂。遗尿盗汗亦如之，小便不通不可利。僵蚕全蝎闭塞加，钩藤可治牙关闭。肥人乌附以引经（乌头、附子，童便煮用），气实人参亦须忌（脉右寸有力，用参恐痰涎瘀经络）。风盛自汗身体痛，羌活防风并薄桂。头目不利或头痛，芎芷蔓荆辛芥穗。无汗身疼加芷羌，芎防苍术秦艽配。心血内亏神恍惚，茯神远志菖蒲合。或心动摇惊悸者，竹茹酸枣辰砂益。风痰炽甚须胆星，防枳牙皂瓜蒌仁。食伤曲麦山楂枳，便闭还须三化行（三化汤用枳实、川朴、大黄、羌活）。

肝腎虛內風動
胡麻天麻桂圓黃耆甘草熟地萸肉遠志五味蓯蓉當歸杞子首烏牡蠣
甘菊蒺藜虎骨女貞牛膝
陽虛衛踈
人參當歸附子桑葉黃芪天麻於朮或玉屏風加減
衛虛絡痹
桂枝黃芪附子羌活遠志薑黃
氣虛
人參黃芪白朮炙草當歸陳皮天麻薑棗
肝腎同治
人參茯苓蒺藜甘菊陳皮半夏枸杞天麻鈎藤

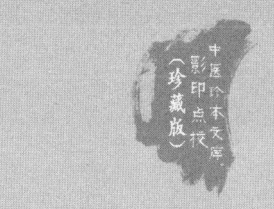

肝肾虚，内风动

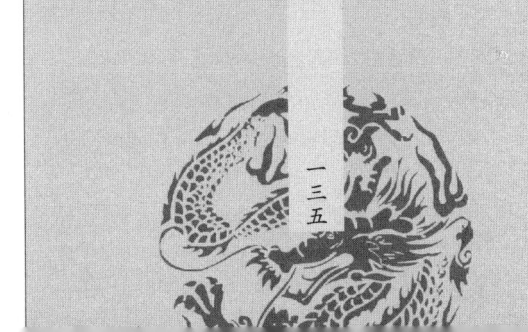

胡麻、天麻、桂圆、黄耆、甘草、熟地、萸肉、远志、五味、苁蓉、当归、杞子、首乌、牡蛎、甘菊、蒺藜、虎骨、女贞、牛膝。

阳虚卫踈

人参、当归、附子、桑叶、黄芪、天麻、于术，或玉屏风加减。

卫虚络痹

桂枝、黄芪、附子、羌活、远志、姜黄。

气虚

人参、黄芪、白术、炙草、当归、陈皮、天麻、姜枣。

肝肾同治

人参、茯苓、蒺藜、甘菊、陈皮、半夏、枸杞、天麻、钩藤。

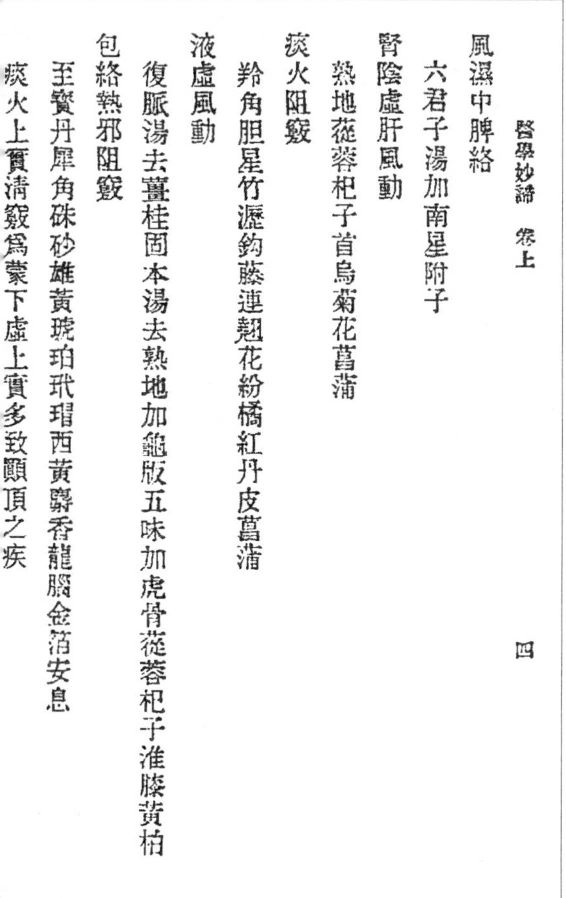

醫學妙諦　卷上　四

風濕中脾絡
六君子湯加南星附子
腎陰虛肝風動
熟地蓯蓉杞子首烏菊花菖蒲
痰火阻竅
羚角胆星竹瀝鈎藤連翹花紛橘紅丹皮菖蒲
液虛風動
復脈湯去薑桂固本湯去熟地加龜版五味加虎骨蓯蓉杞子淮膝黄柏
包絡熱邪阻竅
至寶丹犀角硃砂雄黄琥珀玳瑁西黄麝香龍腦金箔安息
痰火上實清竅爲蒙下虛上實多致顚頂之疾

风湿中脾络

六君子汤加南星、附子。

肾阴虚，肝风动

熟地、苁蓉、杞子、首乌、菊花、菖蒲。

痰火阻窍

羚角、胆星、竹沥、钩藤、连翘、花粉、橘红、丹皮、菖蒲。

液虚风动

复脉汤去姜桂，固本汤去熟地，加龟版、五味，加虎骨、苁蓉、杞子、淮膝、黄柏。

包络热邪阻窍

至宝丹、犀角、朱砂、雄黄、琥珀、玳瑁、西黄、麝香、龙脑、金箔、安息。

痰火上实，清窍为蒙，下虚上实，多致颠顶之疾。

陈曰：凡中风症，有肢体缓纵不收者，皆属阳明气虚，当以人参为主，附子、芪草之类佐之。若短缩牵挛，则以逐邪为急。

朱丹溪曰：麻为气虚，木是湿痰散血。

伤风章（风能兼寒，寒不兼风）

伤风元气本素虚，乘虚而入风邪居。鼻塞身重头亦病，恶风发热汗有余。脉来浮缓且无力，参苏饮服旋当祛。咳嗽去参加桑杏，内有痰热芩连进。痰吐如胶旋福花，胸满痰多贝蒌顺。冬间自汗桂枝添，若还无汗麻黄令。伤食麦芽曲朴须，中酒乌梅蔻仁定。头痛芎卷不可无，气喘杏苏亦莫剩。

风伤卫

苏梗、豆豉、杏仁、川朴、桔梗、连翘、木通、滑石。

体虚感风

陳曰凡中風症有肢體緩縱不收者皆屬陽明氣虛當以人參爲主附子芪草之類佐之若短縮牽攣則以逐邪爲急

朱丹溪曰麻爲氣虛木是濕痰散血

傷風章（風能兼寒寒不兼風）

傷風元氣本素虛乘虛而入風邪居鼻塞身重頭亦病惡風發熱汗有餘脈來浮緩且無力參蘇飲服旋當祛咳嗽去參加桑杏內有痰熱芩連進痰吐如膠旋福花胸滿痰多貝蔞順冬間自汗桂枝添若還無汗麻黃令傷食麥芽麯樸須中酒烏梅蔻仁定頭痛芎卷不可無氣喘杏蘇亦莫剩

風傷衛

蘇梗豆豉杏仁川朴桔梗連翹木通滑石

體虛感風

參歸桂枝湯加陳皮

中寒章（太陽脈行由背抵腰外來風寒先傷陽經經氣逆斯病發）

中寒傷寒症非一傷則漸深中直入初起怖冷四肢寒無熱不渴身戰栗脈來無力又沉遲加味理中湯有益參甘白朮并乾薑加桂陳皮功妙極寒甚吳萸及川附（用童便炒）半夏茯苓吐有力生薑煎就須冷服（伏其所主治其所因也）無脈麝香猪膽喫泄瀉不止加芪升薑汁三匙嘔吐入舌捲囊縮指甲青脈絕蒸臍法當習（用麝香半夏皂角爲末納入臍中生薑一片貼臍上放大艾丸於上灸之）

寒邪客肺

蘇梗桔梗杏仁連翹川樸枳殼豆豉橘紅桑皮

風寒傷衛

参归桂枝汤加陈皮。

中寒章（太阳脉行由背抵腰，外来风寒先伤阳经经气，逆斯病发）

中寒伤寒症非一，伤则渐深中直入。初起怖冷四肢寒，无热不渴身战栗。脉来无力又沉迟，加味理中汤有益。参甘白术并干姜，加桂陈皮功妙极。寒甚吴萸及川附（用童便炒），半夏茯苓吐有力。生姜煎就须冷服（伏其所主，治其所因也），无脉麝香猪胆吃。泄泻不止加芪升，姜汁三匙呕吐入。舌卷囊缩指甲青，脉绝蒸脐法当习（用麝香、半夏、皂角为末，纳入脐中，生姜一片贴脐上，放大艾丸于上灸之）。

寒邪客肺

苏梗、桔梗、杏仁、连翘、川朴、枳壳、豆豉、橘红、桑皮。

风寒伤卫

桂枝汤加杏仁。

寒邪兼湿

淡豆豉、苏梗、杏仁、防己、茯苓皮、木通、川朴。

寒客太阳膀胱经气逆

五苓散。

劳倦阳虚感寒

杏仁、茯苓皮、生姜、川朴、川桂枝、广皮。

暑病章（暑与湿为薰蒸粘腻之邪，治不中窍，暑热从阳上蒸而伤阴化燥湿，邪从阴下沉而伤阳变浊，六气伤人因人而化）。

夏月盛暑气注人，令人病热生暑症。总由阴虚挟痰火，脉虚身热症可认。腹痛泄泻兼呕吐，恶心头晕冒暑病。伤暑身热兼头痛，身如针刺躁难静。中暑寒热

桂枝湯加杏仁
寒邪兼濕
淡豆豉蘇梗杏仁防己茯苓皮木通川樸
寒客太陽膀胱經氣逆
五苓散
勞倦陽虛感寒
杏仁茯苓皮生薑川樸川桂枝廣皮
暑病章（暑與濕爲薰蒸粘膩之邪治不中竅暑熱從陽上蒸而傷陰化燥濕邪從陰下沉而傷陽變濁六氣傷人因人而化）
夏月盛暑氣注人令人病熱生暑症總由陰虛挾痰火脈虛身熱症可認腹痛泄瀉兼嘔吐惡心頭暈冒暑病傷暑身熱兼頭痛身如針刺躁難靜中暑寒熱

自汗多咳嗽倦怠不知性動而得之病屬陽加味香薷湯可定香薷麥味茯甘
陳豆朴木瓜次第尋川連燈心薑棗服氣虛白朮與芪參寒熱柴芩爲要藥嘔
吐藿半法尤精瀉用澤豬功最速（去麥味）渴增知粉效如神綿綿腹痛傷冰
冷乾薑滑石法從心小水不利或短赤澤瀉山梔并滑石搐搦加羌辨暑風胸
滿枳梹消食積自汗不止用芪參水瀉木通澤有益頭痛川芎并石膏痰悶瓜
蔞及枳實（以上陽症治法）若居涼館貪風涼惡寒頭痛頭項強身形拘急熱
無汗靜而得之陰寒傷宜用羌活與芽朮川樸乾薑及藿香柴蘇等分薑三片
水煎熱服號升陽兼食神麯滑石妙內傷冰冷用炮薑
陳曰六氣傷人因人而化陰虛者火旺邪歸營分爲多陽虛者濕勝邪傷
氣分爲多

暑傷氣分上焦開鬱

自汗多，咳嗽倦怠不知性。动而得之病属阳，加味香薷汤可定。香薷麦味茯甘陈，豆朴木瓜次第寻，川连灯心姜枣服。气虚白术与芪参，寒热柴芩为要药。呕吐藿半法尤精，泻用泽猪功最速（去麦味）。渴增知粉效如神，绵绵腹痛伤冰冷。干姜滑石法从心，小水不利或短赤，泽泻山栀并滑石。搐搦加羌辨暑风，胸满枳梹（槟）消食积。自汗不止用芪参，水泻木通泽有益。头痛川芎并石膏，痰闷瓜蒌及枳实（以上阳症治法）。若居凉馆贪风凉，恶寒头痛头项强。身形拘急热无汗，静而得之阴寒伤。宜用羌活与茅术，川朴干姜及藿香。柴苏等分姜三片，水煎热服号升阳。兼食神曲滑石妙，内伤冰冷用炮姜。

陈曰：六气伤人，因人而化，阴虚者，火旺邪归，营分为多。阳虚者，湿胜邪伤，气分为多。

暑伤气分，上焦开郁

杏仁、通草、象贝、郁金、射干、石膏、半夏、山栀、豆豉、滑石、豆卷、橘皮、竹茹、苡仁、川朴、元参、香薷、犀角、芦根、丹皮、甘草、赤芍、连翘、竹沥、细生地、益元散、石菖蒲、西瓜翠，以上药皆可参用之。

何源长先生家制定中丸方针十九味

陈香薷三两　宣木瓜二两　公丁香一两　法半夏二两　广木香一两　紫川朴一两　白檀香一两　建泽泻二两　广藿香四两　陈枳壳一两　紫苏叶二两　飞滑石四两　软柴胡一两　茅山术二两　山查（楂）肉四两　川羌活一两五钱　赤茯苓二两　粉甘草二两　生葛根二两

右药研末，蜜丸，每丸重二钱，朱砂为衣，开水送服，孕妇及血症忌之。

暑风伤肺

石膏、连翘、竹叶、杏仁、六一散、苡仁、橘红、甘草、桑皮。

杏仁通草象貝鬱金射干石膏半夏山梔豆豉滑石豆卷橘皮竹茹苡仁川朴元參香薷犀角蘆根丹皮甘草赤芍連翹竹瀝細生地益元散石菖蒲西瓜翠以上藥皆可參用之

何源長先生家製定中丸方計十九味

陳香薷三兩宣木瓜二兩公丁香一兩法半夏二兩廣木香一兩紫川樸一兩白檀香一兩建澤瀉二兩廣藿香四兩陳枳殼一兩紫蘇葉二兩飛滑石四兩軟柴胡一兩茅山朮二兩山查肉四兩川羌活一兩五錢赤茯苓二兩粉甘草二兩生葛根二兩

右藥研末蜜丸每丸重二錢硃砂爲衣開水送服孕婦及血症忌之

暑風傷肺

石膏連翹竹葉杏仁六一散苡仁橘紅甘草桑皮

暑厥中惡暑熱必先傷氣分故舌發燥口渴身痛（陳註）
蒼朮白虎湯加滑石
暑熱阻氣中痞不運
半夏瀉心湯去乾薑甘草加杏仁枳實竹心廣皮茯苓知母廣藿半夏粬
黄芩白芍山梔川樸麥芽白蔻仁生脈四君湯清暑益氣湯
煩勞傷暑胃虚
金匱麥門冬湯如脈左關大木瓜麥冬沙參烏梅甘草
暑入心營
鮮生地元參銀花川連竹心石菖蒲丹參連翹犀角
暑病久延傷液
生脈散三才湯熟地人參天冬茯苓白芍辰砂

暑厥中恶暑热，必先伤气分，故舌发燥，口渴身痛（陈注）。

苍术白虎汤加滑石。

暑热阻气，中痞不运

半夏泻心汤去干姜、甘草，加杏仁、枳实、竹心、广皮、茯苓、知母、广藿、半夏曲、黄芩、白芍、山栀、川朴、麦芽、白蔻仁，生脉四君汤，清暑益气汤。

烦劳伤暑胃虚

金匮麦门冬汤，如脉左关大，木瓜、麦冬、沙参、乌梅、甘草。

暑入心营

鲜生地、元参、银花、川连、竹心、石菖蒲、丹参、连翘、犀角。

暑病久延伤液

生脉散，三才汤，熟地、人参、天冬、茯苓、白芍、辰砂。

暑热深入劫阴

阿胶、门冬、川连、生地、人参、乌梅。

暑瘵寒热，舌白不渴，吐血

西瓜翠、竹芯、苡仁、鲜荷叶、杏仁、滑石。

暑邪入厥阴（危症，消渴吐蛔，舌缩，肺气阻塞。若逆传腔中，必致昏厥，心之下有膈膜，与脊胁周围相着，所谓腔中也。暑病必挟湿。陈注）。

川连、黄芩、干姜、人参、杨梅、川椒、白芍、枳实。

暑兼血症

鲜生地、绿豆皮、通草、石膏、川贝、枇杷、叶白、蔻仁、知母、苡仁、丹皮、连翘、郁金、桑叶、元参、竹心、杏仁、橘红、六一散，六味丸、加阿胶、麦冬、沙参。

陈曰：《内经》云：病自上受者，治其上。上受者，以辛凉微苦，如竹叶、杏仁、连

暑熱深入刦陰
阿膠門冬川連生地人參烏梅
暑瘵寒熱舌白不渴吐血
西瓜翠竹芯苡仁鮮荷葉杏仁滑石
暑邪入厥陰（危症消渴吐蚘舌縮肺氣阻塞若逆傳腔中必致昏厥心之下有膈膜與脊脇周圍相着所謂腔中也暑病必挾濕陳注）
川連黄芩乾薑人參楊梅川椒白芍枳實
暑兼血症
鮮生地菉豆皮通草石膏川貝枇杷葉白蔻仁知母苡仁丹皮連翹鬱金
桑葉元參竹心杏仁橘紅六一散六味丸加阿膠麥冬沙參
陳曰內經云病自上受者治其上　上受者以辛凉微苦如竹葉杏仁連

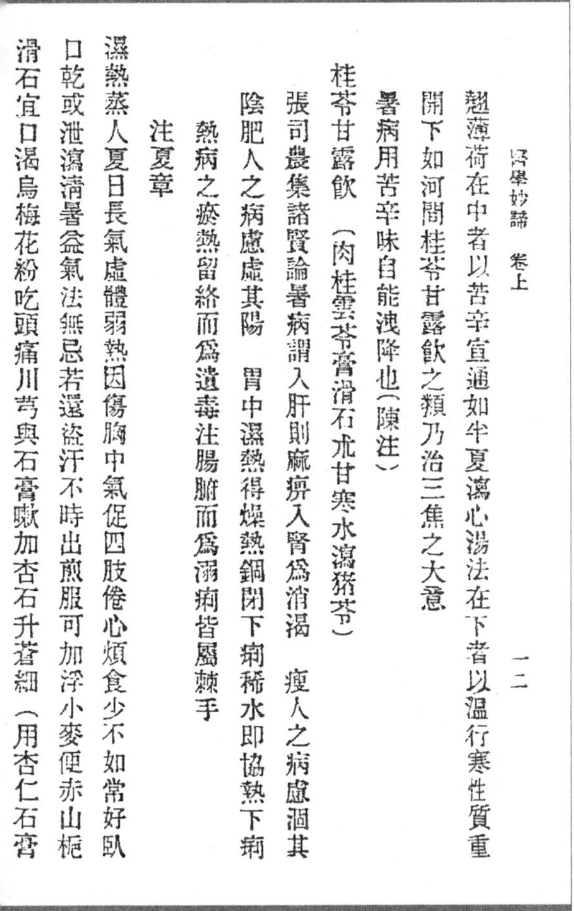
医学妙諦 卷上 一二

翹薄荷在中者以苦辛宣通如半夏瀉心湯法在下者以溫行寒性質重開下如河間桂苓甘露飲之類乃治三焦之大意

暑病用苦辛味自能洩降也（陳注）

桂苓甘露飲 （肉桂雲苓膏滑石朮甘寒水瀉猪苓）

張司農集諸賢論暑病謂入肝則痲痹入腎爲消渴 瘦人之病慮涸其陰肥人之病慮虛其陽 胃中濕熱得燥熱錮閉下痢稀水即協熱下痢

熱病之瘀熱留絡而爲遺毒注腸腑而爲溺痢皆屬棘手

注夏章

濕熱蒸人夏日長氣虛體弱熱因傷胸中氣促四肢倦心煩食少不如常好臥口乾或泄瀉清暑益氣法無忌若還盜汗不時出煎服可加浮小麥便赤山梔滑石宜口渴烏梅花粉吃頭痛川芎與石膏嗽加杏石升蒼細（用杏仁石膏

翘、薄荷。在中者，以苦辛宣通，如半夏泻心汤法。在下者，以温行寒性质重开下，如河间桂苓甘露饮之类。乃治三焦之大意。

暑病用苦辛味，自能泄降也（陈注）。

桂苓甘露饮（肉桂、云苓膏、滑石、术甘寒，水泻猪苓）。

张司农集诸贤论暑病，谓入肝则麻痹，入肾为消渴。瘦人之病，虑涸其阴，肥入之病，虑虚其阳。胃中湿热，得燥热锢闭，下痢稀水，即协热下痢。

热病之瘀热留络，而为遗毒注肠腑，而为溺痢，属棘手。

注夏章

湿热蒸人夏日长，气虚体弱热因伤。胸中气促四肢倦，心烦食少不如常。好卧口干或泄泻，清暑益气法无忌。若还盗汗不时出，煎服可加浮小麦。便赤山栀滑石宜，口渴乌梅花粉吃。头痛川芎与石膏，嗽加杏石升苍细（用杏仁、石膏

而去升麻、苍术）。木香砂仁胸不舒，泻可茯苓肉蔻益、

湿症章

东南地卑恒多湿，居民感受病非一。或涉水中雨露蒸，或过饮冷因而得。小便短赤身体重，骨肉痠麻行不疾。渐加浮肿及身黄，燥土渗湿汤可则。茯苓香附半陈皮，川朴泽猪苍白术。引用砂仁并枣姜，卧服半匙盐可入（炒飞盐）。外湿寒热身肿痛，羌活防通加有力。内湿胸满兼呕吐，喘胀腹膨用枳实。川连山楂炒菔子，溺闭车前木通益。湿热发黄仗茵陈，山栀车前兼滑石。丹溪云湿得燥收，苍术为先不可却。湿从风散独羌须，湿久生热连栀吃。麻黄可用不宜多，汗甚变端恐莫测。

陈曰：湿阻上焦，宜开肺气，佐淡渗，通膀胱，即启上闸开，支河道水势下行之理。《内经》云：脾窍在舌，邪滞窍必少灵，致语言欲蹇，法当分利。佐辛香

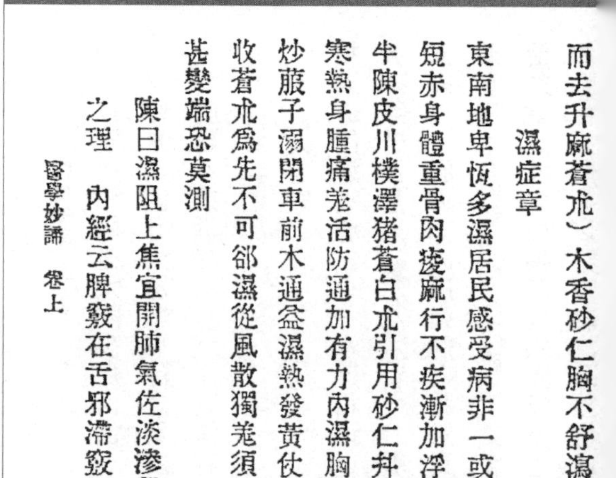
而去升麻蒼朮）木香砂仁胸不舒瀉可茯苓肉蔻益

濕症章

東南地卑恆多濕居民感受病非一或涉水中雨露蒸或過飲冷因而得小便短赤身體重骨肉痠麻行不疾漸加浮腫及身黃燥土滲濕湯可則茯苓香附半陳皮川樸澤豬蒼白朮引用砂仁并棗薑臨服半匙鹽可入（炒飛鹽）外濕寒熱身腫痛羌活防通加有力內濕胸滿兼嘔吐喘脹腹膨用枳實川連山查炒菔子溺閉車前木通益濕熱發黃仗茵陳山梔車前兼滑石丹溪云濕得燥收蒼朮爲先不可卻濕從風散獨羌須濕久生熱連梔吃麻黃可用不宜多汗甚變端恐莫測

陳曰濕阻上焦宜開肺氣佐淡滲通膀胱即啓上閘開支河導水勢下行之理　內經云脾竅在舌邪滯竅必少靈致語言欲蹇法當分利佐辛香

醫學妙諦　卷上　一三

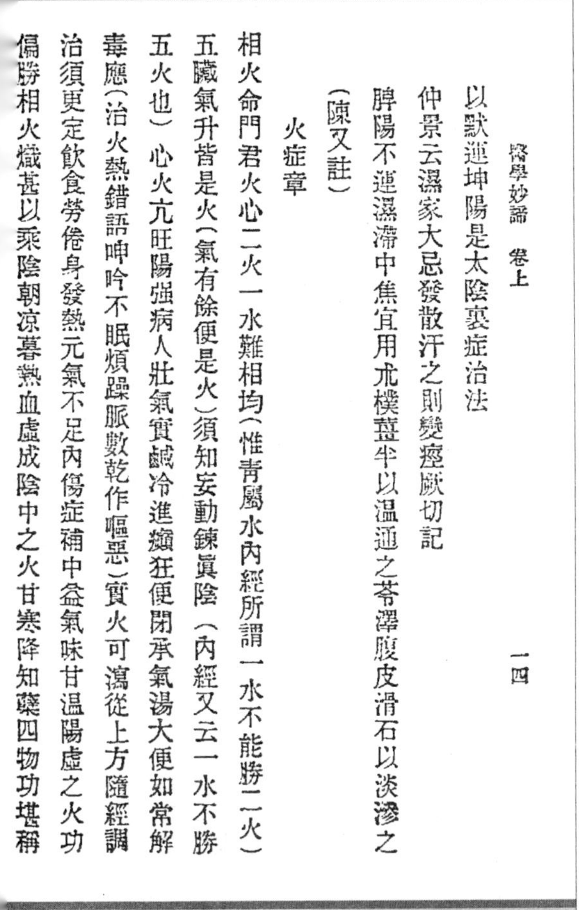

醫學妙諦　卷上　一四

以默運坤陽是太陰裏症治法
仲景云濕家大忌發散汗之則變痙厥切記
脾陽不運濕滯中焦宜用朮樸薑半以溫通之苓澤腹皮滑石以淡滲之
(陳又註)

火症章

相火命門君火心二火一水難相均(惟青屬水內經所謂一水不能勝二火)
五臟氣升皆是火(氣有餘便是火)須知妄動鍊眞陰(內經又云一水不勝
五火也) 心火亢旺陽强病人壯氣實鹹冷進癲狂便閉承氣湯大便如常解
毒應(治火熱錯語呻吟不眠煩躁脈數乾作嘔惡)實火可瀉從上方隨經調
治須更定飲食勞倦身發熱元氣不足內傷症補中益氣味甘溫陽虛之火功
偏勝相火熾甚以乘陰朝涼暮熱血虛成陰中之火甘寒降知蘗四物功堪稱

以默运坤阳，是太阴里症治法。

仲景云：湿家大忌发散汗之，则变痉厥。切记！

脾阳不运，湿滞中焦，宜用术、朴、姜、半，以温通之，苓、泽、腹皮、滑石以淡渗之（陈又注）。

火症章

相火命门君火心，二火一水难相均（惟青属水，《内经》所谓一水不能胜二火）。五脏气升皆是火（气有余便是火），须知妄动炼真阴（《内经》又云：一水不胜五火也）。心火亢旺阳强病，人壮气实咸冷进。癫狂便闭承气汤，大便如常解毒应（治火热，错语呻吟，不眠烦躁，脉数，干作呕恶）。实火可泻从止方，随经调治须更定。饮食劳倦身发热，元气不足内伤症。补中益气味甘温，阳虚之火功偏胜。相火炽甚以乘阴，朝凉暮热血虚成。阴中之火甘寒降，知药四物功堪称。

腎水受傷陰虛病面紅耳熱浮火乘左尺洪數無根火龜柏六味治如神（以上補虛火法）胃虛過食生冷物陽氣抑過不得伸火鬱之症升散好升陽散火用之靈命門火衰陽脱病面赤煩躁虛火盛足冷脈沉陰極燥回陽救急醫中聖六君桂附五味薑猪膽麝香加可進陰虛發熱火旺甚脈數無力屬心腎內傷發熱乃陽虛脈大無力脾肺分氣從左起肝之火陰火還從臍下引脚下熱來侵腹者斯人虛極藥難問治火之法始知凉次而寒取效可望寒取不效從熱之從之不效心茫茫是徒知熱以寒治至理尚未經細詳不知火熱不能退總由眞水不能長妙法壯水以爲主壯水自尅制陽光寒而熱者取之陰陰即腎水經言彰腎水既足心火降火非水偶誰能當（回陽救急湯六君加附桂乾薑五味子麝香猪膽汁）

內傷章

肾水受伤阴虚病，面红耳热浮火乘。左尺洪数无根火，龟柏六味治如神（以上补虚火法）。胃虚过食生冷物，阳气抑过不得伸。火郁之症升散好，升阳散火用之君。命门火衰阳脱病，面赤烦躁虚火盛。足冷脉沉阴极燥，回阳救急医中圣。六君桂附五味姜，猪胆麝香加可进。阴虚发热火旺甚，脉数无力属心肾。内伤发热乃阳虚，脉大无力脾肺分。气从左起肝之火，阴火还从脐下引。脚下热来侵腹者，斯人虚极药难问。治火之法始知凉，次而寒取效可望。寒取不效从热之，从之不效心茫茫。是徒知热以寒治，至理尚未经细详。不知火热不能退，总由真水不能长。妙法壮水以为主，壮水自克制阳光。寒而热者取之阴，阴即肾水经言彰。肾水既足心火降，火非水偶谁能当（回阳救急汤，六君加附、桂、干姜、五味子、麝香、猪胆汁）。

内伤章

飲食勞倦是內傷或因飢飽過行房風寒傷人名外感辨明調治便無妨人迎(左寸脈)緊甚手背熱寒熱邪作無間歇惡寒無汗鼻不通此是外感症可別內傷之症氣口(右寸)洪手心有熱微惡風寒熱間作不知味更兼氣弱言語慵內傷惡寒得煖解外感近火寒仍攻外感內傷相挾者脈症並見須辨通內傷不足急補之外感有餘得不同或先補養或先散先後之間無苟從益氣湯加薑棗呑氣和微寒散爲精救腎水虧酒炒柏入心養血紅花增升麻柴胡自汗去夜間不寐加棗仁(薑炒)川芎蔓荆頭痛用口渴乾葛斯爲靈顛頂痛時辛藁本怔忡驚悸棗茯神(甚者用遠志柏仁菖蒲等味)食加麥粬山查實瀉添澤芍與雲苓川連枳實除胸悶有痰茹半茯爲君防已木瓜治脚弱龍骨牡蠣療遺精身熱羌防芎芷用(兼風寒頭痛者加之)火升知母柏元參連芩兩味清內熱菊花熟地治眼疼

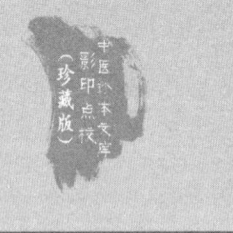

饮食劳倦是内伤，或因饥饱过行房。风寒伤人名外感，辨明调治便无妨。人迎（左寸脉）紧甚手背热，寒热邪作无间歇。恶寒无汗鼻不通，此是外感症可别。内伤之症气口（右寸）洪，手心有热微恶风。寒热间作不知味，更兼气弱言语慵。内伤恶寒得暖解，外感近火寒仍攻。外感内伤相挟者，脉症并见须辨通。内伤不足急补之，外感有余得不同。或先补养或先散，先后之间无苟从。益气汤加姜枣吞，气和微寒散为精。救肾水亏酒炒柏，入心养血红花增。升麻柴胡自汗去，夜间不寐加枣仁（姜炒）。川芎蔓荆头痛用，口渴干葛斯为灵。颠顶痛时辛藁本，怔忡惊悸枣茯神（甚者用远志、柏仁、菖蒲等味）。食加麦曲山查（楂）实，泻添泽芍与云苓。川连枳实除胸闷，有痰茹半茯为君。防己木瓜治肢弱，龙骨牡蛎疗遗精。身热羌防芎芷用（兼风寒头痛者加之），火升知母柏元参。连芩两味清内热，菊花熟地治眼疼。

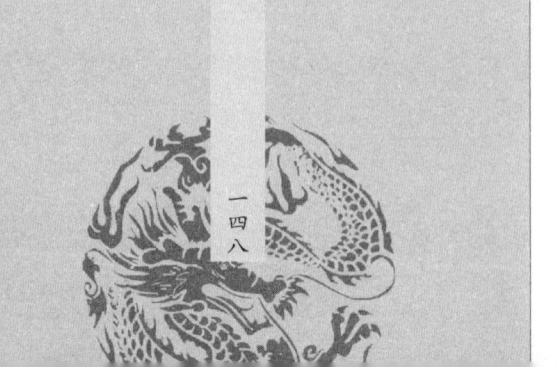

伤食章

后天之本属脾胃，纳化饮食滋营卫。养生妙诀节饮食，脾胃受伤体弱意。胸腹饱闷并作酸，嗳气恶食腹痛累。甚则发热与头疼，惟身不痛伤寒异。左关平和右关紧，香砂平胃功有济。川芎枳实并藿香，水姜煎服食须忌。消肉查（楂）果消面蔍，消糯米食梹（槟）神曲。饭食神曲兼麦芽，生冷姜青（皮）瓜（蒌）果（草果）逐。鱼伤橄榄椒紫苏，稻草可将消牛肉。麝香能消蔬果积，葛梅白蔻酒伤入。挟痰半夏与生姜，挟气香砂枳壳益。挟寒苏梗葛根柴，食冷草蔻桂朴吃。伤饮须合四苓汤，呕吐临服加姜汁。茯苓泽术治脾虚，泄泻肉蔻车白术。食积郁久成湿热，芩连大黄不可缺。再入白术并泽泻，去藿砂仁与苍术。丹溪谓受饮食寒，初起温散温利适。久则成郁郁成热，热久生火温不得。宜用辛凉发表之，辛寒理中邪易辟。轻则损谷重逐滞，东垣妙论总莫忽。

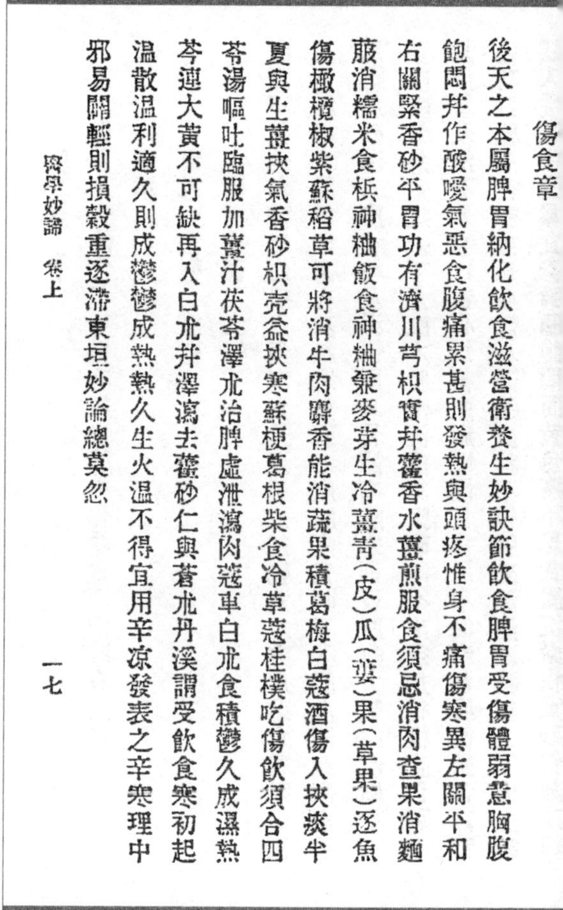
傷食章

後天之本屬脾胃納化飲食滋營衛養生妙訣節飲食脾胃受傷體弱意胸腹飽悶并作酸噯氣惡食腹痛累甚則發熱與頭疼惟身不痛傷寒異左關平和右關緊香砂平胃功有濟川芎枳實并藿香水薑煎服食須忌消肉查果消麵蔍消糯米食梹神䴵飯食神䴵兼麥芽生冷薑青(皮)瓜(蔞)果(草果)逐魚傷橄欖椒紫蘇稻草可將消牛肉麝香能消蔬果積葛梅白蔻酒傷入挾痰半夏與生薑挾氣香砂枳殼益挾寒蘇梗葛根柴食冷草蔻桂樸吃傷飲須合四苓湯嘔吐臨服加薑汁茯苓澤朮治脾虛泄瀉肉蔻車白朮食積鬱久成濕熱芩連大黃不可缺再入白朮并澤瀉去藿砂仁與蒼朮丹溪謂受飲食寒初起溫散溫利適久則成鬱鬱成熱熱久生火溫不得宜用辛凉發表之辛寒理中邪易闢輕則損穀重逐滯東垣妙論總莫忽

醫學妙諦　卷上　一七

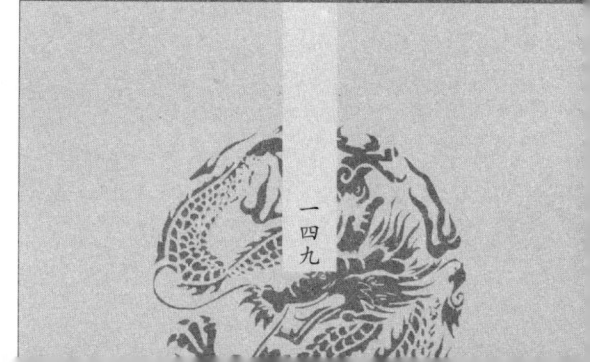

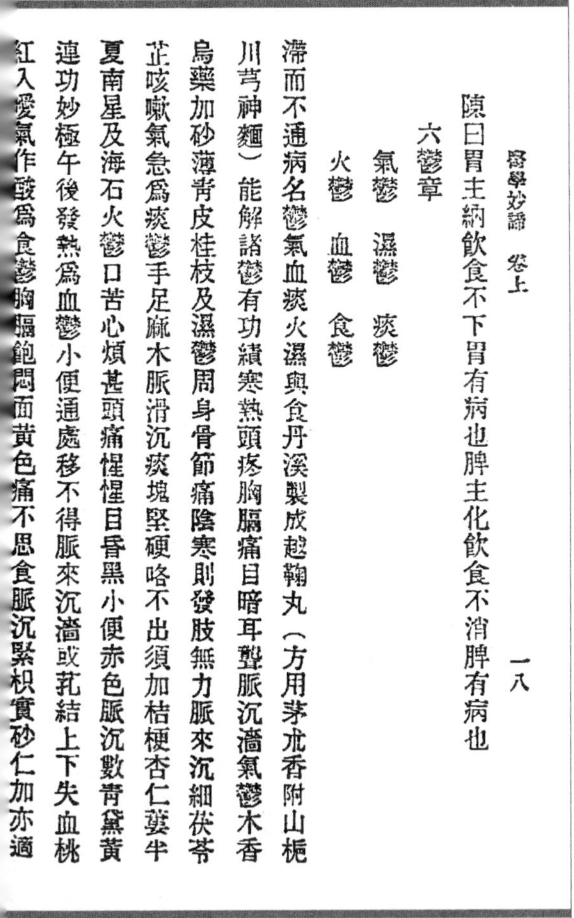
一八
醫學妙諦　卷上
陳曰胃主納飲食不下胃有病也脾主化飲食不消脾有病也
六鬱章
氣鬱　濕鬱　痰鬱
火鬱　血鬱　食鬱
滯而不通病名鬱氣血痰火濕與食丹溪製成越鞠丸（方用茅朮香附山梔川芎神麯）能解諸鬱有功績寒熱頭疼胸膈痛目暗耳聾脈沉濇氣鬱木香烏藥加砂薄青皮桂枝及濕鬱周身骨節痛陰寒則發肢無力脈來沉細茯苓芷咳嗽氣急爲痰鬱手足痲木脈滑沉痰塊堅硬咯不出須加桔梗杏仁蔞半夏南星及海石火鬱口苦心煩甚頭痛惺惺目昏黑小便赤色脈沉數青黛黃連功妙極午後發熱爲血鬱小便通處移不得脈來沉濇或芤結上下失血桃紅入噯氣作酸爲食鬱胸膈飽悶面黃色痛不思食脈沉緊枳實砂仁加亦適

陈曰：胃主纳，饮食不下，胃有病也。脾主化，饮食不消，脾有病也。

六郁章

气郁　湿郁　痰郁　火郁　血郁　食郁

滞而不通病名郁，气血痰火湿与食。丹溪制成越鞠丸（方用茅术、香附、山栀、川芎、神曲），能解诸郁有功绩。寒热头疼胸膈痛，目暗耳聋脉沉涩。气郁木香乌药加，砂薄青皮桂枝及。湿郁周身骨节痛，阴寒则发肢无力。脉来沉细茯苓芷，咳嗽气急为痰郁。手足麻木脉滑沉，痰块坚硬咯不出。须加桔梗杏仁蒌，半夏南星及海石。火郁口苦心烦甚，头痛惺惺目昏黑。小便赤色脉沉数，青黛黄连功妙极。午后发热为血郁，小便通处移不得。脉来沉涩或芤结，上下失血桃红入。嗳气作酸为食郁，胸膈饱闷面黄色。痛不思食脉沉紧，枳实砂仁加亦适。

春加防风夏苦参，秋冬之令吴萸益。

陈曰：郁则气滞，气滞久则必化热，热久则津液耗而不流。升降之机失度，初伤气分，久延血分，甚则延为郁。劳用药大旨，宜苦辛润宣通，不宜燥热敛涩呆补。

气病章

捍卫冲和之谓气，妄动变常火之例。局方燥热与辛香，以火济火有何利。生冷生气高阳言（误言也），气多是火丹溪意。随症调治辨虚实，虚者右手脉无力。言懒气短身倦怠，胸中虚满不思食。塞因塞用（《内经》有明文）六君子，补中益气亦有益。滞气实者脉洪实，忧愁忿怒因而得。胸胁胀满噫不通，吐酸恶心心郁抑。种种气滞若何医，分心气饮最相宜。通半茯苓赤芍桂，羌桑苏梗青陈皮。术香甘腹引姜枣，香附谷梹（槟）胸满施。胁痛芎柴为要药，痛居少腹吴萸移。气滞

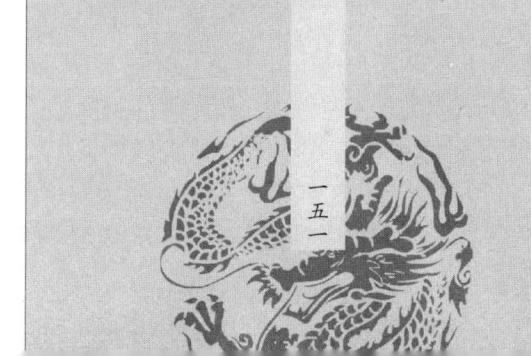

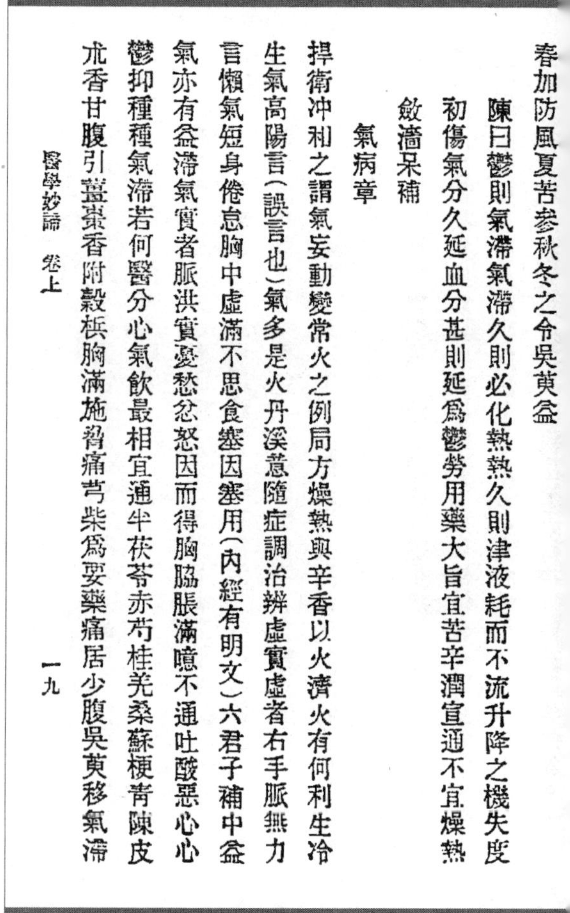
春加防風夏苦参秋冬之令吳萸益
陳曰鬱則氣滯氣滯久則必化熱熱久則津液耗而不流升降之機失度
初傷氣分久延血分甚則延爲鬱勞用藥大旨宜苦辛潤宣通不宜燥熱
斂澀呆補
氣病章
捍衛冲和之謂氣妄動變常火之例局方燥熱與辛香以火濟火有何利生冷
生氣高陽言（誤言也）氣多是火丹溪意隨症調治辨虛實虛者右手脈無力
言懶氣短身倦怠胸中虛滿不思食塞因塞用（內經有明文）六君子補中益
氣亦有益滯氣實者脈洪實憂愁忿怒因而得胸脇脹滿噫不通吐酸惡心心
鬱抑種種氣滯若何醫分心氣飲最相宜通半茯苓赤芍桂羌桑蘇梗青陳皮
朮香甘腹引薑棗香附穀梹胸滿施脅痛芎柴爲要藥痛居少腹吳萸移氣滯
醫學妙諦　卷上　一九

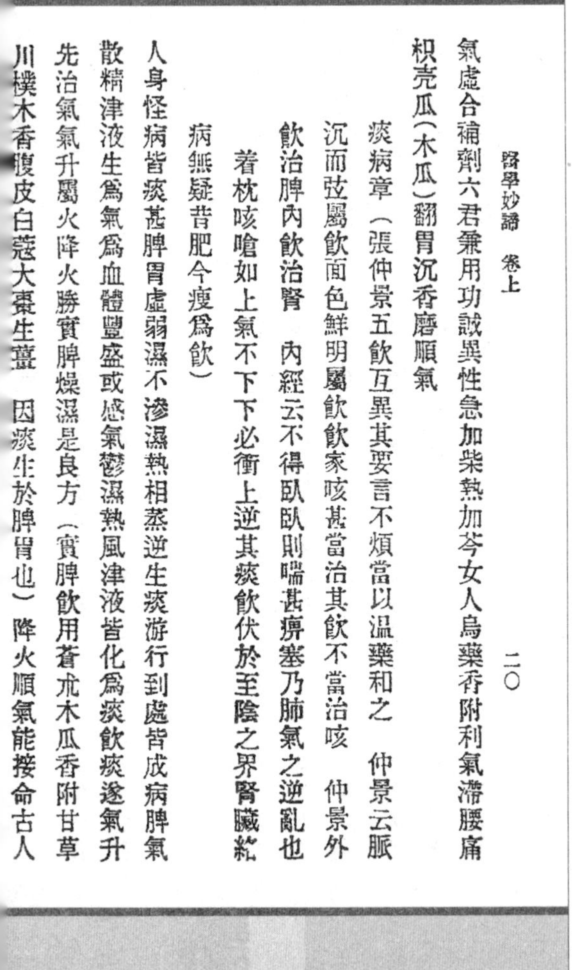

氣虛合補劑六君兼用功誠異性急加柴熱加芩女人烏藥香附利氣滯腰痛枳殼瓜(木瓜)翻胃沉香磨順氣

痰病章（張仲景五飲互異其要言不煩當以溫藥和之　仲景云脈沉而弦屬飲面色鮮明屬飲飲家咳甚當治其飲不當治咳　仲景外飲治脾內飲治腎　內經云不得臥臥則喘甚痹塞乃肺氣之逆亂也着枕咳嗆如上氣不下下必衝上逆其痰飲伏於至陰之界腎臟絡病無疑昔肥今瘦爲飲）

人身怪病皆痰甚脾胃虛弱濕不滲濕熱相蒸逆生痰游行到處皆成病脾氣散精津液生爲氣爲血體豐盛或感氣鬱濕熱風津液皆化爲痰飲痰遂氣升先治氣氣升屬火降火勝實脾燥濕是良方（實脾飲用蒼朮木瓜香附甘草川樸木香腹皮白蔻大棗生薑　因痰生於脾胃也）降火順氣能接命古人

气虚合补剂，六君兼用功诚异。性急加柴热加芩，女人乌药香附利。气滞腰痛枳壳瓜（木瓜），翻胃沉香磨顺气。

痰病章

（张仲景五饮互异，其要言不烦，当以温药和之。仲景云：脉沉而弦属饮，面色鲜明属饮，饮家咳甚，当治其饮，不当治咳。仲景外饮治脾，内饮治肾。《内经》云：不得卧，卧则喘甚。痹塞乃肺气之逆乱也，着枕咳呛，如上气不下，下必冲上逆，其痰饮伏于至阴之界，肾脏络病无疑，昔肥今瘦为饮）。

人身怪病皆痰甚，脾胃虚弱湿不渗。湿热相蒸逆生痰，游行到处皆成病。脾气散精津液生，为气为血体丰盛。或感气郁湿热风，津液皆化为痰饮。痰遂气升先治气，气升属火降火胜。实脾燥湿是良方（实脾饮用苍术、木瓜、香附、甘草、川朴、木香、腹皮、白蔻、大枣、生姜。因痰生于脾胃也），降火顺气能接命。古人总用二陈汤，随病加减如神应。有火益以栀芩连，降气苏壳茯蓉顺。头疼鼻塞是挟风，紫苏羌活防风进。面红咳喘咯不出，卒倒痰涎为痫痉。热痰青黛芩连蒌，花粉知母桔梗入。身重疲倦名挟湿，面目浮肿气喘急。脉形濡滑为湿痰，燥湿健脾苍白术。吐咯不出痰硬极，动则气喘名夹郁。右脉沉滑左手平，星蒌附（香附）贝兼海石。呕吐恶心胸痞塞，遇寒则甚滑迟脉。寒痰治用肉桂姜，益智款冬细辛吃（细辛不可轻用）。猝倒仆地不知人，角弓反张风痰立。黑蔔白附半天麻，僵蚕牙皂兼竹沥。恶心呕吐口咽酸，胸膈饱闷为夹食。右关紧滑名食痰，平胃曲芽查（楂）枳实。气虚须用六君汤，贝母花粉二冬（天冬、麦冬）合。血虚须用四物汤，地芍芎归姜汁益。胁痰白芥子青皮，经络滞痰须竹沥（加姜汁）。

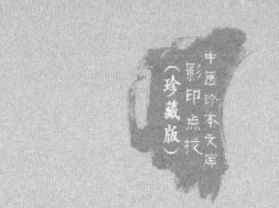

感寒引动宿饮上逆

干姜、桂枝、杏仁、茯苓、苡仁、五味、白芍、半夏、蛤粉、甘草。

總用二陳湯隨病加減如神應有火益以梔芩連降氣蘇殼茯蓉順頭疼鼻塞是挾風紫蘇羌活防風進面紅咳喘咯不出卒倒痰涎爲痫痙熱痰青黛芩連蔞花粉知母桔梗入身重疲倦名挾濕面目浮腫氣喘急脈形濡滑爲濕痰燥濕健脾蒼白朮吐咯不出痰硬極動則氣喘名夾鬱右脈沉滑左手平星蔞附(香附)貝兼海石嘔吐惡心胸痞塞遇寒則甚滑遲脈寒痰治用肉桂薑益智款冬細辛吃(細辛不可輕用)猝倒仆地不知人角弓反張風痰立黑蔔白附半天麻殭蠶牙皂兼竹瀝惡心嘔吐口嚥酸胸膈飽悶爲夾食右關緊滑名食痰平胃麯芽查枳實氣虛須用六君湯貝母花粉二冬(天冬麥冬)合血虛須用四物湯地芍芎歸薑汁益脇痰白芥子青皮經絡滯痰須竹瀝(加薑汁)

感寒引動宿飲上逆

乾薑桂枝杏仁茯苓苡仁五味白芍半夏蛤粉甘草

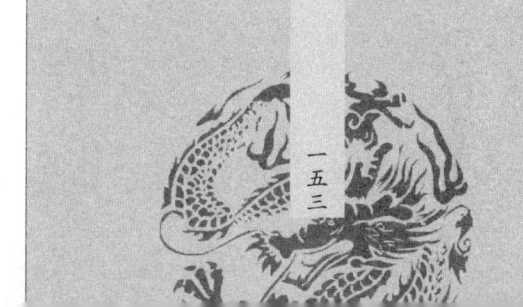

痰熱內閉神昏
半夏桔梗鬱金橘紅菖蒲枳實薑汁竹瀝
木火犯中胃火
二陳湯去甘草加丹皮川斛桑葉羚角片連翹川樸降香汁白蒺藜半夏
橘紅
濕熱蒸痰
茅朮黃柏瓜蔞枳實山梔白蒺藜黃連半夏川樸橘紅萊菔降香汁
腎虛多痰(治痰之本)
熟地茯苓補骨脂車前五味子淮膝遠志胡桃肉枸杞宜蜜丸
脾胃陽虛
六君子湯加木香益智外臺茯苓飲茯苓人參白朮枳實橘皮生薑茯苓

痰热内闭神昏

半夏、桔梗、郁金、橘红、菖蒲、枳实、姜汁、竹沥。

木火犯中胃火

二陈汤去甘草，加丹皮、川斛、桑叶、羚角片、连翘、川朴、降香汁、白蒺藜、半夏、橘红。

湿热蒸痰

茅、术、黄柏、瓜蒌、枳实、山栀、白蒺藜、黄连、半夏、川朴、橘红、莱菔、降香汁。

肾虚多痰（治痰之本）

熟地、茯苓、补骨脂、车前、五味子、淮膝、远志、胡桃肉、枸杞，宜蜜丸。

脾胃阳虚

六君子汤加木香、益智，外台茯苓饮，茯苓、人参、白术、枳实、橘皮、生姜、茯苓，

桂枝湯
寒飲濁邪上冲膻中不卧迷呆
南星薑汁製茯苓菖蒲白附薑汁炒桂枝炙草
中虛濕熱
中焦陽氣健運不息陰濁痰涎焉有竊踞之理二陳加人參石斛苡仁枳
實茯苓如目黃衄血不作實熱治
喉癢痰飲挾燥
杏仁橘紅天花粉象貝茯苓半夏粬
哮喘伏飲
小青龍湯去細辛
氣火不降

桂枝汤。

寒饮，浊邪上冲膻中，不卧迷呆

南星、姜汁、制茯苓、菖蒲、白附、姜汁炒桂枝、炙草。

中虚湿热

中焦阳气健运不息，阴浊痰涎，焉有窃踞之理，二陈加人参、石斛、苡仁、枳实、茯苓，如目黄衄血，不作实热治。

喉痒痰饮挟燥

杏仁、橘红、天花粉、象贝、茯苓、半夏曲。

哮喘伏饮

小青龙汤去细辛。

气火不降

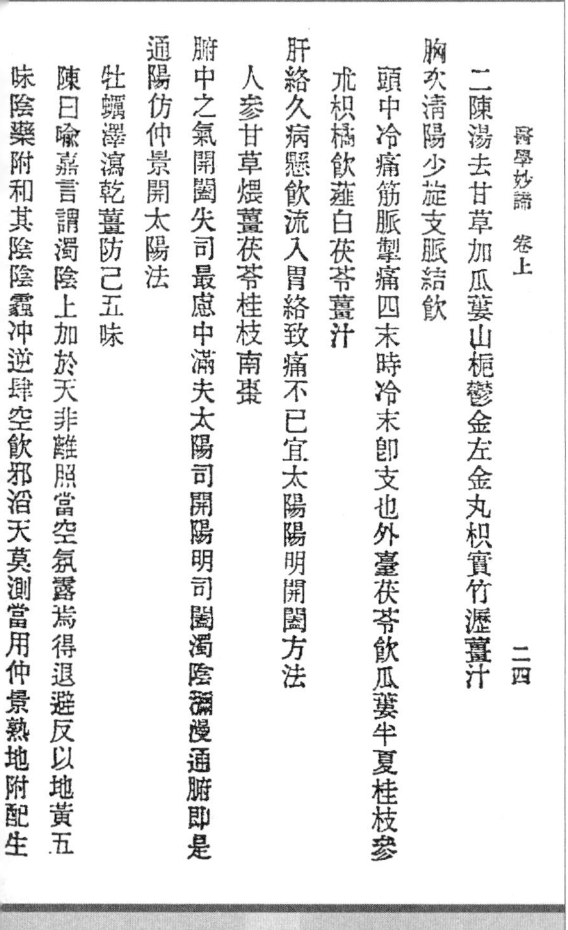
醫學妙諦　卷上　二四

二陳湯去甘草加瓜蔞山梔鬱金左金丸枳實竹瀝薑汁
胸次清陽少旋支脈結飲
頭中冷痛筋脈掣痛四末時冷末即支也外臺茯苓飲瓜蔞半夏桂枝參
朮枳橘飲薤白茯苓薑汁
肝絡久病懸飲流入胃絡致痛不已宜太陽陽明開闔方法
人參甘草煨薑茯苓桂枝南棗
腑中之氣開闔失司最慮中滿夫太陽司開陽明司闔濁陰彌漫通腑即是
通陽仿仲景開太陽法
牡蠣澤瀉乾薑防己五味
陳曰喻嘉言謂濁陰上加於天非離照當空氛露焉得退避反以地黃五
味陰藥附和其陰陰霾冲逆肆空飲邪滔天莫測當用仲景熟地附配生

二陈汤去甘草，加瓜蒌、山栀、郁金，左金丸，枳实、竹沥、姜汁。

胸次清阳，少旋支脉结饮。

头中冷痛，筋脉掣痛，四末时冷，末即支也。外台茯苓饮，瓜蒌、半夏、桂枝、参术、枳橘饮，薤白、茯苓、姜汁。

肝络久病，悬饮流入胃络，致痛不已，宜太阳阳明开阖方法。

人参、甘草、煨姜、茯苓、桂枝、南枣。

腑中之气开阖失司，最虑中满。夫太阳司开阳明，司阖浊阴，弥漫通腑，即是通阳，仿仲景开太阳法。

牡蛎、泽泻、干姜、防己、五味。

陈曰：喻嘉言谓，浊阴上加于天，非离照当空，氛露焉。得退避，反以地黄、五味阴药附和其阴，阴霾冲逆，肆空饮邪，滔天莫测，当用仲景熟地附配生姜法，扫群阴以驱饮邪。维阳气，以立基本。

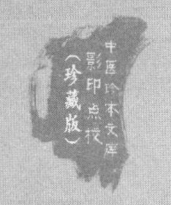

咳嗽章（干咳附）

咳嗽当分二病，为有声无痰咳症。知有痰无声名曰嗽，嗽属脾家湿痰欺。咳为肺经痰气盛，均为肺病总无疑。新者痰食风寒属，或泻或散易治之。久者劳火阴虚症，虽可攻补却难医。治用贝母杏紫苏，花粉桔梗及前胡。栀芩清火宽中壳（枳壳），半夏消痰甘橘荷（薄荷）。引用生姜与灯草，饮时食后起沉痾。风痰添以星（南星）沥汁，肺实桑葶不可无（脉右浮供（洪）有力，或气喘甚）。若还风嗽声难转，麻黄羌活防风苏。清早嗽多肺火动，天麦二冬在所用。上午嗽者胃火伏，知母石膏病自中。下午嗽多属血虚，四物补阴二冬共。阿胶五味款冬花，元参北沙皆可奉。春嗽柴芎芍加入，夏宜清火麦冬得。秋用桑防冬解表，麻防桂半干姜吃。呕吐痰涎无声者，二陈平胃治之适。再增术枳亦多功，姜汁加引不

薑法掃羣陰以驅飲邪維陽氣以立基本

咳嗽章（乾咳附）

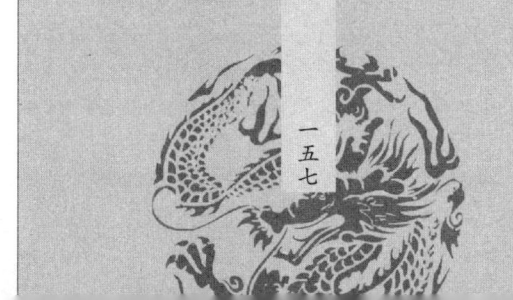

咳嗽當分二病爲有聲無痰咳症知有痰無聲名曰嗽嗽屬脾家濕痰歎咳爲肺經痰氣盛均爲肺病總無疑新者痰食風寒屬或瀉或散易治之久者勞火陰虛症雖可攻補卻難醫治用貝母杏紫蘇花粉桔梗及前胡梔芩清火寬中殼（枳殼）半夏消痰甘橘荷（薄荷）引用生薑與燈草飲時食後起沉痾風痰添以星（南星）瀝汁肺實桑葶不可無（脈右浮供有力或氣喘甚）若還風嗽聲難轉麻黄羌活防風蘇清早嗽多肺火動天麥二冬在所用上午嗽者胃火伏知母石膏病自中下午嗽多屬血虛四物補陰二冬共阿膠五味欵冬花元參北沙皆可奉春嗽柴芎芍加入夏宜清火麥冬得秋用桑防冬解表麻防桂半乾薑喫嘔吐痰涎無聲者二陳平胃治之適再增朮枳亦多功薑汁加引不

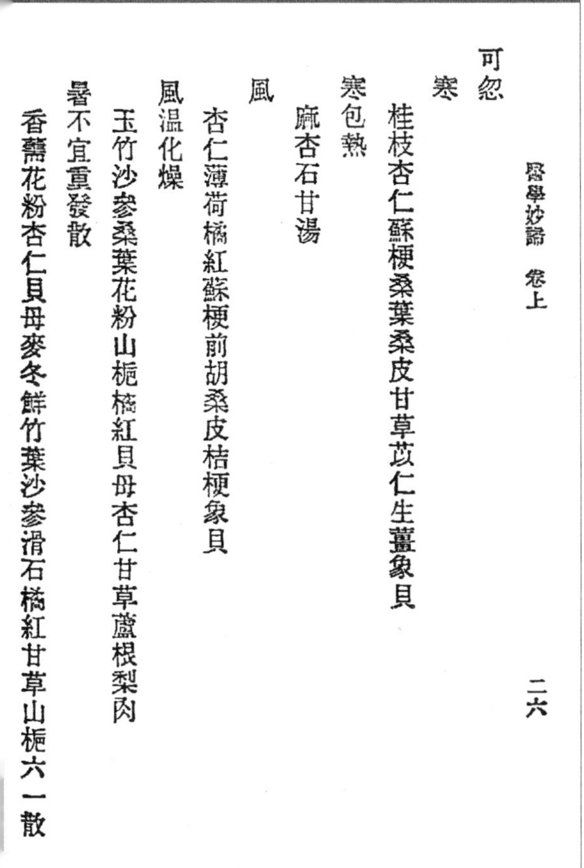
医學妙諦　卷上　二六

可忽

寒

桂枝杏仁蘇梗桑葉桑皮甘草苡仁生薑象貝

寒包熱

麻杏石甘湯

風

杏仁薄荷橘紅蘇梗前胡桑皮桔梗象貝

風温化燥

玉竹沙參桑葉花粉山梔橘紅貝母杏仁甘草蘆根梨肉

暑不宜重發散

香薷花粉杏仁貝母麥冬鮮竹葉沙參滑石橘紅甘草山梔六一散

可忽。

寒

桂枝、杏仁、苏梗、桑叶、桑皮、甘草、苡仁、生姜、象贝。

寒包热

麻杏石甘汤。

风

杏仁、薄荷、橘红、苏梗、前胡、桑皮、桔梗、象贝。

风温化燥

玉竹、沙参、桑叶、花粉、山栀、橘红、贝母、杏仁、甘草、芦根、梨肉。

暑不宜重发散

香薷、花粉、杏仁、贝母、麦冬、鲜竹叶、沙参、滑石、橘红、甘草、山栀、六一散。

温化燥伤胃阴

玉竹、沙参、甘草、梨汁、桑叶、扁豆、蔗浆、麦门冬汤，麦冬、半夏、人参、甘草、大枣、粳米

胆火犯肺（解木郁之火）

羚羊片、连翘、薄荷、瓜蒌、苦丁茶、山栀、杏仁、菊叶。

郁火伤胃（益土泄木）

玉竹、桑叶、茯苓、白芍、枣子、甘草、沙参、丹皮、扁豆。

肾胃阴兼虚

（摄下焦，纯甘清燥）

熟地、五味、淮膝、茯苓、山药、车前、胡桃、莲子、黄芪、沙参、麦冬、扁豆、甘草、柿霜、枣子

营热

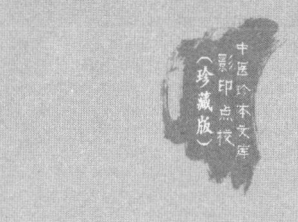

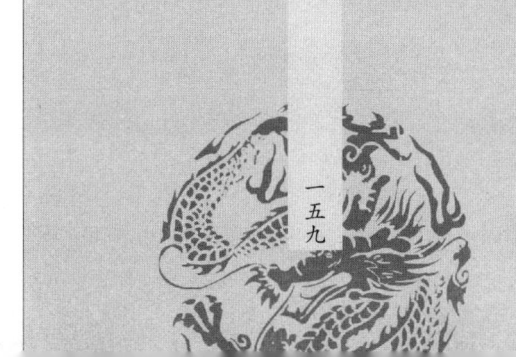

温化燥傷胃陰
玉竹沙參甘草梨汁桑葉扁豆蔗漿麥門冬湯麥冬半夏人參甘草大棗
粳米
膽火犯肺（解木鬱之火）
羚羊片連翹薄荷瓜蔞苦丁茶山梔杏仁菊葉
鬱火傷胃（益土泄木）
玉竹桑葉茯苓白芍棗子甘草沙參丹皮扁豆
腎胃陰兼虛（攝納下焦純甘清燥）
熟地五味淮膝茯苓山藥車前胡桃蓮子黃芪沙參麥冬扁豆甘草柿霜
棗子
營熱

生地元參竹葉麥冬百合甘草

中氣虛

歸芪建中湯異功散

勞嗽(金木同治)

熟地扁豆麥冬六味丸沙參川斛茯神異功散加燕窩都氣丸加青鉛

勞倦陽虛(左咳甚木乘金也)

乾薑桂枝棗子五味茯苓甘草

胃嗽嘔痰(當用甘藥)

沙參麥冬南棗子扁豆茯神糯稻根有伏邪麻黃石膏杏仁甘草半夏小半夏湯半夏生薑加薑汁

肝犯肺胃(氣左升呑酸)

生地、元参、竹叶、麦冬、百合、甘草。

中气虚

归芪建中汤，异功散

劳嗽（金木同治）

熟地、扁豆、麦冬、六味丸、沙参、川斛、茯神、异功散，加燕窝都气丸，加青铅。

劳倦阳虚（左咳甚木乘金也）

干姜、桂枝、枣子、五味、茯苓、甘草

胃嗽呕痰（常用甘药）

沙参、麦冬、南枣子、扁豆、茯神、糯稻根，有伏邪，麻黄、石膏、杏仁、甘草、半夏，小半夏汤，半夏、生姜，加姜汁。

肝犯肺胃（气左升吞酸）

丹皮、钩藤、半夏、桑叶、茯苓、陈皮，小青龙汤去麻黄、细辛、甘草，加石膏，安胃丸。

肝风巅胀（宜和阳熄风）

牡蛎、阿胶、淡菜、青黛，左升太过，阿胶、女贞子、鸡子黄。木反刑金，生地、天门冬、糯稻根。

胁痛

旋复花汤加桃仁、柏仁。

寒热右胁痛

芦根、苡仁、白蔻仁、杏仁、枣子、枇杷叶。

大肠嗽（必便溏畏风）

白术、木瓜、赤石脂、炙草、枣子、茯苓、白芍、禹余粮、姜汁。

丹皮鈎藤半夏桑葉茯苓陳皮小青龍湯去麻黃細辛甘草加石膏安胃
丸
肝風巔脹(宜和陽熄風)
牡礪阿膠淡菜青黛左升太過阿膠女貞子鷄子黃木反刑金生地天門
冬糯稻根
脇痛
旋復花湯加桃仁柏仁
寒熱右脇痛
蘆根苡仁白蔻仁杏仁棗子枇杷葉
大腸嗽(必便溏畏風)
白朮木瓜赤石脂炙草棗子茯苓白芍禹餘糧薑汁

陳曰木扣金鳴清金制木　暑與風寒熱兼症理肺治胃爲主　風用辛平　寒用辛溫　土虛不生金用甘涼甘溫二物合乎陽土陰土

乾咳(治法與前咳嗽門可參看)

乾咳日久用滋陰內熱無痰最害人四物湯堪爲主劑再加知柏及元參燈心甘草和諸藥桔梗天花火用芩茯苓貝母消痰用天麥款桑潤燥增血見丹皮北沙苑肺傷白芨參芪吞酸收訶味瀉桑殼辛散薑防用有靈面紅吐血火炎上童便藕汁效如神

喘病章(喘病之因在肺爲實在腎爲虛)

肺最淸高無窒塞一有邪干便喘急內因痰火外風寒六脈浮洪更有力是爲實症五虎湯半辛甘石及麻黃桑皮杏殼薑葱益隨症加減無成方若有痰升痰喘症茯苓香附南星石乍進乍退名火喘麥冬蘇味梔芩益食因作喘食積

陈曰：木扣金鸣，清金制木。暑与风寒热兼症，理肺治胃为主。风用辛平；寒用辛温；土虚不生金，用甘凉甘温二物，合乎阳土阴土。

干咳（治法与前咳嗽门可参看）

干咳日久用滋阴，内热无痰最害人。四物汤堪为主剂，再加知柏及元参。灯心甘草和诸药，桔梗天花火用芩。茯苓贝母消痰用，天麦款桑润燥增。血见丹皮北沙苑，肺伤白芨参芪吞。酸收诃味泻桑壳，辛散姜防用有灵。面红吐血火炎上，童便藕汁效如神。

喘病章（喘病之因在肺为实，在肾为虚）

肺最清高无室塞，一有邪干便喘急。内因痰火外风寒，六脉浮洪更有力。是为实症五虎汤，半辛甘石及麻黄。桑皮杏壳姜葱益，随症加减无成方。若有痰升痰喘症，茯苓香附南星石。乍进乍退名火喘，麦冬苏味栀芩益。食因作喘食积因，曲芽腹实查（楂）同进。大便燥结不能通，苏子元明大黄胜。何者乃为正气虚，过劳则发似邪欺。吸入气知脉无力，补中益气汤堪施。黄芩山栀兼火用，茯苓半夏抉痰宜。

肺郁水气不降

麻黄、苡仁、杏仁、甘草、干姜、茯苓、人参、半夏、五味、葶苈、桑皮、川朴、猪苓、泽泻、木通、腹皮，小青龙汤，去桂芍，加人参、杏仁，此彻饮以就太阳也。

乙肝升饮邪上逆

越婢汤，麻黄、石羔（膏）、甘草、生姜、大枣，旋复花汤

肾气不纳

熟地、阿胶、萸肉、茯苓、龟版、附子、怀膝、远志、五味、慈石、秋石、山药、黄芪、淡菜、胡桃、杞子、青盐、人参、白术、海参、芡实、莲子、青铅、蛤蚧、补骨脂、八味丸、生姜

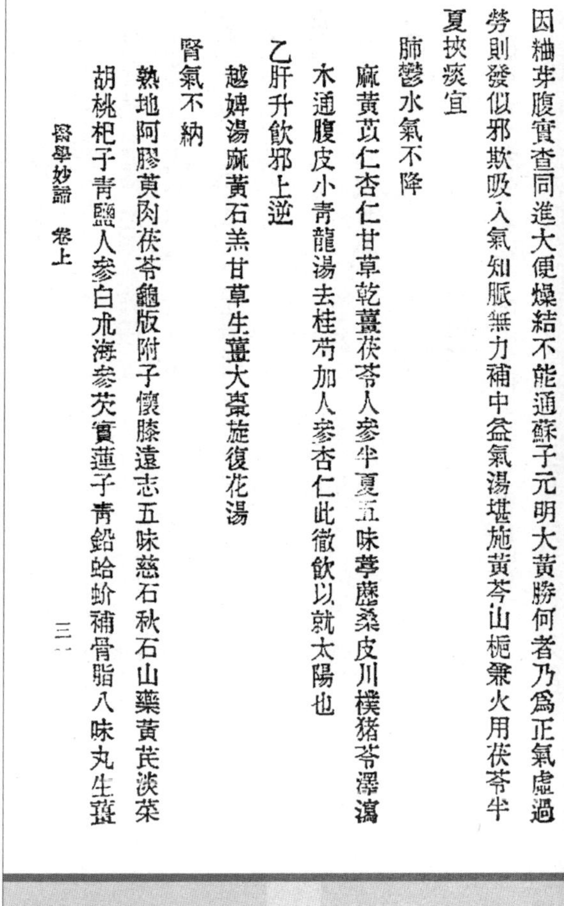
因紬芽腹實查同進大便燥結不能通蘇子元明大黃勝何者乃爲正氣虛過勞則發似邪欺吸入氣知脈無力補中益氣湯堪施黃芩山梔兼火用茯苓半夏抉痰宜

肺鬱水氣不降

麻黃苡仁杏仁甘草乾薑茯苓人參半夏五味葶藶桑皮川樸豬苓澤瀉木通腹皮小青龍湯去桂芍加人參杏仁此徹飲以就太陽也

乙肝升飲邪上逆

越婢湯麻黃石羔甘草生薑大棗旋復花湯

腎氣不納

熟地阿膠萸肉茯苓龜版附子懷膝遠志五味慈石秋石山藥黃芪淡菜胡桃杞子青鹽人參白朮海參芡實蓮子青鉛蛤蚧補骨脂八味丸生薑

醫學妙諦　卷上　三一

汁車前炙草
精傷者填以濃厚之劑兼鎮攝
腎氣丸加沈香都氣丸入青鉛
中氣虛(此中虛氣餒土不生金也)
人參建中湯去薑
胃虛
黃精茯苓胡麻甘草
腎陽虛濁陰上逆
人參乾薑澤瀉附子茯苓猪苓
陳曰丹溪有外感之喘治肺內傷之喘治腎以肺主出氣腎主納氣耳
先喘而後脹治肺先脹而後喘治脾肺宜辛則通微苦則降直入中下非

汁、车前、炙草。

精伤者，填以浓厚之剂，兼镇摄。

肾气丸加沈香，都气丸入青铅。

中气虚（此中虚气馁，土不生金也）

人参建中汤去姜。

胃虚

黄精、茯苓、胡麻、甘草。

肾阳虚浊，阴上逆

人参、干姜、泽泻、附子、茯苓、猪苓。

陈曰：丹溪有外感之喘，治肺内伤之喘，治肾以肺主出气，肾主纳气耳。

先喘而后胀，治肺先胀而后喘，治脾肺，宜辛则通，微苦则降直入中下，非治肺之方法。

哮病章

（此症初感外邪，失于表散，邪伏于里，留于肺。时发时止，淹缠岁月，更有痰哮、咸哮、醋哮，过食生冷，及幼稚之童天哮诸症）

喉中为甚水鸡声，哮症原来痰病侵。若得吐痰并发散，远离厚味药方灵。定喘之汤可参用，化痰为主治须明。

定喘汤，白果、黄芩、苏子、半夏、款冬花、麻黄、杏仁、甘草、桑皮。

寒

桂枝、制麻黄、茯苓、五味、橘红、川朴、干姜、白芥子、杏仁、甘草、半夏，小青龙汤亦可参用。

病举发

葶苈大枣汤。

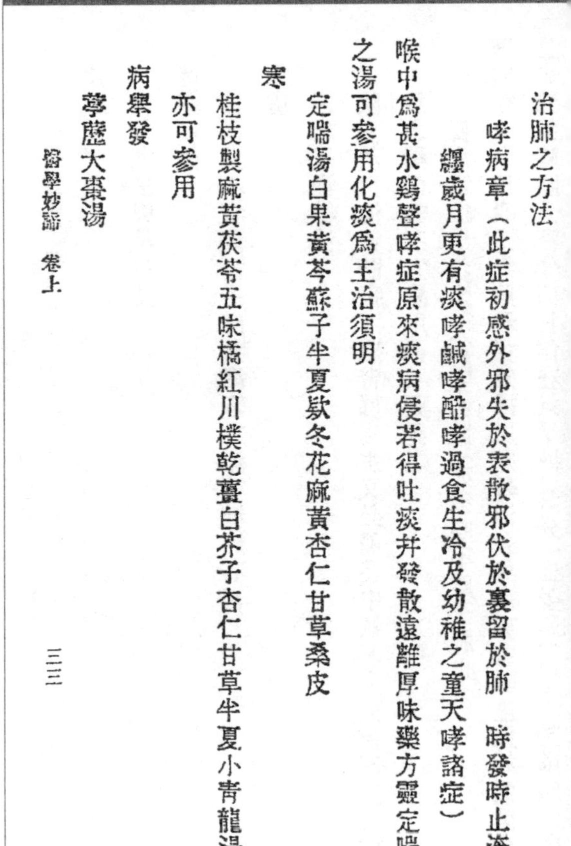
治肺之方法
哮病章（此症初感外邪失於表散邪伏於裏留於肺　時發時止淹纏歲月更有痰哮鹹哮酣哮過食生冷及幼稚之童天哮諸症）
喉中爲甚水鷄聲哮症原來痰病侵若得吐痰并發散遠離厚味藥方靈定喘之湯可參用化痰爲主治須明
定喘湯白果黄芩蘇子半夏款冬花麻黄杏仁甘草桑皮
寒
桂枝製麻黄茯苓五味橘紅川樸乾薑白芥子杏仁甘草半夏小青龍湯亦可參用
病舉發
葶藶大棗湯

養正

腎氣丸去肉桂牛膝

哮兼痰飲

眞武丸小青龍湯去麻黄細辛加赤砂糖炒石膏

氣虚

四君子湯增減

陳曰治以温通肺臟下攝腎眞爲主又必補益中氣其辛散苦寒豁痰破氣之藥俱非所宜忌用金石藥記之

瘧病章（古人論瘧不離乎肝膽亦猶咳不離乎肺也）

寒熱往來名曰瘧正氣與邪相擊搏風寒暑濕食與痰亦有陰虚兼氣弱陽分日發邪氣輕陰分深兮間日作在氣早臨（氣分）血晏臨（血分）於陽爲熱寒

养正

肾气丸去肉桂、牛膝。

哮兼痰饮

真武丸，小青龙汤去麻黄、细辛，加赤砂糖、炒石膏。

气虚

四君子汤增减。

陈曰：治以温通，肺脏下摄肾真为主，又必补益中气，其辛散苦寒，豁痰破气之药，俱非所宜，忌用金石药。记之！

疟病章

（古人论疟，不离乎肝胆，亦犹咳不离乎肺也）

寒热往来名曰疟，正气与邪相击搏。风寒暑湿食与痰，亦有阴虚兼气弱。阳分日发邪气轻，阴分深兮间日作。在气早临（气分）血晏临（血分），于阳为热寒为阴。并则寒热离则止（暑气邪气与营卫并行，则疟作离，则疟止），营卫邪气交相争。邪不胜正到时早（邪达于阳病退），正不胜邪移晚行（邪陷于阴，病进）。总因感邪汗不泄，汗闭不泄痰郁成。痰郁不散发寒热，要看受病久与新。新疟宜泄宜发散，久疟补气和滋阴。无痰无食不成疟，初起饮服清脾灵。自汗去半加知料，无汗加苍干葛吞。多热黄芪知母进，多寒薄桂胥堪增。头痛川芎羌芷要，烦渴不眠粉葛凭。夏月香薷白扁豆，冬天无汗麻黄应。若即日久精神倦，六脉细微出盗汗。滋阴鳖甲归芍佳，补气参芪洵称善。清脾饮除果厚朴，姜枣加之病渐痊。又生疟母左胁间，令人多汗胁痛连。治宜消导用何药，鳖甲棱蓬附四般。醋煎停匀加海粉，桃青芽曲红花兼。为末和丸日三服，块当化散不为艰。

暑热宜专理上焦肺脏清气。

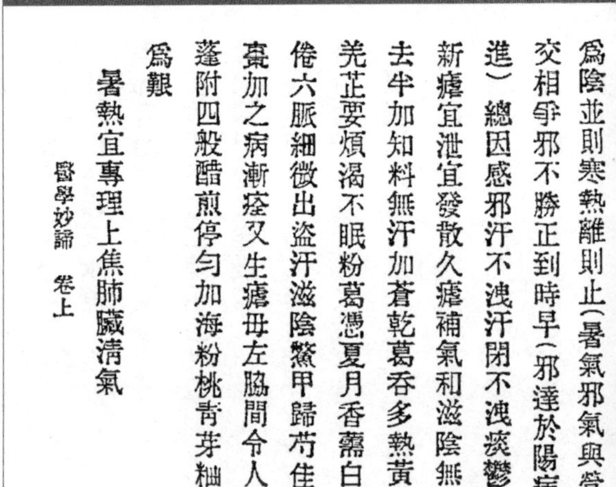

爲陰並則寒熱離則止(暑氣邪氣與營衛並行則瘧作離則瘧止)營衛邪氣交相爭邪不勝正到時早(邪達於陽病退)正不勝邪移晚行(邪陷於陰病進)總因感邪汗不洩汗閉不洩痰鬱成痰鬱不散發寒熱要看受病久與新新瘧宜泄宜發散久瘧補氣和滋陰無痰無食不成瘧初起飲服清脾靈自汗去半加知料無汗加蒼乾葛呑多熱黃芩知母進多寒薄桂胥堪增頭痛川芎羌芷要煩渴不眠粉葛憑夏月香薷白扁豆冬天無汗麻黃應若既日久精神倦六脈細微出盜汗滋陰鱉甲歸芍佳補氣參芪洵稱善清脾飲除果厚樸薑棗加之病漸痊又生瘧母左脇間令人多汗脇痛連治宜消導用何藥鱉甲稜蓬附四般醋煎停勻加海粉桃青芽粬紅花兼爲末和丸日三服塊當化散不爲艱

暑熱宜專理上焦肺臟清氣

醫學妙諦　卷上　三五

桂枝白虎湯天水散

濕邪宜治脾胃中焦陽氣

藿香正氣散二陳湯去甘草加杏仁白蔻生薑

足太陰脾虛面浮脹滿

通補用理中湯人參白朮甘草乾薑開腑用五苓散朮桂茯豬澤

足少陰腎虛弱成勞宜滋陰溫養

復脈湯人參炙草桂枝麻仁生地阿膠麥冬生薑大棗

足厥陰肝厥逆吐蚘及邪結瘧母

烏梅丸鱉甲煎丸鱉甲黃芩鼠婦大黃桂枝石葦烏扇柴胡乾薑芍藥葶藶川樸丹皮瞿麥紫葳半夏人參阿膠䗪蟲蜂窠赤硝蜣螂桃仁清酒煅灶下灰

桂枝白虎汤，天水散。

湿邪宜治脾胃中焦阳气

藿香正气散，二陈汤去甘草，加杏仁、白蔻、生姜。

足太阴脾虚，面浮胀满

通补用理中汤，人参、白术、甘草、干姜，开腑用五苓散，术、桂、茯、猪、泽。

足少阴肾虚弱成劳，宜滋阴温养

复脉汤，人参、炙草、桂枝、麻仁、生地、阿胶、麦冬、生姜、大枣。

足厥阴肝厥吐蛔，及邪结疟母

乌梅丸，鳖甲煎丸，鳖甲、黄芩、鼠妇、大黄、桂枝、石苇、乌扇、柴胡、干姜、芍药、葶苈、川朴、丹皮、瞿麦、紫葳、半夏、人参、阿胶、䗪虫、蜂窠、赤硝、蜣螂、桃仁、清酒、煅灶下灰。

又痺瘧但熱不寒（宜甘寒生津重後天胃氣治在肺經）
生地元參花粉薄荷蔗汁西瓜翠麥冬知母杏仁貝母梨汁鮮竹葉
脾胃陽虛腹脹舌白不喜飲
於朮人參半夏茯苓生薑厚樸知母杏仁草果
陰虛熱伏血分
熟地白芍五味山藥茯苓芡實蓮子鱉甲知母草果生地桃仁花粉青蒿
首烏丹皮龜板澤瀉炙草桑葉天冬六味丸清骨散銀柴胡胡黃連秦艽
地骨皮鱉甲蘇青蒿知母粉甘草
暑熱拒格三焦嘔逆不納
宗半夏瀉心法半夏黃芩炙草大棗川連人參乾薑
胃虛嘔逆

又痺疟，但热不寒（宜甘寒生津，重后天胃气，治有肺经）。

生地、元参、花粉、薄荷、蔗汁、西瓜翠、麦冬、知母、杏仁、贝母、梨汁、鲜竹叶。

脾胃阳虚，腹胀舌白，不喜饮。

于术、人参、半夏、茯苓、生姜、厚朴、知母、杏仁、草果。

阴虚，热伏血分。

熟地、白芍、五味、山药、茯苓、芡实、莲子、鳖甲、知母、草果、生地、桃仁、花粉、青蒿、首乌、丹皮、龟板、泽泻、炙草、桑叶、天冬、六味丸，清骨散，银柴胡、胡黄连、秦艽、地骨皮、鳖甲、苏青蒿、知母、粉甘草。

暑热拒格三焦，呕逆不纳。

宗半夏泻心法，半夏、黄芩、炙草、大枣、川连、人参、干姜。

胃虚呕逆

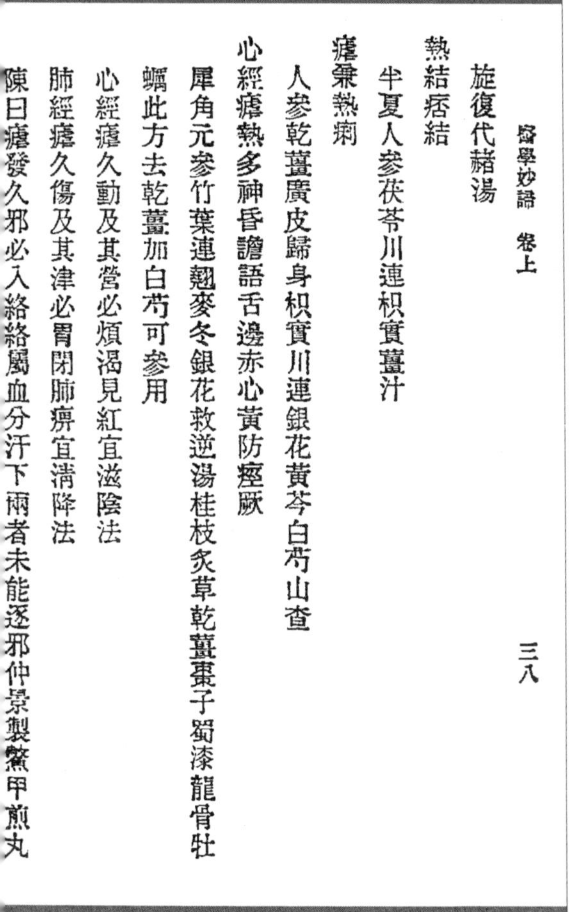
醫學妙諦 卷上 三八

旋復代赭湯

熱結痞結

半夏人參茯苓川連枳實薑汁

瘧兼熱痢

人參乾薑廣皮歸身枳實川連銀花黃芩白芍山查

心經瘧熱多神昏譫語舌邊赤心黃防痙厥

犀角元參竹葉連翹麥冬銀花救逆湯桂枝炙草乾薑棗子蜀漆龍骨牡蠣此方去乾薑加白芍可參用

心經瘧久動及其營必煩渴見紅宜滋陰法

肺經瘧久傷及其津必胃閉肺痹宜清降法

陳曰瘧發久邪必入絡絡屬血分汗下兩者未能逐邪仲景製鱉甲煎丸

旋复代赭汤。

热结痞结

半夏、人参、茯苓、川连、枳实、姜汁。

疟兼热痢

人参、干姜、广皮、归身、枳实、川连、银花、黄芩、白芍、山楂。

心经疟热多神昏，谵语，舌边赤心黄，防痉厥。

犀角、元参、竹叶、连翘、麦冬、银花，救逆汤，桂枝、炙草、干姜、枣子、蜀漆、龙骨、牡蛎，此方去干姜，加白芍，可参用。

心经疟久动，及其营必烦渴，见红宜滋阴法。

肺经疟久，伤及其津，必胃闭肺痹，宜清降法。

陈曰：疟发久，邪必入络，络属血分汗下，两者未能逐，仲景制鳖甲煎丸，治絡聚血邪久則血下　温瘧例忌足六經藥如柴葛之類用桂枝白虎湯主之　古稱三陰大瘧以肝脾腎三臟之見證爲要領陽瘧之後養胃陰陰瘧之後理脾陽主之　太陽經行身之背瘧發背冷不由四肢是少陰之陽不營太陽

霍亂章

霍亂之症起倉猝外因所感內因積胃中停蓄難運消吐瀉交作腹痛極上焦但吐而不瀉下焦但瀉無此逆中焦吐瀉兩兼之偏陰多寒偏陽熱因風怕風有汗沾因寒怕寒無汗焉因暑煩熱并躁悶因温倦怠身不便因食胸肺自飽脹治用霍香正氣堪紅花木瓜轉筋用食傷粬麥(芽)山查添腹痛須加炒白芍寒宜肉桂炮薑權枳實青皮心下痞柴胡乾葛寒熱纏小便不利猪苓澤(一瀉)中暑發熱連薷傳手足厥冷脈將絕鹽納臍中燒艾烟火灸人醒後施藥

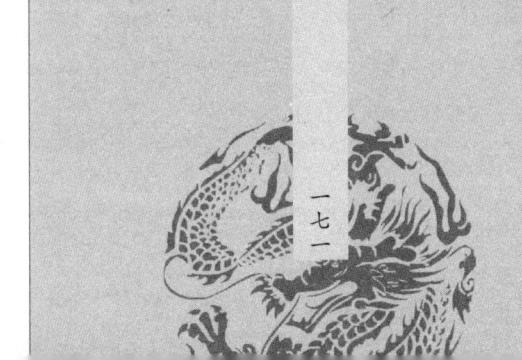

治络聚血邪，久则血下。温疟例忌足六经药，如柴葛之类，用桂枝白虎汤主之。古称三阴大疟，以肝、脾、肾三脏之见证为要领。阳疟之后，养胃阴。阴疟之后，理脾阳主之。太阳经行身之背，疟发背冷，不由四肢，是少阴之阳不营太阳。

霍乱章

霍乱之症起仓猝，外因所感内因积。胃中停蓄难运消，吐泻交作腹痛极。上焦但吐而不泻，下焦但泻无此逆。中焦吐泻两兼之，偏阴多寒偏阳热。因风怕风有汗沾，因寒怕寒无汗焉。因暑烦热并躁闷，因温倦怠身不便。因食胸肺自饱胀，治用霍香正气堪。红花木瓜转筋用，食伤曲麦（芽）山查（楂）添。腹痛须加炒白芍，寒宜肉桂炮姜权。枳实青皮心下痞，柴胡干葛寒热缠。小便不利猪苓泽（泻），中暑发热连薷传。手足厥冷脉将绝，盐纳脐中烧艾烟。火炙人醒后施药，

細將寒熱陰陽參又有一種乾霍亂腹痛欲死病勢悍不吐不瀉絞腸痧鹽水吐之神妙案但得吐瀉病無妨米飲熱湯切莫勸

藿香正氣散廣藿白芷茯苓陳皮夏紬紫蘇腹皮白朮川樸桔梗甘草生薑棗子

清脾飲

白朮青皮甘草草果茯苓黃芩川樸柴胡半夏生薑

泄瀉章（古稱注下症）

泄瀉之原分六說虛濕寒痰食與熱五泄之名（濕多成五泄）內經傳（溏泄痢洞滑也）三虛之旨先賢訣飲食傷脾虛不化色慾傷腎腎虛極腎虛自不能容藏忿怒傷肝木土尅（肝虛則木來尅土）健脾利水是主方燥濕升提不可缺芍陳紬樸木香車二苓木通瀉二朮（蒼白二朮）腸鳴腹痛屬火明方中

细将寒热阴阳参。又有一种干霍乱，腹痛欲死病势悍。不吐不泻绞肠痧，盐水吐之神妙案。但得吐泻病无妨，米饮热汤切莫动。

藿香正气散，广藿、白芷、茯苓、陈皮、夏曲、紫苏、腹皮、白术、川朴、桔梗、甘草、生姜、枣子。

清脾饮

白术、青皮、甘草、草果、茯苓、黄芩、川朴、柴胡、半夏、生姜。

泄泻章（古称注下症）

泄泻之原分六说，虚湿寒痰食与热。五泄之名（湿多成五泄）内经传（溏泄痢，洞滑也），三虚之旨先贤诀。饮食伤脾虚不化，色欲伤肾肾虚极。肾虚自不能容藏，忿怒伤肝木土克（肝虚则木来克土）。健脾利水是主方，燥湿升提不可缺。芍陈曲朴木香车，二苓木通泻二术（苍白二术）。肠鸣腹痛属火明，方中益以栀连芩。腹不痛者是属湿，苍白术半加茵陈。完谷不化属虚意，术扁山药砂仁参。或泻不泻或多少，属痰半夏天南星。痛甚而泻泻痛止，属食枳实山查（楂）。增泻不甚而腹微痛，是为寒泻香砂仁。新泻宜泻宜消食，久泻升提温补益。泄久下陷亦用升，升麻柴胡更有力。肾虚送下四神丸，防风羌活兼风入。虚泄久泄古有方，黄土一匙冲服食。

暑湿热

胃苓汤即平胃散合五苓汤、益气汤，白蔻、桔梗、郁金、橘皮、霍（藿）香、杏仁、川朴、降香、茯苓、猪苓、广皮、寒水石、泽泻、滑石、木瓜、檀香汁、香砂、异功散，即六君子去半夏，加木香、砂仁。四苓散即五苓去桂，可加椒目、益智、川朴、橘白、黄连、石羔（膏）、扁豆、甘草、神曲、吴萸、砂仁、山查（楂）、麦芽、丝瓜叶，资生丸。

湿热

益以梔連芩腹不痛者是屬濕蒼白朮半加茵陳完穀不化屬虛意朮扁山藥砂仁參或瀉不瀉或多少屬痰半夏天南星痛甚而瀉瀉痛止屬食枳實山查增瀉不甚而腹微痛是爲寒瀉香砂仁新瀉宜瀉宜消食久瀉升提溫補益泄久下陷亦用升升麻柴胡更有力腎虛送下四神丸防風羌活兼風入虛泄久泄古有方黃土一匙冲服食

暑濕熱

胃苓湯即平胃散合五苓湯益氣湯白蔻桔梗鬱金橘皮霍香杏仁川樸降香茯苓豬苓廣皮寒水石澤瀉滑石木瓜檀香汁香砂異功散即六君子去半夏加木香砂仁四苓散即五苓去桂可加椒目益智川樸橘白黃連石羔扁豆甘草神粬吳萸砂仁山查麥芽絲瓜葉資生丸

濕熱

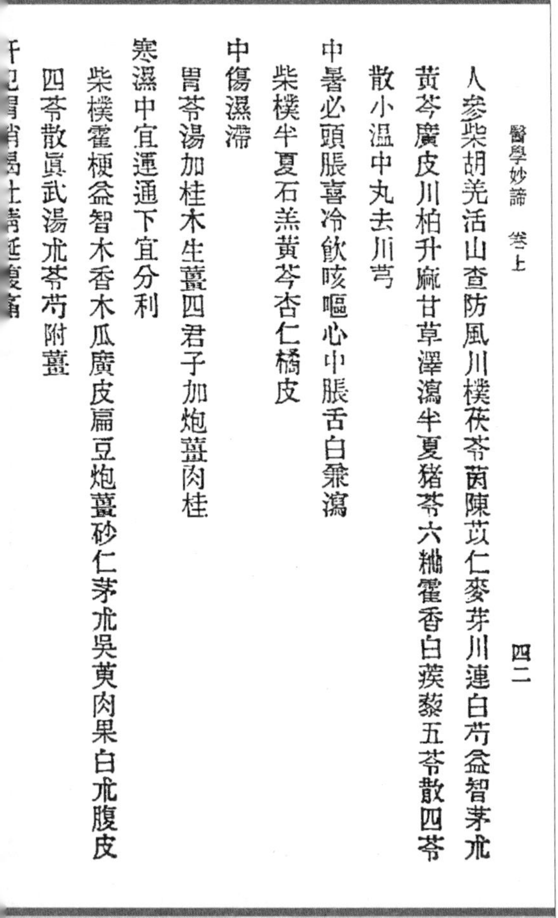
人參柴胡羌活山查防風川樸茯苓茵陳苡仁麥芽川連白芍益智茅朮黃芩廣皮川柏升麻甘草澤瀉半夏豬苓六粬霍香白蒺藜五苓散四苓散小溫中丸去川芎

中暑必頭脹喜冷飲咳嘔心中脹舌白兼瀉

柴樸半夏石羔黃芩杏仁橘皮

中傷濕滯

胃苓湯加桂木生薑四君子加炮薑肉桂

寒濕中宜運通下宜分利

柴樸霍梗益智木香木瓜廣皮扁豆炮薑砂仁茅朮吴萸肉果白朮腹皮

四苓散眞武湯朮苓芍附薑

肝犯胃消渴吐清涎腹痛

人参、柴胡、羌活、山查（楂）、防风、川朴、茯苓、茵陈、苡仁、麦芽、川朴、白芍、益智、茅术、黄芩、广皮、川柏、升麻、甘草、泽泻、半夏、猪苓、六曲、霍（藿）香、白蒺藜、五苓散、四苓散，小湿中丸去川芎。

中暑必头胀，喜冷饮，咳呕，心中胀，舌白兼泻。

柴、朴、半夏、石羔（膏）、黄芩、杏仁、橘皮。

中伤湿滞

胃苓汤加桂木、生姜，四君子加炮姜、肉桂。

寒湿中宜运通下，宜分利

柴、朴、霍（藿）、梗、益智、木香、木瓜、广皮、扁豆、炮姜、砂仁、茅术、吴萸、肉果、白术、腹皮，四苓散，真武汤，术、苓、芍、附、姜。

肝犯胃，消渴吐清涎，腹痛。

川连、黄芩、乌梅、白芍、干姜、荷叶、厚朴、猪苓、椒目、泽泻、木瓜、桑叶、延胡、桂木、甘草、半夏、广皮、米仁、石脂、枣仁、人参、川朴、异功散加木瓜，亦可参用。

胆郁伤脾

柴胡、白芍、青皮、黄芩、桑叶、丹皮。

脾胃阳虚

干姜、白芍、煨升麻、益智仁、广皮、当归、泽泻、葫芦巴、煨葛根、木瓜、炮姜、川朴、谷芽、半夏、香附、四君子汤。

晨泄用治中汤（人参、甘草、青皮、白术、干姜、陈皮）。

夕泄用四神丸（吴萸、肉豆蔻、五味、补骨脂）。

四神丸加法，青皮、沙苑子、杜仲、当归、木瓜、小茴香，理中汤加法，五味、赤石脂、枸杞、葫芦巴，胃苓汤，茅术、陈皮、白术、茯苓、泽泻、川朴、甘草、肉桂、猪苓、桂

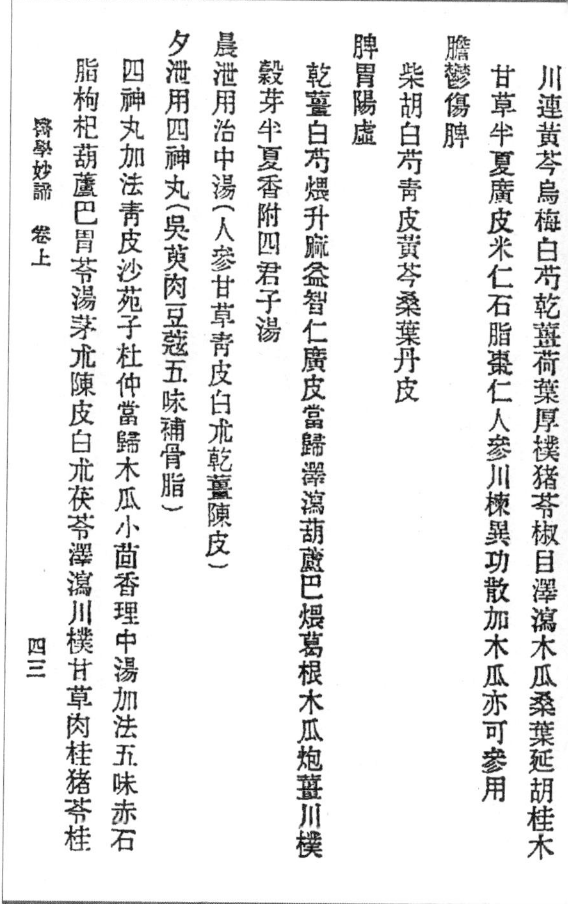
川連黃芩烏梅白芍乾薑荷葉厚樸猪苓椒目澤瀉木瓜桑葉延胡桂木
甘草半夏廣皮米仁石脂棗仁人參川楝巽功散加木瓜亦可參用
膽鬱傷脾
柴胡白芍青皮黃芩桑葉丹皮
脾胃陽虛
乾薑白芍煨升麻益智仁廣皮當歸澤瀉葫蘆巴煨葛根木瓜炮薑川樸
穀芽半夏香附四君子湯
晨泄用治中湯（人參甘草青皮白朮乾薑陳皮）
夕泄用四神丸（吳萸肉豆蔻五味補骨脂）
四神丸加法青皮沙苑子杜仲當歸木瓜小茴香理中湯加法五味赤石
脂枸杞葫蘆巴胃苓湯茅朮陳皮白朮茯苓澤瀉川樸甘草肉桂猪苓桂
醫學妙諦　卷上　四三

苓朮甘湯加法鹿角煨薑南棗禹糧石脂丸加法枸杞

中虛腹痛

炙草白芍煉飴糖南棗茯苓

食傷

人參炙草穀芽葛根廣皮荷蒂

陳曰脾陽微中焦聚濕則少運腎陰衰固攝失司爲瘕泄是中宜旋則運下宜封乃藏　腎陽自下炎蒸脾陽始得變運王氏以食下不化爲無陽

陳叅曰熱勝濕蒸氣傷人倦　陰莖囊腫是濕熱甚而下墜入府與方書莖竅症有間　足腫是陽微濕聚　治胃必佐泄肝製其勝也仲景云脈弦爲胃減大則病進　脾藏宜補則健胃腑宜疏乃清　脾宜升胃宜降苦寒必佐風藥是李東垣之旨　久泄必傷腎八味承氣乃從陰引陽

苓术甘汤加法，鹿角、煨姜、南枣、禹粮，石脂丸加法，枸杞。

中虚腹痛

炙草、白芍、炼饴糖、南枣、茯苓。

食伤

人参、炙草、谷芽、葛根、广皮、荷蒂。

陈曰：脾阳微，中焦聚湿，则少运。肾阴衰，固摄失司，为瘕泄，是中宜旋，则运下宜封乃藏。肾阳自下炎蒸，脾阳始得变运。王氏以食下不化为无阳。陈参曰：热胜湿蒸，气伤人倦。阴茎囊肿，是湿热甚而下坠落，入府与方书茎窍症有间。足肿，是阳微湿聚。治胃必佐泄肝，制其胜也。仲景云：脉弦为胃减，大则病进。脾脏宜补，则健胃腑，宜疏乃清。脾宜升，胃宜降，苦寒必佐风药，是李东垣之旨。久泄必伤肾，八味承气乃从阴引阳。

水泻，少腹胀满，少腹为厥阴肝经肝失疏泄，当以五苓利水导湿，仿古人急开支河之喻。

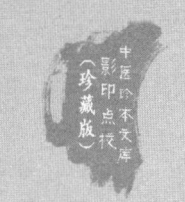

何书田曰：少阳为三阳之枢，相火寄焉。风火煽胃，而腐热五谷。少阴为三阴之枢，龙火寓焉，熏蒸脏腑，而转输糟粕。胃之纳脾之输，皆火之运也。然非雷藏龙驯，何能无燥无湿无冒明燎上之患，必土奠水安，斯不泛不滥，无清气在下之患。故曰、五泄之治，平水火者，清其源，崇隄土者，塞其流耳。

痢疾章

古称滞下乃湿热，气薄肠胃，河间、丹溪佥用清热导法。六腑属阳，以通为用，五脏皆阴，藏蓄为本。先泻后痢，脾传肾则逆，即土克水意。由伏邪垢滞从中不清，因而下注矣。

痢疾原来下血脓，里急后重腹痛攻。总因食积兼气滞，青黄赤白黑不同。白自

水瀉少腹脹滿少腹爲厥陰肝經肝失疎洩當以五苓利水導濕仿古人急開支河之喻

何書田曰少陽爲三陽之樞相火寄焉風火煽胃而腐熱五穀少陰爲三陰之樞龍火寓焉熏蒸臟腑而轉輸糟粕胃之納脾之輸皆火之運也然非雷藏龍馴何能無燥無濕無冒明燎上之患必土奠水安斯不泛不濫無清氣在下之患故曰五泄之治平水火者清其源崇隄土者塞其流耳

痢疾章

古稱滯下乃濕熱氣薄腸胃河間丹溪僉用清熱導法　六腑屬陽以通爲用五臟皆陰藏蓄爲本先瀉後痢脾傳腎則逆即土尅水意由伏邪垢滯從中不清因而下注矣

痢疾原來下血膿裹急後重腹痛攻總因食積兼氣滯青黃赤白黑不同白自

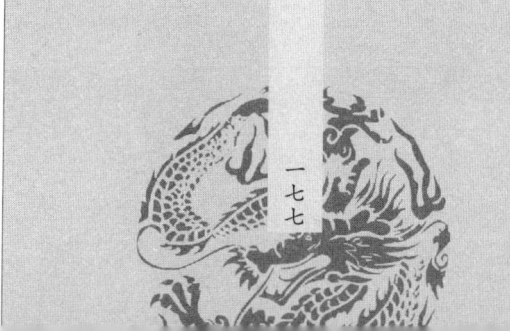

大腸來氣傷赤是血傷小腸中氣血俱傷兼赤白食積爲黃是眞的白膿結膩是屬痰黑者須知死血色諸痢下迫皆屬火勿妄以白爲寒則後重滯應調氣舒清血便膿應日除通滯之湯條芩利木通蘇梗(炮)薑梹俱熱用黃連痛煨木胸中不寬砂壳須小便短則車前滑後重將軍不可無頭疼身熱風邪痢葛羌蒼朮防風驅惡心作酸食積痢麥芽粬實山查配內傷痢疾小腹疼桃紅紫黑血能治身不熱而腹不疼大孔迫甚黃水利此爲氣鬱用升麻更有柴防不可棄噤口煩熱腹痛加水穀入胃即吐地胃熱石蓮參(陳倉)米宜酒積葛梅白蔻濟天行疫疾老幼傳合用散毒無他劑夏月香薷扁豆增銀花腸澼血能清諸痢日久須豆芍補脾山藥朮雲苓下陷升柴亦必用白久氣虛黃芪參紅久血虛歸芍進血痢不止阿膠應荆芥蒲黃同炒黑薑炭加之少許吞若還不停血餘益痢久之人虛極明四君四物可兼用脈遲肉蔻炮薑靈

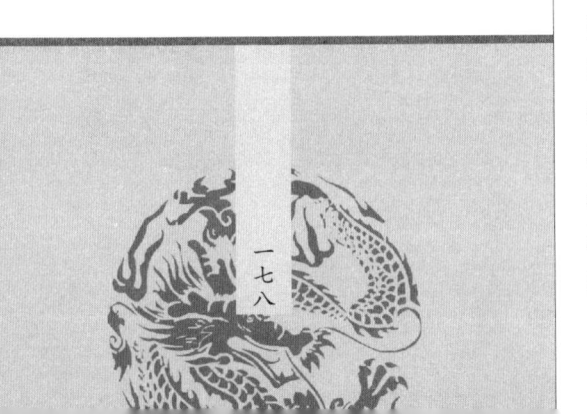

大肠来气伤，赤是血伤小肠中。气血俱伤兼赤白，食积为黄是真的。白脓结腻是属痰，黑者须知死血色。诸痢下迫皆属火，勿妄以白为寒则。后重滞应调气舒，清血便脓应日除。通滞之汤条芩利，木通苏梗（炮）姜梹（槟）俱。热用黄连痛煨木，胸中不宽砂壳须。小便短则车前滑，后重将军不可无。头疼身热风邪痢，葛羌苍术防风驱。恶心作酸食积痢，麦芽曲实山查（楂）配。内伤痢疾小腹疼，桃红紫黑血能治。身不热而腹不疼，大孔迫甚黄水利。此为气郁用升麻，更有柴防不可弃。噤口烦热腹痛加，水谷入胃即吐地。胃热石莲参（陈仓）米宜，酒积葛梅白蔻济。天行疫疾老幼传，合用散毒无他剂。夏月香薷扁豆增，银花肠澼血能清。诸痢日久须豆芍，补脾山药术云苓。下陷升柴亦必用，白久气虚黄芪参。红久血虚归芍进，血痢不止阿胶应。荆芥蒲黄同炒黑，姜炭加之少许吞。若还不停血余益，痢久之人虚极明。四君四物可兼用，脉迟肉蔻炮姜灵。

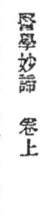

暑湿热成痢（用药方法与泄泻依稀）

厥阴伏热，先厥防痉

川连、黄芩、丹皮、白芍、陈皮、女贞子、川柏、银花、炮姜、阿胶、茯苓、炒生地、滑石、甘草、北秦皮、枳实、谷芽、白头翁。

协热痢

白头翁汤，白头翁、黄连，加黄芩、北秦皮、黄柏、白芍、茯苓、川朴、陈皮、山查（楂），益元散，木香、银花、扁豆、泽泻。

脾营虚寒，脉沉微不渴，舌白。

归身、白芍、肉桂、炮姜、益智仁、青皮、炙草、查（楂）肉、茯苓。

血痢（血水有红有紫，纯血难治）

茅术、川朴、炒樗皮、肉果、槐米、归身、银花、山查（楂）、炒地榆、广皮、炙草、白芍、人参、

暑濕熱成痢（用藥方法與泄瀉依稀）
厥陰伏熱先厥防痙
川連黃芩丹皮白芍陳皮女貞子川柏銀花炮薑阿膠茯苓炒生地滑石
甘草北秦皮枳實穀芽白頭翁
協熱痢
白頭翁湯白頭翁黃連加黃芩北秦皮黃柏白芍茯苓川樸陳皮山查益
元散木香銀花扁豆澤瀉
脾營虛寒脈沉微不渴舌白
歸身白芍肉桂炮薑益智仁青皮炙草查肉茯苓
血痢（血水有紅有紫純血難治）
茅朮川樸炒樗皮肉果槐米歸身銀花山查炒地榆廣皮炙草白芍人參

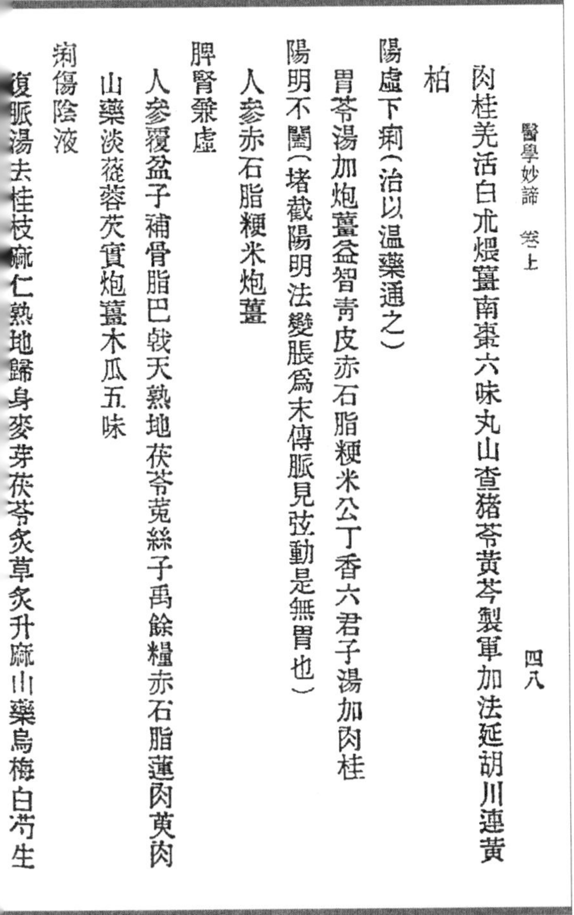

肉桂羌活白朮煨薑南棗六味丸山查豬苓黃芩製軍加法延胡川連黃柏

陽虛下痢(治以溫藥通之)

胃苓湯加炮薑益智青皮赤石脂粳米公丁香六君子湯加肉桂

陽明不闔(堵截陽明法變脹爲末傳脈見弦動是無胃也)

人參赤石脂粳米炮薑

脾腎兼虛

人參覆盆子補骨脂巴戟天熟地茯苓菟絲子禹餘糧赤石脂蓮肉萸肉山藥淡蓯蓉芡實炮薑木瓜五味

痢傷陰液

復脈湯去桂枝麻仁熟地歸身麥芽茯苓炙草炙升麻山藥烏梅白芍生

肉桂、羌活、白术、煨姜、南枣、六味丸，山查（楂）、猪苓、黄芩、制军，加法，延胡、川连、黄柏。

阳虚下痢（治以温补通之）

胃苓汤加炮姜、益智、青皮、赤石脂、粳米、公丁香，六君子汤加肉桂。

阳明不阖（堵截阳明法，变胀为末传，脉见弦动，是无胃也）

人参、赤石脂、粳米、炮姜。

脾肾兼虚

人参、覆盆子、补骨脂、巴戟天、熟地、茯苓、菟丝子、禹余粮、赤石脂、莲肉、萸肉、山药、淡苁蓉、芡实、炮姜、木瓜、五味。

痢伤阴液

复脉汤去桂枝、麻仁、熟地、归身、麦芽、茯苓、炙草、炙升麻、山药、乌梅、白芍、生地、阿胶、防风根、木瓜、丹皮、查（楂）肉、山栀、泽泻粉、猪苓。

虚气下陷（陷者举之）

人参、炙草、归身、防风、荷叶、西芪、广皮、白芍、升麻。

久痢伤肾，下焦不摄

人参、菟丝、补骨脂、熟地炭、五味、鹿茸、茯苓、赤石脂、春砂仁、山查（楂）、当归、白术、沙苑子、杜仲、附子、淡苁蓉，苓、姜术桂汤，济生肾气汤，黑地黄丸，苍术、熟地、五味、干姜。

噤口痢

川连、人参、草决明、山楂、熟地、黄芩、白芍、木香汁、银花、干姜、阿胶、白头翁汤亦用。

疟变痢

地阿膠防風根木瓜丹皮查肉山梔澤瀉粉猪苓
虛氣下陷（陷者舉之）
人參炙草歸身防風荷葉西芪廣皮白芍升麻
久痢傷腎下焦不攝
人參菟絲補骨脂熟地炭五味鹿茸茯苓赤石脂春砂仁山查當歸白朮
沙苑子杜仲附子淡蓯蓉苓薑朮桂湯濟生腎氣湯黑地黃丸蒼朮熟地
五味乾薑
噤口痢
川連人參草决明山查熟地黄芩白芍木香汁銀花乾薑阿膠白頭翁湯
亦用
瘧變痢

醫學妙諦　卷上　四九

柴胡人參白芍焦查甘草吳萸黃芩當歸丹皮茯苓烏梅香附附子肉桂秦皮牡蠣復脈湯瀉心湯救逆湯去乾薑

腸風（兼血痢無積汩之聲）

赤石脂丸四苓湯加滑石桂心此分消其濕生地炭炒萸肉炒歸身炒枸杞川斷肉五味子

噤口日久圊次多

四君子湯加扁豆苡仁桔梗砂仁炮薑炭肉果爲散香粳米飲調服之石蓮葛根青皮烏梅

早晨痢重

腎氣丸炒焦菔乾地黃山萸肉山藥丹皮茯苓福澤瀉附子桂枝

午時痢重

柴胡、人参、白芍、焦查（楂）甘草、吴萸、黄芩、当归、丹皮、茯苓、乌梅、香附、附子、肉桂、秦皮、牡蛎、复脉汤，泻心汤，救逆汤去干姜。

肠风（兼血痢，无积湿之声）

赤石脂丸，四苓汤加滑石、桂心，此分消其湿。生地炭，炒萸肉，炒归身，炒枸杞，川断肉，五味子。

噤口，日久圊次多

四君子汤加扁豆、苡仁、桔梗、砂仁、炮姜炭、肉果为散，香粳米饮调服之，石莲、葛根、青皮、乌梅。

早晨痢重

肾气丸，炒焦菔、干地黄、山萸肉、山药、丹皮、茯苓、福泽泻、附子、桂枝，

午时痢重

参苓白术散，人参、茯苓、白术、甘草、山药、扁豆、苡仁、建莲、砂仁、桔梗、陈皮。

陈曰：酒客湿滞肠中，久痢非风药之辛，佐苦味入肠，何能胜湿逐热。久病饮食不减，是肠中病也。参曰：痢久阴液消亡，无以上承，必唇燥舌干，肛坠胀。阴液涸，则小便不通；胃气逆，则厌食欲呕，此皆痢之疑症也。久痢久泻为肾病。

热病阴涸，急救其阴，胃关得苏方妙，否则犯喻嘉言所指客邪内陷，液枯致危之戒。宜用甘酸化阴法。脉右搏大，乃痢疾所大忌。脾阳动，则粪运行健，痢自瘳。

痢日久，则望脏腑自复，非助以提补不可。

痢而口渴者，属太阴呃忒之来，由乎胃少纳谷致逆，则土败之势也。

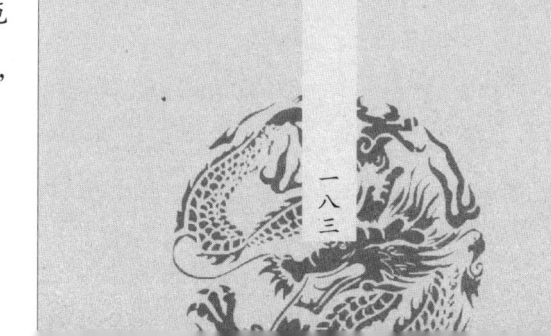

呃逆章

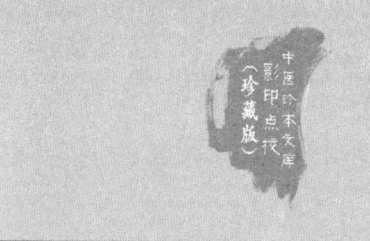

參苓白朮散人參茯苓白朮甘草山藥扁豆苡仁建蓮砂仁桔梗陳皮

陳曰酒客濕滯腸中久痢非風藥之辛佐苦味入腸何能勝濕逐熱久病飲食不減是腸中病也　叅曰痢久陰液消亡無以上承必唇燥舌乾肛墜脹　陰液涸則小便不通胃氣逆則厭食欲嘔此皆痢之疑症也　久痢久瀉爲腎病

熱病陰涸急救其陰胃關得甦方妙否則犯喻嘉言所指客邪内陷液枯致危之戒宜用甘酸化陰法　脈右搏大乃痢疾所大忌　脾陽動則糞運行健痢自瘳

痢日久則望藏府自復非助以提補不可

痢而口渴者屬太陰呃忒之來由乎胃少納穀致逆則土敗之勢也

呃逆章

俗稱打呃名呃逆胃火上冲肝火翼肺金之氣下降難和胃清金肝自抑橘皮竹茹丁蒂湯丁柿橘皮竹茹吃（丁陳辛温運中氣之痞塞茹蒂苦寒治下焦之逆氣）飲食太過儲胸膛粬芽枳實和梹榔痰涎塞壅脈來滑木香苓夏應同嘗水停心下汩汩聲白朮澤瀉猪雲苓發熱煩渴脈來數石羔知母柴胡芩滯氣盈兮胸腹滿砂夏木香此其選胃中虛冷脈來遲附朮乾薑官桂煖脈形無力氣甚虛六君子湯妙自如沉香磨用治諸呃薑汁和蜜全消除

胃虛虛陽上逆

仲景橘皮竹茹湯橘皮竹茹人参甘草南棗生薑

肺氣鬱痹

鬱金枇杷葉豆豉射干川貝母通草此開上焦之痹理陽驅陰從中治法與下陽虛濁陰上逆一門同參看

俗称打呃名呃逆，胃火上冲肝火翼。肺金之气下降难，和胃清金肝自抑。橘皮竹茹丁蒂汤，丁柿橘皮竹茹吃（丁陈辛湿，运中气之痞塞，如蒂苦寒，治下焦之逆气）。饮食太过储胸膛，曲芽枳实和梹（槟）榔。痰涎塞壅脉来滑，木香苓夏应同尝。水停心下汩汩声，白术泽泻猪云苓。发热烦渴脉来数，石羔（膏）知母柴胡芩。滞气盈兮胸腹满，砂夏木香此其选。胃中虚冷脉来迟，附术干姜官桂暖。脉形无力气甚虚，六君子汤妙自如。沉香磨用治诸呃，姜汁和蜜全消除。

胃虚，虚阳上逆

仲景橘皮竹茹汤，橘皮、竹茹、人参、甘草、南枣、生姜。

肺气郁痹

郁金、枇杷叶、豆豉、射干、川贝母、通草，此开上焦之痹，理阳驱阴，从中治法，与下阳虚，浊阴上逆一门同参看。

阳虚浊，阴上逆

人参、附子、丁香皮、柿蒂、茯苓、干姜、川朴、代赭石、乌梅、半夏、粳米。

脾肾两寒，阳气竭

木香流气饮煎当归、炙草、干姜，或加肉桂；虚寒加丁香；理中汤加丁香、肉桂、附子、肉果霜、炙草、枳实、大黄。

食滞呃

六和中饮加木香、干姜。

陈叅（参）曰：肝肾阴虚，气从脐下冲起，此相火上炎，挟其冲气，用大补阴丸，峻补真阴，承制相火，此丹溪法（黄柏、熟地、猪脊髓、知母、龟板）。

阴火上冲而吸气，不能入胃。脉反逆，阴中伏阳，即为呃，用滋肾丸，以泻阴中伏热。此东垣法（黄柏、知母、肉桂）。

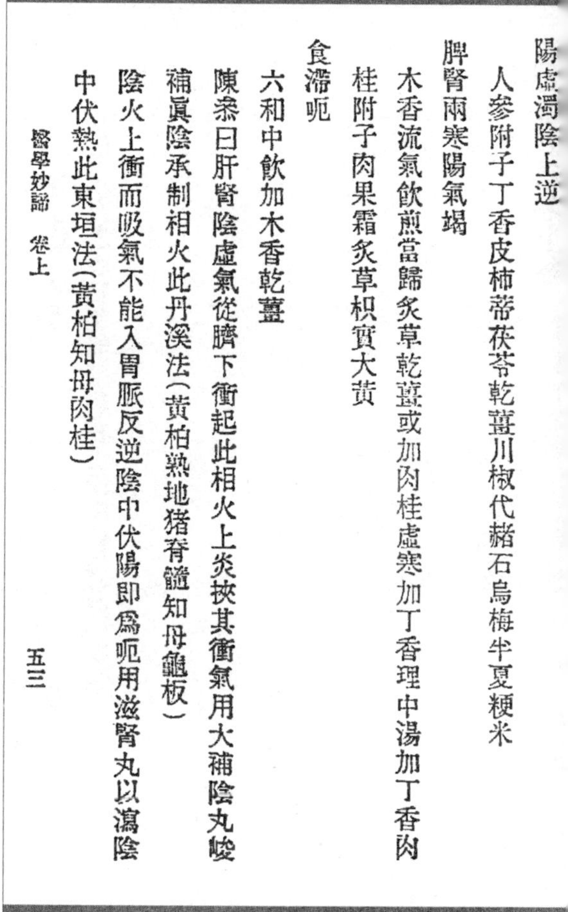

陽虛濁陰上逆

人參附子丁香皮柿蒂茯苓乾薑川椒代赭石烏梅半夏粳米

脾腎兩寒陽氣竭

木香流氣飲煎當歸炙草乾薑或加肉桂虛寒加丁香理中湯加丁香肉桂附子肉果霜炙草枳實大黄

食滯呃

六和中飲加木香乾薑

陳叅曰肝腎陰虛氣從臍下衝起此相火上炎挾其衝氣用大補陰丸峻補眞陰承制相火此丹溪法(黄柏熟地猪脊髓知母龜板)

陰火上衝而吸氣不能入胃脈反逆陰中伏陽即爲呃用滋腎丸以瀉陰中伏熱此東垣法(黄柏知母肉桂)

又曰凡人之心胸背部須藉在上清陽舒展乃能曠達

醫學妙諦卷上終

又曰：凡人之心胸背部，须借在上清阳舒展，乃能旷达。

医学妙谛卷上终

医学妙谛卷中

簳山何其伟书田纂
嘉定陈松墨荪参
绍兴裘吉生校勘

杂症

痞块积聚章

满而不痛谓之痞，满而痛者即是结。结者积聚有余因，痞者中气不足致。一消一补诚分明，脾气素虚者自异。补则积滞邪愈深，消则土伤虚愈至。消补相兼养正宜，枳实之丸为主治。不动为癥动为瘕，瘕假癥真有妙义。右胁食块菔曲草（草果），左胁血块芎桃桂。痰块在中海石须，瓜蒌白茯槟（槟）榔备。壮健亦用青棱蓬，瘦弱参芪少许配。香砂青陈可共加，苏梗当归姜枣类。妇人有块俱死血，莫将痰食为疑似。

醫學妙諦卷中

簳山何其偉書田纂　嘉定陳松墨蓀參　紹興裘吉生校勘

雜症

痞塊積聚章

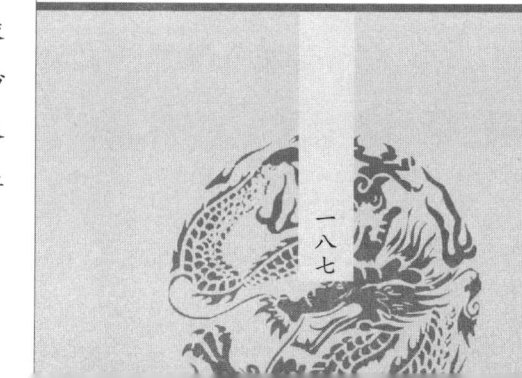

滿而不痛謂之痞滿而痛者即是結結者積聚有餘因痞者中氣不足致一消
一補誠分明脾氣素虛者自異補則積滯邪愈深消則土傷虛愈至消補相兼
養正宜枳實之丸爲主治不動爲癥動爲瘕瘕假癥眞有妙義右脇食塊菔麯
草(草果)左脇血塊芎桃桂痰塊在中海石須瓜蔞白茯檳榔備壯健亦用青
稜蓬瘦弱參芪少許配香砂青陳可共加蘇梗當歸薑棗類婦人有塊俱死血
莫將痰食爲疑似

痰熱内閉

豆豉山梔枳殼菖蒲杏仁半夏鬱金瓜蔞川連白金丸白礬

熱邪裏結

枳實白芍橘皮烏梅杏仁瀉心湯有三生薑乾薑半夏人參甘草黃芩川連大棗人參甘草乾薑半夏大棗黃連黃芩人參半夏黃芩黃連人參甘草乾薑大棗

熱邪入厥陰（吐蚘消渴）

瀉心湯去人參甘草加枳實白芍

氣閉化熱

瓜蔞鈎藤白蔻鬱金橘皮白蒺藜山梔蘇梗桑葉杏仁麻仁菉豆殼

暑邪阻氣

痰热内闭

豆豉、山栀、枳壳、菖蒲、杏仁、半夏、郁金、瓜蒌、川连、白金丸，白矾。

热邪里结

枳实、白芍、橘皮、乌梅、杏仁，泻心汤有三，生姜、干姜，半夏、人参、甘草，黄芩、川连、大枣，人参、甘草、干姜，半夏、大枣、黄连，黄芩、人参、半夏，黄芩、黄连、人参，甘草、干姜、大枣。

热邪入厥阴（吐蛔消渴）

泻心汤去人参、甘草，加枳实、白芍。

气闭化热

瓜蒌、钩藤、白蔻、郁金、橘皮、白蒺藜、山栀、苏梗、桑叶、杏仁、麻仁、绿豆壳。

暑邪阻气

竹茹、黄芩、知母、桔梗、麻仁、郁金、半夏、滑石、枳壳、保和丸，神曲、山查（楂）、半夏、连翘、广皮、卜子、茯苓。

湿阻热分

半夏、茯苓、杏仁、橘皮、乌药、广藿、良姜、郁金、白蔻。

中阳不运

桂枝、藿香、干姜、半夏、厚朴、茯苓、草果、附子、广皮。

胃寒滞涎

吴萸、干姜、川楝子、半夏、茯苓、广陈皮。

胸次清阳不运

宗仲景转旋胸次之阳，苓桂术甘汤。

寒热客邪互结

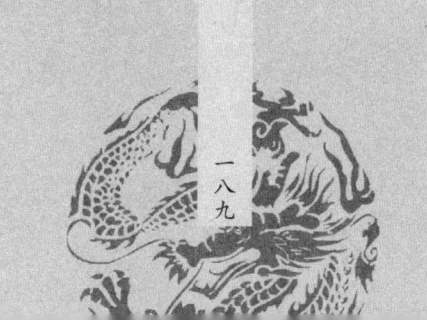

竹茹黄芩知母桔梗麻仁鬱金半夏滑石枳壳保和丸神麯山查半夏連
翹廣皮蔔子茯苓
濕阻熱分
半夏茯苓杏仁橘皮烏藥廣藿良薑鬱金白蔻
中陽不運
桂枝藿香乾薑半夏厚朴茯苓草果附子廣皮
胃寒滞涎
吳萸乾薑川楝子半夏茯苓廣陳皮
胸次清陽不運
宗仲景轉旋胸次之陽苓桂朮甘湯
寒熱客邪互結

薑炒川連半夏黄芩淡乾薑枳實
陳曰古人治痞不外以苦爲泄辛甘爲散二法外感如仲景瀉心湯內傷如仲景苓桂甘薑法上焦不舒枳桔杏蔞開降梔豉除熱化腐疏暢清陽之氣法古人有形至無形妙論也

木犯土虛中挾滯
川朴茯苓白芍廣皮益智丁香人參半夏川楝吳萸薑汁牡蠣

濕熱食滯
茅朮廣皮白芍萊菔子白朮黄芩枳殼鷄內金

痰凝脈絡（右脇有形高突按之不痛）
白芥子瓜蔞蛤粉山梔廣鬱金橘紅薑皮半夏

血絡凝痹

姜炒川连、半夏、黄芩、淡干姜、枳实。

陈曰：古人治痞，不外以苦为泄，辛甘为散二法。外感如仲景泻心汤，内伤如仲景苓桂甘姜法。上焦不舒，枳、桔、杏、蒌开降，栀、豉除热化腐。疏畅清阳之气法，古人有形至无形，妙论也。

木犯土虚中挟滞

川朴、茯苓、白芍、广皮、益智、丁香、人参、半夏、川楝、吴萸、姜汁、牡蛎。

湿热食滞

茅术、广皮、白芍、莱菔子、白术、黄芩、枳壳、鸡内金。

痰凝脉络（右胁有形，高突，按之不痛）

白芥子、瓜蒌、蛤粉、山栀、广郁金、橘红、姜皮、半夏。

血络凝痹

歸鬚木通益母草蟯蝍䗪蟲香附延胡小青皮韭白鬱金川朴枳殼茺蔚子川芎橘核單桃仁

陳曰積爲血傷入絡必伏蠕動之物以搜逐病根　初爲氣結在經久則血傷入絡經絡係於臟腑外廓仲景於勞傷血痹通絡方法每取蟲蟻飛走諸靈伏梁病亦在絡也

積爲陰邪聚絡大旨當以辛溫入血絡治之蓋所以容此陰邪者必無陽動之氣以旋運之而必有陰靜之血以倚伏之故必伏體陰用陽之品方能入陰出陽以施其辛散溫通之妙

張景岳云心之積名伏梁起臍上大如臂上至心下令人煩悶　脾之積曰痞氣在胃脘覆大如盤令人黃疸　肺之積曰息賁在右脇下覆大如杯令人淅洒寒熱喘咳肺壅　肝之積曰肥氣在左脇下如覆杯有頭足

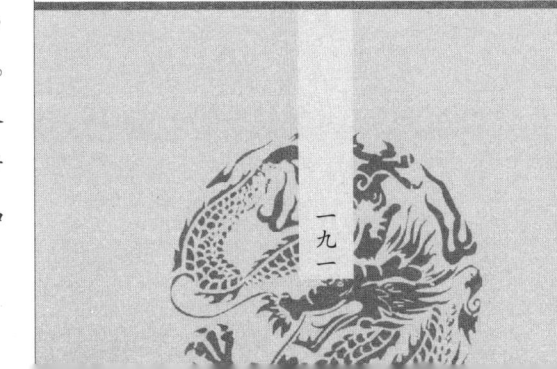

归须、木通、益母草、蜣螂、䗪虫、香附、延胡、小青皮、韭白、郁金、川朴、枳壳、茺蔚子、川芎、橘核、单桃仁。

陈曰：积为血伤入络，必伏蠕动之物，以搜逐病根。初为气结在经，久则血伤入络，经络系于脏腑外廓。仲景于劳伤血痹通络方法，每取虫蚁飞走诸灵伏梁病，亦在络也。

积为阴邪聚络，大旨当以辛温入血络治之。盖所以容此阴邪者，必无阳动之气，以旋运之，而必有阴静之血，以倚伏之。故必伏体阴用阳之品，方能入阴出阳，以施其辛散温通之妙。

张景岳云：心之积，名伏梁。起脐上，大如臂上至心下，令人烦闷。脾之积，曰痞气。在胃脘，覆大如盘，令人黄疸。肺之积，曰息贲。在右胁下，覆大如杯，令人淅洒，寒热喘咳，肺壅。肝之积，曰肥气。在左胁下如覆杯，有头足，

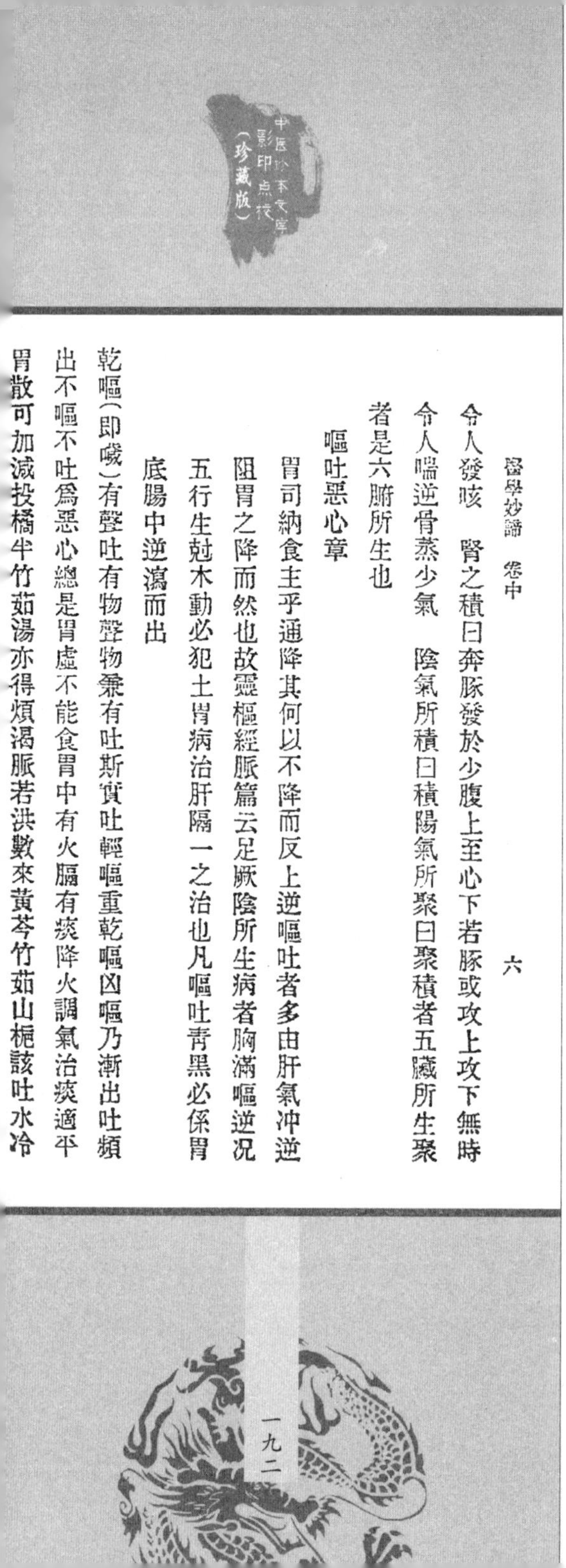

醫學妙諦　卷中　六

令人發咳　腎之積曰奔豚發於少腹上至心下若豚或攻上攻下無時
令人喘逆骨蒸少氣　陰氣所積曰積陽氣所聚曰聚積者五臟所生聚
者是六腑所生也
嘔吐惡心章
胃司納食主乎通降其何以不降而反上逆嘔吐者多由肝氣冲逆
阻胃之降而然也故靈樞經脈篇云足厥陰所生病者胸滿嘔逆況
五行生尅木動必犯土胃病治肝隔一之治也凡嘔吐青黑必係胃
底腸中逆瀉而出
乾嘔(即噦)有聲吐有物聲物兼有吐斯實吐輕嘔重乾嘔凶嘔乃漸出吐頻
出不嘔不吐爲惡心總是胃虛不能食胃中有火膈有痰降火調氣治痰適平
胃散可加減投橘半竹茹湯亦得煩渴脈若洪數來黃芩竹茹山梔該吐水冷

令人发咳。肾之积，曰奔豚，发于少腹，上至心下。若豚或攻上攻下无时，令人喘逆，骨蒸少气。阴气所积，曰积阳，气所聚曰聚积者，五脏所生聚者，是六腑所生也。

呕吐恶心章

胃司纳食主乎通降，其何以不降而反上逆。呕吐者多由肝气冲逆，阻胃之降而然也。故《灵枢·经脉篇》云：足厥阴所生病者，胸满呕逆。况五行生克，木动必犯土胃病，治肝隔一之治也。凡呕吐青黑，必系胃底肠中逆泻而出。

干呕（即哕）有声吐有物，声物兼有吐斯实。吐轻呕重干呕凶，呕乃渐出吐频出。不呕不吐为恶心，总是胃虚不能食。胃中有火膈有痰，降火调气治痰适。平胃散可加减投，橘半竹茹汤亦得。烦渴脉若洪数来，黄芩竹茹山栀该。吐水冷涎沉迟脉，干姜肉桂吴萸偕。呕吐痰沫脉洪滑，南星苓术门冬裁。水停心下声汩汩，茯苓泽泻猪苓入。饱闷作酸暖气升，食伤麦曲梹（槟）榔及。及病不食脉细微，茯苓人参与白术。酒伤白蔻泻葛（花）添，伤风合用紫苏葛（根）。

痰饮呕吐都是浊阴所化，阳气不振，势必再炽，仲景以温药和之。

肝犯胃

温胆汤，陈皮、半夏、茯苓、甘草、枳实、竹茹，合左金丸，川连，吴萸安胃丸，旋覆代赭石汤，旋复花、代赭石、人参、半夏、甘草、生姜、大枣。

厥阴浊逆（治法同上）

胃阳虚，浊阴上逆。

白术、川朴、益智、半夏、茯苓、姜汁，苓姜术桂汤加川朴、川椒、黄连、附子、粳米。

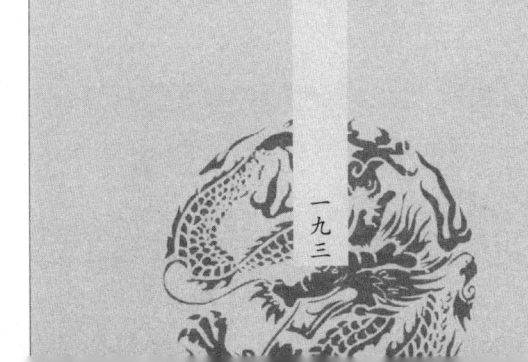

中阳虚

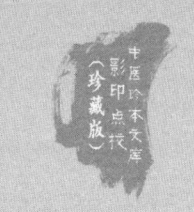

涎沉遲脈乾薑肉桂吳萸偕嘔吐痰沫脈洪滑南星苓朮門冬裁水停心下聲
汩汩茯苓澤瀉猪苓入飽悶作酸暖氣升食傷麥麯梹榔及及病不食脈細微
茯苓人參與白朮酒傷白蔻瀉葛(花)添傷風合用紫蘇葛(根)
痰飲嘔吐都是濁陰所化陽氣不振勢必再熾仲景以溫藥和之
肝犯胃
溫膽湯陳皮半夏茯苓甘草枳實竹茹合左金丸川連吳萸安胃丸旋覆
代赭石湯旋復花代赭石人參半夏甘草生薑大棗
厥陰濁逆(治法同上)
胃陽虛濁陰上逆
白朮川朴益智半夏茯苓薑汁苓薑朮桂湯加川朴川椒黃連附子粳米
中陽虛

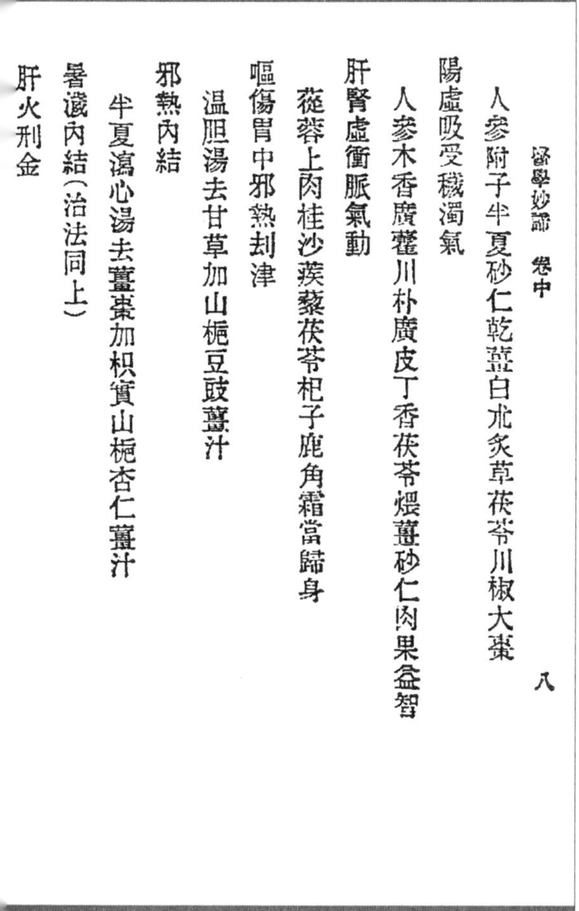
醫學妙諦 卷中 八

人參附子半夏砂仁乾薑白朮炙草茯苓川椒大棗
陽虛吸受穢濁氣
人參木香廣藿川朴廣皮丁香茯苓煨薑砂仁肉果益智
肝腎虛衝脈氣動
蓯蓉上肉桂沙蒺藜茯苓杞子鹿角霜當歸身
嘔傷胃中邪熱刦津
温胆湯去甘草加山梔豆豉薑汁
邪熱內結
半夏瀉心湯去薑棗加枳實山梔杏仁薑汁
暑濊內結(治法同上)
肝火刑金

人参、附子、半夏、砂仁、干姜、白术、炙草、茯苓、川椒、大枣。

阳虚吸受秽浊气

人参、木香、广藿、川朴、广皮、丁香、茯苓、煨姜、砂仁、肉果、益智。

肝肾虚，冲脉气动

苁蓉、上肉桂、沙蒺藜、茯苓、杞子、鹿角霜、当归身。

呕伤胃中邪，热劫津

温胆汤去甘草，加山栀、豆豉、姜汁。

邪热内结

半夏泻心汤去姜枣，加枳实、山栀、杏仁、姜汁。

暑秽内结（治法同上）

肝火刑金

桑皮、丹皮、苏子、山栀、枇杷叶、郁金、瓜蒌、橘红、杏仁、竹沥、沙参、麦冬、豆豉。

温热结于厥阴（身热肢冷，神昏呕吐，厥逆险症）

川连、半夏、干姜、山楂、滑石、石菖蒲、黄芩、枳实、广皮、竹心、连翘、绿豆皮。

痰涎呃逆，续呕黑汁倾囊（危症，此由胃底肠中溷淆而出）

真西甘草四两，熬浓服之，呃停呕止，可救。

吐蚘（蚘与蛔通。古人以狐惑、虫厥，都是胃虚少谷之故。仲景之蛔虫厥，都有从惊恐得之）

延胡、芦荟、吴萸、枳实、茯苓、人参、细辛、红枣、安胃丸，半夏泻心汤，理中汤加瓜蒌、香附、川椒、旋覆，代赭汤加白芍、附子。

噎膈反胃章

（经云：三阳结，谓之膈。一阳发病，其传为膈。丹溪谓：噎应反胃，多由气血两虚而成。噎膈，多由喜、怒、悲、忧、恐五志过旺，

桑皮丹皮蘇子山梔枇杷葉鬱金瓜蔞橘紅杏仁竹瀝沙參麥冬豆豉
溫熱結於厥陰（身熱肢冷神昏嘔吐厥逆險症）
川連半夏乾薑山查滑石石菖蒲黃芩枳實廣皮竹心連翹菉豆皮
痰涎呃逆續嘔黑汁傾囊（危症此由胃底腸中溷淆而出）
眞西甘草四兩熬濃服之呃停嘔止可救
吐蚘（蚘與蛔通　古人以狐惑蟲厥都是胃虛少穀之故仲景之蛔蟲厥
都從驚恐得之）
延胡蘆薈吳萸枳實茯苓人參細辛紅棗安胃丸半夏瀉心湯理中湯加
瓜蔞香附川椒旋覆代赭湯加白芍附子
噎膈反胃章（經云三陽結謂之膈　一陽發病其傳爲膈　丹溪謂
噎應反胃多由氣血兩虛而成　噎膈多由喜怒悲憂恐五志過旺

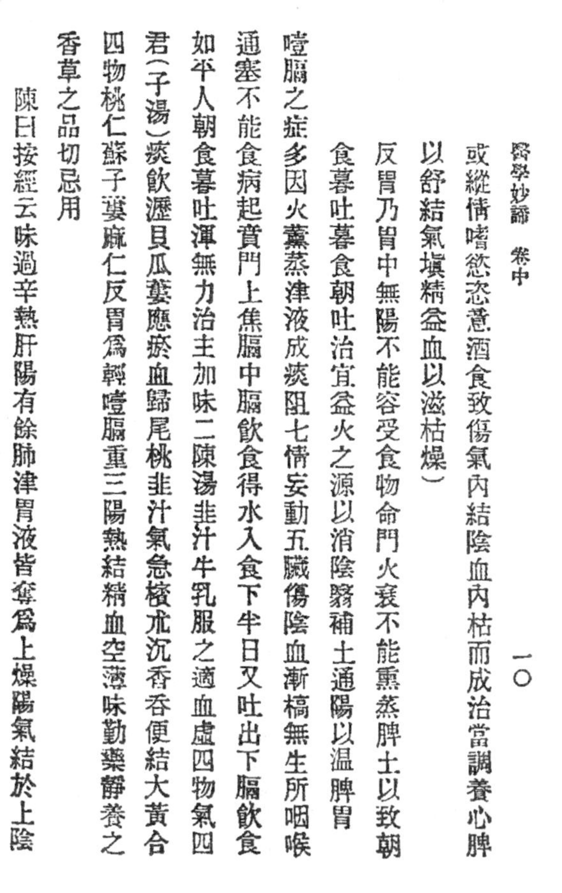

或縱情嗜慾恣意酒食致傷氣內結陰血內枯而成治當調養心脾以舒結氣塡精益血以滋枯燥）

反胃乃胃中無陽不能容受食物命門火衰不能熏蒸脾土以致朝食暮吐暮食朝吐治宜益火之源以消陰翳補土通陽以溫脾胃

噎膈之症多因火薰蒸津液成痰阻七情妄動五臟傷陰血漸槁無生所咽喉通塞不能食病起賁門上焦膈中膈飲食得水入食下半日又吐出下膈飲食如平人朝食暮吐渾無力治主加味二陳湯韭汁牛乳服之適血虛四物氣四君（子湯）痰飲瀝貝瓜蔞應瘀血歸尾桃韭汁氣急檳朮沉香呑便結大黃合四物桃仁蘇子蔞麻仁反胃爲輕噎膈重三陽熱結精血空薄味勤藥靜養之香草之品切忌用

陳曰按經云味過辛熱肝陽有餘肺津胃液皆奪爲上燥陽氣結於上陰

或纵情嗜欲，恣意酒食，致伤气。内结，阴血内枯而成，治当调养心脾，以舒结气，填精益血，以滋枯燥）

反胃乃胃中无阳，不能容受食物。命门火衰，不能熏蒸脾土，以致朝食暮吐，暮食朝吐。治宜益火之源，以消阴翳。补土通阳，以温脾胃。

噎膈之症多因火，薰蒸津液成痰阻。七情妄动五脏伤，阴血渐槁无生所。咽喉通塞不能食，病起贲门上焦膈。中膈饮食得水入，食下半日又吐出。下膈饮食如平人，朝食暮吐浑无力。治主加味二陈汤，韭汁牛乳服之适。血虚四物气四君（子汤），痰饮沥贝瓜蒌应。瘀血归尾桃韭汁，气急槟术沉香吞。便结大黄合四物，桃仁苏子蒌麻仁。反胃为轻噎膈重，三阳热结精血空。薄味动药静养之，香草之品切忌用。

陈曰：按经云，味过辛热，肝阳有余，肺津胃液皆夺，为上燥阳气结于上阴，气衰于下，为关络。

附子泻心汤，附子、黄芩、川连、大黄；大半夏汤，半夏、人参、白蜜，加黄连、姜汁进退。黄连汤，人参、川连、桂枝、枳实、竹沥、枇杷叶、杏仁、干姜、茯苓、半夏、姜汁。

肝伤阴，胃汁枯

陈参曰：酸甘济阴。胃属阴，土宜凉宜润。肝为刚脏，用柔则和，酸甘两济其阴。

人参、乌梅、生地、阿胶、杏仁、玉竹、川贝、天冬、麦冬、白芍、胡麻、梨汁、柿霜。

烦劳阳亢，肝胃津液枯

清燥救肺汤，生地、麦冬、黑芝麻、杏仁、柏仁、白苏子、松子，为汁，熬膏末。丹溪法。

胃阳虚

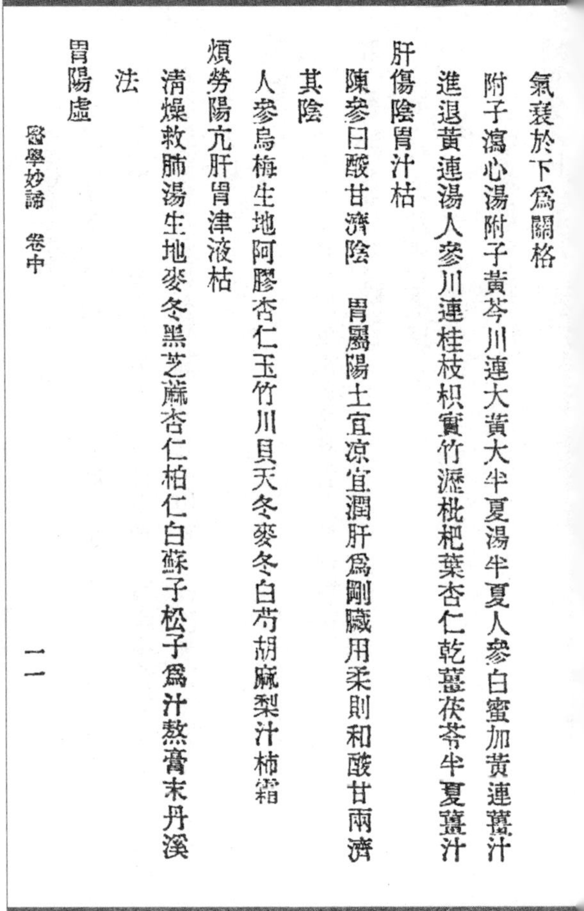

氣衰於下爲關格
附子瀉心湯附子黄芩川連大黄大半夏湯半夏人參白蜜加黄連薑汁
進退黄連湯人參川連桂枝枳實竹瀝枇杷葉杏仁乾薑茯苓半夏薑汁
肝傷陰胃汁枯
陳參曰酸甘濟陰　胃屬陽土宜涼宜潤肝爲剛臟用柔則和酸甘兩濟
其陰
人參烏梅生地阿膠杏仁玉竹川貝天冬麥冬白芍胡麻梨汁柿霜
煩勞陽亢肝胃津液枯
清燥救肺湯生地麥冬黑芝麻杏仁柏仁白蘇子松子爲汁熬膏末丹溪
法
胃陽虛

醫學妙諦　卷中　一一

陳參曰胃氣下行爲順　積勞傷陽治宜通補清利苦降辛通利痰清膈
大半夏湯半夏人參白蜜外臺茯苓飲貝前吳萸理中湯卽理中湯加吳萸益智新會瓜蔞杏仁竹茹茯苓附子枳實豆豉粳米竹瀝薑汁川連鬱金丁香皮

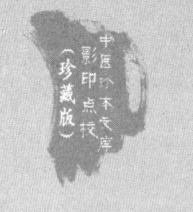

憂鬱痰阻

川連茯苓半夏杏仁橘皮瓜蔞薑汁竹瀝桔梗枳實

肝鬱氣逆（並通厥陰陽明）

半夏茯苓薑汁杏仁橘皮竹瀝

液虧氣滯

半夏枳實枇杷葉茯苓竹瀝

肺胃氣不降

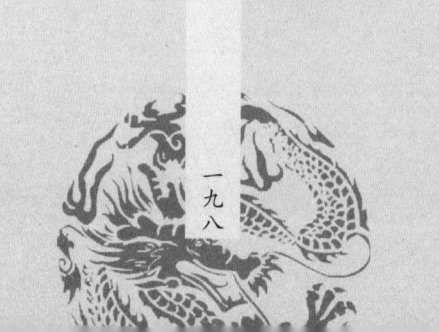

陈参曰：胃气下行，为顺。积劳伤阳，治宜通补清利，苦降辛通，利痰清膈。大半夏汤，半夏、人参，白蜜。外台茯苓饮，贝前吴萸理中汤，即理中汤加吴萸、益智、新会、瓜蒌、杏仁、竹茹、茯苓、附子、枳实、豆豉、粳米、竹沥、姜汁、川连、郁金、丁香皮。

忧郁痰阻

川连、茯苓、半夏、杏仁、橘皮、瓜蒌、姜汁、竹沥、桔梗、枳实。

肝郁气逆（并通厥阴阳明）

半夏、茯苓、姜汁、杏仁、橘皮、竹沥。

液亏气滞

半夏、枳实、枇杷叶、茯苓、竹沥。

肺胃气不降

陈曰：轻剂清降，苦、辛、寒开肺。

杏仁、郁金、瓜蒌、枇杷叶、山栀、豆豉。

酒热郁，伤肺胃

川连、枳实、豆豉、紫苑（菀）、桃仁、白苏子、半夏、杏仁、郁金、茯苓、姜汁、枇杷叶。

阳衰，脘痹血瘀

桃仁、红花、延胡、半夏、郁金、蒌仁、橘皮、人参、茯苓、益智、归身、姜汁、制军、枳实、川连、韭白汁。

吞酸吐酸章

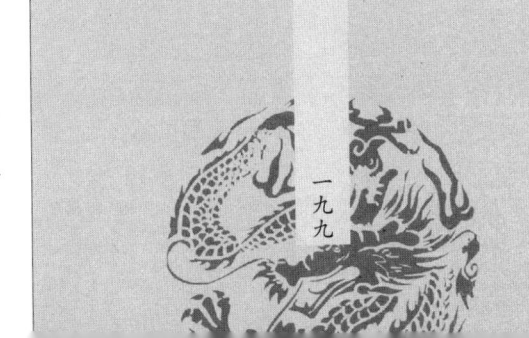

饮食入胃脾不逆，湿热相蒸为酸病。吐出酸水名吐酸，吐不出口吞酸认。此而不药渐恶心，反胃噎膈日渐进。吐因津液气随升，郁积已久湿热甚。乃从火化（木火也）遂作酸，病属于热分明应。吞应积热在内藏，酸水酿成寒束定。外寒

陳曰輕劑清降苦辛寒開肺
杏仁鬱金瓜蔞枇杷葉山梔豆豉
酒熱鬱傷肺胃
川連枳實豆豉紫苑桃仁白蘇子半夏杏仁鬱金茯苓薑汁枇杷葉
陽衰脘痹血瘀
桃仁紅花延胡半夏鬱金蔞仁橘皮人參茯苓益智歸身薑汁製軍枳實
川連韭白汁
呑酸吐酸章
飲食入胃脾不逆濕熱相蒸爲酸病吐出酸水名吐酸吐不出口呑酸認此而
不藥漸惡心反胃噎膈日漸進吐因津液氣隨升鬱積已久濕熱甚乃從火化
(木火也)遂作酸病屬於熱分明應呑應積熱在內藏酸水釀成寒束定外寒

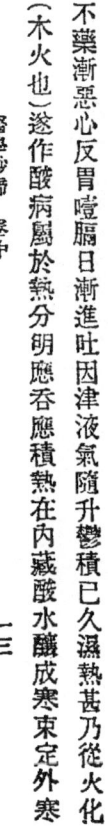

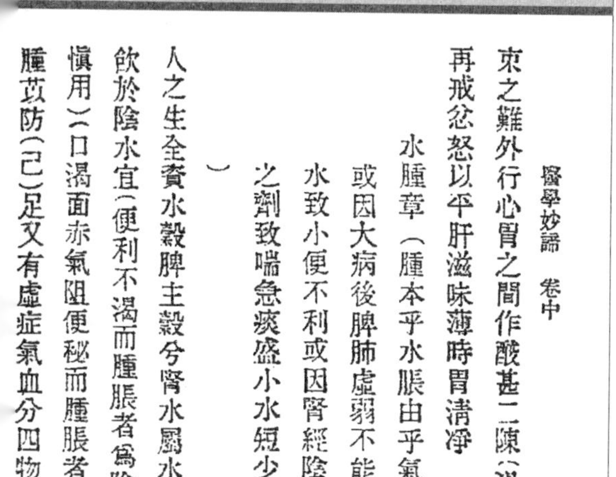
醫學妙諦　卷中　　一四

束之難外行心胃之間作酸甚二陳(湯)越鞠(丸)主治之寒用吳萸熱連進
再戒忿怒以平肝滋味薄時胃清淨

水腫章（腫本乎水脹由乎氣水分陰陽外來者爲有餘即爲陽水其或因大病後脾肺虛弱不能通調水道或因心火尅金肺不能生腎水致小便不利或因腎經陰虧虛火鑠肺金而溺少誤用行氣分利之劑致喘急痰盛小水短少釀成腫症此內發者爲不足即爲陰水）

人之生全賚水穀脾主穀兮腎水屬水旺土虛不勝水水氣泛溢浮腫肉實脾飲於陰水宜(便利不渴而腫脹者爲陰水也)陽水舟車丸可錄（舟車丸宜愼用)(口渴面赤氣阻便秘而腫脹者爲陽水也) 上爲風腫麻防要下屬濕腫苡防(己)足又有虛症氣血分四物湯兮合四君朝寬暮急血虛病暮寬朝

束之难外行，心胃之间作酸甚。二陈（汤）越鞠（丸）主治之，寒用吴萸热连进。再戒忿怒以平肝，滋味薄时胃清净。

水肿章

（肿本乎水胀，由乎气水分阴阳，外来者为有余，即为阳水。其或因大病后脾肺虚弱，不能通调水道；或因心火克金，肺不能生肾水，致小便不利；或因肾经阴亏，虚火铄肺金而溺少。误用行气分利之剂，致喘急痰盛，小水短少，酿成肿症。此内发者为不足，即为阴水）

人之生全资水谷，脾主谷兮肾水属。水旺土虚不胜水，水气泛溢浮肿肉。实脾饮于阴水宜（便利不渴而肿胀者，为阴水也），阳水舟车丸可录（舟车丸宜慎用）（口渴面赤，气阻便秘，而肿胀者，为阳水也）。上为风肿麻防要，下属湿肿苡防（己）足。又有虚症气血分，四物汤兮合四君。朝宽暮急血虚病，暮宽朝急氣虛成先脹後喘用二朮(蒼白朮)先喘後脹加麥(冬)苓水脹總由濕熱積滲道少通遂閉塞邪水隨氣注絡中甚至唇腫臍突出(唇腫臍突者死症)雖云濕勝實脾虛大法補中最有益

舟車丸甘遂大戟大黃黑丑芫花輕粉橘皮青皮木香實脾飲見前

脾胃陽虛(腑陽不行)

人參茯苓益智白芍白朮歸身廣皮附子砂仁檳榔炮薑草果肉果川朴

腎胃陽虛

腎氣丸五苓散人參乾薑茯苓附子菟絲胡蘆巴剛人參乾薑製半夏枳實

木火犯胃

川朴山梔查肉川楝子白芍川椒枳實鐵銹水逍遙散去白朮合左金丸

急气虚成。先胀后喘用二术（苍白术），先喘后胀加麦（冬）苓。水胀总由湿热积，渗道少通遂闭塞。邪水随气注络中，甚至唇肿脐突出（唇肿脐突者死症）。虽云湿胜实脾虚，大法补中最有益。

舟车丸，甘遂、大戟、大黄、黑丑、芫花、轻粉、橘皮、青皮、木香，实脾饮见前。

脾胃阳虚（腑阳不行）

人参、茯苓、益智、白芍、白术、归身、广皮、附子、砂仁、槟榔、炮姜、草果肉、川朴。

肾胃阳虚

肾气丸，五苓散，人参、干姜、茯苓、附子、菟丝、胡芦巴、刚人参、干姜、制半夏、枳实。

木火犯胃

川朴、山栀、查（楂）肉、川楝子、白芍、川椒、枳实、铁锈水，逍遥散去白术，合左金丸。

濕纏三焦肺氣不降（宜清肅上焦治之）
蜜炙麻黄杏仁紫苑苡仁茯苓皮枇杷葉石膏前胡薑皮川通草
木鬱氣滯血滯便濇通幽法
川楝橘核桂枝香附桃仁當歸小荷柔葉查肉鉤藤延胡神麯丹皮禹餘
糧丸
濕滯凝滯（小溲不行當開太陽）
川朴川椒乾薑牡蠣漢防己橘核桂木五味通草海金砂寒水石五苓散
濕鬱兼熱（苦辛通腎）
半夏瀉心湯見前
下焦寒熱流經（辛香通經府之鬱）
生於朮北細辛川獨活炮川烏漢防巳白茯苓

湿缠三焦，肺气不降

（宜清肃上焦治之）

蜜炙麻黄、杏仁、紫苑（菀）、苡仁、茯苓、皮、枇杷叶、石膏、前胡、姜皮、川通草。

木郁气滞，血滞便涩，通幽法

川楝、橘核、桂枝、香附、桃仁、当归、小荷柔叶、查（楂）肉、钩藤、延胡、神曲、丹皮、禹余粮丸。

湿滞凝滞（小溲不行，当开太阳）

川朴、川椒、干姜、牡蛎、汉防己、橘核、桂木、五味、通草、海金砂、寒水石、五苓散。

湿郁兼热（苦辛通肾）

半夏泻心汤，见前。

下焦寒热流经（辛香通经府之郁）

生于术、北细辛、川独活、炮川乌、汉防己、白茯苓。

气血郁积，兼挟湿热

清理相火，健运中州，小温中丸。

湿热，寒水之气交横，气喘溺少。

崇土制水，暖下泄浊，禹余粮丸。

肝脾不和，兼挟暑邪

半夏、广藿、川朴、甘草、茯苓、山查（楂）、郁金。

脾胃不和，清阳痹结（以滑润治之）。

瓜蒌、川楝、桂木、生姜、桃仁、薤白、延胡、归须、半夏、茯苓。

臌胀章

经云：浊气在上，则生䐜胀，太阴所至为臌胀，即腹胀。《病能篇》云：骤胀属热。

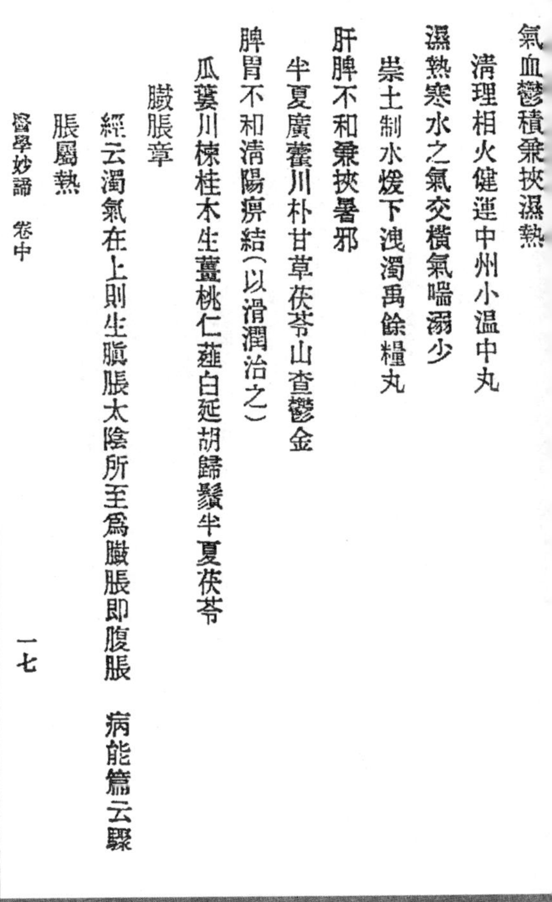
氣血鬱積兼挾濕熱
清理相火健運中州小温中丸
濕熱寒水之氣交橫氣喘溺少
崇土制水煖下洩濁禹餘糧丸
肝脾不和兼挾暑邪
半夏廣藿川朴甘草茯苓山查鬱金
脾胃不和清陽痹結(以滑潤治之)
瓜蔞川楝桂木生薑桃仁薤白延胡歸鬚半夏茯苓
臌脹章
經云濁氣在上則生䐜脹太陰所至爲臌脹即腹脹　病能篇云驟
脹屬熱
醫學妙諦　卷中　一七

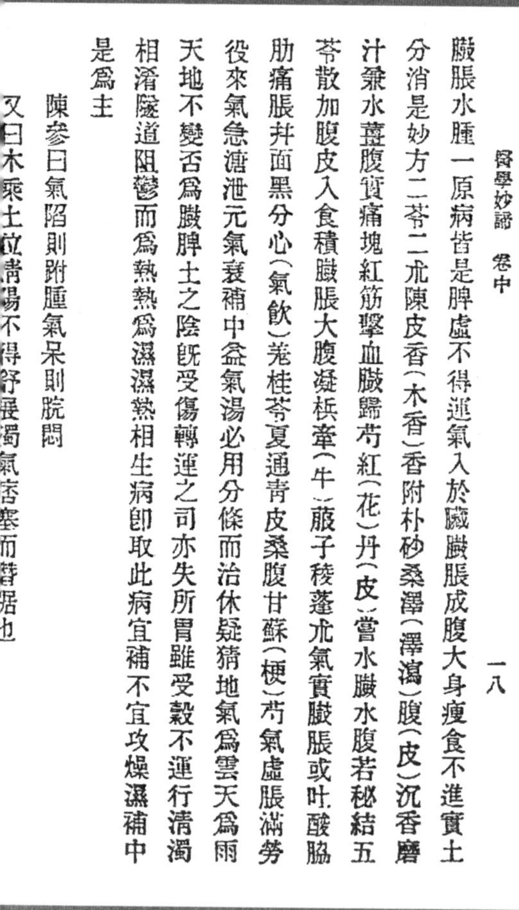

臌脹水腫一原病皆是脾虛不得運氣入於臟臌脹成腹大身瘦食不進實土分消是妙方二苓二朮陳皮香(木香)香附朴砂桑澤(澤瀉)腹(皮)沉香磨汁兼水薑腹實痛塊紅筋擊血臌歸芍紅(花)丹(皮)嘗水臌水腹若秘結五苓散加腹皮入食積臌脹大腹凝梹牽(牛)菔子稜蓬朮氣實臌脹或吐酸脇肋痛脹并面黑分心(氣飲)羌桂苓夏通青皮桑腹甘蘇(梗)芍氣虛脹滿勞役來氣急溏泄元氣衰補中益氣湯必用分條而治休疑猜地氣爲雲天爲雨天地不變否爲臌脾土之陰既受傷轉運之司亦失所胃雖受穀不運行清濁相淆隧道阻鬱而爲熱熱爲濕濕熱相生病卽取此病宜補不宜攻燥濕補中是爲主

陳參曰氣陷則跗腫氣呆則脘悶

又曰木乘土位清陽不得舒展濁氣痞塞而瞀据也

臌胀水肿一原病，皆是脾虚不得运。气入于脏臌胀成，腹大身瘦食不进。实土分消是妙方，二苓二术陈皮香（木香）。香附朴砂桑泽（泽泻）腹（皮），沉香磨汁兼水姜。腹实痛块红筋击，血臌归芍红（花）丹（皮）尝。水臌水腹若秘结，五苓散加腹皮入。食积臌胀大腹凝，槟（槟）牵（牛）菔子棱蓬术。气实臌胀或吐酸，胁肋痛胀并面黑。分心（气饮）羌桂苓夏通，青皮桑腹甘苏（梗）芍。气虚胀满劳役来，气急溏泄元气衰。补中益气汤必用，分条而治休疑猜。地气为云天为雨，天地不变否为臌。脾土之阴既受伤，转运之司亦失所。胃虽受谷不运行，清浊相淆隧道阻。郁而为热热为湿，湿热相生病即取。此病宜补不宜攻，燥湿补中是为主。

陈参曰：气陷则跗肿，气呆则脘闷。

又曰：木乘土位，清阳不得舒展，浊气痞塞，而攒踞也。

又曰：肿胀由足入腹，治在少阴肾、太阴脾。

脾阳虚单胀（宜健阳运湿，通脾阳）

五苓散见前，紫朴、陈广皮、木瓜、人参、炮姜、大腹皮、附子、煨草果、草蔻、益智、毕拨、茅术、干姜、川桂木、川椒。

肾气

加减八味丸，济生肾气丸。

养阳明

大半夏汤，半夏、人参、白蜜。

陈参曰：冲脉隶于阳明胃，阳伤极中，乏坐镇之真气。冲脉动则诸脉皆震动，浊阴散漫，由此卧着欲立矣。

疏厥阴

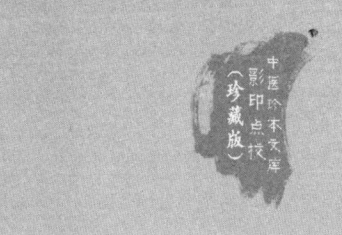

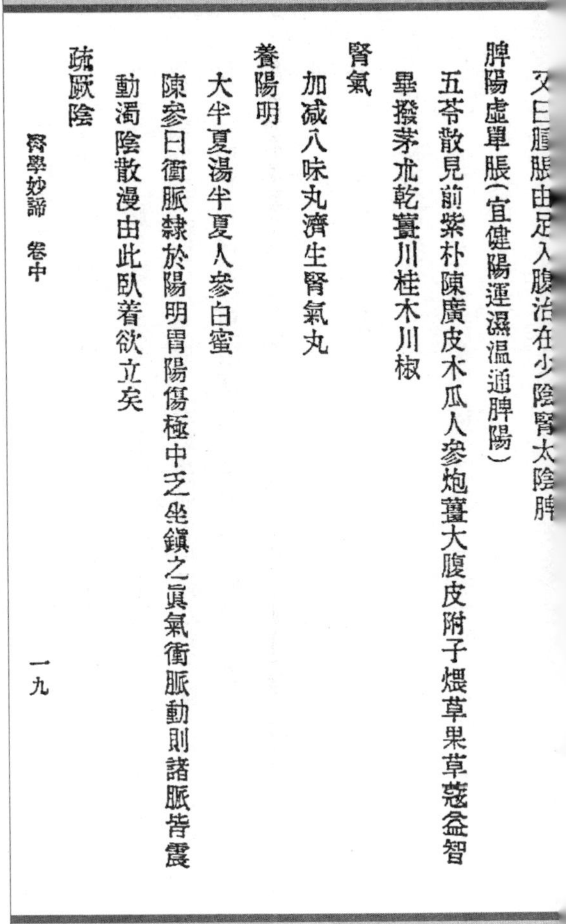
又曰腫脹由足入腹治在少陰腎太陰脾
脾陽虛單脹(宜健陽運濕溫通脾陽)
五苓散見前紫朴陳廣皮木瓜人參炮薑大腹皮附子煨草果草蔻益智
畢撥茅朮乾薑川桂木川椒
腎氣
加減八味丸濟生腎氣丸
養陽明
大半夏湯半夏人參白蜜
陳參曰衝脈隸於陽明胃陽傷極中乏坐鎮之真氣衝脈動則諸脈皆震
動濁陰散漫由此臥着欲立矣
疏厥陰
醫學妙諦　卷中　一九

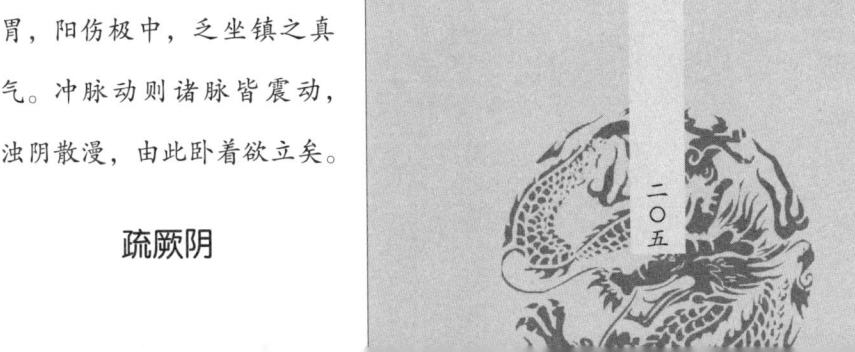

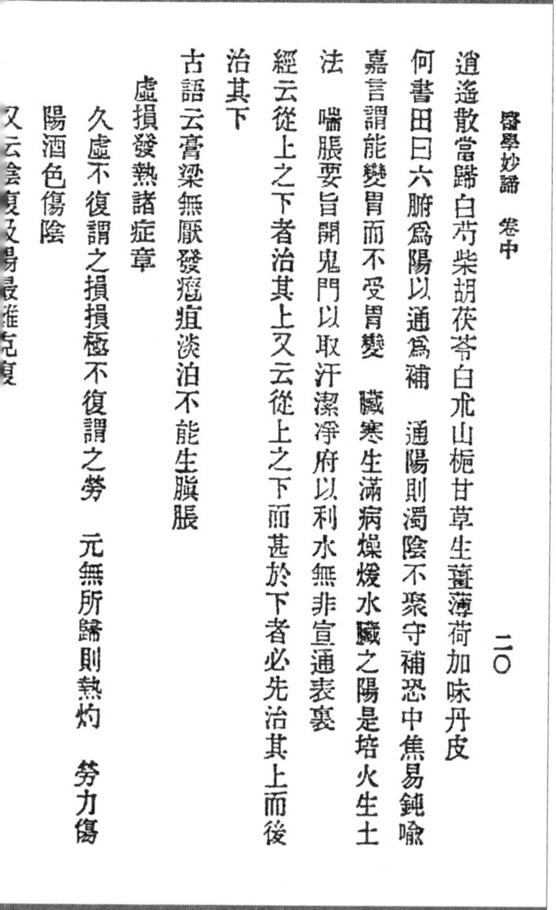
醫學妙諦　卷中

二〇

逍遙散當歸白芍柴胡茯苓白朮山梔甘草生薑薄荷加味丹皮

何書田曰六腑爲陽以通爲補　通陽則濁陰不聚守補恐中焦易鈍喻嘉言謂能變胃而不受胃變　臟寒生滿病燥煖水臟之陽是培火生土法　喘脹要旨開鬼門以取汗潔凈府以利水無非宣通表裏

經云從上之下者治其上又云從上之下而甚於下者必先治其上而後治其下

古語云膏粱無厭發癰疽淡泊不能生䐜脹

虛損發熱諸症章

久虛不復謂之損損極不復謂之勞　元無所歸則熱灼　勞力傷陽酒色傷陰

又云陰復及陽最難克復

逍遥散，当归、白芍、柴胡、茯苓、白术、山栀、甘草、生姜、薄荷、加味丹皮。

何书田曰：六腑为阳，以通为补。通阳则浊阴不聚守望补恐，中焦易钝，喻嘉言谓，能变胃而不受胃变。脏寒生满，病燥暖水脏之阳，是培火生土法。喘胀要旨，开鬼门以取汗，洁净府以利水，无非宣通表里。

经云：从上之下者，治其上。又云：从上之下，而甚于下者，必先治其上，而后治其下。

古语云：膏梁（粱）无厌发痈疽，淡泊不能生䐜胀。

虚损发热诸症章

久虚不复谓之损，损极不复谓之劳。元无所归则热灼。劳力伤阳酒色伤阳。

又云：阴复及阳，最难克复。

陰虛懨懨腎陽竭午後發熱少飲食數天無力脈象明乾咳失血盜汗出陽虛汗出并頭疼脈細遲弱午前熱陰虛血虛腎精虧陽虛氣虛勞倦得陰虛四物苓柏丹二冬柏(仁)味(五味)龜(版)知(母)甘(草)清骨散可骨蒸用棗仁芪朮自汗堪咳嗽氣急桑貝苑瓜蔞貝母治有痰見血膠(阿膠)沙(參)丹(參)苑(紫苑)角(犀角)泄瀉山藥苓薏添盜汗浮麥堪益伍牡蠣黑豆用之妥衄血梔苓茅草根聲啞喉乾粉(花粉)桔(桔梗)可陽虛益氣與補中散火升陽亦得所外感寒傷陽則虛陽虛陰盛虛損初此損自上而及下一損於肺皮毛枯二損於心血脈少(不能榮於臟腑女則月事不通)三損於胃宜急圖(過於胃則不治矣)感熱傷陰陰則虛陰虛陽盛損卻殊此損自下而及上一損於骨痿徂腎(不能起牀)二損於肝筋即憊三損於脾速當扶(飲食不化過於脾不治之症)

阴虚恹恹肾阳竭，午后发热少饮食。数天无力脉象明，干咳失血盗汗出。阳虚汗出并头疼，脉细迟弱午前热。阴虚血虚肾精亏，阳虚气虚劳倦得。阴虚四物苓柏丹，二冬柏（仁）味（五味）龟（版）知（母）甘（草）。清骨散可骨蒸用，枣仁芪术自汗堪。咳嗽气急桑贝苑（菀），瓜蒌贝母治有痰。见血胶（阿胶）沙（参）丹（参）苑（紫苑）角（犀角），泄泻山药苓薏添。盗汗浮麦堪益伍，牡蛎黑豆用之妥。衄血栀苓茅草根，声哑喉干粉（花粉）桔（桔梗）可。阳虚益气与补中，散火升阳亦得所。外感寒伤阳则虚，阳虚阴盛虚损初。此损自上而及下，一损于肺皮毛枯。二损于心血脉少（不能荣于脏腑，女则月事不通），三损于胃宜急图（过于胃，则不治矣）。感热伤阴阴则虚，阴虚阳盛损却殊。此损自下而及上，一损于骨痿徂肾（不能起床）。二损于肝筋即惫，三损于脾速当扶（饮食不化，过于脾，不治之症）。

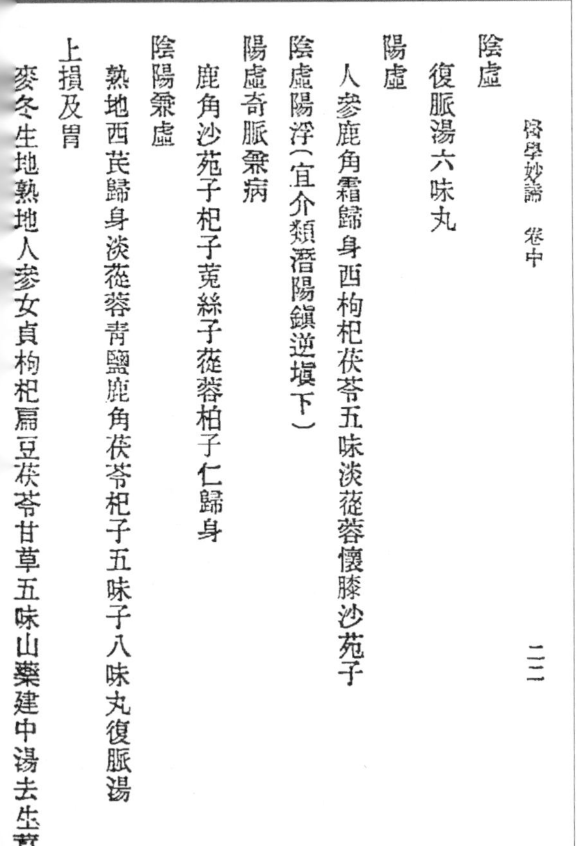

醫學妙諦　卷中　二三

陰虛

復脈湯六味丸

陽虛

人參鹿角霜歸身西枸杞茯苓五味淡蓯蓉懷膝沙苑子

陰虛陽浮（宜介類潛陽鎮逆塡下）

陽虛奇脈兼病

鹿角沙苑子杞子菟絲子蓯蓉柏子仁歸身

陰陽兼虛

熟地西芪歸身淡蓯蓉青鹽鹿角茯苓杞子五味子八味丸復脈湯

上損及胃

麥冬生地熟地人參女貞枸杞扁豆茯苓甘草五味山藥建中湯去生薑

阴虚

复脉汤，六味丸。

阳虚

人参、鹿角霜、归身、西枸杞、茯苓、五味、淡苁蓉、怀膝、沙苑子。

阴虚阳浮（宜介类潜阳镇逆填下）

阳虚，奇脉兼病

鹿角、沙苑子、杞子、菟丝子、苁蓉、柏子仁、归身。

阴阳兼虚

熟地、西芪、归身、淡苁蓉、青盐、鹿角、茯苓、杞子、五味子，八味丸，复脉汤。

上损及胃

麦冬、生地、熟地、人参、女贞、枸杞、扁豆、茯苓、甘草、五味、山药，建中汤去生姜。

下损及中

八味丸加减，异功散，建中汤，鹿角、菟丝子、杞子、家韭子。

胃虚呕泻

人参、赤石脂、炒粳米、乌梅、新会皮。

阴虚阳浮，兼胃阴虚

生地、人参、扁豆、麦冬、炙草、茯苓。

脾肾兼虚

人参、煨益智、广皮、茯苓、沙苑子、五味，资生丸加坎气。济生肾气丸加茯苓、菟丝。

劳伤心神

归脾汤，白术、人参、西芪、归身、茯神、远志、枣仁、木香、龙眼、甘草、生姜、大枣。

下損及中
八味丸加減異功散建中湯鹿角菟絲子杞子家韭子
胃虛嘔瀉
人參赤石脂炒粳米烏梅新會皮
陰虛陽浮兼胃陰虛
生地人參扁豆麥冬炙草茯苓
脾腎兼虛
人參煨益智廣皮茯苓沙苑子五味資生丸加坎氣濟生腎氣丸加茯苓
菟絲
勞傷心神
歸脾湯白朮人參西芪歸身茯神遠志棗仁木香龍眼甘草生薑大棗

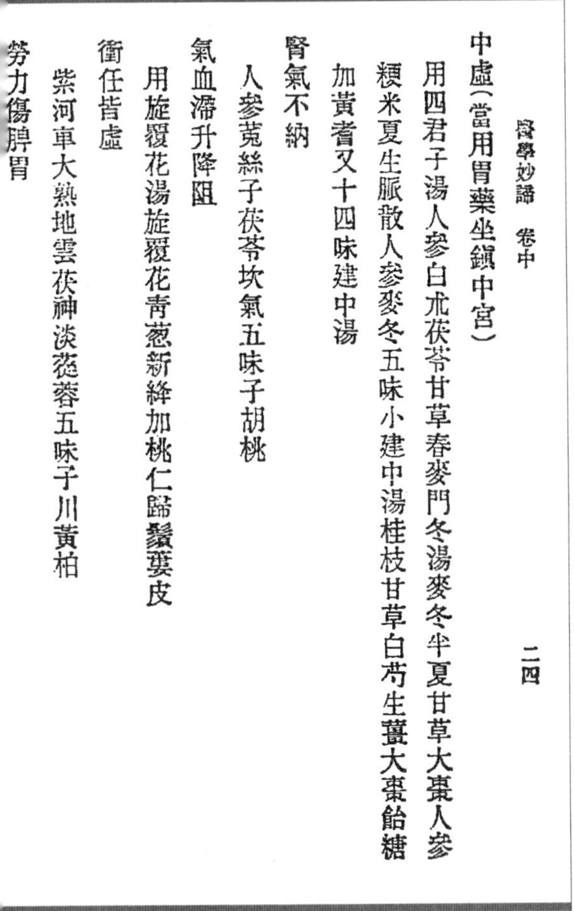

中虛(當用胃藥坐鎮中宮)
用四君子湯人參白朮茯苓甘草春麥門冬湯麥冬半夏甘草大棗人參粳米夏生脈散人參麥冬五味小建中湯桂枝甘草白芍生薑大棗飴糖加黃耆又十四味建中湯
腎氣不納
人參菟絲子茯苓坎氣五味子胡桃
氣血滯升降阻
用旋覆花湯旋覆花青葱新絳加桃仁歸鬚蔞皮
衝任皆虛
紫河車大熟地雲茯神淡蓯蓉五味子川黃柏
勞力傷脾胃

中虚（当用胃药坐镇中宫）

用四君子汤，人参、白术、茯苓、甘草。春麦门冬汤，麦冬、半夏、甘草、大枣、人参、粳米，夏生脉散，人参、麦冬、五味，小建中汤，桂枝、甘草、白芍、生姜、大枣、饴糖，加黄耆。又十四味建中汤。

肾气不纳

人参、菟丝子、茯苓、坎气、五味子、胡桃。

气血滞，升降阻

用旋覆花汤，旋覆花、青葱、新绛，加桃仁、归须、蒌皮。

冲任皆虚

紫河车、大熟地、云茯神、淡苁蓉、五味子、川黄柏。

劳力伤脾胃

用霞天膏。

劳动伤经脉

归身、苁蓉、沙苑、杞子、茯苓、川芎。

何书田曰：烦劳伤气，宜治上，治中，甘冰补肺胃之清津柔剂，养心脾之营液，或甘温气味建立中宫，不使二气日偏，营卫得循行之义。纵欲伤精，当治下，而兼治八脉。又须知填精补气之分益火滋阴之异，或静摄任阴温理奇阳。

陈参曰：肾虚，气攻于背，肝虚热，触于心，宜血肉有情重镇，以理其怯，填补以实其下。形不足者，温之以气，精不足者，补之以味。

失血章

心生血兮肝脏血，随处而行无处缺。目视舌言耳能闻，足能步履手能摄。如何

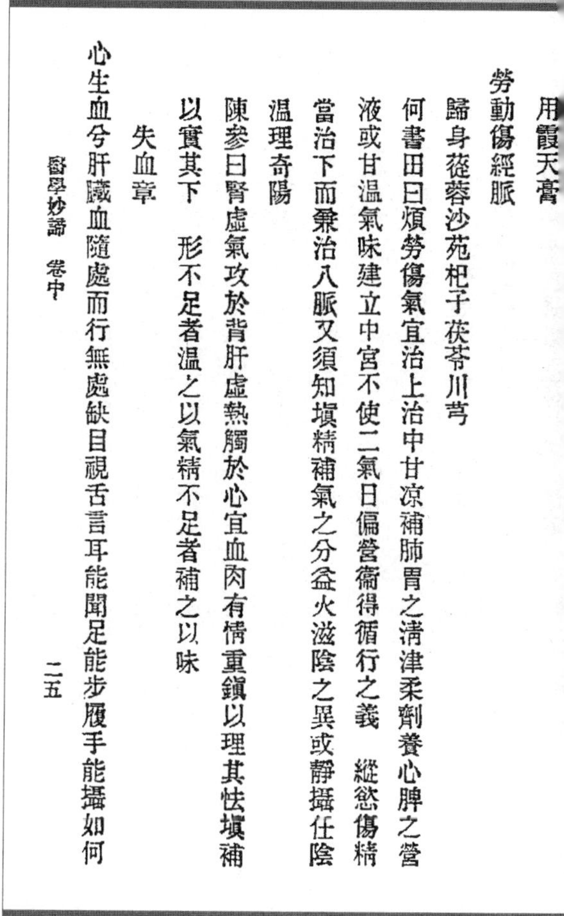

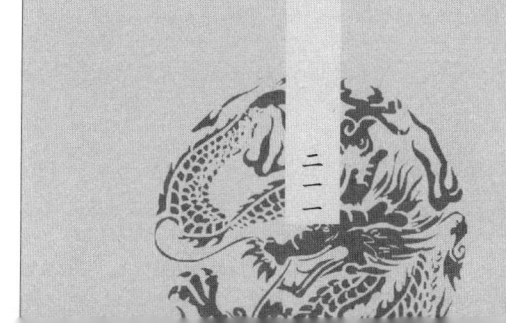

用霞天膏
勞動傷經脈
歸身蓯蓉沙苑杞子茯苓川芎
何書田曰煩勞傷氣宜治上治中甘凉補肺胃之淸津柔劑養心脾之營液或甘温氣味建立中宮不使二氣日偏營衞得循行之義　縱慾傷精當治下而兼治八脈又須知塡精補氣之分益火滋陰之異或靜攝任陰温理奇陽
陳參曰腎虛氣攻於背肝虛熱觸於心宜血肉有情重鎭以理其怯塡補以實其下　形不足者温之以氣精不足者補之以味
失血章
心生血兮肝藏血隨處而行無處缺目視舌言耳能聞足能步履手能攝如何

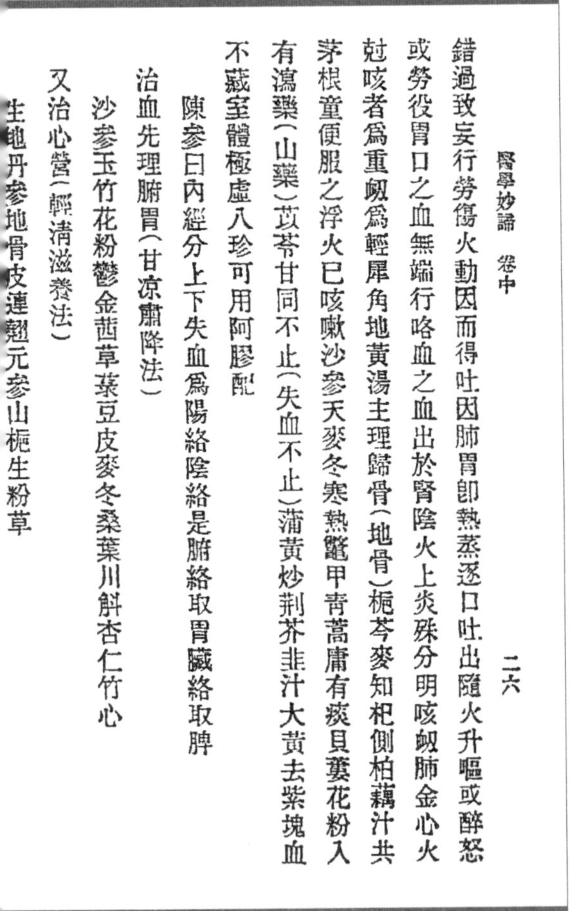

错过致妄行，劳伤火动因而得。吐因肺胃即热蒸，逐口吐出随火升。呕或醉怒或劳役，胃口之血无端行。咯血之血出于肾，阴火上炎殊分明。咳衄肺金心火克，咳者为重衄为轻。犀角地黄汤主理，归骨（地骨）栀芩麦知杞。侧柏藕汁共茅根，童便服之浮火已。咳嗽沙参天麦冬，寒热龟甲青蒿庯。有痰贝蒌花粉入，有泻药（山药）苡苓甘同。不止（失血不止）蒲黄炒荆芥，韭汁大黄去紫块。血不藏室体极虚，八珍可用阿胶配。

陈参曰：《内经》分上下失血为阳络阴络，是腑络取胃脏，络取脾。

治血先理腑胃（甘凉如肃降法）

沙参、玉竹、花粉、郁金、茜草、绿豆皮、麦冬、桑叶、川斛、杏仁、竹心。

又治心营（轻清滋养法）

生地、丹参、地骨皮、连翘、元参、山栀、生粉草。

风淫津涸（甘寒法）

芦根、薄荷、羚角、蔗汁。

温淫火壮（苦寒法）

石膏、黄芩、山栀、杏仁。

暑遍气分（开解法）

滑石、苏梗、杏仁、橘白、薄荷、苡仁、白蔻。

暑逼营分（清芳法）

犀角、生地、青蒿、山栀、银花、丹皮、连翘。

以上外因

嗔怒伤肝阳（血随气逆，用胶芪，气为血帅法）。

白苏子、郁金、丹皮、钩藤、丹参、降香、川贝母、杏仁、桑叶、橘红、蒺藜。

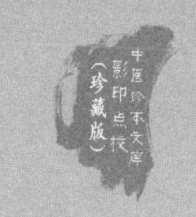

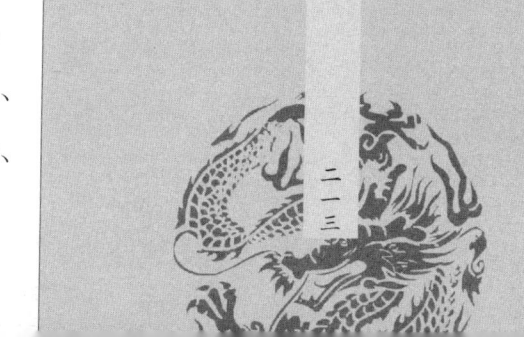

風淫津涸（甘寒法）
蘆根薄荷羚角蔗汁
溫淫火壯（苦寒法）
石膏黃芩山梔杏仁
暑遍氣分（開解法）
滑石蘇梗杏仁橘白薄荷苡仁白蔻
暑逼營分（清芳法）
犀角生地青蒿山梔銀花丹皮連翹
以上外因
嗔怒傷肝陽（血隨氣逆用膠芪氣爲血帥法）
白蘇子鬱金丹皮鈎藤丹參降香川貝母杏仁桑葉橘紅蒺藜

鬱勃傷肝陰（木火內燃陽絡柔肝育陰法）
阿膠麥冬白芍藥生地甘草鷄子黃
煩勞損心脾（氣不攝血甘温培固法）
用歸脾湯見前保元湯人參黃芪肉桂甘草
縱慾傷腎
青鉛六味丸肉桂七味丸並加童便
精竭海空氣泛血湧　危症急固眞元大補精血法）
人參五味子紫河車熟地枸杞子紫石英
以上內因
烟辛爍肺（治上法）
用千金葦莖湯鮮葦莖苡仁桃仁瓜瓣加茅根

郁勃伤肝阴（木火内燃阳络，柔肝育阴法）。

阿胶、麦冬、白芍药、生地、甘草、鸡子黄。

烦劳损心脾（气不摄血，甘温培固法）

用归脾汤，见前保元汤，人参、黄芪、肉桂、甘草。

纵欲伤肾

青铅六味丸，肉桂，七味丸，并加童便。

精竭海空，气泛血涌（危症急固真元，大补精血法），人参、五味子、紫河车、熟地、枸杞子、紫石英。

以上内因

烟辛烁肺（治上法）。

用千金苇茎汤，鲜苇茎、苡仁、桃仁、瓜瓣加茅根。

酒热戕胃（治中法）

用甘露饮，生地、熟地、天冬、麦冬、石斛、茵陈、黄芩、枳壳、甘草、枇杷叶，加藕汁。

坠堕伤瘀血泛

先导下，后通补。

努力伤（属劳伤之根，阳动则络伤。血溢，治与虚损有间，宜滋阴补气为主），用当归建中汤，即小建中汤，加当归、虎潜丸，旋复花汤。

何书田曰：血之主司，系心、肝、脾血之生化，系阳明胃，胃为血之要道，当先治胃。《仁斋直指》云：一切血证经久不愈，每以胃药收功。薄味调养胃阴，如金匮麦冬汤，及沙参、扁豆、鲜斛、茯苓。甘温建立中阳，如人参建中汤，及四君子加减。沉著浓厚，属肝肾之血，用熟地、枸杞、归身、牛膝、茯苓、青铅。阴虚阳升，头中微痛，当和阳镇逆，用生地、阿胶、牛膝、白芍、茯苓、青铅。

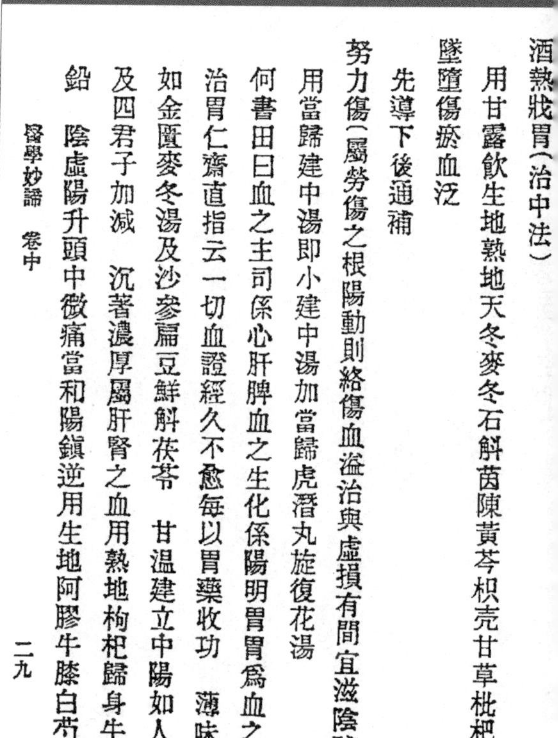
酒熱戕胃(治中法)
用甘露飲生地熟地天冬麥冬石斛茵陳黃芩枳壳甘草枇杷葉加藕汁
墜墮傷瘀血泛
先導下後通補
努力傷(屬勞傷之根陽動則絡傷血溢治與虛損有間宜滋陰補氣爲主)
用當歸建中湯即小建中湯加當歸虎潛丸旋復花湯
何書田曰血之主司係心肝脾血之生化係陽明胃胃爲血之要道當先
治胃仁齋直指云一切血證經久不愈每以胃藥收功　薄味調養胃陰
如金匱麥冬湯及沙參扁豆鮮斛茯苓　甘溫建立中陽如人參建中湯
及四君子加減　沉著濃厚屬肝腎之血用熟地枸杞歸身牛膝茯苓青
鉛　陰虛陽升頭中微痛當和陽鎮逆用生地阿膠牛膝白芍茯苓青鉛
醫學妙諦　卷中　二九

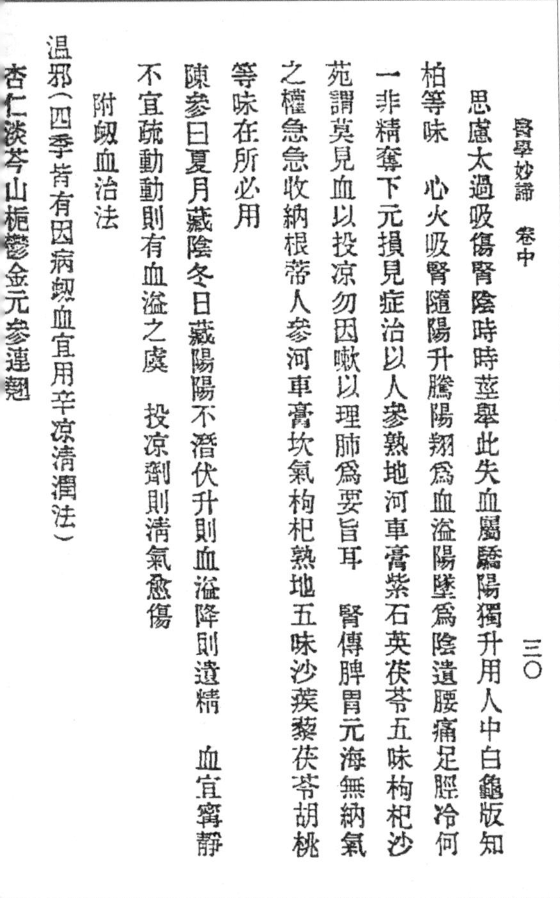

醫學妙諦　卷中　三〇

思慮太過吸傷腎陰時時莖舉此失血屬蹻陽獨升用人中白龜版知柏等味　心火吸腎隨陽升騰陽翔爲血溢陽墜爲陰遺腰痛足脛冷何一非精奪下元損見症治以人參熟地河車膏紫石英茯苓五味枸杞沙苑謂莫見血以投涼勿因嗽以理肺爲要旨耳　腎傳脾胃元海無納氣之權急急收納根蒂人參河車膏坎氣枸杞熟地五味沙蒺藜茯苓胡桃等味在所必用

陳參曰夏月藏陰冬日藏陽陽不潛伏升則血溢降則遺精　血宜寧靜不宜疏動動則有血溢之虞　投涼劑則清氣愈傷

附衄血治法

温邪（四季皆有因病衄血宜用辛涼清潤法）

杏仁淡芩山梔鬱金元參連翹

思虑太过，吸伤肾阴，时时茎举，此失血属骄阳独升，用人中白、龟版、知柏等味。心火吸肾，随阳升腾，阳翔为血溢阳坠，为阴遗腰痛，足胫冷，何一非精夺，下元损见症，治以人参、熟地、河车膏、紫石英、茯苓、五味、枸杞、沙苑，谓莫见血以投凉，勿因嗽以理肺为要旨耳。肾传脾胃，元海无纳气之权，急急收纳根蒂，人参、河车膏、坎气、枸杞、熟地、五味、沙蒺藜、茯苓、胡桃等味，在所必用。

陈参曰：夏月藏阴，冬日藏阳，不潜伏，升则血溢，降则遗精。血宜宁静，不宜疏动，动则有血溢之虞。投凉剂，则清气愈伤。

附衄血治法

温邪（四季皆有，因病衄血，宜用辛凉清润法）

杏仁、淡芩、山栀、郁金、元参、连翘。

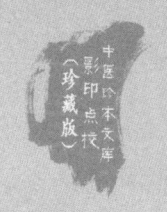

风温（春令）

元参、赤芍、连翘、桑叶、丹皮、橘皮、茅花。

酒热伤胃

生扁豆、麦冬、北沙参、粳米。

湿热，胃火上蒸出衄

玉女煎，熟地、知母、生石膏、麦冬、牛膝。

胆火上升，心营热兼衄

犀角、生地、丹参、知母、牛膝、侧柏叶、元参、连翘、山栀、丹皮、荷叶。

阴虚，阳冒致衄

生地、龟版、阿胶、麦冬、生白芍、川柏、牛膝、天冬、茯苓、川石斛、人参、山药、熟地、丹皮、泽泻、石决明、莲子、芡实、元参、山萸、补骨脂、淡菜。

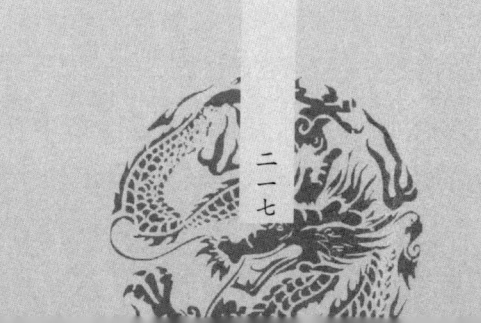

風温（春令）
元參赤芍連翹桑葉丹皮橘皮茅花
酒熱傷胃
生扁豆麥冬北沙參粳米
濕熱胃火上蒸出衄
玉女煎熟地知母生石膏麥冬牛膝
膽火上升心營熱兼衄
犀角生地丹參知母牛膝側柏葉元參連翹山梔丹皮荷葉
陰虛陽冒致衄
生地龜版阿膠麥冬生白芍川柏牛膝天冬茯苓川石斛人參山藥熟地
丹皮澤瀉石決明蓮子芡實元參山萸補骨脂淡菜

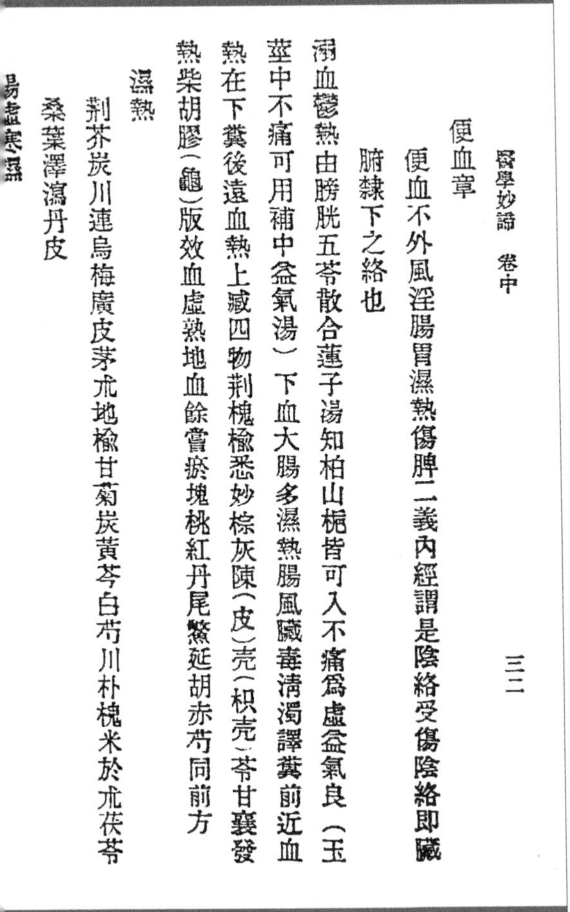
醫學妙諦　卷中　　三二

便血章

便血不外風淫腸胃濕熱傷脾二義內經謂是陰絡受傷陰絡即臟
腑隸下之絡也

溺血鬱熱由膀胱五苓散合蓮子湯知柏山梔皆可入不痛爲虛益氣良（玉
莖中不痛可用補中益氣湯）下血大腸多濕熱腸風臟毒清濁譯糞前近血
熱在下糞後遠血熱上藏四物荊槐楡悉妙棕灰陳（皮）殻（枳殻）苓甘襄發
熱柴胡膠（龜）版效血虛熟地血餘嘗瘀塊桃紅丹尾鱉延胡赤芍同前方

濕熱

荊芥炭川連烏梅廣皮茅朮地楡甘菊炭黃芩白芍川朴槐米於朮茯苓
桑葉澤瀉丹皮

陽虛寒熱

便血章

便血不外风淫肠胃，湿热伤脾二义。《内经》谓：是阴络受伤，阴络即脏腑隶下之络也。

溺血郁热由膀胱，五苓散合莲子汤。知柏山栀皆可入，不痛为虚益气良（玉茎中不痛，可用补中益气汤）。下血大肠多湿热，肠风脏毒清浊译。粪前近血热在下，粪后远血热上藏。四物荆槐榆悉妙，棕灰陈（皮）壳（枳壳）苓甘襄。发热柴胡胶（龟）版效，血虚熟地血余尝。瘀块桃红丹尾鳖，延胡赤芍同前方。

湿热

荆芥炭、川连、乌梅、广皮、茅术、地榆、甘菊炭、黄芩、白芍、川朴、槐米、于术、茯苓、桑叶、泽泻、丹皮。

阳虚寒热

茅术、广皮、炙草、柴胡、人参、附子、川朴、炮姜、升麻、地榆、茯苓、防风根、白芍、荷叶、建神曲、葛根。

大肠血热

生地、地榆炭、黄柏、料豆皮、柿饼、山栀、丹参、炒樗皮、槐花、炒黄芩、丹皮、元参、五加皮、当归、炒银花、白芍。

脾胃阳虚（下血如注）

四君子汤加木瓜、炮姜，禹粮石脂丸

阴伤阳冒

生地、丹皮、竹心、茯苓、补阴丸，元参、连翘、天冬、牛膝、虎潜丸，阴虚血涩（肛坠掣痛，肛门若火烙，阳不和平，仍是阴精失涵）。

生地炭、火麻仁、归须、冬葵子、料豆皮、查（楂）炭。

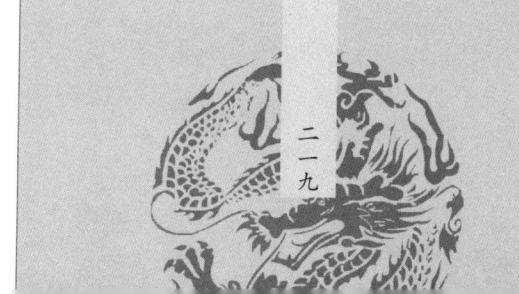

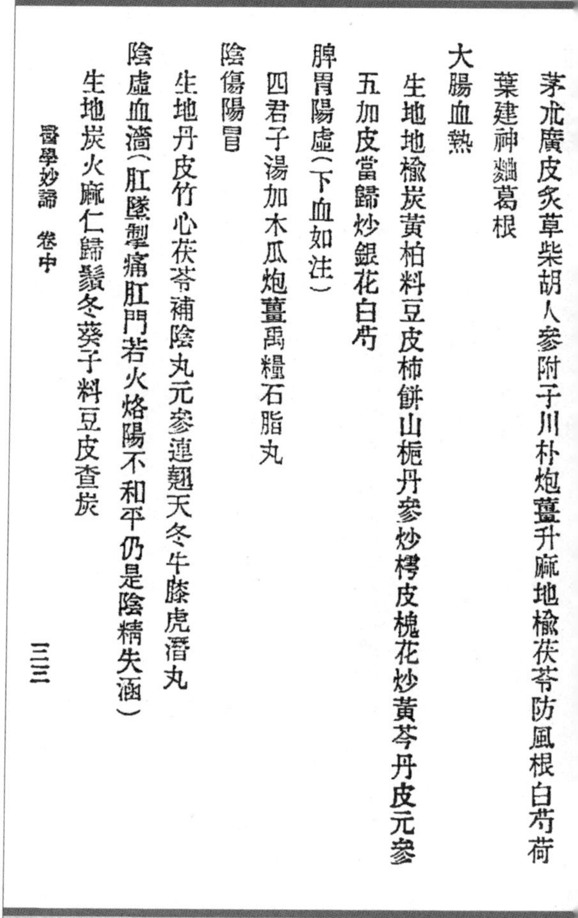
茅朮廣皮炙草柴胡人參附子川朴炮薑升麻地榆茯苓防風根白芍荷葉建神麯葛根
大腸血熱
生地地榆炭黄柏料豆皮柿餅山梔丹參炒樗皮槐花炒黄芩丹皮元參五加皮當歸炒銀花白芍
脾胃陽虛(下血如注)
四君子湯加木瓜炮薑禹糧石脂丸
陰傷陽冒
生地丹皮竹心茯苓補陰丸元參連翹天冬牛膝虎潛丸
陰虛血濇(肛墜掣痛肛門若火烙陽不和平仍是陰精失涵)
生地炭火麻仁歸鬚冬葵子料豆皮查炭
醫學妙諦　卷中
三三

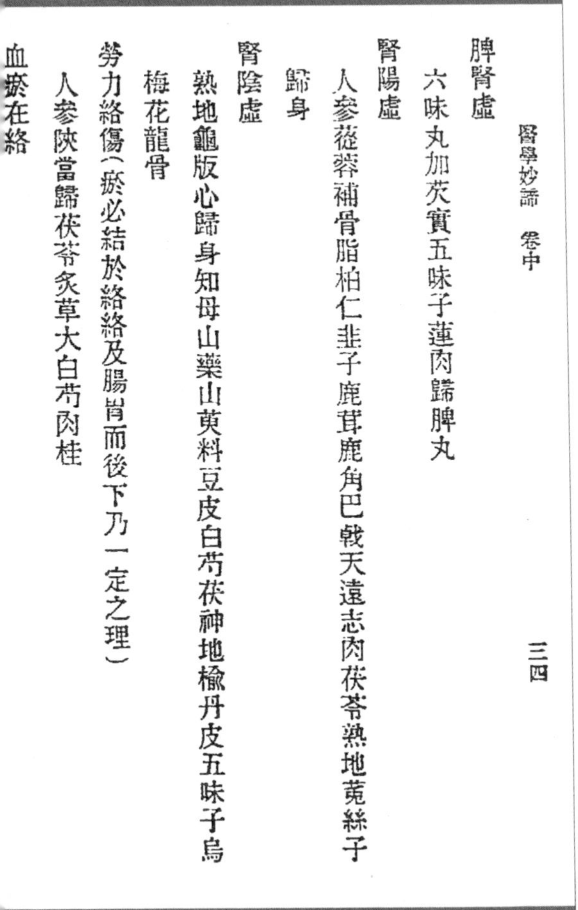
醫學妙諦　卷中　三四

脾腎虛
六味丸加芡實五味子蓮肉歸脾丸
腎陽虛
人參蓯蓉補骨脂柏仁韭子鹿茸鹿角巴戟天遠志肉茯苓熟地菟絲子
歸身
腎陰虛
熟地龜版心歸身知母山藥山萸料豆皮白芍茯神地榆丹皮五味子烏
梅花龍骨
勞力絡傷（瘀必結於絡絡及腸胃而後下乃一定之理）
人參陝當歸茯苓炙草大白芍肉桂
血瘀在絡

脾肾虚

六味丸加芡实、五味子、莲肉、归脾丸。

肾阳虚

人参、苁蓉、补骨脂、柏仁、韭子、鹿茸、鹿角、巴戟天、远志肉、茯苓、熟地、菟丝子、归身。

肾阳虚

熟地、龟版心、归身、知母、山药、山萸、料豆皮、白芍、茯神、地榆、丹皮、五味子、乌梅花、龙骨。

劳力络伤（瘀必结于络，络及肠胃而后下，乃一定之理）

人参、陕当归、茯苓、炙草、大白芍、肉桂。

血瘀在络

歸鬚旋覆花柏子仁桃仁新絳靑葱管

陽明不闔

人參炒川柏山萸肉赤石脂烏梅禹餘糧五味子白粳米淸心蓮子飲人參柴胡黃芩地骨皮車前子黃耆茯苓甘草石蓮子麥門冬

何書田曰便血一症古有腸風臟毒脈痔之分其實不外乎陰絡受傷也能別其血之遠近而決其臟腑之性情則不致氣失統攝血無所歸如漏巵不已耳肺府致燥濇宜潤降如桑麻丸及天冬地黃銀花柿餅之類心病則火燃血沸宜淸化如竹葉地黃湯及補心丹之類脾病必濕滑宜燥升如茅朮理中湯及東垣益氣湯之類肝病有風陽痛迫宜柔泄如駐車丸及甘酸和緩之劑腎病見形消腰拆宜塡補如虎潛丸及理陰煎之類至膽經爲樞機逆則木火煽營宜桑葉山梔丹皮之淸養大腸爲燥腑每

归须、旋覆花、柏子仁、桃仁、新绛、青葱管。

阳明不阖

人参、炒川柏、山萸肉、赤石脂、乌梅、禹余粮、五味子、白粳米，清心莲子饮，人参、柴胡、黄芩、地骨皮、车前子、黄耆、茯苓、甘草、石莲子、麦门冬。

何书田曰：便血一症，古有肠风、脏毒、脉痔之分，其实不外乎阴络受伤也。能别其血之远近，而决其脏腑之性情，则不致气失统摄，血无所归，如漏卮不已耳。肺府致燥涩，宜润降，如桑麻丸，及天冬、地黄、银花、柿饼之类。心病则火燃血沸，宜清化，如竹叶地黄汤，及补心丹之类。脾病必湿滑，宜燥升，如茅术理中汤，及东垣益气汤之类。肝病有风阳痛迫，宜柔泄，如驻车丸，及甘酸和缓之剂。肾病见形消腰折，宜填补，如虎潜丸及理阴煎之类。至胆经为枢机逆，则木火煽营，宜桑叶、山栀、丹皮之清养大肠，为燥腑，每

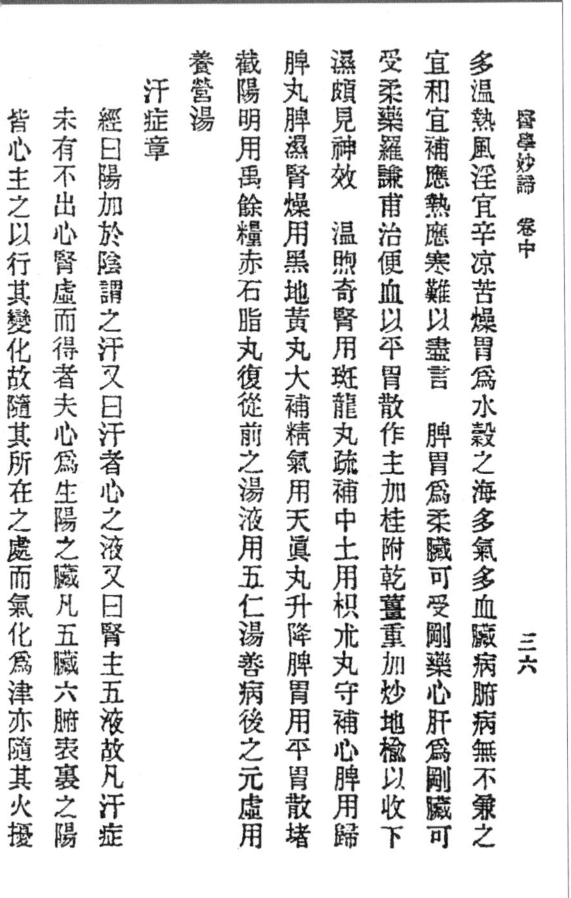

醫學妙諦　卷中　三六

多溫熱風淫宜辛涼苦燥胃爲水穀之海多氣多血臟病腑病無不兼之宜和宜補應熱應寒難以盡言　脾胃爲柔臟可受剛藥心肝爲剛臟可受柔藥羅謙甫治便血以平胃散作主加桂附乾薑重加炒地榆以收下濕頗見神效　溫煦奇腎用斑龍丸疏補中土用枳朮丸守補心脾用歸脾丸脾濕腎燥用黑地黃丸大補精氣用天眞丸升降脾胃用平胃散堵截陽明用禹餘糧赤石脂丸復從前之湯液用五仁湯善病後之元虛用養營湯

汗症章

經曰陽加於陰謂之汗又曰汗者心之液又曰腎主五液故凡汗症未有不出心腎虛而得者夫心爲生陽之臟凡五臟六腑表裏之陽皆心主之以行其變化故隨其所在之處而氣化爲津亦隨其火擾

多温热风淫，宜辛凉苦燥。胃为水谷之海，多气多血，脏病腑病无不兼之，宜和宜补，应热应寒，难以尽言。脾胃为柔脏，可受刚药。心肝为刚脏，可受柔药。罗谦甫治便血，以平胃散作主，加桂、附、干姜，重加炒地榆，以收下湿，颇见神效。温煦奇肾，用斑龙丸疏补中土，用枳术丸，守补心脾，用归脾丸。脾湿肾燥，用黑地黄丸。大补精气，用天真丸，升降脾胃，用平胃散。堵截阳明，用禹余粮赤石脂丸，复多前之汤液，用五仁汤善病后之元虚，用养营汤。

汗症章

经曰：阳加于阴，谓之汗。又曰：汗者，心之液。又曰：肾主五液，故凡汗症，未有不出心肾虚而得者。夫心为生阳之脏。凡五脏六腑表里之阳，皆心主之，以行其变化。故随其所在之处，而气化为津，亦随其火扰所在之处，而泄为汗，是汗本乎？阴乃津液之所化也。

克肖天地名曰人，天地有雨人汗生。时逢久雨天地否，久汗之人病自成。觉来无汗寐时出，盗汗阴虚兼内热。不动而汗时时来，自汗阳虚兼有湿。脉细阳弱太阴亏，自汗补阳调胃戢（戢者，绝其汗也）。浮麦地芍陈蛎梅，加减归脾服多帖。盗汗滋阴降火宜，当归大黄功最奇。麻黄根兼知（母）杞（枸杞）骨，前方选用堪同施。宁神安心药为妙，汗为心液当先知。

卫阳虚（宜镇阳理阴）

陈参曰：火与元气不两立，气泄为热为汗，以治在无形实火，宜清虚火，宜补。

真武汤，茯苓、白芍、白术、附子、生姜，玉屏风散，黄芪、防风、白术、人参、附子、西芪、于术、人参、茯苓、炙草、浮小麦、半夏、牡蛎、南枣。

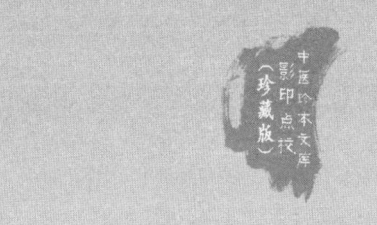

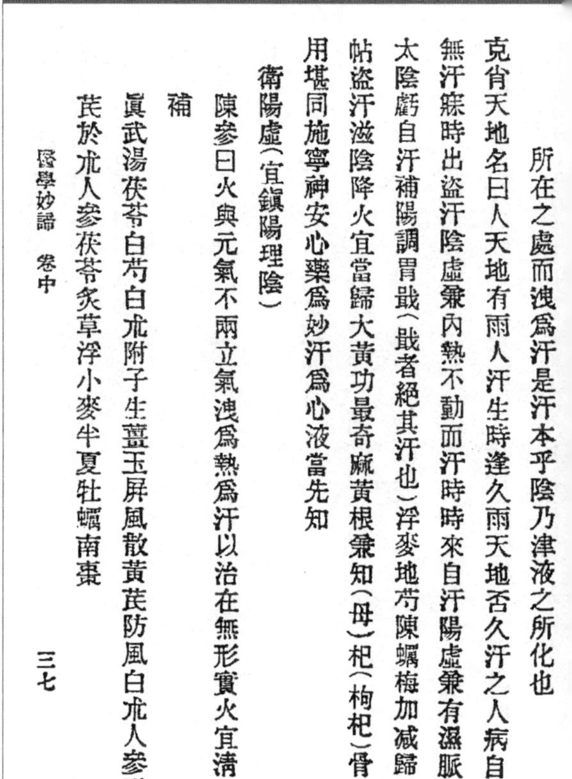
所在之處而洩爲汗是汗本乎陰乃津液之所化也
克肖天地名曰人天地有雨人汗生時逢久雨天地否久汗之人病自成覺來無汗寐時出盜汗陰虛兼內熱不動而汗時時來自汗陽虛兼有濕脈細陽弱太陰虧自汗補陽調胃戢（戢者絕其汗也）浮麥地芍陳蠣梅加減歸脾服多帖盜汗滋陰降火宜當歸大黃功最奇麻黃根兼知（母）杞（枸杞）骨前方選用堪同施寧神安心藥爲妙汗爲心液當先知
衛陽虛（宜鎭陽理陰）
陳參曰火與元氣不兩立氣洩爲熱爲汗以治在無形實火宜清虛火宜補
眞武湯茯苓白芍白朮附子生薑玉屏風散黃芪防風白朮人參附子西芪於朮人參茯苓炙草浮小麥半夏牡蠣南棗
醫學妙諦　卷中　三七

營衛虛（自汗）

黄芪建中湯加防風根

勞傷心神

生脈散四君子湯

胃陰虛

人參茯神棗仁白芍炙草龍骨

陽虛自汗補氣以衛外陰虛盜汗補陰以營内

柏子仁丸柏仁牛膝卷柏澤蘭續斷熟地

陳參曰津散於外而爲汗此爲虛者言若時證則不可拘泥也　心之陽虛不能衛外而固密則外傷而自汗腎之陰虛不能營内而退藏則内傷而盜汗　自汗由陰蒸於陽分也盜汗由陽蒸於陰分也

营卫虚（自汗）

黄芪建中汤，加防风根。

劳伤心神

生脉散，四君子汤。

胃阴虚

人参、茯神、枣仁、白芍、炙草、龙骨。

阳虚自汗，补气以卫外，阴虚盗汗，补阴以营内。

柏子仁丸，柏仁、牛膝、卷柏、泽兰、续断、熟地。

陈参曰：津液散于外而为汗，此为虚者言，若时证则不可拘泥也。心之阳虚不能卫外而固密，则外伤而自汗，肾之阴虚不能营内而退藏，则内伤而盗汗。自汗由阴蒸于阳分也，盗汗由阳蒸于阴分也。

头痛章

头为诸阳之会，与厥阴脉会于颠，诸阴寒邪不止上逆，惟阳气室塞，浊邪得以上据，厥阴气火乃能逆上作痛。

头痛症，皆由清阳不升，风火乘虚上扰所致也。

头痛之症虽主风，亦有痰火虚不同。顶颠属风太阳火，眉棱骨痛由痉攻。脑后血脉虚来大，滑痰弦数风火逢。九味羌活汤主治，芩连治火殊多功。痰合二陈虚四物，气血四君亦可庸（用也）。风亦属阳头为会（诸阳之会），两阳相争痛势凶。气血虚者无力拒，风不与争痛故松。若因痰饮作痛者，胸膈饱闷非风从。

风火头痛（宜辛散轻清法）

羚羊片、元参、薄荷、山栀、桑叶、夏枯草、连翘、丹皮、菊叶、黄芩、苦丁茶、荷叶、木

頭痛章

頭爲諸陽之會與厥陰脈會於顛諸陰寒邪不上逆惟陽氣窒塞濁邪得以上據厥陰風火乃能逆上作痛

頭痛症皆由清陽不升風火乘虛上擾所致也

頭痛之症雖主風亦有痰火虛不同頂顛屬風太陽火眉稜骨痛由痙攻腦後血脈虛來大滑痰弦數風火逢九味羌活湯主治芩連治火殊多功痰合二陳虛四物氣血四君亦可庸（用也）風亦屬陽頭爲會（諸陽之會）兩陽相爭痛勢凶氣血虛者無力拒風不與爭痛故鬆若因痰飲作痛者胸膈飽悶非風從

風火頭痛（宜辛散輕清法）

羚羊片元參薄荷山梔桑葉夏枯草連翹丹皮菊葉黃芩苦丁茶荷葉木

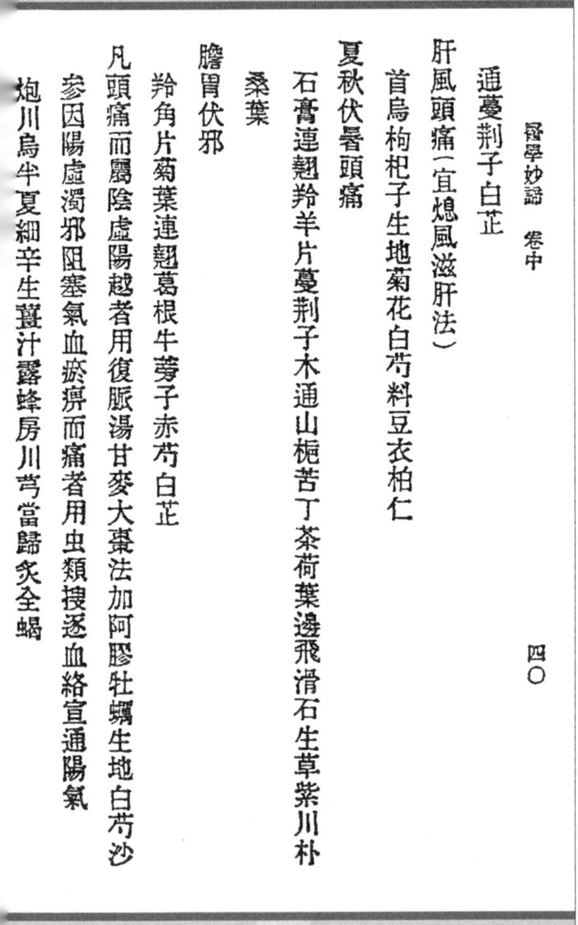
醫學妙諦　卷中　四〇

通蔓荆子白芷
肝風頭痛（宜熄風滋肝法）
首烏枸杞子生地菊花白芍料豆衣柏仁
夏秋伏暑頭痛
石膏連翹羚羊片蔓荆子木通山梔苦丁茶荷葉邊飛滑石生草紫川朴
桑葉
膽胃伏邪
羚角片菊葉連翹葛根牛蒡子赤芍白芷
凡頭痛而屬陰虛陽越者用復脈湯甘麥大棗法加阿膠牡蠣生地白芍沙
參因陽虛濁邪阻塞氣血瘀痹而痛者用虫類搜逐血絡宣通陽氣
炮川烏半夏細辛生薑汁露蜂房川芎當歸炙全蝎

通、蔓荆子、白芷。

肝风头痛（宜熄风滋肝法）

首乌、枸杞、生地、菊花、白芍、料豆衣、柏仁。

夏秋伏暑头痛

石膏、连翘、羚羊片、蔓荆子、木通、山栀、苦丁茶、荷叶边、飞滑石、生草、紫川朴、桑叶。

胆胃伏邪

羚角片、菊叶、连翘、葛根、牛蒡子、赤芍、白芷。

凡头痛而属阴虚阳越者，用复脉汤，甘麦大枣法，加阿胶、牡蛎、生地、白芍、沙参。因阳虚，浊邪阻塞气血，瘀痹而痛者，用虫类搜逐血络，宣通阳气，炮川乌、半夏、细辛、生姜汁、露蜂房、川芎、当归、炙全蝎。

陈参曰：头风初起，以桑叶、山栀、丹皮、荷叶边轻清凉泄，使少阳内遏之邪倏然而解。若久则伤及肝阴，参入酸凉柔剂可也。或肝阴久耗，厥阴无一息之宁，痛掣之势已极此，岂轻剂可解。惟复脉汤之纯甘壮水，胶芍之柔婉以熄风和阳，庶足俾刚亢之盛一时顿息。

心痛章

心痛从来类分九，胃脘疼痛当心口。风热悖冷饮食虫，疰与去来痛皆有。得暖缓时属于寒，前后应痛因郁久。血痛逆气唧唧声，痰痛脉滑吐痰垢。恶心恶食因食伤，馇杂喜饥胃火诱。口吐黄水是蛔虫（时作时止，痛止能食者），闷痛吐宽郁痰厚。初起得寒温散之，姜半（夏）香砂青（皮）广（皮）蔻（仁）。稍久或郁郁火生，曲（六曲）壳（枳壳）苓栀滑（石）芎（川芎）守。痛则不通郁自成，通则不痛便无咎。

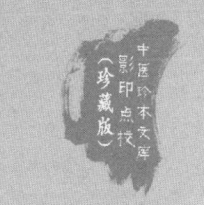

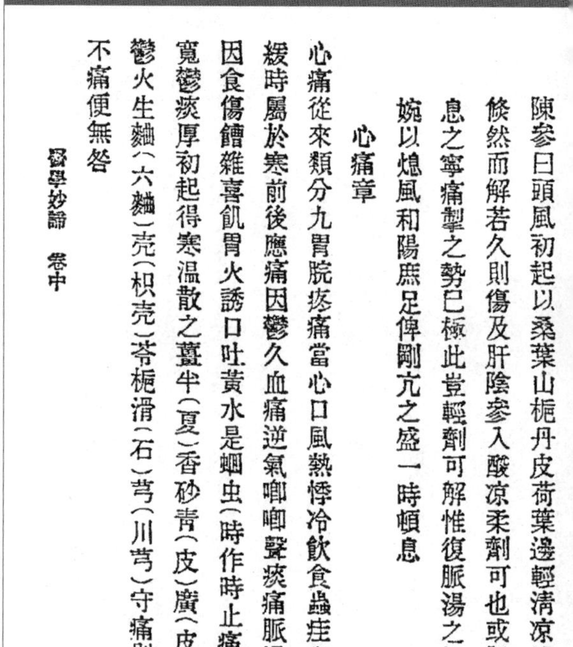
陳參曰頭風初起以桑葉山梔丹皮荷葉邊輕清凉泄使少陽內遏之邪倏然而解若久則傷及肝陰參入酸凉柔劑可也或肝陰久耗厥陰無一息之寧痛掣之勢已極此豈輕劑可解惟復脈湯之純甘壯水膠芍之柔婉以熄風和陽庶足俾剛亢之盛一時頓息

心痛章

心痛從來類分九胃脘疼痛當心口風熱悖冷飲食蟲疰與去來痛皆有得煖緩時屬於寒前後應痛因鬱久血痛逆氣唧唧聲痰痛脈滑吐痰垢惡心惡食因食傷饍雜喜飢胃火誘口吐黃水是蛔虫（時作時止痛止能食者）悶痛吐寬鬱痰厚初起得寒溫散之薑半（夏）香砂青（皮）廣（皮）蔻（仁）稍久或鬱鬱火生麯（六麯）殼（枳殼）苓梔滑（石）芎（川芎）守痛則不通鬱自成通則不痛便無咎

醫學妙諦　卷中　四一

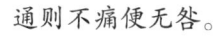

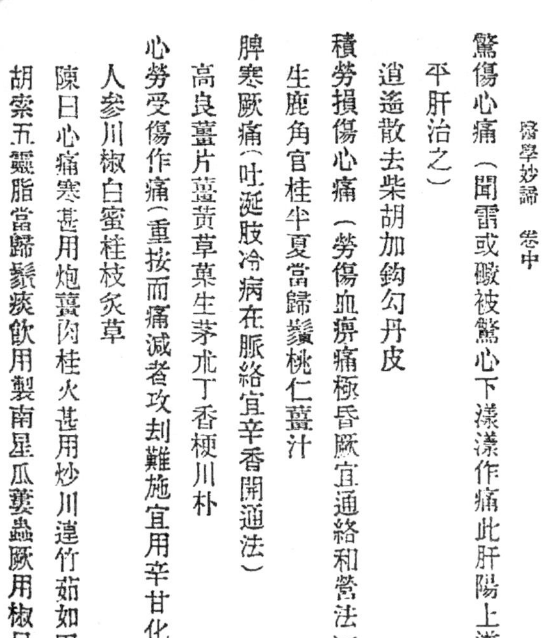

醫學妙諦　卷中　四二

驚傷心痛（聞雷或䃘被驚心下漾漾作痛此肝陽上逆不容升達也養血平肝治之）
逍遥散去柴胡加鈎勾丹皮
積勞損傷心痛（勞傷血痹痛極昏厥宜通絡和營法）
生鹿角官桂半夏當歸鬚桃仁薑汁
脾寒厥痛（吐涎肢冷病在脈絡宜辛香開通法）
高良薑片薑黄草菓生茅朮丁香梗川朴
心勞受傷作痛（重按而痛減者攻刦難施宜用辛甘化陽良法）
人參川椒白蜜桂枝炙草
陳曰心痛寒甚用炮薑肉桂火甚用炒川連竹茹如因瘀血用桃仁泥延
胡索五靈脂當歸鬚痰飲用製南星瓜蔞蟲厥用椒目烏梅使君子若眞

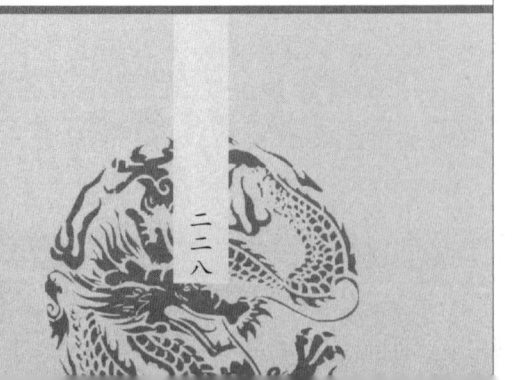

惊伤心痛（闻雷或磤被惊，心下漾漾作痛，此肝阳上逆，不容升达也。养血平肝治之）

逍遥散去柴胡，加钩勾、丹皮。

积劳损伤，心痛（劳伤血痹，痛极昏厥，宜通络和营法）

生鹿角、官桂、半夏、当归须、桃仁、姜汁。

脾寒厥痛（吐涎，肢冷，病在脉络，宜辛香开通法）

高良姜、片姜黄、草果、生茅术、丁香梗、川朴。

心劳受伤作痛（重按而痛减者，攻却难施，宜用辛甘化阳良法）

人参、川椒、白蜜、桂枝、炙草。

陈曰：心痛寒甚，用炮姜、肉桂；火甚，用炒川连、竹茹；如因瘀血，用桃仁泥、延胡索、五灵脂、当归须；痰饮，用制南星、瓜蒌；虫厥，用椒目、乌梅、使君子。若真心痛，十指甲俱青，夕死旦危，不治。

腹痛章

腹痛之症芍药甘，甲乙化土方须谙。苍（术）朴（白）术苓（香）附（枳）实（白）芷，用药堪与心痛参。虚者手按痛止软，手不可近是实焉。寒痛绵绵小腹冷，火痛时作时止然。痛处不移瘀血聚，或东或西气攻坚。痰则脉滑小便秘，怒痛肝伤两胁连。血虚偎偎筋抽引，气虚呼吸少气绵。泻后痛减知食积，燥湿导滞汤为先。冒暑吐泻香薷需，伤湿木通茅术痊。

上中二焦气阻腹痛（呕吐脉数而涩）

半夏、白蔻、山栀、豆豉、广皮、桔梗。

阳气不运腹痛（兼腰痛冷则尤甚）

桂枝、香附、小茴香、艾绒、青皮、白茯苓。

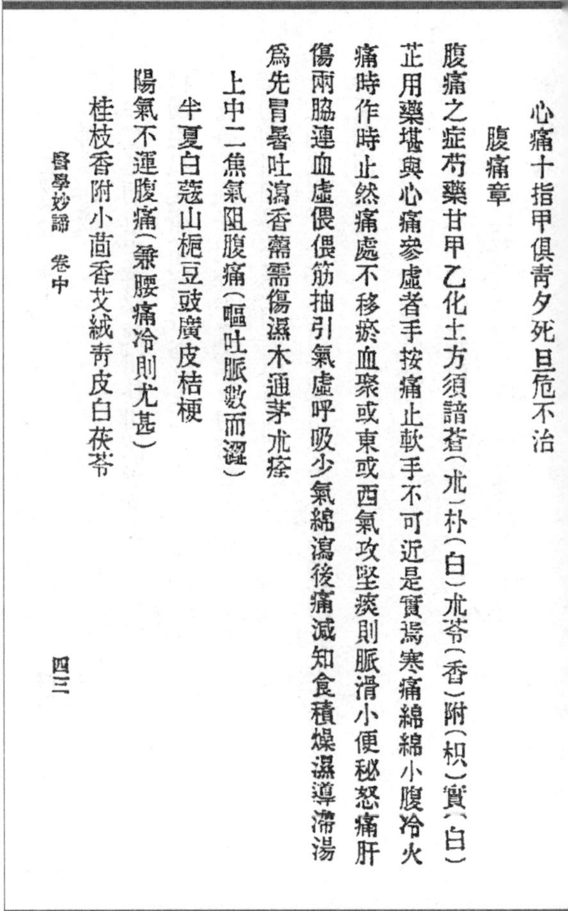
心痛十指甲俱青夕死旦危不治
腹痛章
腹痛之症芍藥甘甲乙化土方須諳蒼（朮）朴（白）朮苓（香）附（枳）實（白）芷用藥堪與心痛參虛者手按痛止軟手不可近是實焉寒痛綿綿小腹冷火痛時作時止然痛處不移瘀血聚或東或西氣攻堅痰則脈滑小便秘怒痛肝傷兩脇連血虛偎偎筋抽引氣虛呼吸少氣綿瀉後痛減知食積燥濕導滯湯爲先冒暑吐瀉香薷需傷濕木通茅朮痊
上中二焦氣阻腹痛（嘔吐脈數而澀）
半夏白蔻山梔豆豉廣皮桔梗
陽氣不運腹痛（兼腰痛冷則尤甚）
桂枝香附小茴香艾絨青皮白茯苓
醫學妙諦　卷中　四三

鬱傷脾陽作痛

半夏延胡索生薑蘇梗川朴川楝子草菓

穢濁阻氣腹痛(用芳香逐穢法)

藿香萊菔子川朴半夏廣皮白杏仁

陰濁內阻腑陽不通(用通陽泄濁法)

生晒朮附子茯苓小茴香製川朴淡吳萸良薑半夏生益智生薑汁

肝氣鬱而腹痛

逍遙散去白朮加鬱金香附

鬱久血滯癸水不調痛而無形

肉桂香附吳茱萸木香當歸川芎五靈脂白芍

鬱怒飲氣入絡

郁伤脾阳作痛

半夏、延胡索、生姜、苏梗、川朴、川楝子、草果。

秽浊阻气腹痛（用芳香逐秽法）

藿香、莱菔子、川朴、半夏、广皮、白杏仁。

阴浊内阻，腑阳不通（用通阳泄浊法）。

生晒术、附子、茯苓、小茴香、制川朴、淡吴萸、良姜、半夏、生益智、生姜汁。

肝气郁而腹痛

逍遥散去白术，加郁金、香附。

郁久血滞，癸水不调，痛而无形。

肉桂、香附、吴茱萸、木香、当归、川芎、五灵脂、白芍。

郁怒，饮气入络

制南星、牡蛎、桂枝、川楝子、橘核，东引李根皮。

暑伤中气作痛

人参、广皮、益智仁、谷芽、白芍、茯苓。

郁伤肝脾，络血瘀凝（用宣达营络法治之）

桃仁、老韭白、归须、桂木、穿山甲，阿魏丸，当归、白芍、甘草、制军、枳实、桂枝。

劳伤中阳，腹痛浮肿，食入痛甚

当归、益智、煨姜、枣肉、白芍、广皮、炙草。

陈曰：营分虚寒，当脐而痛，冬发春愈，加肉桂、茯苓。

胁痛章

（胁痛多属少阳厥阴，伤寒胁痛，皆在少阳胆经，以胁居少阳之部耳。二杂症胁痛，皆属太阴肺经，以肺脉布于肝络耳）

胁与肋属肝胆部，肝主藏血又主怒。凝血成瘀疼痛加，郁怒不舒痛则布。怒痛

製南星牡蠣桂枝川楝子橘核東引李根皮
暑傷中氣作痛
人參廣皮益智仁穀芽白芍茯苓
鬱傷肝脾絡血瘀凝（用宣達營絡法治之）
桃仁老韭白歸鬚桂木穿山甲阿魏丸當歸白芍甘草製軍枳實桂枝
勞傷中陽腹痛浮腫食入痛甚
當歸益智煨薑棗肉白芍廣皮炙草
陳曰營分虛寒當臍而痛冬發春愈加肉桂茯苓
脇痛章（脇痛多屬少陽厥陰傷寒脇痛皆在少陽膽經以脅居少陽之部耳二雜症脅痛皆屬太陰肺經以肺脈布於肝絡耳
脅與肋屬肝膽部肝主藏血又主怒凝血成瘀疼痛加鬱怒不舒痛則布怒痛

且膨得噯寬血痛不膨無時住痛連胃脘挾宿食右脇氣滯濕痰注逍遥四物小柴胡朴菓青砂二蘇（葉梗）附熱須黛（青黛）膽（膽星）痰芥星健脾二陳亦可付

肝鬱脇痛

川楝子山栀橘葉川連茯苓降香末半夏川斛牡蠣香附夏枯花白芥子

濕熱壅滯脅痛

小温中丸

金不制木咳血後脇痛

川貝母杏仁白蔻仁枇杷葉橘紅降香末

營絡虛寒（重按得緩屬陰絡虛也）

猺桂乾薑小茴香大棗歸身茯苓炙甘草

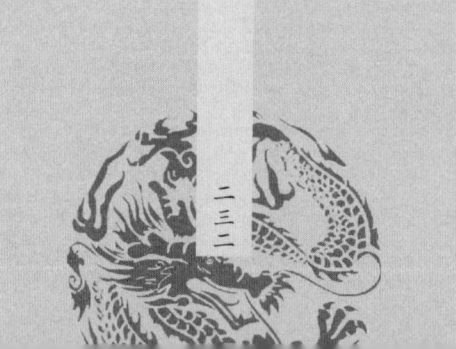

且膨得嗳宽，血痛不膨无时住。痛连胃脘挟宿食，右胁气滞湿痰注。逍遥四物小柴胡，朴菓青砂二苏（叶梗）附。热须黛（青黛）胆（胆星）痰芥星，健脾二陈亦可付。

肝郁胁痛

川楝子、山栀、橘叶、川连、茯苓、降香末、半夏、川斛、牡蛎、香附、夏枯花（草）、白芥子。

湿热、壅滞、胁痛

小温中丸。

金不制木，咳血后胁痛

川贝母、杏仁、白蔻仁、枇杷叶、橘红、降香末。

营络虚寒（重按得缓，属阴络虚也）

猺桂、干姜、小茴香、大枣、归身、茯苓、炙甘草。

寒入络脉，气滞胁痛

（口吐涎沫，身发寒栗）

半夏、川楝子、吴萸、高良姜、茯苓、延胡索、蒲黄、荜拔。

血络瘀痹（用辛泄宣瘀法）

陈参曰：进食痛，加大便燥结久病，已入血络。

桃仁泥、川楝皮、郁金、新绛、当归须、延胡索、丹皮、五加皮、山栀皮、柏子仁、冬桑叶、左牡蛎。

肝肾阴亏（五心热，咽痛，左胁疼）

陈参曰：宜甘缓理虚，温柔通补方法。

生地、天冬、柏子仁、人参、麦冬、生白芍。

肝胃皆虚，胁痛

人参、枣仁、柏子仁、桂元、茯神、当归、花龙骨、金箔。

寒入絡脈氣滯脇痛（口吐涎沫身發寒慄）
半夏川楝子吳萸高良薑茯苓延胡索蒲黃蓽撥
血絡瘀痹（用辛洩宣瘀法）
陳參曰進食痛加大便燥結久病已入血絡
桃仁泥川楝皮鬱金新絳當歸鬚延胡索丹皮五加皮山梔皮柏子仁冬桑葉左牡蠣
肝腎陰虧（五心熱咽痛左脇疼）
陳參曰宜甘緩理虛溫柔通補方法
生地天冬柏子仁人參麥冬生白芍
肝胃皆虛脇痛
人參棗仁柏子仁桂元茯神當歸花龍骨金箔

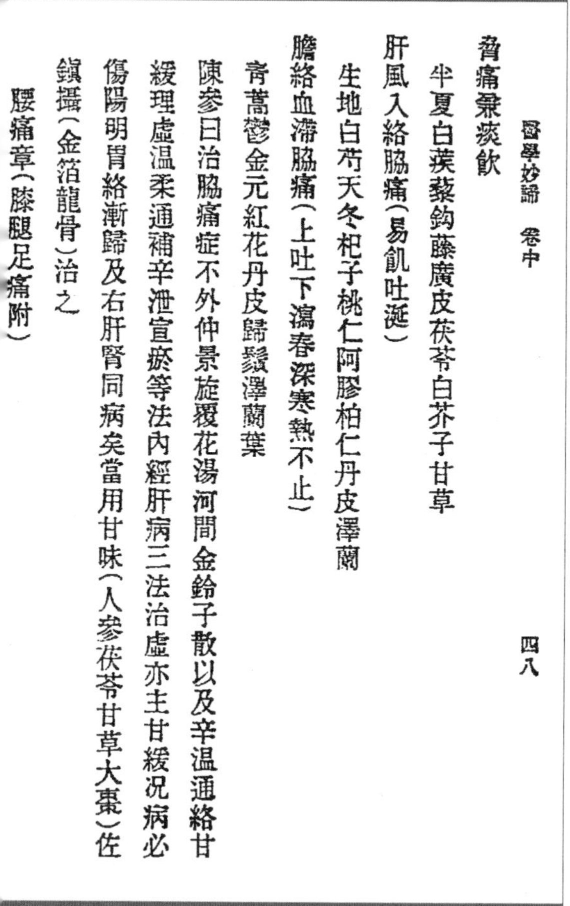

醫學妙諦　卷中　　四八

脅痛兼痰飲

半夏白蒺藜鈎藤廣皮茯苓白芥子甘草

肝風入絡脇痛(易飢吐涎)

生地白芍天冬杞子桃仁阿膠柏仁丹皮澤蘭

膽絡血滯脇痛(上吐下瀉春深寒熱不止)

靑蒿鬱金元紅花丹皮歸鬚澤蘭葉

陳參曰治脇痛症不外仲景旋覆花湯河間金鈴子散以及辛溫通絡甘緩理虛溫柔通補辛泄宣瘀等法內經肝病三法治虛亦主甘緩况病必傷陽明胃絡漸歸及右肝腎同病矣當用甘味(人參茯苓甘草大棗)佐鎮攝(金箔龍骨)治之

腰痛章(膝腿足痛附)

胁痛兼痰饮

半夏、白蒺藜、钩藤、广皮、茯苓、白芥子、甘草。

肝风入络胁痛（易饥吐涎）

生地、白芍、天冬、杞子、桃仁、阿胶、柏仁、丹皮、泽兰。

胆络血滞，胁痛（上吐下泻，春深寒热不止）

青蒿、郁金、元红花、丹皮、归须、泽兰叶。

陈参曰：治胁痛症，不外仲景旋覆花汤，河间金铃子散，以及辛温通络，甘缓理虚。温柔通补，辛泄宣瘀等法。《内经》肝病三法，治虚亦主甘缓，况病必伤阳明，胃络渐归及右，肝肾同病矣。当用甘味（人参、茯苓、甘草、大枣）佐镇摄（金箔龙骨）治之。

腰痛章（膝腿足痛附）

先天之本惟两肾，位在腰间精足甚。房劳太过致精亏，邪气客之腰受病。六味可增附断（川断）龟，补骨杞味仲柏知。一切寒药皆禁用，妇人血滞更血亏。太阴腰痛因湿热，苓檗仲芎苍白术。日轻夜重瘀不通，归尾桃红赤（芍）膝（牛膝）没（没药）。身寒即发寒炮（姜）桂（肉桂），痰积二陈风小续（小续命汤）。闪气肾离法同瘀，又有肾着治宜速。便利身重腰冷水，利湿苓甘姜术足

湿郁腰痛

防己、茯苓皮、杏仁、草果、苡仁、桂枝、川朴、晚蚕沙、萆薢、滑石、菊花、小茴。

寒湿伤阳，腰痛（宜辛温通阳，泄浊法）

杜仲、杞子、五加皮、茯苓、归身、牛膝、炒白芍、炙草、胡桃、大枣、沙苑子、羊肾、煨姜、川桂枝。

湿伤脾肾之阳，腰痛（嗜饮便涩，遗精腰痛，麻木）

先天之本惟兩腎位在腰間精足甚房勞太過致精虧邪氣客之腰受病六味可增附斷(川斷)龜補骨杞味仲柏知一切寒藥皆禁用婦人血滯更血虧太陰腰痛因濕熱芩櫱仲芎蒼白朮日輕夜重瘀不通歸尾桃紅赤(芍)膝(牛膝)沒(沒藥)身寒即發寒炮(薑)桂(肉桂)痰積二陳風小續(小續命湯)閃氣腎离法同瘀又有腎着治宜速便利身重腰冷水利濕苓甘薑朮足

濕鬱腰痛

防己茯苓皮杏仁草菓苡仁桂枝川樸晚蠶沙萆薢滑石菊花小茴

寒濕傷陽腰痛(宜辛溫通陽洩濁法)

杜仲杞子五加皮茯苓歸身牛膝炒白芍炙草胡桃大棗沙苑子羊腎煨薑川桂枝

濕傷脾腎之陽腰痛(嗜飲便濇遺精腰痛痲木)

用祛濕緩土法苓桂朮薑湯朮莵丸

老年奇經病腰痛(用血肉有情之品温養下焦)

鹿角霜淡蓯蓉淮牛膝柏子仁炙虎骨猺肉桂西杞子川杜仲川石斛如麻木甚者加萆薢蒺藜

陳參曰腰者腎之府腎與膀胱爲表裏在外爲太陽在內屬少陰又爲衝督任帶之要會則腰痛不得專以腎爲主病　內因治法腎藏之陽有虧則益火之源以消陰翳用附桂八味丸腎藏之陰內奪則壯水之主以制陽光用知柏八味丸　外因治法裏濕傷陽用辛温以通陽泄濁濕鬱生熱用苦辛以勝濕通氣　不內不外各因治法勞役傷腎以先後天同治傾跌損傷辨其傷之輕重與瘀之有無爲或通或補

膝退足痛附

用祛湿缓土法，苓桂术姜汤，术莵丸。

老年奇经病，腰痛

（用血肉有情之品温养下焦）

鹿角霜、淡苁蓉、淮牛膝、柏子仁、炙虎骨、猺肉桂、西杞子、川杜仲、川石斛。如麻木甚者，加萆薢、蒺藜。

陈参曰：腰者，肾之府，肾与膀胱为表里，在外为太阳，在内属少阴。又为冲、督、任带之要会，则腰痛不得专以肾为主病。内因治法，肾藏之阳有亏，则益火之源以消阴翳，用附桂八味丸。肾藏之阴内夺，则壮水之主以制阳光，用知柏八味丸。外因治法，里湿伤阳，用辛温以通阳，泄浊湿郁生热，用苦辛以胜湿通气。不内不外，各因治法劳役伤肾，以先后天同治。倾跌损伤，辨其伤之轻重，与瘀之有无，为或通或补。

膝腿足痛附

温湿热蒸，阻流行之隧，宜宣通之。

石膏、杏仁、生苡仁、威灵仙、滑石、防己、寒水石。

足膝肿痛（久不止内热）

生虎骨、仙灵脾、淮牛膝、金狗脊、陕归身、川萆薢。

右腿痛不肿，入夜势笃（此邪留于阴，治从肝经）

杜仲、小茴香、穿山甲、归须、北细辛、干地龙。

足痛攻冲（吐涎，大拇指疼）

吴萸、独活、归身、附子、细辛、防己。

两足皮膜抚之则痛（此厥阴犯阳明胃也）

川楝子、小青皮、归须、橘红、延胡索、炒山栀、桃仁、查（楂）肉。

饱食则哕，两足骨髓皆痛，此阳明不克，司束筋骨。

溫濕熱蒸阻流行之隧宜宣通之
石膏杏仁生苡仁威靈仙滑石防己寒水石
足膝腫痛（久不止內熱）
生虎骨仙靈脾淮牛膝金狗脊陝歸身川萆薢
右腿痛不腫入夜勢篤（此邪留於陰治從肝經）
杜仲小茴香穿山甲歸鬚北細辛乾地龍
足痛攻衝（吐涎大拇指疼）
吳萸獨活歸身附子細辛防己
兩足皮膜撫之則痛（此厥陰犯陽明胃也）
川楝子小青皮歸鬚橘紅延胡索炒山梔桃仁查肉
飽食則噦兩足骨髓皆痛此陽明不克司束筋骨

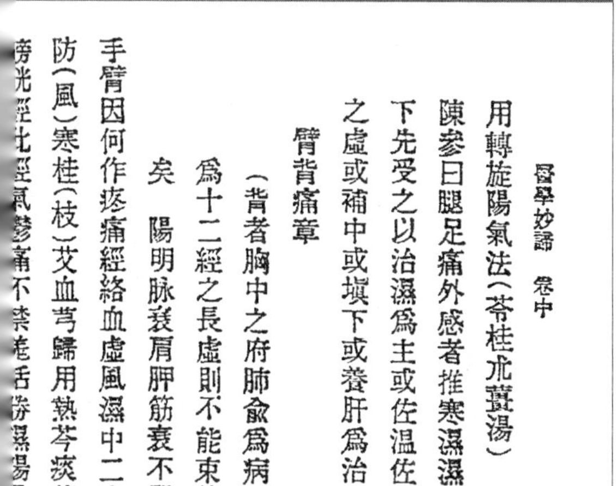

用轉旋陽氣法（苓桂朮薑湯）
陳參曰腿足痛外感者推寒濕濕熱濕風之流經入絡內經三傷於濕者下先受之以治濕爲主或佐温佐清佐散爲宜若內傷不外肝脾腎三者之虛或補中或塡下或養肝爲治
臂背痛章
（背者胸中之府肺俞爲病即肩背作痛又背爲陽明之府而陽明爲十二經之長虛則不能束筋骨利機關即肩垂背曲而臂亦作痛矣　陽明脉衰肩胛筋衰不舉而痛楚也）
手臂因何作疼痛經絡血虛風濕中二朮（蒼白）南（星）秦（艽）二活（羌獨）防（風）寒桂（枝）艾血芎歸用熱苓痰芥氣參芪傷用威靈紅桃送背屬太陽膀胱經此經氣鬱痛不禁羌活勝濕湯最妙一點冷痛痰二陳勞役過度時時

用转旋阳气法（苓桂术姜汤）。

陈参曰：腿足痛，外感者，推寒湿、湿热、湿风之流经入络。《内经》：三伤于湿者，下先受之，以治湿为主，或佐温佐清佐散为宜。若内伤，不外肝、脾、肾三者之虚，或补中，或填下，或养肝为治。

臂背痛章

（背者，胸中之府，肺俞为病，即肩背作痛。又背为阳明之府，而阳明为十二经之长，虚则不能束筋骨，利机关，即肩垂背曲，而臂亦作痛矣。阳明脉衰，肩胛筋衰不举而痛楚也）

手臂因何作疼痛，经络血虚风湿中。二术（苍白）南（星）秦（艽）二活（羌独）防（风），寒桂（枝）艾血芎归用。热苓痰芥气参芪，伤用威灵红桃送。背属太阳膀胱经，此经气郁痛不禁。羌活胜湿汤最妙，一点冷痛痰二陈。劳役过度时时痛，十全大补应安平。

营虚脉络失养，风动筋急（痛绕耳后，仿李东垣舒筋法）

当归、川桂枝、防风根、生芪、生于术片、姜黄，另服化脉活络丹一丸。

劳倦肩背痠

桂术、五加皮、苡仁、防己、白蒺藜、茯苓。

阳明虚，肝风动（当用柔甘温养法）

首乌、杞子、柏子仁、甘菊炭、归身、胡麻、羚角片、海桐皮、煨天麻、童桑枝、白蒺藜。

寒郁气隧胸引肩背皆痛

宗《内经》诸痛，皆寒之义，以温药两通气血。川桂枝、川椒目，熟附子、橘皮、乌药尖、淡吴萸、延胡索、制香附、苏梗、远志肉、炒于术、白茯苓、元红花。

痛十全大補應安平
營虛脈絡失養風動筋急（痛繞耳後倣李東垣舒筋法）
當歸川桂枝防風根生芪生於朮片薑黃另服化脈活絡丹一丸
勞倦肩背痠
桂朮五加皮苡仁防己白蒺藜茯苓
陽明虛肝風動（當用柔甘溫養法）
首烏杞子柏子仁甘菊炭歸身胡麻羚角片海桐皮熯天麻童桑枝白蒺
藜
寒鬱氣隧胸引肩背皆痛
宗內經諸痛皆寒之義以溫藥兩通氣血川桂枝川椒目熟附子橘皮烏
藥尖淡吳萸延胡索製香附蘇梗遠志肉炒於朮白茯苓元紅花

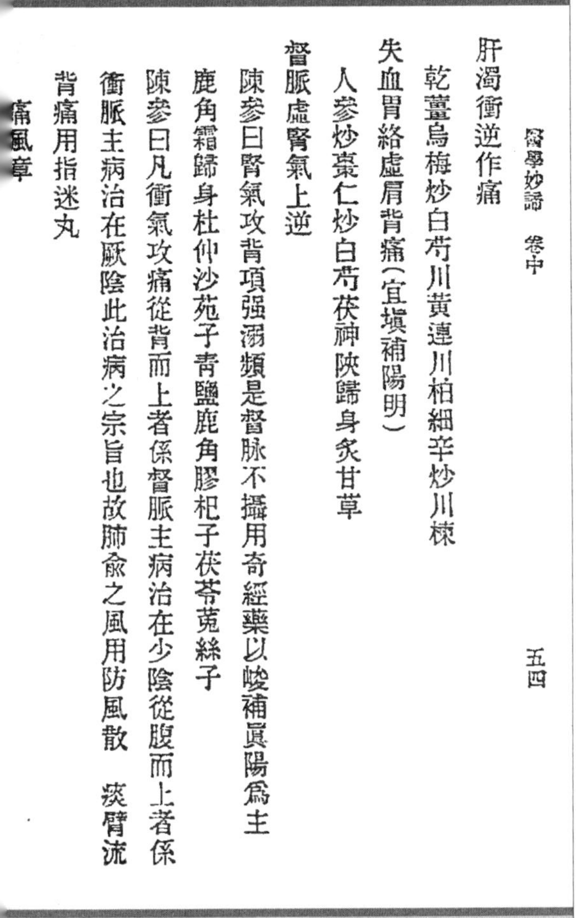
醫學妙諦　卷中　五四
肝濁衝逆作痛
乾薑烏梅炒白芍川黃連川柏細辛炒川楝
失血胃絡虛肩背痛(宜填補陽明)
人參炒棗仁炒白芍茯神陝歸身炙甘草
督脈虛腎氣上逆
陳參曰腎氣攻背項強溺頻是督脈不攝用奇經藥以峻補眞陽爲主
鹿角霜歸身杜仲沙苑子青鹽鹿角膠杞子茯苓菟絲子
陳參曰凡衝氣攻痛從背而上者係督脈主病治在少陰從腹而上者係衝脈主病治在厥陰此治病之宗旨也故肺俞之風用防風散　痰臂流背痛用指迷丸
痛風章

肝浊冲逆作痛

干姜、乌梅、炒白芍、川黄连、川柏、细辛、炒川楝。

失血胃络虚，肩背痛（宜填补阳明）

人参、炒枣仁、炒白芍、茯神、陕归身、炙甘草。

督脉虚，肾气上逆

陈参曰：肾气攻背，项强溺频，是督脉不摄，用奇经药以峻补真阳为主。

鹿角霜、归身、杜仲、沙苑子、青盐、鹿角胶、杞子、茯苓、菟丝子。

陈参曰：凡冲气攻痛，从背而上者，系督脉主病，治在少阴。从腹而上者，系冲脉主病，治在厥阴，此治病之宗旨也。故肺俞之风，用防风散。痰臂流背痛，用指迷丸。

痛风章

遍身走痛名痛风，血虚气滞风湿攻。湿热生风不克土，痰壅经络难宣通。风淫末疾四肢属，日甚夜轻气血从。治主四物桃红益，痰热二陈萎相同。上风羌防芷薄桂，下湿薏藤宣汉膚。小便如涩四苓散，桑枝酒炒加汤中。此虽血瘀筋不养，总由血虚不内荣（失养）。寒气凝滞湿痰结，因风行走痛自凶。

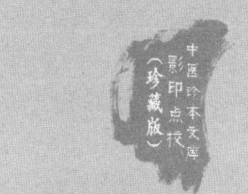

陈参曰：五行六气流行最速，莫如风火。重按疼痛少缓，是为络血。

血络瘀痹（久痛必入络，气血不行发痹）

金沸草、桃仁、生鹿角、新绛屑、归尾、青葱管。

积伤入络作痛

归须、降香末、小茴香、木香、柏子仁、野郁金。

阴分伏热，痛风

头颠至足麻木刺痛，用东垣滋肾丸。

遍身走痛名痛風血虛氣滯風濕攻濕熱生風不尅土痰壅經絡難宣通風淫末疾四肢屬日甚夜輕氣血從治主四物桃紅益痰熱二陳萎相同上風羌防芷薄桂下濕薏藤宣漢膚小便如澁四苓散桑枝酒炒加湯中此雖血瘀筋不養總由血虛不內榮(失養)寒氣凝滯濕痰結因風行走痛自凶

陳參曰五行六氣流行最速莫如風火　重按疼痛少緩是爲絡血

血絡瘀痹(久痛必入絡氣血不行發痹)

金沸草桃仁生鹿角新絳屑歸尾青葱管

積傷入絡作痛

歸鬚降香末小茴香木香柏子仁野鬱金

陰分伏熱痛風

頭顛至足麻木刺痛用東垣滋腎丸

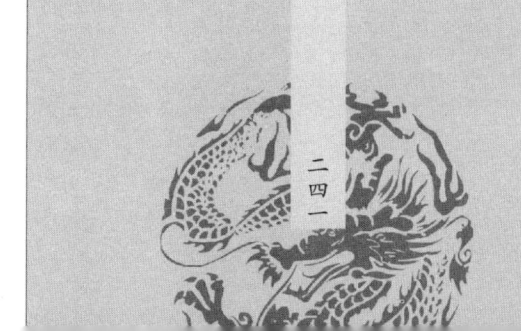

肝腎虛下焦痛

病後精采未復多言傷氣行走動筋當以甘溫和養人參當歸身白茯神

枸杞沙苑子甘菊炭

陳參曰相火寄于肝龍雷起於腎並從陰發越根蒂先虧藏納失職矣

何書田曰經云諸痛瘡瘍皆屬於心夫心主君火自當從熱而論然此但言瘡耳不可概諸他病也　諸痛古人總以通字立法非攻下通利之謂謂通其氣血則不痛也然必辨明氣血在氣分者但行其氣弗動其血在血分者兼乎氣治所謂氣行則血隨之矣　症實者氣滯血凝通其氣而散其血　症虛者氣餒不能充運血衰不能滋榮當養氣補血兼寓通於補

陳參曰諸痛宜辛潤宣通不宜酸寒斂澀恐留邪也

肝肾虚，下焦痛

病后精采未复，多言伤气，行走动筋，当以甘温和养。人参、当归身、白茯神、枸杞、沙苑子、甘菊炭。

陈参曰：相火寄于肝，龙雷起于肾，并从阴发越，根蒂先亏，藏纳失职矣。

何书田曰：经云，诸痛痒疮，皆属于心。夫心主君火，自当从热而论。然此但言疮耳，不可概诸他病也。诸痛，古人总以通字立法，非攻下通利之谓，谓通其气血，则不痛也。然必辨明气血在气分者，但行其气，弗动其血，在血分者，兼乎气治，所谓气行则血随之矣。症实者，气滞血凝，通其气而散其血。症虚者，气馁不能充运，血衰不能滋荣，当养气补血，兼寓通于补。

陈参曰：诸痛宜辛润宣通，不宜酸寒敛涩恐留邪也。

头眩章

（经曰：诸风掉眩，皆属于肝。头为六阳之首，目口鼻皆系清空之窍，所患眩晕非外来之邪，乃肝胆风阳上冒耳，内风乃身中阳气疲动）

头眩昏晕气血虚，风寒暑湿痰火居。内经头眩责肝木（风木主动），丹溪痰火原相居。元气挟火动痰致，虚火上炎痰则无。化痰清晕二陈用，菊藁（本）荆桔羌防抚（芎）。劳役气虚补中妙，产后血虚四物须。冒暑藿香麦薷味，寒而无汗麻黄苏。

火重头眩（宜清泄上焦窍络之热）

山栀、天花粉、桑叶、元参、连翘、湖丹皮、生地。

肝风头眩（肾宜温，肝宜凉）

阿胶、麦冬、白芍、牡蛎、生地、萸肉、甘菊。

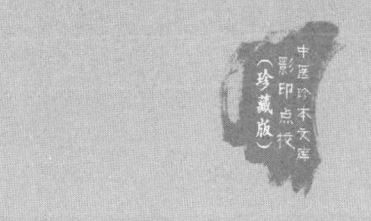

頭眩章（經曰諸風掉眩皆屬於肝頭爲六陽之首耳目口鼻皆係清空之竅所患眩暈非外來之邪乃肝膽風陽上冒耳內風乃身中陽氣疲動）

頭眩昏暈氣血虛風寒暑濕痰火居內經頭眩責肝木（風木主動）丹溪痰火原相居元氣挾火動痰致虛火上炎痰則無化痰清暈二陳用菊藁（本）荆桔羌防撫（芎）勞役氣虛補中妙產後血虛四物須冒暑藿香麥薷味寒而無汗麻黃蘇

火重頭眩（宜清洩上焦竅絡之熱）

山梔天花粉桑葉元參連翹湖丹皮生地

肝風頭眩（腎宜溫肝宜涼）

阿膠麥冬白芍牡蠣生地萸肉甘菊

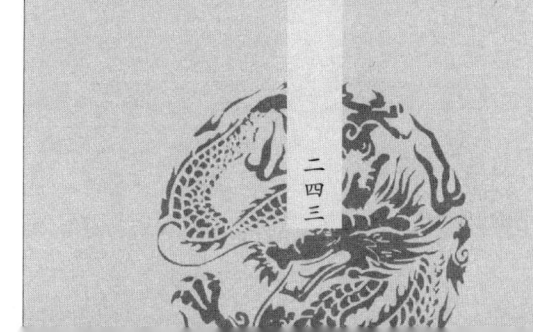

絡熱眩暈

羚羊角元參生地石菖蒲連翹鬱金

營血虛頭眩

西枸杞胡麻左牡蠣川石斛桑葉柏子仁

內風挾痰頭眩

煨天麻法半夏雲茯苓甘菊花白蒺藜廣橘皮西杞子鮮竹瀝

陰虛陽升頭眩（補腎滋肝育陰潛陽兼鎮攝治）

大熟地山萸肉五味子牡蠣淮牛膝龜版心麥門冬靈磁石茯神炒遠志

屬下虛頭眩

都氣丸加車前淡天冬

動怒鬱勃（痰火風火並熾頭眩）

络热眩晕

羚羊角、元参、生地、石菖蒲、连翘、郁金。

营血虚头眩

西枸杞、胡麻、左牡蛎、川石斛、桑叶、柏子仁。

内风挟痰头眩

煨天麻、法半夏、云茯苓、甘菊花、白蒺藜、广橘皮、西杞子、鲜竹沥。

阴虚阳升头眩（补肾滋肝，育阴潜阳，兼镇摄治）

大熟地、山萸肉、五味子、牡蛎、淮牛膝、龟版心、麦门冬、灵磁石、茯神、炒远志。

属下虚头眩

都气丸加车前、淡天冬。

动怒郁勃（痰火风火并炽头眩）

二陈汤，龙荟丸加减治之。

何书田曰：精液有亏，肝阴不足，血燥生热，热则风阳上升，窍络阻塞，头目不清，眩晕跌仆，治宜缓肝之急，以熄风滋肾之液，以驱热，如虎潜丸、侯氏黑散、地黄饮子、滋肾丸、复脉汤等方。介以潜之，酸以收之，厚味以填之，或清上实下之法。风木过动，必犯阳明，呕吐不食，法当泄肝安胃，或填补阳明。又法，辛甘化风，酸甘化阴，清金平木，治痰须健中熄风，可缓晕。

陈参曰：肝肾虚，则多惊恐，阳动莫制，皆脏阴少藏耳。

医学妙谛卷中终

二陳湯龍薈丸加減治之

何書田曰精液有虧肝陰不足血燥生熱熱則風陽上升竅絡阻塞頭目不清眩暈跌仆治宜緩肝之急以熄風滋腎之液以驅熱如虎潛丸侯氏黑散地黃飲子滋腎丸復脈湯等方介以潛之酸以收之厚味以填之或清上實下之法　風木過動必犯陽明嘔吐不食法當泄肝安胃或填補陽明又法辛甘化風酸甘化陰清金平木治痰須健中熄風可緩暈

陳參曰肝腎虛則多驚恐陽動莫制皆臟陰少藏耳

醫學妙諦卷中終

醫學妙諦卷下

蘜山何其偉書田纂
嘉定陳松墨蓀參
紹興裘吉生校勘

雜症

痹症章

痹與風病相似但風則陽受之痹則陰受之故多沉著且痛　大凡邪中於經爲痹邪中於絡爲痿　金匱云經熱則痹絡熱則痿　初病濕熱在經久則瘀熱入絡

痹症有五原歸一皮脈與肌筋與骨風行寒痛濕著彰內經三氣風寒濕以致麻木疼痛加不能行動但能食痹者閉不通之云邪阻正氣經絡塞皆由虛損腠理開三氣乘虛自外襲留滯於內爲病多濕痰濁血都凝澁法治祛邪養正

医学妙谛卷下

蘜山何其伟书田纂
嘉定陈松墨荪参
绍兴裘吉生校勘

杂症

痹症章

痹与风病相似，但风则阳受之痹，则阴受之故多，沉著且痛。大凡邪中于经，为痹邪中于络为痿。《金匮》云：经热则痹络热，则痿。初病湿热在经，久则瘀热入络。

痹症有五原归一，皮脉与肌筋与骨。风行寒痛湿著彰，内经三气风寒湿。以致麻木疼痛加，不能行动但能食。痹者闭不通之云，邪阻正气经络塞。皆由虚损腠理开，三气乘虚自外袭。留滞于内为病多，湿痰浊血都凝涩。法治祛邪养正先，畅达气血通络脉。峻补真阴为属阴，风燥之品用不得。舒筋赤芍草姜黄，沉（香）汁归（当归）羌（活）海桐（皮）益。

湿热致痹（宜舒通脉络，使清阳流行）

生芪、法半夏、防风、桑枝膏、生术、川羌活、姜黄、川桂枝、陕当归、羚羊角、猺肉桂、炙甘草、汉防己、苡仁、生地、白茯苓、炙龟版、杏仁、阿胶、川通草、料豆皮、紫川朴、天花粉、绵茵陈、石膏、老苏梗、川石斛、湖丹皮、郁金。

暑伤气，湿、热入络为痹

人参、生于术、广皮、生姜汁、茯苓、半夏、川黄连、枳实、鲜竹沥、泽泻。

寒湿为痹（宜微通其阳，兼以通补法）

金狗脊、川杜仲、仙灵脾、熟附子、生虎骨、淮牛膝、川桂枝、白术、杞子、茯苓、防己、晚蚕沙、当归、草薢、泽泻、苡仁。

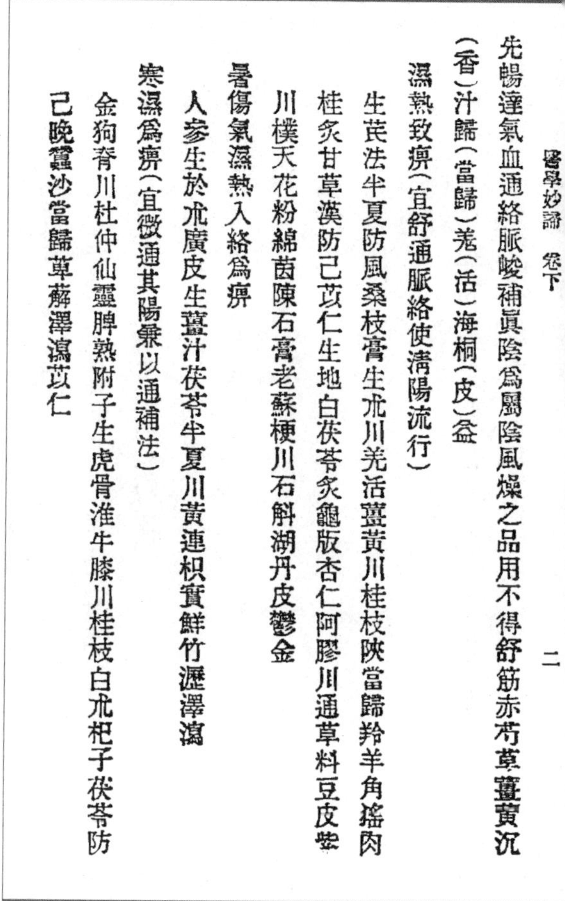
醫學妙諦　卷下　二

先暢達氣血通絡脈峻補眞陰爲屬陰風燥之品用不得舒筋赤芍草薑黃沉(香)汁歸(當歸)羌(活)海桐(皮)益

濕熱致痹(宜舒通脈絡使淸陽流行)

生芪法半夏防風桑枝膏生朮川羌活薑黃川桂枝陝當歸羚羊角猺肉桂炙甘草漢防己苡仁生地白茯苓炙龜版杏仁阿膠川通草料豆皮紫川樸天花粉綿茵陳石膏老蘇梗川石斛湖丹皮鬱金

暑傷氣濕熱入絡爲痹

人參生於朮廣皮生薑汁茯苓半夏川黃連枳實鮮竹瀝澤瀉

寒濕爲痹(宜微通其陽兼以通補法)

金狗脊川杜仲仙靈脾熟附子生虎骨淮牛膝川桂枝白朮杞子茯苓防己晚蠶沙當歸草薢澤瀉苡仁

肝膽風熱爲痹(宜甘寒和陽法)
羚羊角元參桂枝茯苓石斛杞子白蒺藜丹皮桑枝生地天冬
肝胃虛滯爲痹(陽氣煩蒸當兩補厥陰陽明)
黃芪首烏白蒺藜於朮歸身料豆衣
氣滯熱鬱爲痹(因病後過食肥膩)
瓜蔞皮蘇梗廣鬱金苦杏仁橘皮半夏粬
血虛絡澀爲痹
鮮赤首烏童桑枝黑芝麻九製首烏川桂枝
熱入下焦血分爲痹
歸身柏子仁鈎藤川萆薢牛膝丹皮白菊花苡仁生虎骨茯苓
風寒濕入下焦經隧爲痹(宜辛溫以宣通經氣)

肝胆风热为痹（宜甘寒和阳法）

羚羊羊、元参、桂枝、茯苓、石斛、杞子、白蒺藜、丹皮、桑枝、生地、天冬。

肝胃虚滞为痹（阳气烦蒸，当两补厥阴阳明）

黄芪、首乌、白蒺藜、于术、归身、料豆衣。

气滞热郁为痹（因病后过食肥腻）

瓜蒌皮、苏梗、广郁金、苦杏仁、橘皮、半夏曲。

血虚络涩为痹

鲜赤首乌、童桑枝、黑芝麻、九制首乌、川桂枝。

热入下焦血分为痹

归身、柏子仁、钩藤、川萆薢、牛膝、丹皮、白菊花、苡仁、生虎骨、茯苓。

风寒湿入下焦，经隧为痹（宜辛温，以宣通经气）

活络丹，川乌、地龙、穿山甲、大黑豆皮。

卫阳疏风，邪入络为痹（风淫，治以甘寒法）

羚羊片、杏仁、海桐皮、元参、童桑枝、川桂枝、花粉、汉防己、连翘、绿豆皮。

肝阴虚，疟邪入络为痹

大熟地、阿胶、天冬、五味、龟版胶、秋石、麦冬、茯神。

气虚成痹

舒筋汤加黄芪、广皮、茯苓、桂枝、防风根。

营虚成痹

人参、归身、炙草、南枣、茯苓、白芍、桂枝。

精血虚延痹

鹿角胶、枸杞子、桑椹子、天冬、茯苓、淡苁蓉、川杜仲、沙苑子、虎骨。

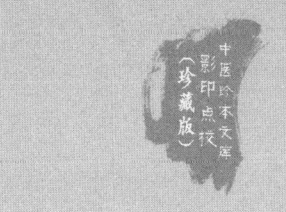

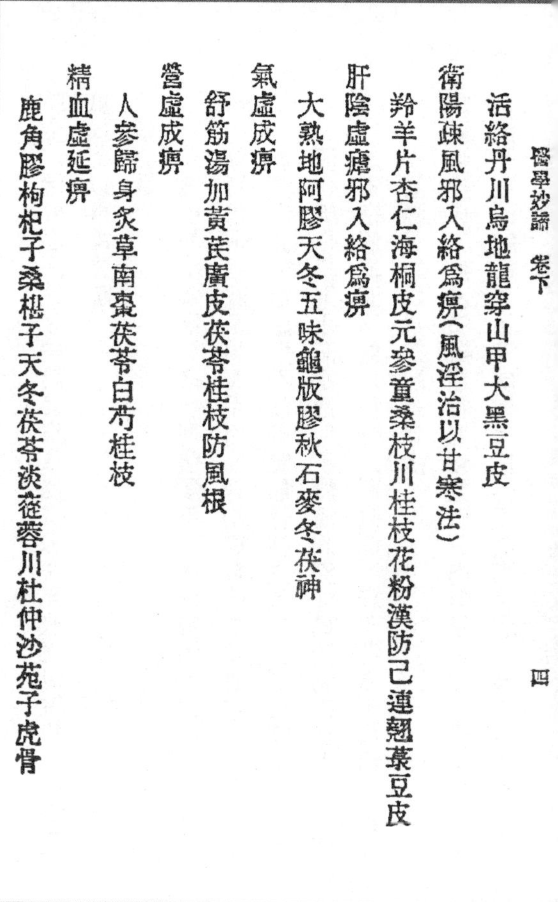

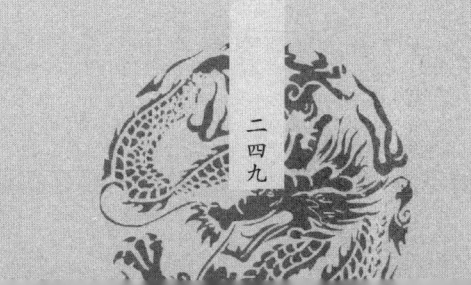

醫學妙諦　卷下　四

活絡丹川烏地龍穿山甲大黑豆皮
衛陽疎風邪入絡爲痹（風淫治以甘寒法）
羚羊片杏仁海桐皮元參童桑枝川桂枝花粉漢防己連翹菉豆皮
肝陰虛瘧邪入絡爲痹
大熟地阿膠天冬五味龜版膠秋石麥冬茯神
氣虛成痹
舒筋湯加黄芪廣皮茯苓桂枝防風根
營虛成痹
人參歸身炙草南棗茯苓白芍桂枝
精血虛延痹
鹿角膠枸杞子桑椹子天冬茯苓淡蓯蓉川杜仲沙苑子虎骨

陳參曰治痹之法只宜峻補眞陰宣通絡脈使氣血得以流行不得過用風燥藥以再傷眞陰

痿症章

（邪中於絡爲痿又絡熱則痿痿不外乎肝腎肺胃四經之病肝主筋肝傷則四肢不爲人用而筋骨拘攣腎藏精精血相生精虛則不能灌漑諸末血虛則不能營養筋骨肺主氣爲清高之臟肺虛則高源化絕化絕則水涸水涸則不能濡潤筋骨陽明爲宗筋之長陽明虛則宗筋縱而不能束筋骨以利機關　經云濕熱不攘大筋緛短小筋弛長緛短爲拘馳長爲痿

四肢軟弱痿症成不癢不痛難趨行五痿筋脈骨肉氣治法獨取陽明經陽明本爲宗筋長主潤宗筋合相養虛則宗筋縱不收束骨利關職不掌總由肝腎

陈参曰：治痹之法，只宜峻补真阴，宣通络脉，使气血以流行，不得过用风燥药，以再伤真阴。

痿症章

邪中于络为痿，又络热则痿，痿不外乎肝、肾、肺、胃四经之病。肝主筋肝，伤则四肢不为人用，而筋骨拘挛。肾藏精，精血相生，精虚则不能灌溉诸末。血虚，则不能营养筋骨。肺主气，为清高之脏，肺虚，则高源化绝，化绝则水涸，水涸则不能濡润筋骨。阳明为宗筋之长，阳明虚，则宗筋纵而不能束筋骨，以利机关。经云：湿热不攘，大筋緛短，小筋弛长，緛短为拘驰长为痿。

四肢软弱痿症成，不痒不痛难趋行。五痿筋脉骨肉气，治法独取阳明经。阳明本为宗筋长，主润宗筋合相养。虚则宗筋纵不收，束骨利关职不掌。总由肝肾肺胃伤，四末无用肝脾殃。肺热何由得濡润，高源化绝水涸彰。清心补肾二四（四君四物等汤）利，栀芩化热桔引肺。（杜）仲（牛）膝（瓜）蒌（麦）冬（黄）芪（五）味（木）瓜，木通通窍（升）麻提气。治痿之法专补阴，壮骨补虚药须备

肺热叶焦

如形瘦，脉数，玉竹、地骨皮、百合、北沙参、麦冬、杏仁、桑叶。如面瘰跗软，连翘、山栀、通草、天花粉、桑叶、赤小豆。

湿热蒸铄筋骨为痿

茅术、川柏、寒水石、防己、茵陈、茯苓、晚蚕沙、萆薢、杏仁、飞滑石、木通、龙胆草。

胃气窒塞为痿（气塞胃呆，筋骨不利）

加味温胆汤，更衣丸

邪风入络为痿（口鼻歪斜而起）

肺胃傷四末無用肝脾殃肺熱何由得濡潤高源化絕水涸彰清心補腎二四(四君四物等湯)利梔芩化熱桔引肺(杜)仲(牛)膝(瓜)蔞(麥)冬(黃)芪(五)味(木)瓜木通通竅(升)麻提氣治痿之法專補陰壯骨補虛藥須備

肺熱葉焦

如形瘦脈數玉竹地骨皮百合北沙參麥冬杏仁桑葉如面瘰跗軟連翹山梔通草天花粉桑葉赤小豆

濕熱蒸鑠筋骨爲痿

茅朮川柏寒水石防己茵陳茯苓晚蠶沙萆薢杏仁飛滑石木通龍胆草

胃氣窒塞爲痿(氣塞胃呆筋骨不利)

加味温胆湯更衣丸

邪風入絡爲痿(口鼻歪斜而起)

羚角大生地元參川石斛犀角川萆薢黃柏

陽明虛營絡熱內風動成痿（宜清營熱熄內風法）

犀角元參明天麻鉤藤生地連翹冬桑葉丹皮

胃陽督任皆虛爲痿（當兩固中下）

鹿角膠淡蓯蓉巴戟肉歸身牛膝柏子仁補骨脂白茯苓杞子川斛

肝腎兩虛爲痿（熄風納下）

河間地黃飲子熟地巴戟肉山萸肉淡蓯蓉附子官桂石斛白茯苓石菖蒲遠志麥冬五味子

虎潛丸

熟地虎脛骨知母當歸川柏敗龜版瑣陽白芍牛膝廣陳皮羯羊肉

脾腎陽虛爲痿（暈中肌痲腹鳴瘕泄用脾腎兩補）

羚角、大生地、元参、川斛、犀角、川萆薢、黄柏。

阳明虚，营络热，内风动成痿（宜清营热，熄内风法）

犀角、元参、明天麻、钩藤、生地、连翘、冬桑叶、丹皮。

胃阳督任皆虚，为痿（当两固中下）

鹿角胶、淡苁蓉、巴戟肉、归身、牛膝、柏子仁、补骨脂、白茯苓、杞子、川斛。

肝肾两虚为痿（熄风纳下）

河间地黄饮子，熟地、巴戟肉、山萸肉、淡苁蓉、附子、官桂、石斛、白茯苓、石菖蒲、远志、麦冬、五味子。

虎潜丸

熟地、虎胫骨、知母、当归、川柏、败龟版、琐阳、白芍、牛膝、广陈皮、羯羊肉。

脾肾阳虚为痿（晕中，肌麻，腹鸣瘕泄，用脾肾两补）

冲任虚寒为痿（用薛氏加减八味丸）

督阳奇脉，兼虚为痿

鹿角、淡苁蓉、菟丝子、远志、白茯苓、覆盆子。

督阳虚为痿（如疬节汗出，筋骨腰脊痿软，冬月尤甚）

鹿茸、麝香、生羊肾、子归身、川乌，酒煮为丸。

骨痿（由精血内夺，奇脉少气，当填精补髓）

鹿角屑、羊肉胶、虎骨、巴戟天、猪脊髓、線鱼胶、龟版、怀熟地、淡苁蓉、沙苑子、枸杞、川黄柏、青盐、川杜仲、白茯苓、牛膝、陈归身。

陈参曰：治痿之法，经云独取阳明，无非流通胃气，以为脉主乎。束筋骨，利机关也。头颈轰然热蒸，痰涎涌出，味酸，此督脉不司纳束，肾虚收纳无权，阴火上炎，内风齐煽，宜通纳入脉，以收拾散失之阴阳。

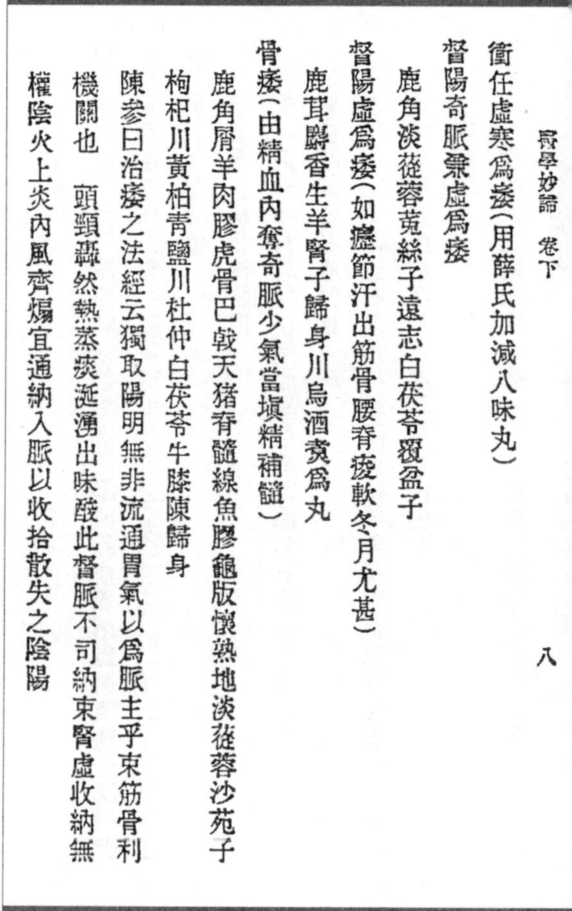

衝任虛寒爲痿（用薛氏加減八味丸）

督陽奇脈兼虛爲痿

鹿角淡蓯蓉菟絲子遠志白茯苓覆盆子

督陽虛爲痿（如癧節汗出筋骨腰脊痿軟冬月尤甚）

鹿茸麝香生羊腎子歸身川烏酒煑爲丸

骨痿（由精血內奪奇脈少氣當塡精補髓）

鹿角屑羊肉膠虎骨巴戟天猪脊髓線魚膠龜版懷熟地淡蓯蓉沙苑子枸杞川黃柏青鹽川杜仲白茯苓牛膝陳歸身

陳參曰治痿之法經云獨取陽明無非流通胃氣以爲脈主乎束筋骨利機關也　頭頸轟然熱蒸痰涎湧出味酸此督脈不司納束腎虛收納無權陰火上炎內風齊煽宜通納入脈以收拾散失之陰陽

麻木章

痲木不仁症何治二陳四物湯須識總是濕痰死血成活血開痰法先試兩臂桂枝不可無下部靈仙牛膝使補中益氣青(皮)附(香附)香(木香)白芥紅(花)桃(仁)藥兼備

營虛肝風挾痰指末脹痲

煨天痲羚羊片桂枝茯苓胆星白芍鈎藤鈎石决明桑枝秦艽歸身

肝腎虛眩暈耳鳴心悸指末痲

生地西杞子遠志石菖蒲桂枝阿膠羚羊角茯神炙龜版牡蠣歸身白蒺藜胡痲湖丹皮白芍料豆皮桑葉炒山梔

癇症章

癇症或因驚恐或由飲食不節或由母腹中受驚以致內藏不平經

麻木章

麻木不仁症何治，二陈四物汤须识。总是湿痰死血成，活血开痰法先试。两臂桂枝不可无，下部灵仙牛膝使。补中益气青（皮）附（香附）香（木香），白芥红（花）桃（仁）药兼备。

营虚，肝风挟痰，指末胀麻

煨天麻、羚羊片、桂枝、茯苓、胆星、白芍、钩藤钩、石决明、桑枝、秦艽、归身。

肝肾虚，眩晕耳鸣，心悸，指末麻

生地、西杞子、远志、石菖蒲、桂枝、阿胶、羚羊角、茯神、炙龟版、牡蛎、归身、白蒺藜、胡麻、湖丹皮、白芍、料豆皮、桑叶、炒山栀。

痫症章

痫症或因惊恐，或由饮食不节，或由母腹中受惊，以致内藏不平，经

久失調一觸積痰厥氣內風猝然暴逆莫能禁止待其氣平然後已至於主治要在辨其虛實耳

癇痓暈倒時流涎聲類畜叫五癇傳癇醒身軟痓反是皆由痰與驚專權驚則神志不守舍舍空痰如心竅塡肝胆胃經挾痰火三陽合併升而然行痰爲主清熱次犀角二陳（石）菖蒲）胆（星）連（川連枳）殼蔞（皮）藤橘薑竹瀝茯神鬱（金遠）志宜同煎

驚恐痰火升發癇

黃連山梔廣皮胆星黃芩枳實遠志菖蒲

陽氣鬱竅絡阻發癇厥

羚羊角川柏薑半夏連翹陳胆星遠志廣鬱金元參鉤藤勾白芍川黃連煨天麻廣皮清阿膠

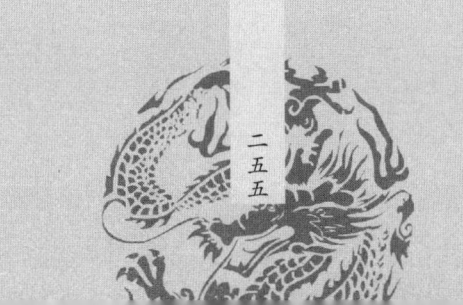

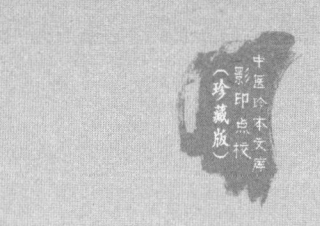

久失调，一触积痰，厥气内风，猝然暴逆，莫能禁止。待其气平，然后已至于主治，要在辨其虚实耳。

痫痓晕倒时流涎，声类畜叫五痫传。痫醒身软痓反是，皆由痰与惊专权。惊则神志不守舍，舍空痰如心窍填。肝胆胃经挟痰火，三阳合并升而然。行痰为主清热次，犀角二陈（石）菖（蒲）胆（星）连（川连枳）。壳蒌（皮）藤橘蒌竹沥，茯神郁（金远）志宜同煎。

惊恐，痰火升发痫

黄连、山栀、广皮、胆星、黄芩、枳实、远志、菖蒲。

阳气郁窍络阻，发痫厥

羚羊角、川柏、姜半夏、连翘、陈胆星、远志、广郁金、元参、钩藤勾、白芍、川黄连、煨天麻、广皮、清阿胶。

水火鬱血滯兼癇（婦人經來紫黑）
生地紫丹參炒山梔西珀屑丹皮胡黃連茺蔚子
肝腎陽升發癇
入冬不寐陽不潛藏虎潛丸見前
陳參曰癇症有風熱有驚邪皆兼虛與痰所致幼科方書小兒有五癇五
臟各有畜所屬聲如羊者心癇聲如犬者肝癇聲如牛者脾癇聲如鷄者
肺癇聲如猪者腎癇痓風病也難經督脈爲病脊强而厥張仲景云脊强
者五痓之總名其症卒口噤背張而瘛瘲
癲狂　怔忡　不寐　健忘等章
癲出積憂積鬱病在心脾包絡之陰蔽而不宣致氣鬱痰迷神志爲
之混淆　狂由大驚大恐病在肝胆胃經三陽併而土升致火熾痰

水火郁，血滞兼痫

（妇人经来紫黑）

生地、紫丹参、炒山栀、西珀屑、丹皮、胡黄连、茺蔚子。

肝肾阳升，发痫

入冬不寐，阳不潜藏，虎潜丸，见前

陈参曰：痫症有风热，有惊邪，皆兼虚，与痰所致。幼科方书，小儿有五痫，五脏各有畜所属声。如羊者，心痫声。如犬者，肝痫声。如牛者，脾痫声。如鸡者，肺痫声。如猪者，肾痫痓风病也。《难经》：督脉为病，脊强而厥。张仲景云：脊强者，五痓之总名，其症卒口噤，背张而瘛疭。

癫狂、怔忡、不寐健忘等章

癫出积忧积郁，病在心脾包络之阴蔽而不宣，致气郁痰迷，神志为之混淆。狂由大惊大恐，病在肝、胆、胃经，三阳并而土升，致火炽痰

湧心竅爲之閉塞　不寐總由陽不交陰所致若因外邪而不寐者當連去其邪攘外即所以安內也若因裏症而不寐者或焦勞過度而離宮內熱或憂勞積鬱而耗損心脾或精不凝神而龍雷振蕩或肝血無藏而魂搖神漾胃病則陽蹻穴滿膽熱則口苦心煩審病用方法無一定

狂症屬陽主多怒癲症屬陰主多喜心熱爲狂肝實癲均爲熱症河間議心經有損七情傷鎭心安神最爲利天王補心用三參(人參丹參元參)酸棗地歸二冬味遠志柏仁桔茯神燈草辰砂石菖配怔忡健忘都可醫加減天王補心治怔忡人呆將捕如惕惕不寧神明殊心爲人主血爲主神不守舍心血虛健忘雖因氣血隔盛怒傷志亦成疾靜則神藏躁消亡心氣不充神憊極陽不變陰非外邪此方亦可不寐吃(即天王補心丸)

涌，心窍为之闭塞，不寐总由阳不交阴所致。若因外邪而不寐者，当连去其邪，攘外即所以安内也。若因里症而不寐者，或焦劳过度而离宫内热，或忧劳积郁而耗损心脾，或精不凝神而龙雷振荡，或肝血无藏，而魂摇神漾。胃病则阳跻穴满，胆热则口苦心烦，审病用方法无一定。

狂症属阳主多怒，癫症属阴主多喜。心热为狂肝实癫，均为热症河间议。心经有损七情伤，镇心安神最为利。天王补心用三参（人参、丹参、元参），酸枣地归二冬味。远志柏仁桔茯神，灯草辰砂石菖配。怔忡健忘都可医，加减天王补心治。怔忡人呆将捕如，惕惕不宁神明殊。心为人主血为主，神不守舍心血虚。健忘虽因气血隔，盛怒伤志亦成疾。静则神藏躁消亡，心气不充神惫极。阳不变阴非外邪，此方亦可不寐吃（即天王补心丸）。

發狂木火動心神虛
人參元參棗仁天冬丹參茯神川連麥冬生地遠志桔梗柏仁菖蒲
發癲鬱火心腎不交(脈不鼓指)
生地酒炒連山梔茯神竹葉川柏炙坎版菖蒲遠志
心火不寐
鮮生地元參竹葉心淨銀花麥冬菉荳皮
胆火不寐
丹皮半夏鈎藤温胆湯山梔桑葉橘紅
脾營虛　用歸脾湯爲主
不寐胃病陽蹻脈虛
早服八味丸晚服半夏秫米湯

发狂，木火动心，神虚

人参、元参、枣仁、天冬、丹参、茯神、川连、麦冬、生地、远志、桔梗、柏仁、菖蒲。

发癫郁火，心肾不交（脉不鼓指）

生地、酒炒连、山栀、茯神、竹叶、川柏、炙坎版、菖蒲、远志。

心火不寐

鲜生地、元参、竹叶心、净银花、麦冬、绿豆皮。

胆火不寐

丹皮、半夏、钩藤，温胆汤，山栀、桑叶、橘红。

脾营虚

用归脾汤为主。

不寐，胃病，阳跻脉虚

早服八味丸，晚服半夏秫米汤。

不寐怔忡，胆液亏，阳升虚烦

金匮酸枣仁汤，枣仁、甘草、知母、茯苓、川芎。

不寐健忘，肝肾阳亏，阳浮（咸苦酸收，甘缓法）

龟版胶、熟地、萸肉、五味子、宁淡菜、川柏、远志、白茯苓、鹿角胶、大熟地、淡苁蓉、羊肾子。

何书田曰：癫之实者，以滚痰丸开痰之壅塞，清心丸泄火之郁勃，虚者当养神而通志，归脾丸、枕中丹。狂之实者，以承气汤、白虎汤直折阳明之火。生铁落饮，重制肝胆之邪。虚者，当壮水以制火，二阴煎之类（生地、枣仁、元参、茯苓、麦冬、甘草、黄芩、木通）。思虑烦劳，身心过动，风阳内扰，则营热心悸，惊怖不寐，胁中动跃，治以酸枣仁汤（枣仁、知母、川芎、甘草、茯苓、补心丹）、枕中丹，清营之热，佐以敛摄神志。

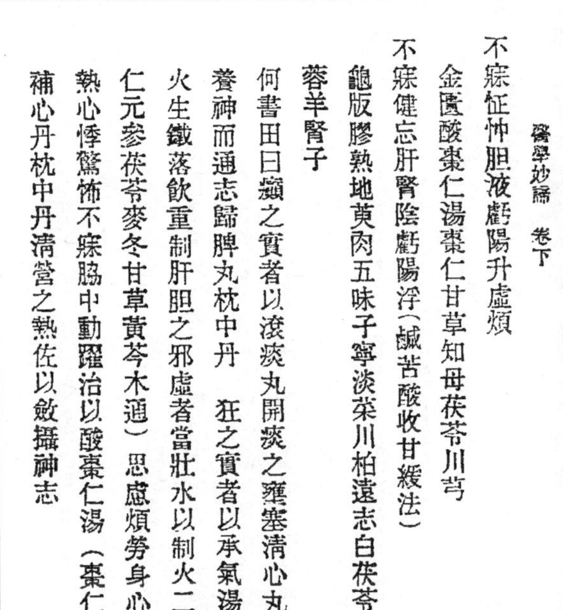
醫學妙諦　卷下　一四

不寐怔忡胆液虧陽升虛煩

金匱酸棗仁湯棗仁甘草知母茯苓川芎

不寐健忘肝腎陰虧陽浮（鹹苦酸收甘緩法）

龜版膠熟地萸肉五味子寧淡菜川柏遠志白茯苓鹿角膠大熟地淡蓯蓉羊腎子

何書田曰癲之實者以滾痰丸開痰之壅塞清心丸洩火之鬱勃虛者當養神而通志歸脾丸枕中丹　狂之實者以承氣湯白虎湯直折陽明之火生鐵落飲重制肝胆之邪虛者當壯水以制火二陰煎之類（生地棗仁元參茯苓麥冬甘草黃芩木通）思慮煩勞身心過動風陽內擾則營熱心悸驚怖不寐脇中動躍治以酸棗仁湯（棗仁知母川芎甘草茯苓補心丹枕中丹清營之熱佐以斂攝神志

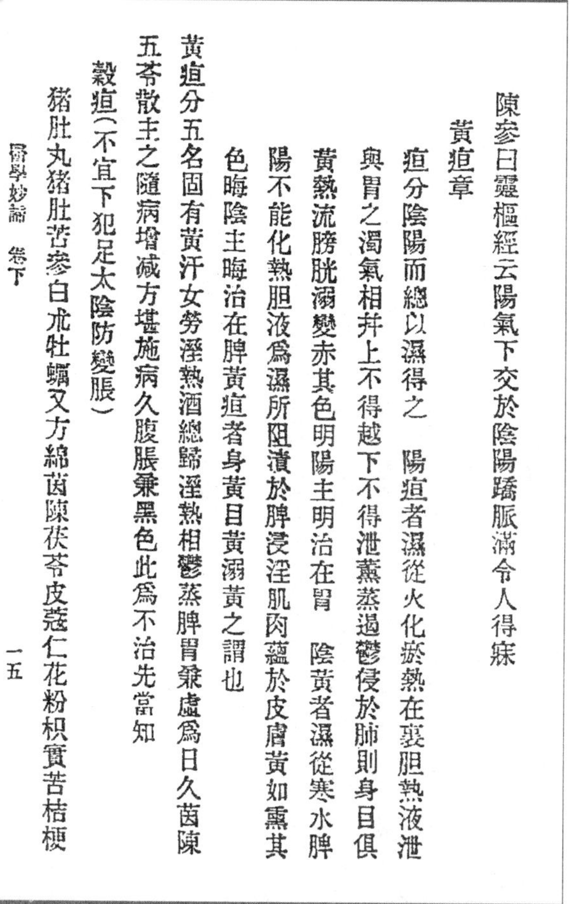

陳參曰靈樞經云陽氣下交於陰陽蹻脈滿令人得寐

黃疸章

疸分陰陽而總以濕得之　陽疸者濕從火化瘀熱在裏胆熱液泄與胃之濁氣相并上不得越下不得泄薰蒸遏鬱侵於肺則身目俱黃熱流膀胱溺變赤其色明陽主明治在胃　陰黃者濕從寒水脾陽不能化熱胆液爲濕所阻漬於脾浸淫肌肉蘊於皮膚黃如熏其色晦陰主晦治在脾黃疸者身黃目黃溺黃之謂也

黃疸分五名固有黃汗女勞溼熱酒總歸溼熱相鬱蒸脾胃兼虛爲日久茵陳五苓散主之隨病增減方堪施病久腹脹兼黑色此爲不治先當知

穀疸(不宜下犯足太陰防變脹)

猪肚丸猪肚苦參白朮牡蠣又方綿茵陳茯苓皮蔻仁花粉枳實苦桔梗

醫學妙諦　卷下　一五

陈参曰：《灵枢经》云：阳气下交于阴，阳跻脉满，令人得寐。

黄疸章

疸分阴阳，而总以湿得之。阳疸者，湿从火化，瘀热在里，胆热液泄，与胃之浊气相并，上不得越下，不得泄。薰蒸遏郁，侵于肺则身目俱黄，热流膀胱，溺变赤，其色明，阳主明，治在胃。阴黄者，湿从寒水，脾阳不能化热，胆液为湿所阻，渍于脾，浸淫肌肉，蕴于皮肤，黄如熏。其色晦阴，主晦，治在脾黄疸者，身黄目黄，溺黄之谓也。

黄疸分五名固有，黄汗女劳湿热酒。总归湿热相郁蒸，脾胃兼虚为日久。茵陈五苓散主之，随病增减方堪施。病久腹胀兼黑色，此为不治先当知。

谷疸（不宜下犯足太阴防变胀）

猪肚丸，猪肚、苦参、白术、牡蛎。又方绵茵陈，茯苓皮、蔻仁、花粉、枳实、苦桔梗。

疸后郁伤心脾（用归脾丸）

酒疸

四君子汤加陈皮、白芍、当归、柴胡、生姜、大枣。

陈参曰：酒客多蕴热，宜先清中，分利后顾脾阳。

湿热郁蒸黄疸

湿在上，宜辛散法，取以风胜，防己、大豆卷、苡仁、银花、滑石、生牡蛎、枳实、法半夏、姜汁。

湿在下，宜苦泄法，取以淡渗，黄柏、赤小豆、石膏、杏仁、山栀、连翘、通草、花粉。

疸变肿胀

大腹皮、海金沙粉、猪苓、鸡纯皮、紫川朴、川通草。

黄疸，脉络瘀热，此与水谷气交蒸。

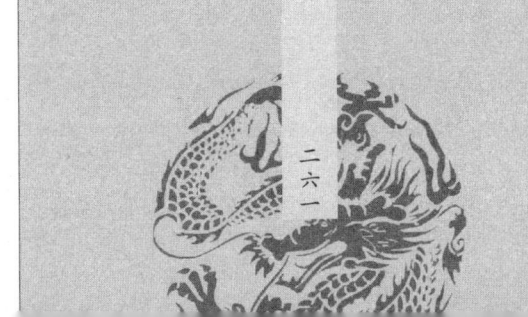

疸後鬱傷心脾(用歸脾丸)
酒疸
四君子湯加陳皮白芍當歸柴胡生薑大棗
陳參曰酒客多蘊熱宜先清中分利後顧脾陽
濕熱鬱蒸黃疸
濕在上宜辛散法取以風勝防已大豆卷苡仁銀花滑石生牡蠣枳實法
半夏薑汁
濕在下宜苦泄法取以淡滲黃柏赤小豆石膏杏仁山梔連翹通草花粉
疸變腫脹
大腹皮海金沙粉豬苓鷄肫皮紫川朴川通草
黃疸脈絡瘀熱此與水穀氣交蒸

河間金鈴子散加枳實柴胡半夏黃芩山梔穀芽

黃疸脾液外越（夏熱泄氣脾虛爲黃非濕熱之疸）

人參白扁豆茯神炙草懷山藥米仁

何書田曰脈弦脇痛少陽未罷仍主和　渴飲水漿陽明化燥急當瀉熱

如狂畜血主攻　汗後溺血主補　表虛者實衛裏虛者健中　女勞有穢濁始以解毒繼之滑竅終當峻補腎之眞陰

夢遺章

有夢爲心病無夢爲腎病濕熱爲小腸膀胱失精之藏制雖在腎而精之主宰則在心其精血下注溫熱混淫而遺滑所致者責在小腸膀胱故治是症不外寧心益腎塡精固攝清熱利濕諸法有夢治心無夢治腎

河间金铃子散，加枳实、柴胡、半夏、黄芩、山栀、谷芽。

黄疸，脾液外越（夏热泄气，脾虚为黄，非湿热之疸）

人参、白扁豆、茯神、炙草、怀山药、米仁。

何书田曰：脉弦胁痛，少阳未罢，仍主和。渴饮水浆，阳明化燥，急当泻热。

如狂，畜血，主攻。汗后溺血，主补。表虚者，实卫里，虚者健中。女劳有秽浊，始以解毒，继之滑窍，终当峻补肾之真阴。

梦遗章

有梦为心病，无梦为肾病。湿热为小肠膀胱。失精之藏制，虽在肾而精之主宰则在心。其精血下注，温热混淫而遗滑所致者，责在小肠膀胱。故治是症，不外宁心益肾，填精固摄，清热利湿诸法。有梦治心，无梦治肾。

左肾藏精右气火，相火一动精不固。外动酒浆湿热欲，内动多思多想故。精者有水本静居，无以扰之凝然如。一扰便动且妄行，遗精滑精渐致虚。年少元阳气极盛，如瓶之满满而溢。心有妄念邪火乘，如瓶之侧侧而出。相火易动真元虚，精道不固肾液竭。如瓶之罅漏渐干，此病最重最难涩。安神降火主治之，四物归脾收涩吃。

阴虚阳越兼遗滑（用厚味填精，介类潜阳养阴，固摄诸法）

熟地、覆盆子、芡实、山药、湖莲、桑螵蛸、茯神、川斛、沙苑、線鱼胶、生地、萸肉、麦冬、远志肉、天冬、川柏、女贞、金樱膏、柏仁、青盐、牡蛎、炙坎版、淡菜、炙草。

阴虚温热，遗滑（苦泄兼通腑）

川柏、川萆薢、知母、泽泻、川连、苡米仁、芡实、茯苓、猪苓汤。

下损及中，梦遗（有梦而遗，烦劳过度，致脾胃两伤，心肾不交，上下两损，当

左腎藏精右氣火相火一動精不固外動酒漿濕熱慾內動多思多想故精者有水本靜居無以擾之凝然如一擾便動且妄行遺精滑精漸致虛年少元陽氣極盛如瓶之滿滿而溢心有妄念邪火乘如瓶之側側而出相火易動眞元虛精道不固腎液竭如瓶之罅漏漸乾此病最重最難濇安神降火主治之四物歸脾收濇吃

陰虛陽越兼遺滑（用厚味塡精介類潛陽養陰固攝諸法）

熟地覆盆子芡實山藥湖蓮桑螵蛸茯神川斛沙苑線魚膠生地萸肉麥冬遠志肉天冬川柏女貞金櫻膏柏仁青鹽牡蠣炙坎版淡菜炙草

陰虛溫熱遺滑（苦泄兼通腑）

川柏川萆薢知母澤瀉川連苡米仁芡實茯苓猪苓湯

下損及中夢遺（有夢而遺煩勞過度致脾胃兩傷心腎不交上下兩損當

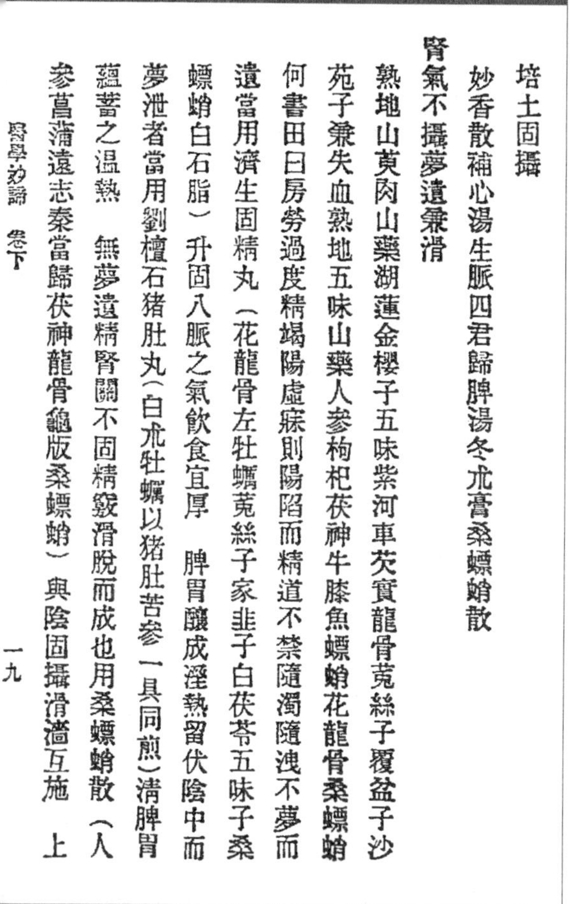

培土固攝

妙香散補心湯生脈四君歸脾湯冬朮膏桑螵蛸散

腎氣不攝夢遺兼滑

熟地山萸肉山藥湖蓮金櫻子五味紫河車芡實龍骨菟絲子覆盆子沙苑子兼失血熟地五味山藥人參枸杞茯神牛膝魚螵蛸花龍骨桑螵蛸

何書田曰房勞過度精竭陽虛寐則陽陷而精道不禁隨濁隨洩不夢而遺當用濟生固精丸（花龍骨左牡蠣菟絲子家韭子白茯苓五味子桑螵蛸白石脂）升固八脈之氣飲食宜厚　脾胃釀成淫熱留伏陰中而夢泄者當用劉檀石猪肚丸（白朮牡蠣以猪肚苦參一具同煎）清脾胃蘊蓄之温熱　無夢遺精腎關不固精竅滑脫而成也用桑螵蛸散（人參菖蒲遠志秦當歸茯神龍骨龜版桑螵蛸）與陰固攝滑澁互施　上

醫學妙諦　卷下　一九

培土固摄）。

妙香散，补心汤，生脉四君归脾汤，冬术膏，桑螵蛸散。

肾气不摄，梦遗兼滑

熟地、山萸肉、山药、湖莲、金樱子、五味、紫河车、芡实、龙骨、菟丝子、覆盆子、沙苑子，兼失血，熟地、五味、山药、人参、枸杞、茯神、牛膝、鱼螵蛸、花龙骨、桑螵蛸。

何书田曰：房劳过度，精竭阳虚，寐则阳陷，而精道不禁，随浊随泄，不梦而遗，当用济生固精丸（花龙骨、左牡蛎、菟丝子、家韭子、白茯苓、五味子、桑螵蛸、白石脂）。升固八脉之气，饮食宜厚。脾胃酿成淫热，留伏阴中，而梦泄者，当用刘檀石猪肚丸（白术、牡蛎，以猪肚、苦参一具，同煎），清脾胃蕴蓄之温热。无梦遗精，肾关不固，精窍滑脱而成也。用桑螵蛸散（人参、菖蒲、远志、秦当归、茯神、龙骨、龟版、桑螵蛸），与阴固摄滑涩互施。上实下虚，火风震动脾肾，液枯用斑龙二至百补丸（人参、鹿角、菟丝子、熟地、杞子、山萸肉、五味子、天冬、茯苓、淮牛膝、芡实、龙眼、西黄芪、麦冬、山药、金樱子、楮实），通摄下焦。龙相交炽，阴精走漏，用三才封髓丹，及滋肾丸，大补阴丸（熟地、金狗脊、知母、川柏、炙龟版），峻补真阴，承制相火，以泻阴中伏热。

浊症、淋症章

浊属心肾淋，为肝胆痛，则为淋不痛，为浊。遗由精窍淋，在溺窍异出同力，最宜分别，切勿混治。

浊症原分赤与白，白属气分赤属血。脾胃湿热注膀胱，水液浑浊皆属热（本《内经》）。主治清心莲子饮，痰注膀胱二陈合。白由肾虚萆薢饮，赤是血虚合四物。淋症血石劳气膏，滴沥疼痛常呼号。心与小肠相表里，心火犹动相火烧。欲

實下虛火風震動脾腎液枯用斑龍二至百補丸（人參鹿角菟絲子熟地杞子山萸肉五味子天冬茯苓淮牛膝芡實龍眼西黃芪麥冬山藥金櫻子楮實）通攝下焦　龍相交熾陰精走漏用三才封髓丹及滋腎丸大補陰丸（熟地金狗脊知母川柏炙龜版）峻補眞陰承制相火以瀉陰中伏熱

濁症　淋症章

濁屬心腎淋爲肝胆痛則爲淋不痛爲濁遺由精竅淋在溺竅異出同力最宜分别切勿混治

濁症原分赤與白白屬氣分赤屬血脾胃濕熱注膀胱水液渾濁皆屬熱（本內經）主治清心蓮子飲痰注膀胱二陳合白由腎虛萆薢飲赤是血虛合四物淋症血石勞氣膏滴瀝疼痛常呼號心與小腸相表裏心火猶動相火燒欲

住不住住又至總將津液常煎熬八正四苓合四物山梔知柏淋應消
濁淋二症參看濕熱下注
萆薢木通海金沙赤苓猪苓澤瀉川黄柏山梔茵陳鮮竹葉丹皮漢防己
子和桂苓飲劉檀石猪肚丸
陰虛濕熱淋濁
滋腎丸丹溪大補陰丸合水陸二仙膏加牡蠣金櫻膏六味丸去萸肉加
車前牛膝
心火下陷淋濁（心陽亢而下注利其火府）
分清飲加山梔丹皮茯苓猪苓清利火府用導赤散加赤苓瞿麥又方川
連生地人參桔梗川柏茯苓丹參菖蒲
氣閉成淋

住不住住又至，总将津液常煎熬。八正四苓合四物，山栀知柏淋应消。

浊淋二症参看湿热下注。

萆薢、木通、海金沙、赤苓、猪苓、泽泻、川黄柏、山栀、茵陈、鲜竹叶、丹皮、汉防己，子和桂苓饮，刘檀石猪肚丸。

阴虚湿热淋浊

滋肾丸，丹溪大补阴丸，合水陆二仙膏，加牡蛎、金樱膏，六味丸去萸肉，加车前、牛膝。

心火下陷淋浊（心阳亢而下注，利其火府）

分清饮加山栀、丹皮、茯苓、猪苓，清利火府，用导赤散，加赤苓、瞿麦。又方，川连、生地、人参、桔梗、川柏、茯苓、丹参、菖蒲。

气闭成淋

紫苑（菀）、瓜蒌皮、郁金、降香、杏仁、枇杷叶、山栀。

食入痞，满便淋（照前方去紫苑（菀）、山栀，加苡仁）

膀胱蓄热，血淋（小便短赤带血）

用导赤散，加赤茯苓、西血珀屑五分。又方，黄柏、知母、山栀、生地、龙胆草、丹皮、酒大黄、淡竹叶、当归、郁李仁、元红花。

精浊阴亏

炙龟版、熟地、天冬、肥知母、淡秋石、川柏、茯苓、猪脊筋。

肾虚不摄，淋浊（脉细，腰痠，遗沥，胃减，宜收纳肝肾）

茯苓、青盐、胡桃、肾气汤，加淡苁蓉、鹿角、大茴香。

败精浊瘀，阻窍

用虎杖散加韭白汁、制大黄、麝香，少许入络通血，白丑、桃仁、归须、桂枝、小

紫苑瓜蔞皮鬱金降香杏仁枇杷葉山梔
食入痞滿便淋（照前方去紫苑山梔加苡仁）
膀胱蓄熱血淋（小便短赤帶血）
用導赤散加赤茯苓西血珀屑五分又方黄柏知母山梔生地龍胆草丹
皮酒大黄淡竹葉當歸郁李仁元紅花
精濁陰虧
炙龜版熟地天冬肥知母淡秋石川柏茯苓猪脊筋
腎虚不攝淋濁（脈細腰痠遺瀝胃減宜收納肝腎）
茯苓青鹽胡桃腎氣湯加淡蓯蓉鹿角大茴香
敗精濁瘀阻竅
用虎杖散加韭白汁製大黄麝香少許入絡通血白丑桃仁歸鬚桂枝小

茴杜牛膝歸尾山梔川楝子韭白兩頭尖川柏遠志淡蓯蓉柏仁茯苓生鹿角大黃小茴加麝香又方阿膠生地女貞子料豆皮琥珀屑

淋濁（奇脈病）

敗精內滯因溺強出積久精血皆枯當以衝督任帶調理亦如婦人之漏帶也

鹿茸小茴香歸身人參杞子龜版心茯苓柏霜補骨脂覆盆子菟絲子又方鹿茸韭子胡桃沙苑子舶茴香

何書田曰便濁只在氣虛與濕熱實者宣通水道虛者調養中州虛實兩兼又宜益臟通腑　精濁總由肝腎損傷而有精瘀精滑之分精瘀當先理離宮腐濁然後補腎精滑用固補斂攝不應從眞元氣調之張景岳所謂其無形以固有形也然人必知八脈治用孫眞人九法升奇陽固精絡

茴、杜牛膝、归尾、山栀、川楝子、韭白、两头尖、川柏、远志、淡苁蓉、柏仁、茯苓、生鹿角、大黄、小茴，加麝香。又方，阿胶、生地、女贞子、料豆皮、琥珀屑。

淋浊（奇脉病）

败精内滞，因溺强出，积久精血皆枯，当以冲、督、任、带调理，亦如妇人之漏带也。

鹿茸、小茴香、归身、人参、杞子、龟版心、茯苓、柏霜、补骨脂、覆盆子、菟丝子。又方，鹿角、韭子、胡桃、沙苑子、舶茴香。

何书田曰：便浊，只在气虚与湿热实者，宣通水道。虚者，调养中州，虚实两兼。又宜益脏通腑。精浊，总由肝肾损伤，而有精瘀、精滑之分。精瘀，当先理离宫府浊，然后补肾。精滑，用固补敛摄，不应从真元气调之。张景岳所谓其无形以固有形也。然人必知八脉，治用孙真人九法，升奇阳，固精络，使督任有权，漏卮自已。尿血一症，虚者居多。若有火，亦能作痛，当与血淋同治。如清之不愈，专究乎虚，则上注心脾，下从肝肾，久则主乎八脉。

陈参曰：厥阴内患最急，少腹绕前阴如刺，小水点滴难通，环阴之脉络，皆痹气化，机关已息，必须仿朱南阳法，兼参李濒湖意，用滑利通阳，辛咸泄急，佐以循经入络之品。古人云：九窍不和，多属胃病六腑为治，以通为补。脾宜升，则健胃，宜降则和。盖太阴之土，得阳始运，阳明之土得阴则安。脾喜刚燥，胃喜柔润。张仲景急下存津，治在胃也。李东垣大升阳气，治在脾也。

八正散治湿热便秘，车前子、瞿麦、山栀、灯草、细木通、滑石、大黄、扁畜草、甘草、木香。

湿热盛而宣彻其泉源也。陈注。

使督任有權漏卮自巳　尿血一症虛者居多若有火亦能作痛當與血淋同治如清之不愈專究乎虛則上注心脾下從肝腎久則主乎八脈
陳參曰厥陰內患最急少腹繞前陰如刺小水點滴難通環陰之脈絡皆痹氣化機關已息必須倣朱南陽法兼參李瀕湖意用滑利通陽辛鹹泄急佐以循經入絡之品　古人云九竅不和多屬胃病六腑爲治以通爲補　脾宜升則健胃宜降則和蓋太陰之土得陽始運陽明之土得陰則安脾喜剛燥胃喜柔潤張仲景急下存津治在胃也李東垣大升陽氣治在脾也
八正散治濕熱便秘車前子瞿麥山梔燈草細木通滑石大黃扁畜草甘草木香
濕熱盛而宣徹其泉源也陳註

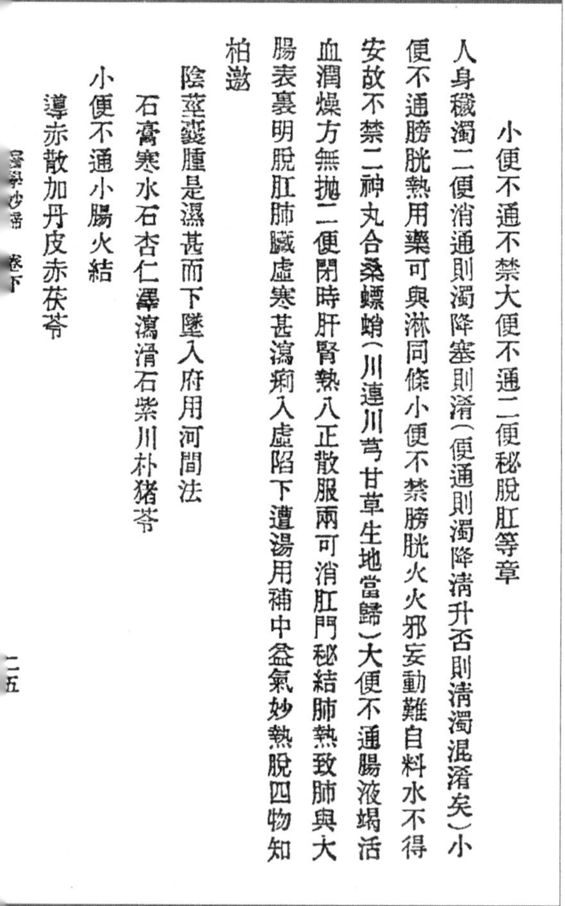

小便不通不禁大便不通二便秘脱肛等章

人身穢濁二便消通則濁降塞則淆(便通則濁降清升否則清濁混淆矣)小便不通膀胱熱用藥可與淋同條小便不禁膀胱火火邪妄動難自料水不得安故不禁二神丸合桑螵蛸(川連川芎甘草生地當歸)大便不通腸液竭活血潤燥方無拋二便閉時肝腎熱八正散服兩可消肛門秘結肺熱致肺與大腸表裏明脫肛肺臟虛寒甚瀉痢入虛陷下遭湯用補中益氣妙熱脫四物知柏邀

陰莖囊腫是濕甚而下墜入府用河間法

石膏寒水石杏仁澤瀉滑石紫川朴猪苓

小便不通小腸火結

導赤散加丹皮赤茯苓

小便不通不禁，大便不通，二便秘脱肛等章

人身秽浊二便消，通则浊降塞则淆（便通则浊降清升，否则清浊混淆矣）。小便不通膀胱热，用药可与淋同条。小便不禁膀胱火，火邪妄动难自料。水不得安故不禁，二神丸合桑螵蛸（川连、川芎、甘草、生地、当归）。大便不通肠液竭，活血润燥方无抛。二便闭时肝肾热，八正散服两可消。肛门秘结肺热致，肺与大肠表里明。脱肛肺脏虚寒甚，泻痢入虚陷下遭。汤用补中益气妙，热脱四物知柏邀。

阴茎囊肿，是湿甚而下坠，入府用河间法。

石膏、寒水石、杏仁、泽泻、滑石、紫川朴、猪苓。

小便不通，小肠火结

导赤散加丹皮、赤茯苓。

膀胱气化失司（用五苓散）

湿壅三焦（用河间分消法）

杏仁、桔梗、滑石、川朴、连翘、木通、藿香、陈皮、猪苓、木瓜、川连、寒水石、泽泻、芦根、黄芩、海金沙、防己、生石膏、枳壳，六一散。

湿郁热伏，小肠痹（用小温中丸）

肾阳不通

五苓散加干姜、炮姜、附子、猪胆汁。

肾与膀胱阴分蓄热致燥，无阴则阳无以化用（滋肾丸）。

通下焦，至阴之热闭。

湿热大肠痹

宜清热燥湿。

膀胱氣化失司（用五苓散）
濕壅三焦（用河間分消法）
杏仁桔梗滑石川朴連翹木通藿香陳皮猪苓木瓜川連寒水石澤瀉蘆根黄芩海金沙防已生石膏枳壳六一散
濕鬱熱伏小腸痹（用小温中丸）
腎陽不通
五苓散加乾薑炮薑附子猪胆汁
腎與膀胱陰分蓄熱致燥無陰則陽無以化用（滋腎丸）
通下焦至陰之熱閉
濕熱大腸痹
宜清熱燥濕

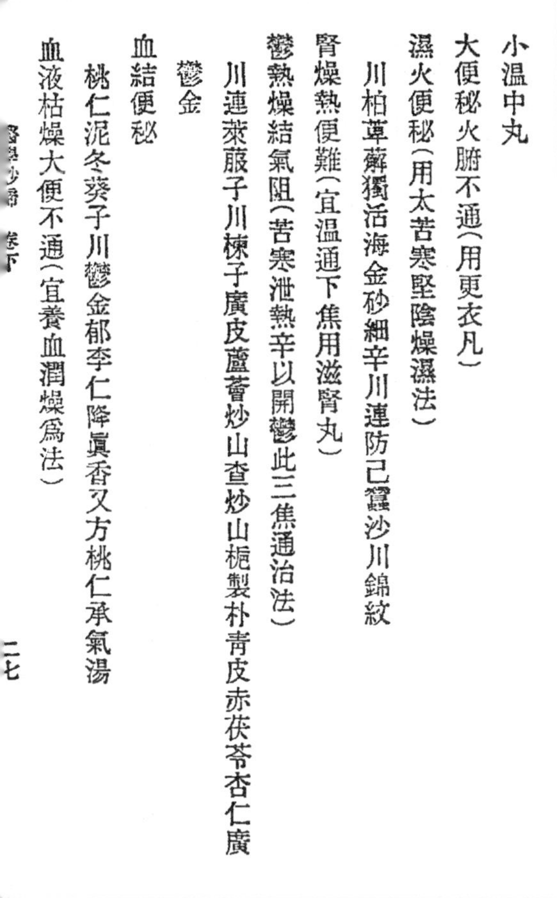
小温中丸
大便秘火腑不通(用更衣丸)
濕火便秘(用太苦寒堅陰燥濕法)
川柏萆薢獨活海金砂細辛川連防己蠶沙川錦紋
腎燥熱便難(宜温通下焦用滋腎丸)
鬱熱燥結氣阻(苦寒泄熱辛以開鬱此三焦通治法)
川連萊菔子川楝子廣皮蘆薈炒山查炒山梔製朴青皮赤茯苓杏仁廣
鬱金
血結便秘
桃仁泥冬葵子川鬱金郁李仁降眞香又方桃仁承氣湯
血液枯燥大便不通(宜養血潤燥爲法)
醫學妙諦　卷下　二七

小温中丸

大便秘，火腑不通（用更衣凡）

湿火便秘（用太苦寒，坚阴燥湿法）

川柏、萆薢、独活、海金砂、细辛、川连、防己、蚕沙、川锦纹。

肾燥热，便难（宜温通下焦，用滋肾丸）

郁热燥结，气阻（苦寒泄热，辛以开郁，此三焦通治法）

川连、莱菔子、川楝子、广皮、芦荟、炒山查（楂）炒山栀、制朴、青皮、赤茯苓、杏仁、广郁金。

血结便秘

桃仁泥、冬葵子、川郁金、郁李仁、降真香。又方，桃仁承气汤。

血液枯燥，大便不通（宜养血润燥为法）

归身、柏子仁、麦冬、沙苑子、麻仁、松子仁、茯苓、奎白芍。又方，生地、阿胶、龟版。又方，红花、牛膝、菠菜、五灵脂、桃仁、丹皮、韭菜、郁李仁。又方，枸杞子、天冬、人中白、川萆薢、三才汤、五仁汤，虎潜丸，去琐阳，加淡苁蓉。通幽汤，生地、红花、熟地、桃仁、甘草、归身、升麻。

老年阳衰，风闭（用温润通调之法，半硫丸）

二便闭，小肠火结

芦荟、川楝子、桃仁，夜分胀，用小温中丸，红花、当归须、李仁。

湿热，肺气不降

苇茎、桃仁、西瓜翠衣、滑石、通草。又养胃法，北沙参、麦冬、杏仁、薏仁、知母。

湿热壅腑便闭

川连、山栀皮、枳实、青皮、黄芩、莱菔子、川朴、丹皮。

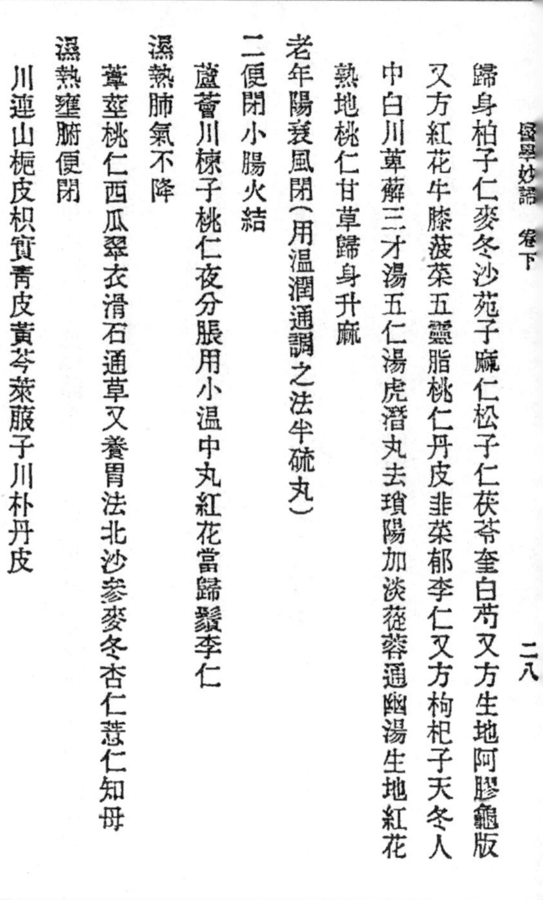
醫學妙諦　卷下　二八

歸身柏子仁麥冬沙苑子麻仁松子仁茯苓奎白芍又方生地阿膠龜版又方紅花牛膝菠菜五靈脂桃仁丹皮韭菜郁李仁又方枸杞子天冬人中白川萆薢三才湯五仁湯虎潛丸去瑣陽加淡蓯蓉通幽湯生地紅花熟地桃仁甘草歸身升麻

老年陽衰風閉（用溫潤通調之法半硫丸）

二便閉小腸火結

蘆薈川楝子桃仁夜分脹用小溫中丸紅花當歸鬚李仁

濕熱肺氣不降

葦莖桃仁西瓜翠衣滑石通草又養胃法北沙參麥冬杏仁薏仁知母

濕熱壅腑便閉

川連山梔皮枳實青皮黃芩萊菔子川朴丹皮

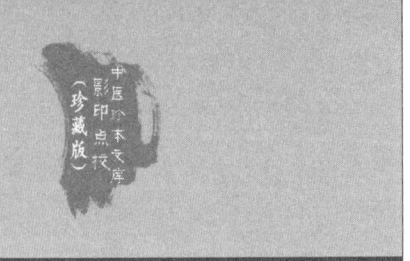

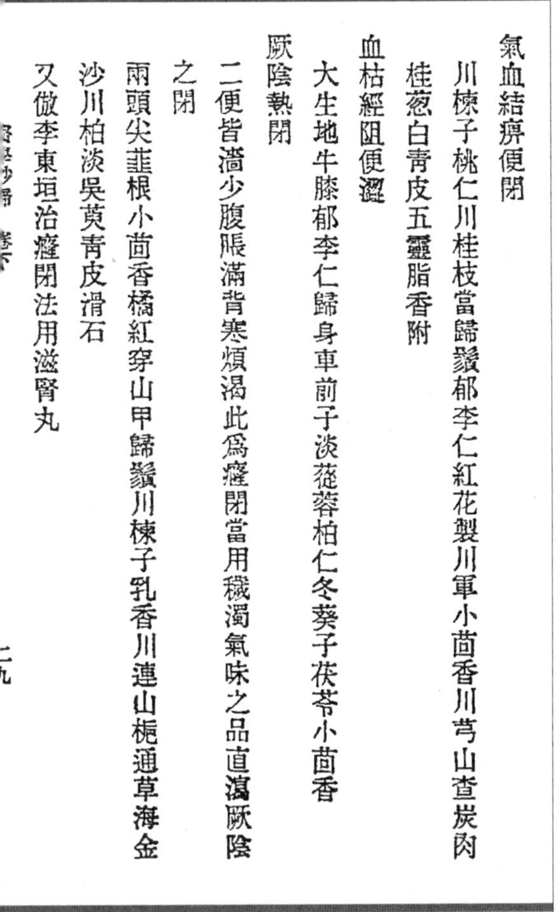
氣血結痹便閉
川楝子桃仁川桂枝當歸鬚郁李仁紅花製川軍小茴香川芎山查炭肉
桂葱白青皮五靈脂香附
血枯經阻便澀
大生地牛膝郁李仁歸身車前子淡蓯蓉柏仁冬葵子茯苓小茴香
厥陰熱閉
二便皆濇少腹脹滿背寒煩渴此爲癃閉當用穢濁氣味之品直瀉厥陰
之閉
兩頭尖韭根小茴香橘紅穿山甲歸鬚川楝子乳香川連山梔通草海金
沙川柏淡吳萸青皮滑石
又倣李東垣治癃閉法用滋腎丸

气血结痹，便闭

川楝子、桃仁、川桂枝、当归须、郁李仁、红花、制川军、小茴香、川芎、山查（楂）炭、肉桂、葱白、青皮、五灵脂、香附。

血枯经阻，便涩

大生地、牛膝、郁李仁、归身、车前子、淡苁蓉、柏仁、冬葵子、茯苓、小茴香。

厥阴热闭

二便皆涩，少腹胀满，背寒烦渴，此为癃闭，当用秽浊气味之品，直泻厥阴之闭。

两头尖、韭根、小茴香、橘红、穿山甲、归须、川楝子、乳香、川连、山栀、通草、海金沙、川柏、淡吴萸、青皮、滑石。

又仿李东垣治癃闭法，用滋肾丸。

陈参曰：凡小便闭而大便通调者，或膀胱热结，或水源不清，湿症为多，大便闭而小便通调者，或大肠气滞，或津液不流，燥症居多。二便俱闭，当先通大便，则小便自利矣。肾司二便，肝主疏泄，须辨阴结阳结，或下病治上之法，开提肺气。喻嘉言上燥治肺，下燥治肝。

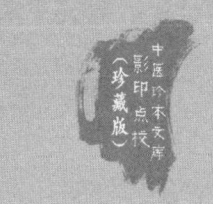

脱肛湿热，气虚下陷

从东垣治法，用补中益气汤，人参、西芪、于术、甘草、陈皮、当归、柴胡、大枣、升麻、生姜。

脱肛纯属气虚下陷

人参、归身、白术、广皮、绿升麻、川连、白芍、炙草、乌梅、石莲子。

肾气不摄（少腹痛，肛坠，便滑）

熟地、五味、远志肉、怀山药、山查（楂）炭、茯苓、萸肉、菟丝饼、禹余粮。

陳參曰凡小便閉而大便通調者或膀胱熱結或水源不清濕症爲多大便閉而小便通調者或大腸氣滯或津液不流燥症居多二便俱閉當先通大便則小便自利矣腎司二便肝主疏泄須辨陰結陽結或下病治上之法開提肺氣喻嘉言上燥治肺下燥治肝

脱肛濕熱氣虛下陷

從東垣治法用補中益氣湯人參西芪於朮甘草陳皮當歸柴胡大棗升麻生薑

脱肛純屬氣虛下陷

人參歸身白朮廣皮綠升麻川連白芍炙草烏梅石蓮子

腎氣不攝（少腹痛肛墜便滑）

熟地五味遠志肉懷山藥山查炭茯苓萸肉菟絲餅禹餘糧

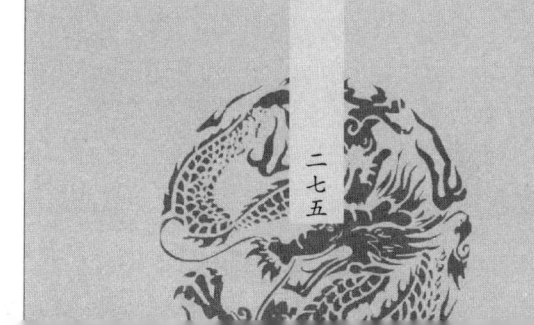

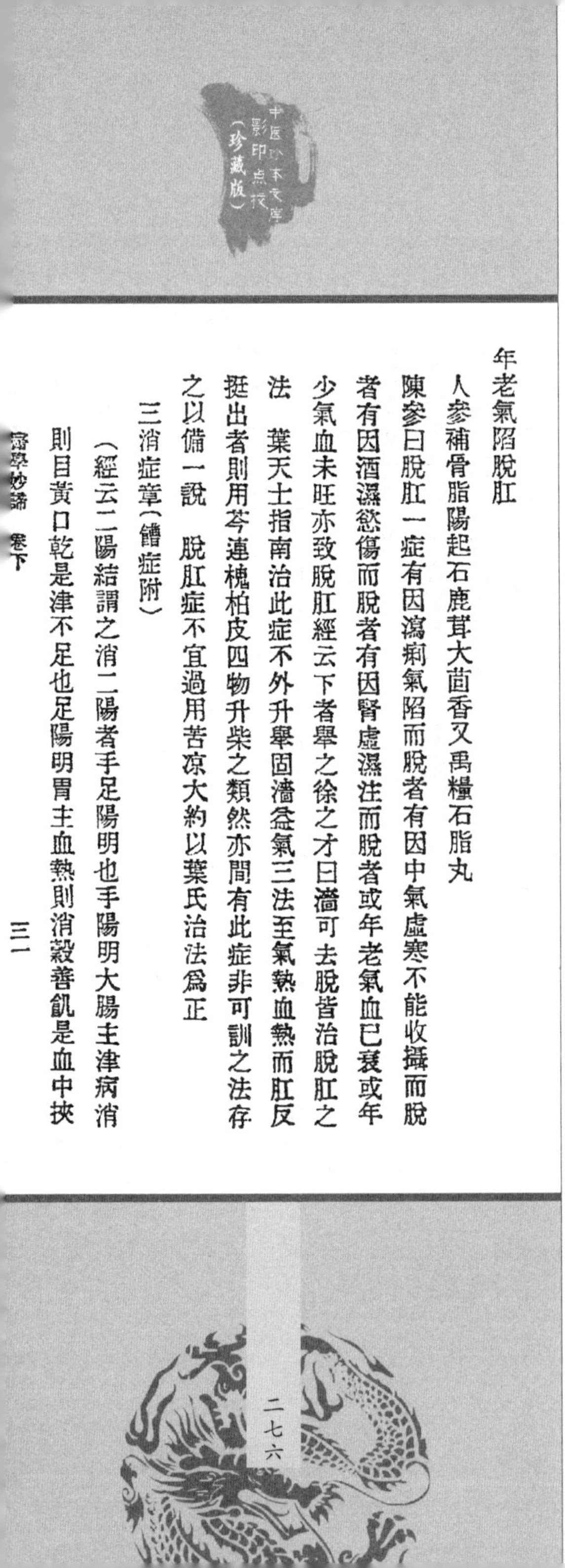

年老，气陷脱肛

人参、补骨脂、阳起石、鹿茸、大茴香，又禹粮石脂丸。

陈参曰：脱肛一症，有因泻痢气陷而脱者，有因中气虚寒不能收摄而脱者，有因酒湿欲伤而脱者，有固肾虚湿注而脱者。或年老气血已衰，或年少气血未旺，亦致脱肛。经云：下者举之。徐之才曰：涩可去脱，皆治脱肛之法。叶天士《指南》：治此症不外升举，固涩、益气三法，至气热血热而肛反挺出者，则用芩、连、槐、柏皮，四物升柴之类。然亦间有此症，非可训之法存之，以备一说。脱肛症不宜过用苦凉，大约以叶氏治法为正。

三消症章（嘈症附）

（经云：二阳结谓之消。二阳者，手足阳明也。手阳明大肠，主津病，消则目黄口干，是津不足也。足阳明胃，主血热，则消谷善饥，是血中挟火血不足也未傳能食必發癰疽不能食必傳如脹滿皆不治　經云飲食入胃精氣輸脾又脾與胃膜相連又脾主爲胃行其津液脾屬陰主血胃屬陽主氣胃易燥全賴脾陰以和之脾易濕必賴胃陽以運之故一陰一陽合冲和之氣而爲後天生化之源也若脾陰一虛則胃家游溢之精氣全輸於脾不能稍留津液以自潤則胃過於燥而有火矣故急欲得食以自資遲則饍雜尤甚若失治則必延成消膈之症）

上消肺因心移熱二便如常飲水適中消胃熱食偏多大便硬堅小便赤下消腎熱渴飲湯耳輪焦乾便淋瀝雖分肺胃腎三般總是腎水不足得腎水不足虛火炎津液乾枯血虛極地黃飲子六味丸清息用之定有益

鬱火致消（善飢而渴目加癟　心鬱火燃當清陽明之熱以滋少陰）

火，血不足也。未传能食，必发痈疽。不能食必传，如胀满，皆不治。经云：饮食入胃，精气输脾。又脾与胃膜相连。又脾主为胃行其津液，脾属阴，主血；胃属阳，主气。胃易燥，全赖脾阴以和之。脾易湿，必赖胃阳以运之。故一阴一阳，合冲和之气，而为后天生化之源也。若脾阴一虚，则胃家游溢之精气，全输于脾，不能稍留津液以自润，则胃过于燥而有火矣。故急欲得食以自资，迟则馇杂尤甚。若失治，则必延成消膈之症）

上消肺因心移热，二便如常饮水适。中消胃热食偏多，大便硬坚小便赤。下消肾热渴饮汤，耳轮焦干便淋漓。虽分肺胃肾三般，总是肾水不足得。肾水不足虚火炎，津液干枯血虚极。地黄饮子六味丸，清息用之定有益。

郁火致消（善饥而渴，目加瘪。心郁火燃，当清阳明之热以滋少阴）

生地麥冬生白芍石膏知母西甘草朱丹溪消渴方生地花粉川連藕汁牛乳

煩勞心營熱（肌瘦飢渴是上中二消病）

烏犀角元參沙參地骨皮鮮生地麥冬柿霜生甘草又固本丸加人參

肝陽犯胃成消

石膏生地生白芍人參川斛粳米阿膠知母生甘草麥冬陳皮佩蘭

元陽變動爍津成消（此甘緩和陽生津法）

河間甘露飲炙黑草生白芍生地麥冬知母生棗仁

腎消（飢渴便渾舌碎面赤是陰虛陽氣上熷）

六味丸加牛膝車前補足三陰

腎陰虛胃火脹成消（脈左數能食）

生地、麦冬、生白芍、石膏、知母、西甘草，朱丹溪消渴方，生地、花粉、川连、藕汁、牛乳。

烦劳，心营热（肌瘦饥渴，是上中二消病）

乌犀角、元参、沙参、地骨皮、鲜生地、麦冬、柿霜、生甘草、又固本丸加人参。

肝阳犯胃成消

石膏、生地、生白芍、人参、川斛、粳米、阿胶、知母、生甘草，麦冬、陈皮、佩兰。

元阳变动，烁津成消（此甘缓和阳生津法）

河间甘露饮，炙黑草、生白芍、生地、麦冬、知母、生枣仁。

肾消（饥渴便浑，舌碎面赤，是阴虚阳气上燔）

六味丸加牛膝、车前，补足三阴。

肾阴虚，胃火胀成消（脉左数能食）

六味丸加天冬、麦冬、龟版、女贞子、川萆薢、旱莲。

肾阴虚，心火亢（形瘦脉搏，渴饮善食，三消症也）

陈曰：古人谓，入水无物不长，入火无物不消。河间每以益肾水，制心火，除肠胃燥热，济身中液枯，是真治法，用玉女煎。三消症虽在上、中、下之分，其实不外阴亏阳亢，津液枯涸，热淫而已。当以仲景之肾气丸，本事方之神效散为主。肾气丸助真火蒸化，升津液上承。神效散取水中咸寒之物，遂其性而治之。方用白海浮石、蛤壳粉、蝉退为末，以大鲫鱼七个捣烂调服。

肾消两腿渐细，腰足无力，此因中消之后，胃热入肾，销烁肾脂，令肾枯槁，溲如膏脂。晋人云：肺主气，肺无病则气能管束精液，其精微者，营养筋骨、血脉，余者为溲。肺病则津液无气管束而精微者，亦随溲下如膏脂也。

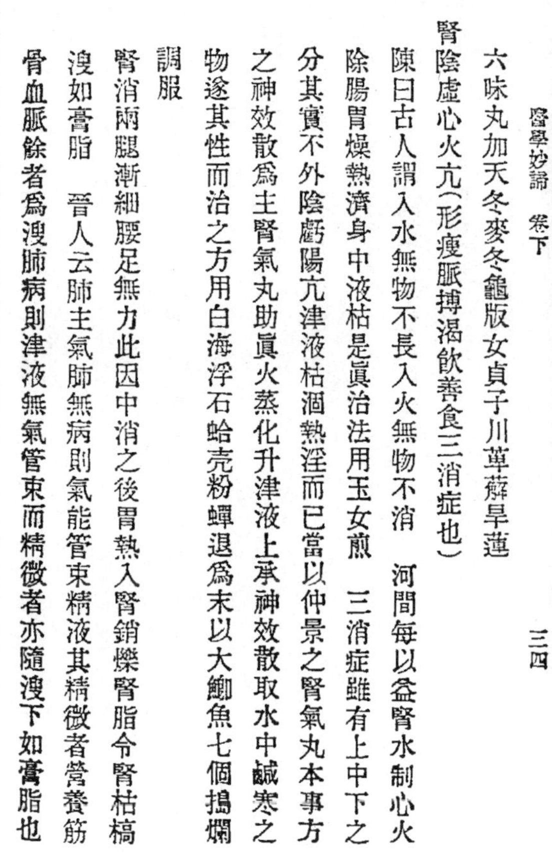

六味丸加天冬麥冬龜版女貞子川萆薢旱蓮

腎陰虛心火亢（形瘦脈搏渴飲善食三消症也）

陳曰古人謂入水無物不長入火無物不消　河間每以益腎水制心火除腸胃燥熱濟身中液枯是眞治法用玉女煎　三消症雖有上中下之分其實不外陰虧陽亢津液枯涸熱淫而已當以仲景之腎氣丸本事方之神效散爲主腎氣丸助眞火蒸化升津液上承神效散取水中鹹寒之物遂其性而治之方用白海浮石蛤売粉蟬退爲末以大鯽魚七個搗爛調服

腎消兩腿漸細腰足無力此因中消之後胃熱入腎銷爍腎脂令腎枯槁溲如膏脂　晋人云肺主氣肺無病則氣能管束精液其精微者營養筋骨血脈餘者爲溲肺病則津液無氣管束而精微者亦隨溲下如膏脂也

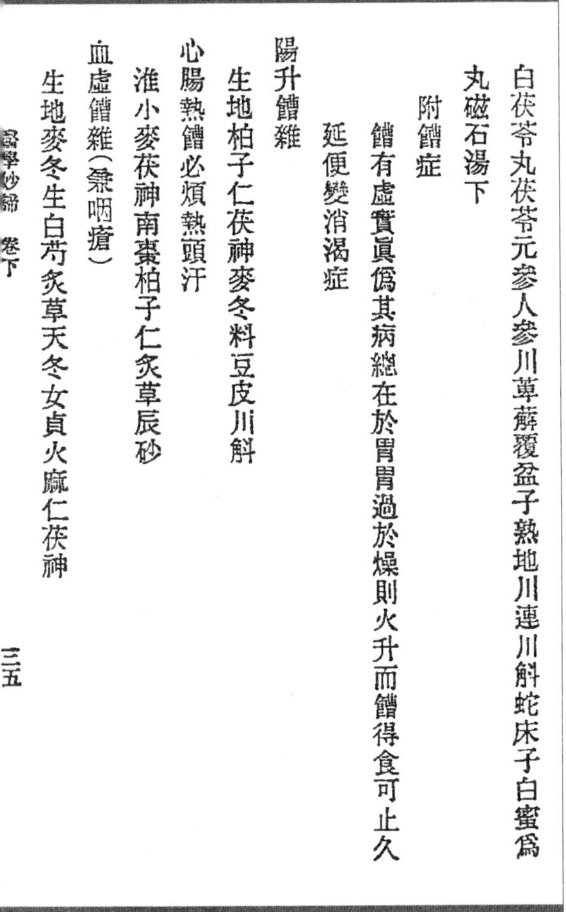
白茯苓丸茯苓元參人參川萆薢覆盆子熟地川連川斛蛇床子白蜜爲
丸磁石湯下
附饐症
饐有虛實眞僞其病總在於胃胃過於燥則火升而饐得食可止久
延便變消渴症
陽升饐雜
生地柏子仁茯神麥冬料豆皮川斛
心腸熱饐必煩熱頭汗
淮小麥茯神南棗柏子仁炙草辰砂
血虛饐雜(兼咽瘡)
生地麥冬生白芍炙草天冬女貞火麻仁茯神

白茯苓丸，茯苓、元参、人参、川萆薢、覆盆子、熟地、川连、川斛、蛇床子，白蜜为丸，磁石汤下。

附馇症

馇有虚实真伪，其病总在于胃，胃过于燥，则火升而馇，得食可止，久延便变消渴症。

阳升馇杂

生地、柏子仁、茯神、麦冬、料豆皮、川斛。

心肠热馇，必烦热头汗

淮小麦、茯神、南枣、柏子仁、炙草、辰砂。

血虚馇杂（兼咽疮）

生地、麦冬、生白芍、炙草、天冬、女贞、火麻仁、茯神。

肝阴虚发嘈（妇人半日一发，夜则更甚）

生地、清阿胶、茯神、天冬、紫丹参、白芍。

陈参曰：脾阴虚，则胃燥而有火矣。治当补脾阴，养营血，兼补胃阴，甘凉濡润，稍佐微酸。

脚气章

脚气脚膝时痠疼，赤肿兼患胀腹心。不肿热痛干脚气，气肿而痛湿气明。因风则麻因寒痛，呕吐喘急尤危临。寒温湿渗风宜汗，热下诸法须评论。又有下陷致跗肿，脾气虚弱胃气沈。脾坤静德乾健运，中气冲和清浊分。脾土受伤不制水，水谷之气下陷应。足跗肿者用何法，补中益气汤提升。

湿热跗肿痠软（足背赤肿，皮亮溲黄）

川独活、猪苓、木瓜、黑栀皮、滑石、赤茯苓、泽泻、椒目、料豆皮，知柏八味丸。

肝陰虛發嘈（婦人半日一發夜則更甚）

生地清阿膠茯神天冬紫丹參白芍

陳參曰脾陰虛則胃燥而有火矣　治當補脾陰養營血兼補胃陰甘涼濡潤稍佐微酸

脚氣章

脚氣脚膝時痠疼赤腫兼患脹腹心不腫熱痛乾脚氣氣腫而痛濕氣明因風則麻因寒痛嘔吐喘急憂危臨寒温濕滲風宜汗熱下諸法須評論又有下陷致跗腫脾氣虛弱胃氣沈脾坤静德乾健運中氣冲和清濁分脾土受傷不制水水穀之氣下陷應足跗腫者用何法補中益氣湯提升

濕熱跗腫痠軟（足背赤腫皮亮溲黃）

川獨活猪苓木瓜黑梔皮滑石赤茯苓澤瀉椒目料豆皮知柏八味丸

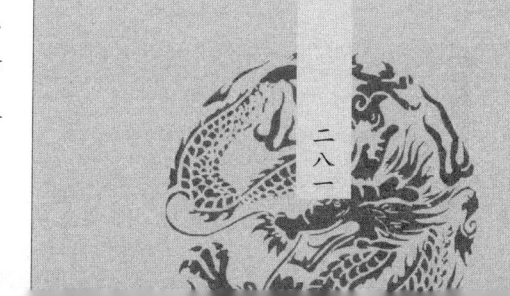

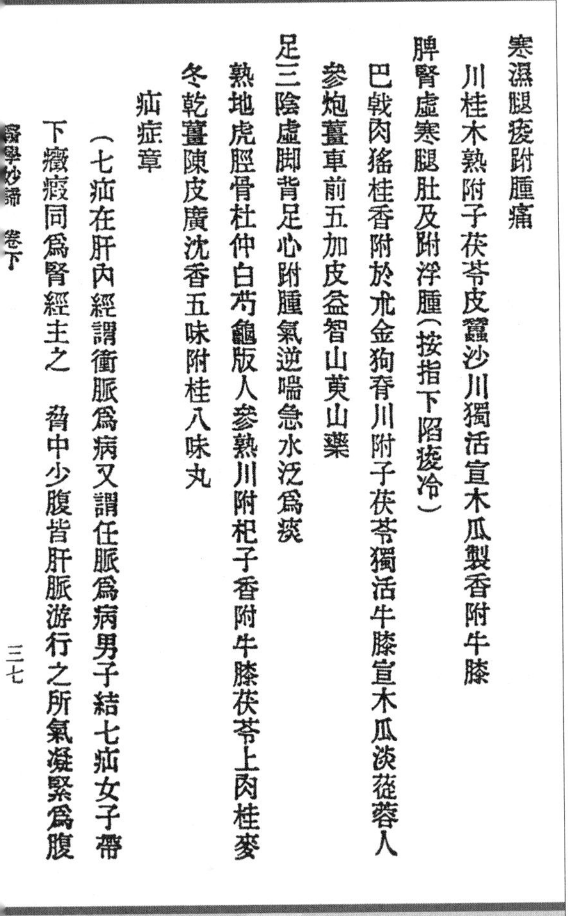
寒濕腿痠跗腫痛
川桂木熟附子茯苓皮蠶沙川獨活宣木瓜製香附牛膝
脾腎虛寒腿肚及跗浮腫(按指下陷痠冷)
巴戟肉猺桂香附於朮金狗脊川附子茯苓獨活牛膝宣木瓜淡蓯蓉人
參炮薑車前五加皮益智山萸山藥
足三陰虛脚背足心跗腫氣逆喘急水泛爲痰
熟地虎脛骨杜仲白芍龜版人參熟川附杞子香附牛膝茯苓上肉桂麥
冬乾薑陳皮廣沈香五味附桂八味丸
疝症章
(七疝在肝內經謂衝脈爲病又謂任脈爲病男子結七疝女子帶
下癥瘕同爲腎經主之　脅中少腹皆肝脈游行之所氣凝緊爲腹
醫學妙諦　卷下　三七

寒湿腿痠，跗肿痛

川桂木、熟附子、茯苓皮、蚕沙、川独活、宣木瓜、制香附、牛膝。

脾肾虚寒，腿肚及跗浮肿（按指下陷痠冷）

巴戟肉、猺桂、香附、于术、金狗脊、川附子、茯苓、独活、牛膝、宣木瓜、淡苁蓉、人参、炮姜、车前、五加皮、益智、山萸、山药。

足三阴虚，脚背足心跗肿，气逆喘急，水泛为痰

熟地、虎胫骨、杜仲、白芍、龟版、人参、熟川附、杞子、香附、牛膝、茯苓、上肉桂、麦冬、干姜、陈皮、广沈香、五味、附桂八味丸。

疝症章

（七疝在肝，《内经》谓：冲脉为病，又谓任脉为病，男子结七疝，女子带下癥瘕，同为肾经主之。胁中少腹皆肝脉游行之所，气凝紧为腹

聚，久结形为瘕疝。暴疝多寒，久疝多热。《素问》诸经之疝云：任脉为病，结七疝，督脉生病，为冲疝，脾传之肾病，名疝瘕，三阳为病，发寒热，传为㿗疝。邪客于足厥阴之络，令人卒疝暴痛）

陈参曰：少阳上聚为瘕，厥阴下结为疝。

气冲疝（上冲心，攻不得前后，能上不能下，为冲）

狐疝（夜出昼入如狐，乃肝木病）

㿗癃疝（肾脉滑甚为㿗癃疝，囊胀血溺秘，乃脾邪传肾也）

癞疝（顽痹不仁丸，大如升如斗）

厥疝（肝木乘脾，厥逆上升也）

疝瘕（脾传之肾，少腹实热而痛，状如黄瓜）

㿗疝（足阳明病，㿗疝脉滑，为㿗疝，乃肝木乘胃也。囊大胀血）

聚久結形爲瘕疝 暴疝多寒久疝多熱 素問諸經之疝云任脈爲病結七疝督脈生病爲衝疝脾傳之腎病名疝瘕三陽爲病發寒熱傳爲㿗疝邪客於足厥陰之絡令人卒疝暴痛）

陳參曰少陽上聚爲瘕厥陰下結爲疝

氣衝疝（上衝心不得前後能上不能下爲衝）

狐疝（夜出晝入如狐乃肝木病）

㿗癃疝（腎脈滑甚爲㿗癃疝脹血溺秘乃脾邪傳腎也）

𤸷疝（頑痺不仁丸大如升如斗）

厥疝（肝木乘脾厥逆上升也）

疝瘕（脾傳之腎少腹實熱而痛狀如黃瓜）

㿗疝 足陽明病㿗疝脈滑爲㿗疝乃肝木乘胃也囊大膜血）

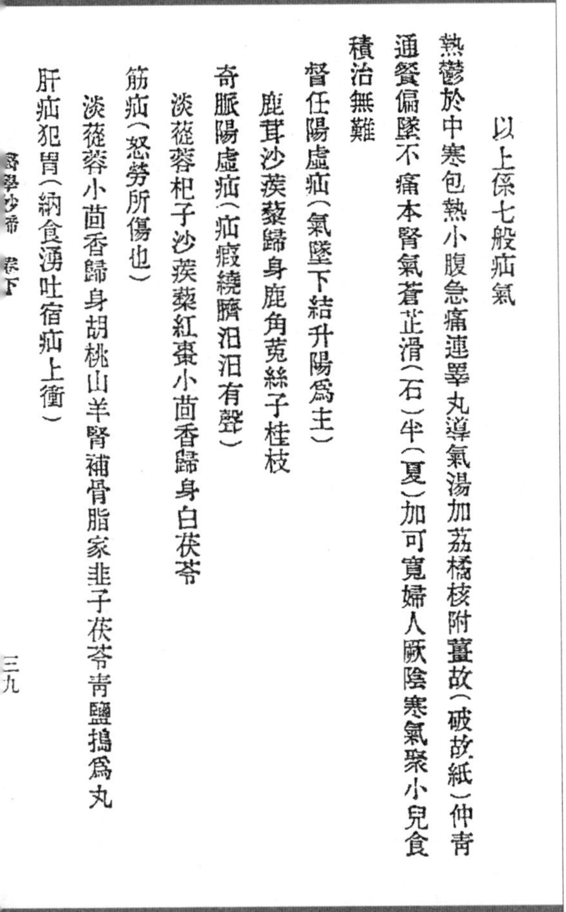
以上係七般疝氣
熱鬱於中寒包熱小腹急痛連罣丸導氣湯加荔橘核附薑故(破故紙)仲青通餐偏墜不痛本腎氣蒼芷滑(石)半(夏)加可寬婦人厥陰寒氣聚小兒食積治無難
督任陽虛疝(氣墜下結升陽爲主)
鹿茸沙蒺藜歸身鹿角菟絲子桂枝
奇脈陽虛疝(疝瘕繞臍汩汩有聲)
淡蓯蓉杞子沙蒺藜紅棗小茴香歸身白茯苓
筋疝(怒勞所傷也)
淡蓯蓉小茴香歸身胡桃山羊腎補骨脂家韭子茯苓青鹽搗爲丸
肝疝犯胃(納食湧吐宿疝上衝)
醫學妙諦　卷下　三九

以上系七般疝气。

热郁于中寒包热，小腹急痛连罣丸。导气汤加荔橘核，附姜故（破故纸）仲青通餐。偏坠不痛本肾气，苍芷滑（石）半（夏）加可宽。妇人厥阴寒气聚，小儿食积治无难。

督任阳虚疝（气坠下结，升阳为主）

鹿茸、沙蒺藜、归身、鹿角、菟丝子、桂枝。

奇脉阳虚疝（疝瘕绕脐，汩汩（汩汩）有声）

淡苁蓉、杞子、沙蒺藜、红枣、小茴香、归身、白茯苓。

筋疝（怒劳所伤也）

淡苁蓉、小茴香、归身、胡桃、山羊肾、补骨脂、家韭子、茯苓、青盐，捣为丸。

肝疝犯胃（纳食涌吐，宿疝上冲）

黑附子、淡吴萸、猪胆汁、淡干姜、川楝子。

浊阴聚肝，络疝（脐傍动气，少腹结疝，睾丸偏坠）

淡苁蓉、枸杞子、白茯苓、安息香、归身、小茴香、川连、川楝子、广木香、吴萸、延胡索、青橘叶、桃仁、穿山甲、炒橘核、归尾、小茴香、郁李仁、山查（楂）、泡吴萸、小青皮、左牡蛎、葱白、川桂枝、建泽泻。

膀胱寒湿凝滞，疝气（阴囊茎痛）

五苓散加防己、独活。

郁怒肝疝，肿胀（用丹溪通阳泄浊法）

归须、橘核、小茴香、青皮、木香、炒山栀、青葱、川楝子、香附、小茴香、延胡索。

久疝，湿邪热郁

川柏、龙胆草、山栀、芦荟、细辛、知母、海金砂、猪苓、泽泻、川连、木香、冬葵子、川

黑附子淡吳萸猪胆汁淡乾薑川楝子

濁陰聚肝絡疝（臍傍動氣少腹結疝睪丸偏墜）

淡蓯蓉枸杞子白茯苓安息香歸身小茴香川連川楝子廣木香吳萸延胡索青橘葉桃仁穿山甲炒橘核歸尾小茴香郁李仁山查泡吳萸小青皮左牡蠣葱白川桂枝建澤瀉

膀胱寒濕凝滯疝氣（陰囊莖痛）

五苓散加防己獨活

鬱怒肝疝腫脹（用丹溪通陽泄濁法）

歸鬚橘核小茴香青皮木香炒山梔青葱川楝子香附小茴延胡索

久疝濕邪熱鬱

川柏龍胆草山梔蘆薈細辛知母海金砂猪苓澤瀉川連木香冬葵子川

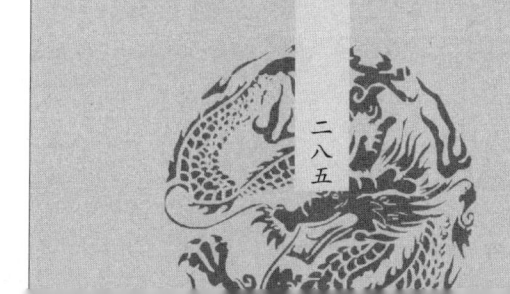

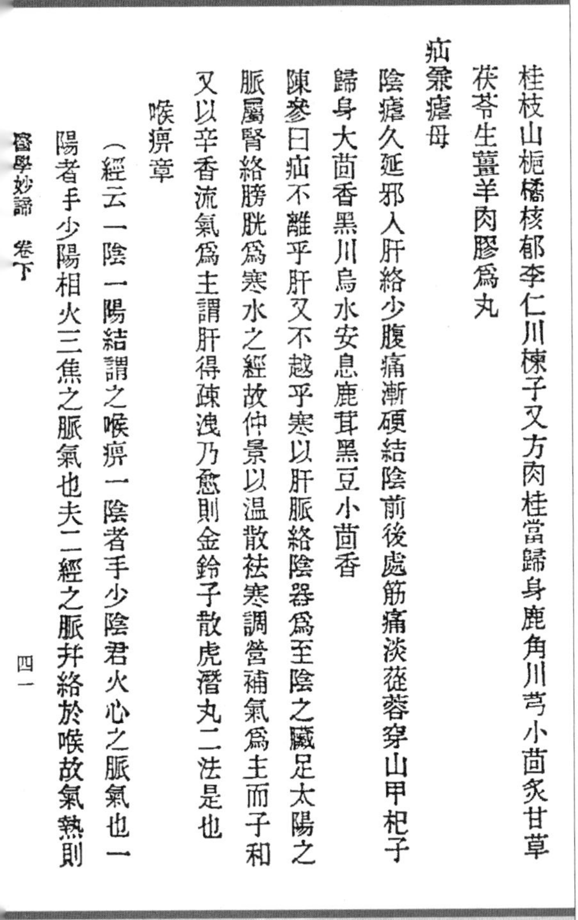
桂枝山梔橘核郁李仁川楝子又方肉桂當歸身鹿角川芎小茴炙甘草
茯苓生薑羊肉膠爲丸
疝兼瘧母
陰瘧久延邪入肝絡少腹痛漸硬結陰前後處筋痛淡蓯蓉穿山甲杞子
歸身大茴香黑川烏水安息鹿茸黑豆小茴香
陳參曰疝不離乎肝又不越乎寒以肝脈絡陰器爲至陰之臟足太陽之
脈屬腎絡膀胱爲寒水之經故仲景以温散祛寒調營補氣爲主而子和
又以辛香流氣爲主謂肝得疏洩乃愈則金鈴子散虎潛丸二法是也
喉痹章
（經云一陰一陽結謂之喉痹一陰者手少陰君火心之脈氣也一
陽者手少陽相火三焦之脈氣也夫二經之脈并絡於喉故氣熱則

桂枝、山栀、橘核、郁李仁、川楝子。又方，肉桂、当归身、鹿角、川芎、小茴、炙甘草、茯苓、生姜，羊肉胶为丸。

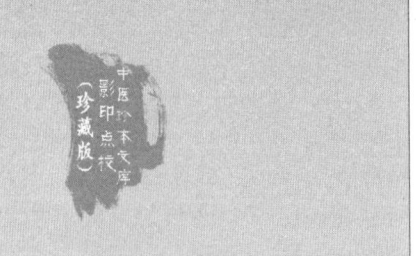

疝兼疟母

阴疟，久延邪入肝络，少腹痛渐硬结，阴前后处筋痛。淡苁蓉、穿山甲、杞子、归身、大茴香、黑川乌、水安息、鹿茸、黑豆、小茴香。

陈参曰：疝不离乎肝，又不越乎寒，以肝脉络阴器为至阴之脏足太阴之脉，属肾络，膀胱为寒水之经。故仲景以温散祛寒，调营补气为主。而子和又以辛香流气为主，谓肝得疏泄乃愈，则金铃子散，虎潜丸二法是也。

喉痹章

（经云：一阴一阳结谓之喉痹。一阴者，手少阴君火，心之脉气也。一阳者，手少阳相火，三焦之脉气也。夫二经之脉，并络于喉，故气热则内结，结则肿胀甚则痹，痹甚死，十二经，惟太阳别下项，其余皆凑咽喉。《内经》何以独言一阴一阳，以君相二火独胜，则热且痛矣）

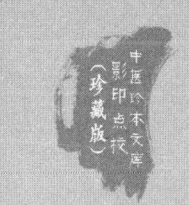

喉痹总因风热冲，血虚虚火游行攻。更挟风痰喉间客，遂有此症肿痛凶。缓者祛风与清热，急用桐油探吐松。

风火上郁喉痹（用辛凉清上法）

薄荷、射干、大力子、杏仁、绿豆皮、连翘、桑皮、马勃、绒滑石、西瓜翠。

肺燥热，喉痹

北沙参、川斛、桑叶、地骨皮、川贝母、元参、花粉、绿豆皮、苡仁、芦根、枇杷叶、百部。

浊秽上受，咽喉肿痹（此清降开灌法）

连翘、广郁金、山栀、广橘皮、马勃、大力子、杏仁，竹叶丸。

內結結則腫脹甚則痺痺甚死十二經惟太陽別下項其餘皆湊咽喉內經何以獨言一陰一陽以君相二火獨勝則熱且痛矣）

喉痺總因風熱衝血虛虛火游行攻更挾風痰喉間客遂有此症腫痛凶緩者祛風與清熱急用桐油探吐鬆

風火上鬱喉痺（用辛涼清上法）

薄荷射干大力子杏仁菉豆皮連翹桑皮馬勃絨滑石西瓜翠

肺燥熱喉痺

北沙參川斛桑葉地骨皮川貝母元參花粉菉豆皮苡仁蘆根枇杷葉百部

濁穢上受咽喉腫痺（此清降開灌法）

連翹廣鬱金山梔廣橘皮馬勃大力子杏仁竹葉丸

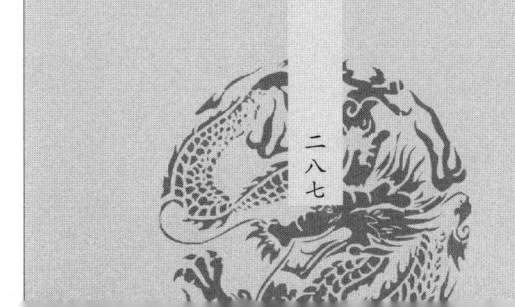

氣分熱毒喉痹
銀花馬兜鈴連翹蘆根川貝白金汁通草又方杏仁霜甘草苦桔梗川貝
陰虛火炎喉痹(日久不愈)
生地元參鷄子黄阿膠麥冬糯稻根鬚又六味丸方內加牛膝蓮子芡實
煎丸皆可又復脈湯加天冬牛膝去生薑桂枝又猪膚湯
少陰喉痛(肌肉消爍下焦易冷骨髓已空)
用填髓法生羊骨髓猪骨髓鹿角膠等分搗爲丸
陳參曰喉症古方法治法用辛散鹹軟去風痰解熱毒爲主如元參升麻
湯聖濟透關散及玉鑰匙通聖散普濟消毒飲皆緩本而以治標爲急者
也恐緩則傷人故急於治標
陳曰近時喉痹之證多因失血從水不制火而起治法以滋水斂陽爲主

气分热毒，喉痹

银花、马兜铃、连翘、芦根、川贝、白金汁、通草。又方，杏仁霜、甘草、苦桔梗、川贝、阴虚火炎喉痹（日久不愈）。

生地、元参、鸡子黄、阿胶、麦冬、糯稻根须。又六味丸方，内加牛膝、莲子、芡实，煎丸皆可。又复脉汤加天冬、牛膝，去生姜、桂枝。又猪肤汤。

少阴喉痛（肌肉消烁，下焦易冷，骨髓已空）

用填髓法，生羊骨髓、猪骨髓、鹿角胶等分捣为丸。

陈参曰：喉症，古方法治法，用辛散咸软去风痰，解热毒为主，如元参升麻汤，圣济透关散，及玉钥匙通圣散，普济消毒饮，皆缓本而以治标为急者也。恐缓则伤人，故急于治标。

陈曰：近时喉痹之证，多因失血从水不制火而起，治法以滋水敛阳为主，宜宗丹溪之说。

耳病章

（肾开窍于耳，心寄窍于耳。耳为清空之窍，清阳交会流行之所，一受风热火郁之邪，及水衰火实，肾虚气厥者，皆致耳鸣失听）

耳为肾窍病属肾，肾虚耳聋不能听。少阳脾湿绕耳中，邪气感之耳鸣应。湿热扰胃胃火炎，亦致耳鸣红肿甚。右属阳明左少阳，肿而出脓风热病。

风温上郁，耳鸣

温邪暑热，火风侵窍，用轻可去实法，轻清泄降。薄荷、杏仁、通草、苦丁茶、菊叶、荷梗、连翘、桔梗、马勃、绿豆皮、银花、川贝、羚羊片、大力子、元参、蔓荆子、荷叶汁、夏枯花、滑石、鲜竹叶、石膏、黄芩、益元散、连翘、山栀。

胆火上郁，耳聋（头痛耳胀，治法与上略同）

宜宗丹溪之說

耳病章

（腎開竅於耳心寄竅於耳耳爲清空之竅清陽交會流行之所一受風熱火鬱之邪及水衰火實腎虛氣厥者皆致耳鳴失聰）

耳爲腎竅病屬腎腎虛耳聾不能聽少陽脾濕繞耳中邪氣感之耳鳴應濕熱擾胃胃火炎亦致耳鳴紅腫甚右屬陽明左少陽腫而出膿風熱病

風溫上鬱耳鳴

溫邪暑熱火風侵竅用輕可去實法輕清泄降薄荷杏仁通草苦丁茶菊葉荷梗連翹桔梗馬勃菉豆皮銀花川貝羚羊片大力子元參蔓荊子荷葉汁夏枯花滑石鮮竹葉石膏黃芩益元散連翹山梔

膽火上鬱耳聾（頭痛耳脹治法與上略同）

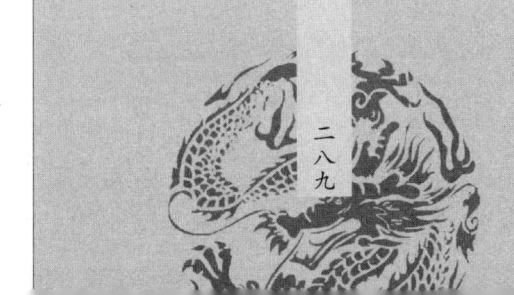

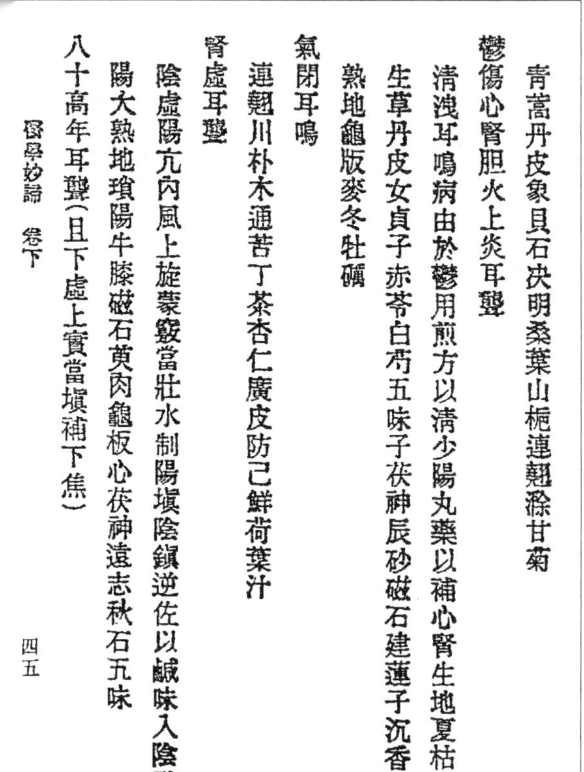
青蒿丹皮象貝石决明桑葉山梔連翹滁甘菊
鬱傷心腎胆火上炎耳聾
清洩耳鳴病由於鬱用煎方以清少陽丸藥以補心腎生地夏枯草山梔生草丹皮女貞子赤苓白芍五味子茯神辰砂磁石建蓮子沉香丸方用熟地龜版麥冬牡礪
氣閉耳鳴
連翹川朴木通苦丁茶杏仁廣皮防己鮮荷葉汁
腎虛耳聾
陰虛陽亢內風上旋蒙竅當壯水制陽塡陰鎮逆佐以鹹味入陰酸味和陽大熟地瑣陽牛膝磁石萸肉龜板心茯神遠志秋石五味
八十高年耳聾(且下虛上實當塡補下焦)
醫學妙語　卷下　四五

青蒿、丹皮、象贝、石决明、桑叶、山栀、连翘、滁甘菊。

郁伤心肾，胆火上炎，耳聋

清泄，耳鸣病由于郁，用煎方以清少阳，丸药以补心肾。生地、夏枯草、山栀、生草、丹皮、女贞子、赤苓、白芍、五味子、茯神、辰砂、磁石、建莲子、沉香，丸方用熟地、龟版、麦冬、牡蛎。

气闭耳鸣

连翘、川朴、木通、苦丁茶、杏仁、广皮、防己、鲜荷叶汁。

肾虚耳聋

阴虚阳亢，内风上旋蒙窍，当壮水制阳，填阴镇逆，佐以咸味入阴，酸味和阳。大熟地、琐阳、牛膝、磁石、萸肉、龟板心、茯神、远志、秋石、五味。

八十高年耳聋（且下虚上实，当填补下焦）

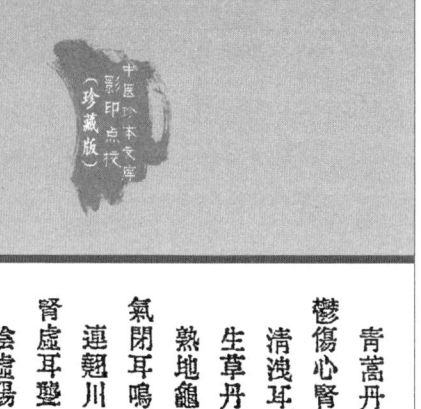

六味丸加磁石、龟板、五味、远志。

陈参曰：耳病治法不外乎通阳镇阴，补心益肾，清胆等法。体虚失听，治在心肾，邪干窍闭，治胆经。

目病章

（经云：五脏六腑之精华皆上注于目，目者，肝之窍也。肝与胆为表里，肝液胆汁充足，目乃能远视。故无论外感内症，皆与肝胆有关。六淫之邪，风火与燥气居多，内起之症，肝胆与心肾为多）

白睛属肺曰气轮，乌珠属肝曰风轮。大小皆心曰火轮，上下胞脾曰肉轮。瞳神属肾曰水轮，五脏五轮多肝经。目得血养视乃明，肝有风热目病生。

风温上郁，目赤（左脉弦）

桑叶、夏枯草、连翘、草决明、青菊叶、菊花、苦丁茶、桑皮、料豆皮。

六味丸加磁石龜板五味遠志
陳參曰耳病治法不外乎通陽鎭陰補心益腎清胆等法體虛失聰治在
心腎邪干竅閉治在胆經
目病章
（經云五臟六腑之精華皆上注於目目者肝之竅也肝與胆爲表
裏肝液胆汁充足目乃能遠視故無論外感內症皆與肝胆有關六
淫之邪風火與燥氣居多內起之症肝胆與心腎爲多）
白睛屬肺曰氣輪烏珠屬肝曰風輪大小眥心曰火輪上下胞脾曰肉輪瞳神
屬腎曰水輪五臟五輪多肝經目得血養視乃明肝有風熱目病生
風溫上鬱目赤（左脈弦）
桑葉夏枯草連翹草決明青菊葉菊花苦丁茶桑皮料豆衣

燥熱目赤且痛

鮮荷葉山梔赤芍菉豆皮夏枯草生草菊葉苦丁茶料豆衣薄荷桑白皮連翹

暑熱鬱蒸目紅

桑葉穀精珠通草菉豆衣米仁望月砂茯苓

木火上鬱目赤疼腫

羚羊片夏枯草桑葉穀精草石决明丹皮菉豆皮米仁連翹炒山梔生地菊葉

血絡虛熱眼痛白上紅絲

羚羊片連翹川桂枝青菊葉丹皮秦當歸

脾肺蘊熱(目胞浮腫不飢不運)

燥热，目赤且痛

鲜荷叶、山栀、赤芍、绿豆皮、夏枯草、生草、菊叶、苦丁茶、料豆衣、薄荷、桑白皮、连翘。

暑热郁蒸，目红

桑叶、谷精珠、通草、绿豆衣、米仁、望月砂、茯苓。

木火上郁，目赤疼肿

羚羊片、夏枯草、桑叶、谷精草、石决明、丹皮、绿豆皮、米仁、连翘、炒山栀、生地、菊叶。

血络虚热，眼痛，白上红丝

羚羊片、连翘、川桂枝、青菊叶、丹皮、秦当归。

脾肺蕴热（目胞浮肿，不饥不运）

桑皮大腹皮苡米仁通草茯苓廣陳皮生薑皮

陰虛火鬱（微寒汗出下有痔漏左眼疼）

六味丸去萸肉加白芍蔓荆子

胃虛肝風（右眼多淚心餶雜）

嫩黄芪歸身煨薑大白芍茯神大棗

肝陰虛（左目痛熱淚翳膜）

桑葉望月砂黄甘菊石决明杞子料豆衣赤首烏小胡麻即黑芝麻

肝腎虛目痛（治法同前）

熟地歸身茯神白蒺藜萸肉五味菊花柏子仁生地山藥桑椹子天冬杞子穀精草

陳參曰治法外感者必有寒熱頭痛鼻塞骨疼脈見緊數浮洪方可清散

桑皮、大腹皮、苡米仁、通草、茯苓、广陈皮、生姜皮。

阴虚火郁（微寒汗出，下有痔漏，左眼疼）

六味丸去萸肉，加白芍、蔓荆子。

胃虚肝风（右眼多泪，心嘈杂）

嫩黄芪、归身、煨姜、大白芍、茯神、大枣。

肝阴虚（左目痛，热泪翳膜）

桑叶、望月砂、黄甘菊、石决明、杞子、料豆皮、赤首乌、小胡麻，即黑芝麻。

肝肾虚，目痛（治法同前）

熟地、归身、茯神、白蒺藜、萸肉、五味、菊花、柏子仁、生地、山药、桑叶、椹子、天冬、杞子、谷精草。

陈参曰：治法外感者，必有寒热头痛，鼻塞骨疼，脉见紧数浮洪，方可清散。

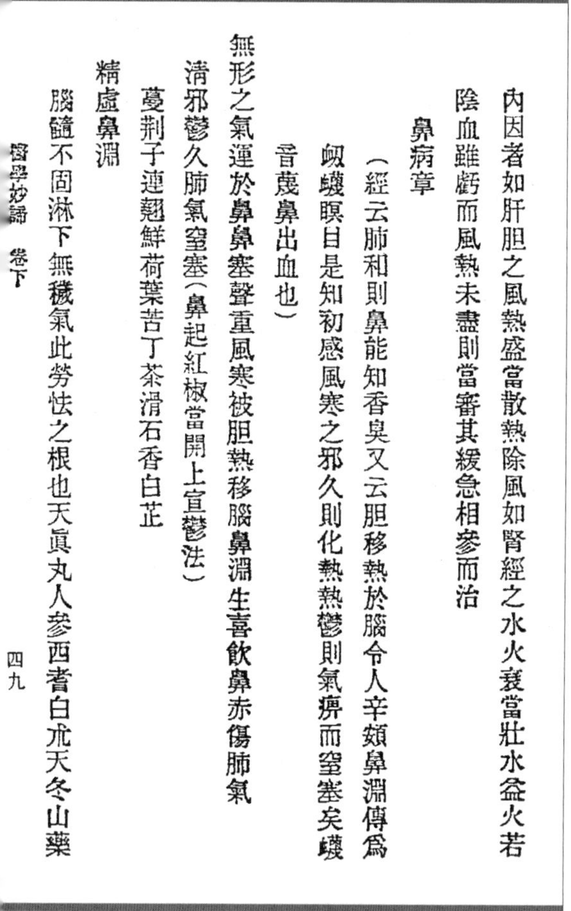

内因者如肝胆之風熱盛當散熱除風如腎經之水火衰當壯水益火若
陰血雖虧而風熱未盡則當審其緩急相參而治
鼻病章
（經云肺和則鼻能知香臭又云胆移熱於腦令人辛頞鼻淵傳爲
衄衊瞑目是知初感風寒之邪久則化熱熱鬱則氣痹而窒塞矣衊
音蔑鼻出血也）
無形之氣運於鼻鼻塞聲重風寒被胆熱移腦鼻淵生喜飲鼻赤傷肺氣
清邪鬱久肺氣窒塞（鼻起紅椒當開上宣鬱法）
蔓荆子連翘鮮荷葉苦丁茶滑石香白芷
精虛鼻淵
腦髓不固淋下無穢氣此勞怯之根也天眞丸人參西耆白朮天冬山藥

醫學妙諦　卷下　四九

内因者，如肝胆之风热盛，当散热除风。如肾经之水，火衰当壮水益火。若阴血虽亏，而风热未尽，则当审其缓急，相参而治。

鼻病章

（经云：肺和则鼻能知香臭。又云：胆移热于脑，令人辛频鼻渊，传为衄衊瞑目，是知初感风寒之邪，久则化热，热郁则气痹而窒塞矣。衊音蔑，鼻出血也）

无形之气运于鼻，鼻塞声重风寒被。胆热移脑鼻渊生，喜饮鼻赤伤肺气。清邪郁久，肺气窒塞（鼻起红椒，当开上宣郁法）。

蔓荆子、连翘、鲜荷叶、苦丁茶、滑石、香白芷。

精虚鼻渊

脑髓不固，淋下，无秽气，此劳怯之根也。天真丸，人参、西耆、白术、天冬、山药、淡茯蓉、当归、羊肉。

热郁肺气

知母、梨肉、贝母、煎膏。

脑热鼻渊，兼左鸣左甚

初用苦辛凉散法，山栀、飞滑石、羚羊片、苦丁茶、夏枯草、菊叶、连翘，久则用咸降滋填镇摄法，虎潜丸。又方，大熟地、虎骨、琐阳、羯羊肉、归身、怀牛膝、龟板、陈皮、肥知母、白芍，加法天冬、淡菜、猪脊筋。

口病舌病章

口属脾经舌属心，活和五味自知音。肝热口酸心热苦，脾热口甘疳亦生。肾热口咸虚则淡，寒亦口咸食酸明。肺热口辣内热苦，口干欲饮皆热因。

心脾郁热，口舌生疳，唇赤且燥。

淡茯蓉當歸羊肉
熱壅肺氣
知母梨肉貝母煎膏
腦熱鼻淵兼左鳴左甚
初用苦辛涼散法山梔飛滑石羚羊片苦丁茶夏枯草菊葉連翹久則用鹹降滋填鎮攝法虎潛丸又方大熟地虎骨瑣陽羯羊肉歸身懷牛膝龜版陳皮肥知母白芍加法天冬淡菜猪脊筋
口病舌病章
口屬脾經舌屬心舌和五味自知音肝熱口酸心熱苦脾熱口甘疳亦生腎熱口鹹虛則淡寒亦口鹹食酸明肺熱口辣內熱苦口乾欲飲皆熱因
心脾鬱熱口舌生疳脣赤且燥

小生地生甘草麥冬鮮石斛滑石炒山梔生薏米銀花連翹心通草
濕温鬱蒸（口舌滿布糜疳唇紅穢氣胃火胸煩）
淡豆豉犀角尖黑山梔金石斛花粉鮮生地羚羊片淨銀花西甘草川貝青蒿子連翹淡竹葉鬱金鮮葦莖野薔薇花露荷花露枇杷葉露玫瑰露

牙痛章

（牙痛不外風火蟲虛此但言其痛也他如牙宣牙搖牙疳牙菌牙癰穿牙去骨槽風走馬青腿牙疳之類皆由乎濕火熱毒肝鬱濕痰蘊結牙牀須分上下二齒辨明手足陽明及少陰之異）

木生於土牙生牀牀本陽明牙腎鄉下牀嚼物大腸屬上牀不動胃經當牙宣腫痛胃濕熱竹葉石膏是主方

温邪上蒸牙疼（痛連頭顛用　玉女煎法）

小生地、生甘草、麦冬、鲜石斛、滑石、山栀、生薏米、银花、连翘心、通草。

湿温郁蒸（口舌满布糜疳，唇红秽气，胃火，胸烦）

淡豆豉、犀角尖、黑山栀、金石斛、花粉、鲜生地、羚羊片、净银花、西甘草、川贝、青蒿子、连翘、淡竹叶、郁金、鲜苇茎、野蔷薇花露、荷花露、枇杷叶露、玫瑰露。

牙痛章

（牙痛不外风火虫虚，此但言其痛也。他如牙宣、牙搖、牙疳、牙菌、牙癰，穿牙，去骨槽风，走马青腿、牙疳之类。皆由乎湿火热毒，肝郁湿痰蕴结牙床，须分上下二齿，辨明手足阳明及少阴之异）。

木生于土牙生床，床本阳明牙肾乡。下床嚼物大肠属，上床不动胃经当。牙宣肿痛胃湿热，竹叶石膏是主方。

温邪上蒸牙疼（痛连头颠用，玉女煎法）

火郁牙痛（连顶颠，属厥阴）

犀角、元参、生草、连翘、夏枯草、铃角、知母、银花、山栀。

风热牙痛（龈胀头痛，用轻清泄上法）

芦根、西瓜翠、连翘、滑石、绿豆皮、银花。

阴虚火炎牙痛（嗜饮，牙宣衄血咳血）

人中白、鲜石斛、大泽泻、旱莲草、生牡蛎、绿豆皮。

牙痛后络痹（夹车穴，闭口不能张，用宣通法）

羚角片、煨天麻、制僵蚕、桂枝尖、炒山栀、炒丹皮。

骨槽风痛（或缓或甚，连空穴胀痛甚，心烦）

先用阳和汤法，猺天桂、鹿角胶、大熟地、净麻黄、白芥子、甘草。

走马青腿，牙疳

火鬱牙痛(連頂顋屬厥陰)
犀角元參生草連翹夏枯草鈴角知母銀花山梔
風熱牙痛(齦脹頭痛用輕清泄上法)
蘆根西瓜翠連翹滑石菉豆皮銀花
陰虛火炎牙痛(嗜飲牙宣衄血咳血)
人中白鮮石斛大澤瀉旱蓮草生牡礪菉豆皮
牙痛後絡痹(夾車穴閉口不能張用宣通法)
羚角片煨天麻製殭蠶桂枝尖炒山梔炒丹皮
骨槽風痛(或緩或甚連空穴脹痛甚心煩)
先用陽和湯法猺天桂鹿角膠大熟地淨麻黃白芥子甘草
走馬青腿牙疳

卽名牙嘯牙齦出衄紫色口臭脈反澀細兩腿青如靛此濕熱鬱火蘊結陽明肝腎陰虧犀角石膏知母懷牛膝銀花元參鬱金生地熟地丹皮人中白麥冬旱蓮女貞子連翹碧玉散茯苓龜版心炒山梔羚羊片生草川石斛川貝安南桂料豆衣

醫學妙諦卷下終

即名牙啸，牙龈出衄，紫色，口臭，脉反涩细，两腿青如靛。此湿热郁火蕴结，阳明肝肾阴亏，犀角、石膏、知母、怀牛膝、银花、元参、郁金、生地、熟地、丹皮、人中白、麦冬、旱莲、女贞子、连翘、碧玉散、茯苓、龟板心、炒山栀、羚羊片、生草、川石斛、川贝、安南桂、料豆皮。

医学妙谛卷下终

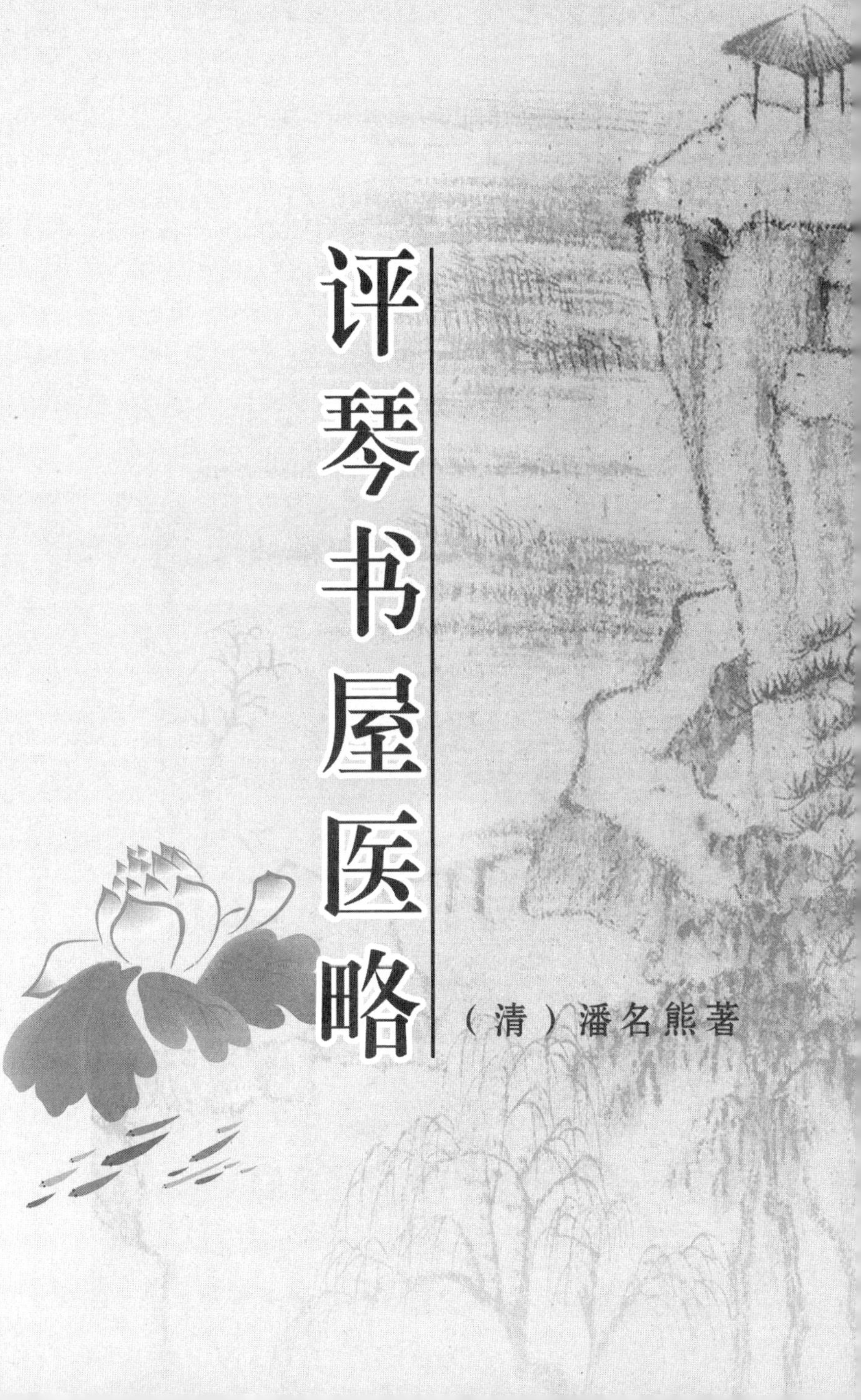

评琴书屋医略

（清）潘名熊著

自叙

儿侄辈从师羊城，余虑其功课之余，风寒不慎，饮食不节，因订外感春温、暑湿、泻痢疟七症方与之，庶免临渴而掘井。后据云服之多效，即馆友亦有遵此法而除病者。余闻其验，遂繙阅自著旧方，皆从平稳立法，既无伏邪之患，亦无伤元之忧。始则欲便子侄，继则思并益同人。因复增入头、心、腰、腹、胁、脚、耳、牙疝，气痿躄诸病，小便大便，衄吐诸血。又消渴呕吐，噎膈反胃，霍乱黄疸，淋浊癃闭，遗精欬嗽诸症。大抵少年辈起居饮食不谨所致者，共成三十三症。此外证治虽尚多遗略，但此中数症，实人生所易患，且又每见时医误治，而世人受其害者，不少是以不必求其全，而思撮其要，拟付梓，人公诸同好。俾不知医者，亦得自为调理，不致为庸医所误。凡初起轻恙，按法服之，谅易就痊。至若久恙重恙，又

自叙

兒姪輩從師羊城余慮其功課之餘風寒不愼飲食不節因訂外感春温暑濕瀉痢瘧七症方與之庶免臨渴而掘井後據云服之多效卽館友亦有遵此法而除病者余聞其驗遂繙閲自著舊方皆從平穩立法既無伏邪之患亦無傷元之憂始則欲便子姪繼則思並益同人因復增入頭心腰腹脇脚耳牙疝氣痿躄諸痛小便大便衄吐諸血又消渴嘔吐噎膈反胃霍亂黄疸淋濁癃閉遺精欬嗽諸症大抵少年輩起居飲食不謹所致者共成三十三症此外證治雖尚多遺略但此中數症實人生所易患且又每見時醫悮治而世人受其害者不少是以不必求其全而思撮其要擬付梓人公諸同好俾不知醫者亦得自爲調理不致爲庸醫所悮凡初起輕恙按法服之諒易就痊至若久恙重恙又

不敢謂能盡奏效也番禺潘名熊蘭坪氏自序於西村之評琴書屋

不敢谓能尽奏效也。

番禺潘名熊兰坪氏自序于西村之评琴书屋。

医略目录

醫略目録

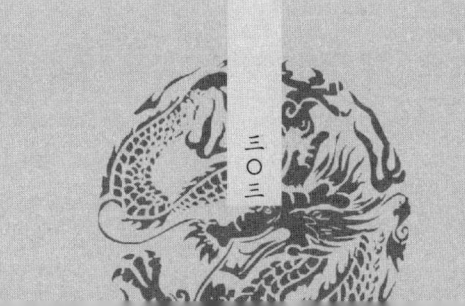

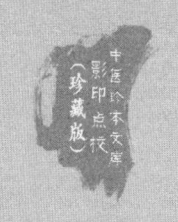

脇痛　腰痛

脚痛（附痿躄）　耳痛（附耳鳴　耳聾）

牙痛

卷三

淋症（附濁症　癃閉　案二）　遺精

大便血　小便血

衄血（齒衄鼻衄同治）　吐血（附案四）

欬咳（附案一）　附（寄馮友人脾胃論　古方　詩　題贈）

胁痛　腰痛

脚痛（附痿躄）　耳痛（附耳鸣　耳聋）

牙痛

卷三

淋症（附浊症　癃闭　案二）　遗精

大便血　小便血

衄血（齿衄鼻衄同治）

吐血（附案四）

欬嗽（附案一）　附（寄冯友人脾胃论　古方　诗　题赠）

凡例

一、是书专为不知医者备临时急用，因加圈点，以便或忙中检阅证治，仅从粗浅立论，方药亦从平稳立法。

一、书中列证只就少年辈饮食起居不慎，七情六气易伤，拟方商治。故妇科、小儿科与高年久恙诸证治，一概不参入。

一、方下列应加药味中，有列至八九味之多者，非谓必须尽数加入。倘于所见症有相合，不过加入两三味耳。盖方内药味，或宜于因症加减，不必尽照原方与分钱之数也。

一、凡医家订方选药，必须先求无过，然后再求有功。况此医略为未涉医者巾箱，便用选药，尤宜谨慎。是以方立只取平淡，不尚神奇。但因症加药处，又不

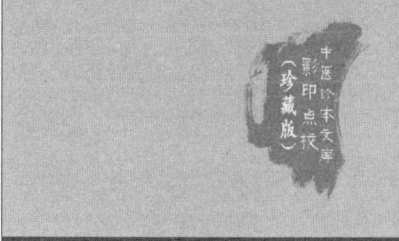

凡例

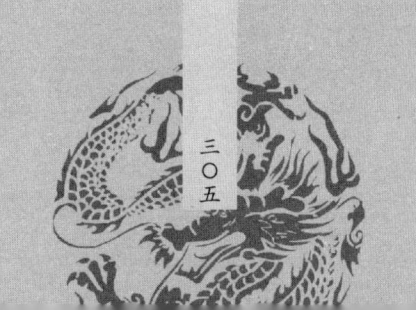

一是書專爲不知醫者備臨時急用因加圈點以便或忙中檢閱證治僅從粗淺立論方藥亦從平穩立法

一書中列證衹就少年輩飲食起居不愼七情六氣易傷擬方商治故婦科小兒科與高年久恙諸證治一概不參入

一方下列應加藥味中有列至八九味之多者非謂必須盡數加入倘於所見症有相合不過加入兩三味耳蓋方內藥味或宜於因症加減不必盡照原方與分錢之數也

一凡醫家訂方選藥必須先求無過然後再求有功況此醫略爲未涉醫者巾箱便用選藥尤宜謹慎是以方立衹取平淡不尚神奇但因症加藥處又不

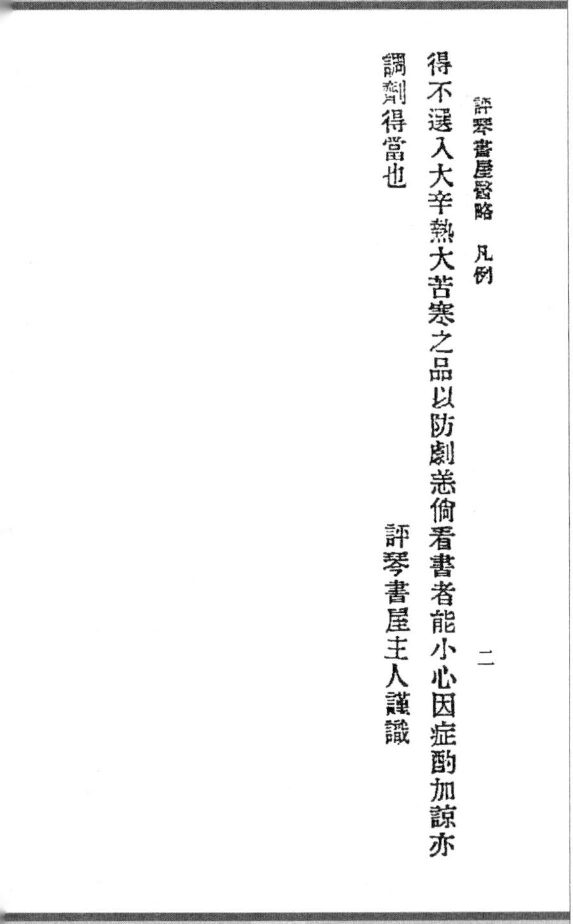

得不選入大辛熱大苦寒之品以防劇恙倘看書者能小心因症酌加諒亦調劑得當也

評琴書屋主人謹識

得不选入大辛热、大苦寒之品，以防剧恙。倘看书者，能小心因症酌加，谅亦调剂得当也。

评琴书屋主人谨识

序

医之道微矣，四难未审二反，遽施毫厘之差，滋蔓弥甚。自张仲景垂范援证立方，本论阐于伤寒杂治编，于金匮晰奇胲于针鼻轮瘉，死于麦芒千祀，以还咸资准的，然而传经中络受病固殊，辛热苦寒施剂尤剧。偶遇噫鼽讵假乌头作帝，才逢痎痞，即推蝭母为君，斧伐或致伤元，升提因之耗液，欲登仁寿厥道无由此，吾友潘君兰坪，所以有医略之作也。原夫风寒异中汤别桂麻，表里殊攻，治归经脉而浊从鼻入，息只透于膜原，寒以阳舒气，或蒸为内热，毫毛所中，讵由关膈之经洒淅为淫。未入支兰之藏君，乃别伤为感，异热于寒，取冲淡以养和，杂芳香而逐秽，列柴胡于八阵方，嗤景岳之粗厘。暑热于三焦，全守河间之法，复以湿蒸痁起，痢重泻溏，辨呕吐之实虚，审制消于水火，不贪汗下，微判清

序

醫之道微矣四難未審二反遽施毫釐之差滋蔓彌甚自張仲景垂範援證立方本論闡於傷寒雜治編於金匱晰奇胲於針鼻轉瘉死於麥芒千祀以還咸資準的然而傳經中絡受病固殊辛熱苦寒施劑尤劇偶遇噫鼽詎假烏頭作帝纔逢痎痞卽推蝭母爲君斧伐或致傷元升提因之耗液欲登仁壽厥道無由此吾友潘君蘭坪所以有醫略之作也原夫風寒異中湯別桂麻表裏殊攻治歸經脈而濁從鼻入息祇透於膜原寒以陽舒氣或蒸爲內熱毫毛所中詎由關膈之經洒淅爲淫未入支蘭之藏君乃別傷爲感異熱於寒取冲淡以養和雜芳香而逐穢列柴胡於八陣方嗤景岳之粗釐暑熱於三焦全守河間之法復以濕蒸痁起痢重瀉溏辨嘔吐之實虛審制消於水火不貪汗下微判清

温則以外感温熱立法而濕瘧瀉痢消渴嘔吐諸證附焉自是以還不脛而走
執簡問明堂之訣叩門求禁要之方君復删掇外臺折衷診籍以爲戶樞不轉
則痛擾諸官主藏失調則血淩百脈不分部次何殊隔幕之覘未酌盈虛卒有
潰川之變況復鬱蒸成疾癃閉爲災州都無氣化之官水府室司冥之令軒轅
失馭濁黄溢於龍門金火相刑虛白傷其虎穴爰分痛血逮夫濁淋辨燥濕於
疸遺別風邪於咳喘集方七十七首列證三十三門不須五診之能悉合六徵
之旨洵可家藏笥篋人免祲氛矣或者謂扁鵲善醫隨俗爲變邯鄲貴婦爲帶
下醫維陽重老爲耳目痹醫咸陽愛小爲小兒醫君於諸條未遑舉例不知邪
淫客感病多中於少年春蠢秋孳易招於沴氣治惟先乎腠理患靡入於膏肓
若夫杖鄉稱耇庋閣娛珍頤養當愼於重茵權輿詎資乎百草嬰童周晬亦傳
百問之篇婦女專科別立奇經之部無求泛濫庶便巾箱至於調和六鑿消息

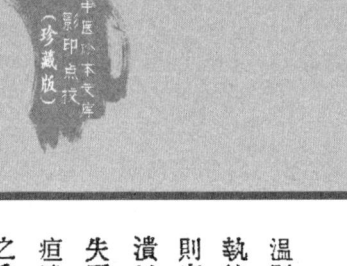

温，则以外感温热立法。而湿疟泻痢，消渴呕吐，诸证附焉，自是以还，不胫而走。执简问明堂之诀，叩门求禁要之方，君复删掇《外台》折衷诊籍，以为户枢不转则痛，扰诸官主藏失调，则血凌百脉不分部次，何殊隔幕之觇。未酌盈虚，卒有溃川之变。况复郁蒸成疾，癃闭为灾，州都无气化之官，水府室司冥之令，轩辕失驭，浊黄溢于龙门，金火相刑，虚白伤其虎穴，爰分痛血逮。夫浊淋辨燥湿于疸，遗别风邪于咳喘，集方七十七首，列证三十三门，不须五诊之能，悉合六徵之旨，洵可家藏笥箧人免祲氛矣。或者谓扁鹊善医，随俗为变，邯郸贵妇为带下医，维阳重老为耳目痹医，咸阳爱小为小儿医。君于诸条未遑，举例不知邪淫客感病，多中于少年，春蠢秋孳，易招于沴气，治惟先乎腠理，患靡入于膏肓。若夫杖乡称耇庋阁，娱珍颐养，当慎于重茵，权舆讵资乎？百草婴童周晬亦传百问之篇，妇女专科别立奇经之部，无求泛滥，庶便巾箱。至于调和六凿消息，

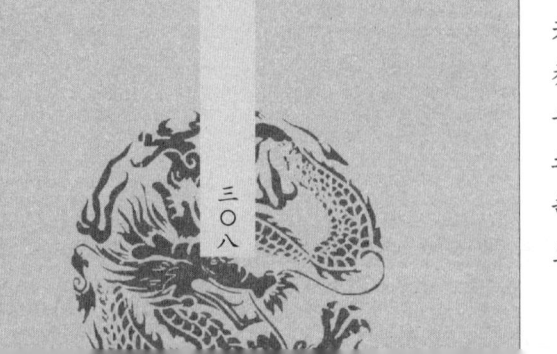

三停仲氏覘毫長兄治色占无妄之有喜以不藥爲中醫此視人之調劑尤屬君之宏願也悉以殺青甫竟問道於盲爰以卮言弁諸卷首學慚好問敢汙李杲之書世有史遷待續倉公之傳同治四年四月同里李光廷序

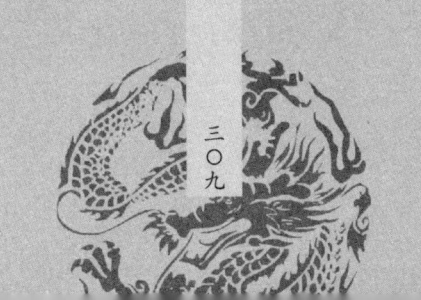

三停仲氏觇毫，长兄治色占无妄之有，喜以不药为中医，此视人之调剂，尤属君之宏愿也。悉以杀青，甫竟问道于盲，爰以卮言，弁诸卷首，学惭好问，敢汙李杲之书，世有史迁待续仓公之传。同治四年四月同里李光廷序。

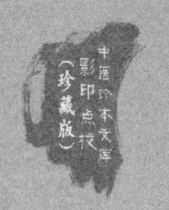

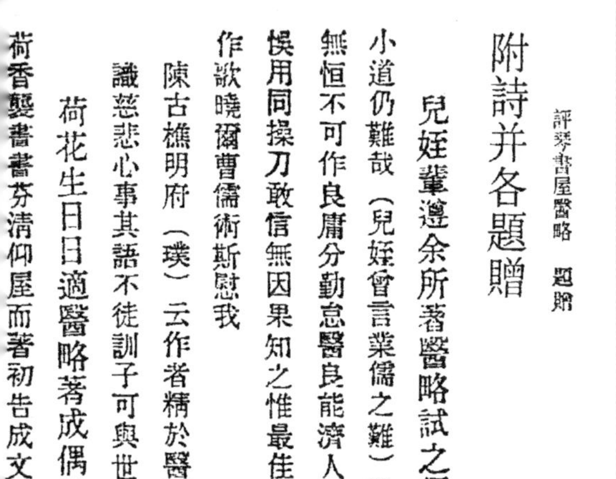

附詩并各題贈

兒姪輩遵余所著醫略試之頗效因有學醫之志作詩曉之

小道仍難哉（兒姪曾言業儒之難）誰能信無過書亦充棟梁詎易萬卷破無恒不可作良庸分勤怠醫良能濟人醫庸必貿禍證不疑似分藥味彼此妥悞用同操刀敢信無因果知之惟最佳業之未必可學也祿在中醫豈富而帑作歌曉爾曹儒術斯慰我

陳古樵明府（璞）云作者精於醫而戒其子不爲醫此眞實本領絕大見識慈悲心事其語不徒訓子可與世上一切學醫者讀之

荷花生日日適醫略著成偶得數韵遺興

荷香襲書書芬清仰屋而著初告成文字有緣遂余欲豕魚無訛命兒錄老來

附诗并各题赠

儿侄辈遵余所著医略试之颇效，因有学医之志，作诗晓之。

小道仍难哉（儿侄曾言业儒之难），谁能信无过。书亦充栋梁，讵易万卷破。无恒不可作，良庸分勤怠。医良能济人，医庸必贾祸。证不疑似分，药味彼此妥。误用同操刀，敢信无因果。知之惟最佳，业之未必可学也。禄在中医岂富而帑作歌，晓雨曹儒卫斯慰我。

陈古樵明府（璞）云：作者精于医，而戒其子不为医，此真实本领，绝大见识，慈悲心事，其语不徒训子，可与世上一切学医者读之。

荷花生日日适医略著成，偶得数韵遣兴。

荷香袭书书芬清，仰屋而著初告成。文字有缘遂余欲，豕鱼无讹命儿录。老来文物倍关情，颠连疾苦为之矜。寿纵百年终有尽，吾没何术裨生灵。偶然有得著医略，酌古准今述不作。将期拯厄亦扶元，分递水村与山郭。家家养得无病身，皥皥共作太平民。对花沉吟讽不倦，彼苍何时慰吾愿。

蒋湘渔上舍（灏）云：仁者之心，仁者之言，愿与众生佛前焚香赞诵。

黄铭石广文（德华）云：本平素之净修垂普渡之宝筏，如诵长阿，含经使彼，诸天增益五福，直合佛手仙心并传不朽。

张韫玉明经（仕辉）云：先生工诗，诗言其志。先生明医，医会其意。锦囊青囊，不忍自秘，总勒成书（先生另续刻评琴书屋吟草二卷，故云），举以问世，得公之诗，将见愈愚传公之医，犹能醒眯。

崔寿如茂才（廷森）云：兰坪先生禅理深邃，时于吟咏见性真，所著医略一书，不异金绳宝筏，以之拯救众生，是能具大法力者。

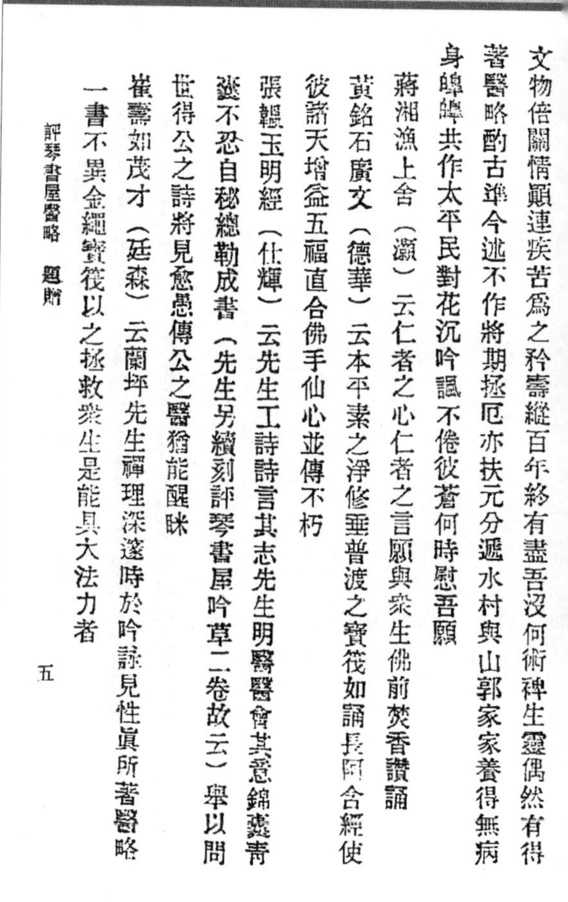
文物倍關情顛連疾苦爲之矜壽縱百年終有盡吾沒何術裨生靈偶然有得
著醫略酌古準今述不作將期拯厄亦扶元分遞水村與山郭家家養得無病
身皥皥共作太平民對花沉吟諷不倦彼蒼何時慰吾願
蔣湘漁上舍（灝）云仁者之心仁者之言願與衆生佛前焚香讚誦
黄銘石廣文（德華）云本平素之淨修垂普渡之寶筏如誦長阿含經使
彼諸天增益五福直合佛手仙心並傳不朽
張韞玉明經（仕輝）云先生工詩詩言其志先生明醫醫會其意錦囊青
囊不忍自秘總勒成書（先生另續刻評琴書屋吟草二卷故云）舉以問
世得公之詩將見愈愚傳公之醫猶能醒眯
崔壽如茂才（廷森）云蘭坪先生禪理深邃時於吟詠見性眞所著醫略
一書不異金繩寶筏以之拯救衆生是能具大法力者

評琴書屋醫略　題贈　五

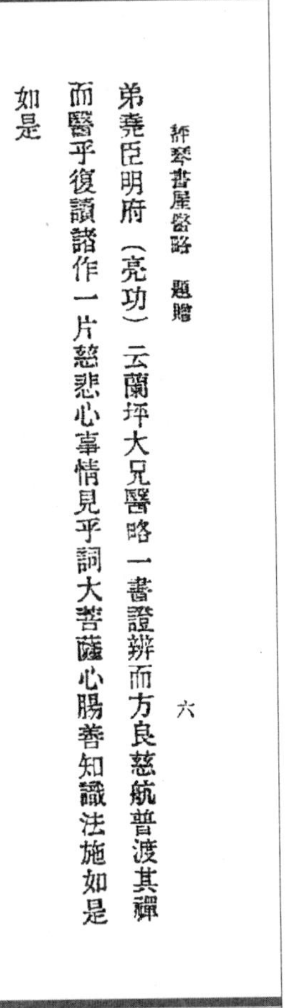

弟堯臣明府（亮功）云蘭坪大兄醫略一書證辨而方良慈航普渡其禪而醫乎復讀諸作一片慈悲心事情見乎詞大菩薩心腸善知識法施如是如是

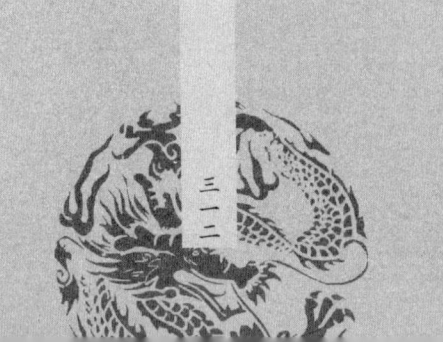

弟尧臣明府（亮功）云：兰坪大兄医略一书，证辨而方良，慈航普渡，其禅而医乎？复读诸作，一片慈悲心，事情见乎词，大菩萨心肠，善知识法施如是如是。

评琴书屋医略卷一

番禺潘名熊兰坪著
绍兴裘庆元吉生校刊

外感症

即伤风症，稍贪风凉，最易感受。见症头痛鼻塞，或发热咳嗽，因时用药，治法较妥，今即春夏秋冬，订方列左。

春日外感

经云：春伤于风。又云：春伤于温，谓春日受风，其气已温，须防夹入春温一症，温邪忌汗故也。春主升，夏主泄，即外感，亦忌大发汗（春温症见下，倘口干舌燥，壮热烦冤，便是春温的症。当从下篇春温法治）。北杏仁一钱半　紫苏梗一钱半　嫩竹叶四钱，鲜取，剪碎煎　建神曲一钱半　细甘草八分　栀子壳一钱半

評琴書屋醫略卷一

番禺潘名熊蘭坪著　紹興裘慶元吉生校刊

外感症

卽傷風症稍貪風凉最易感受見症頭痛鼻塞或發熱咳嗽因時用藥治法較妥今卽春夏秋冬訂方列左

春日外感

經云春傷於風又云春傷於溫謂春日受風其氣已溫須防夾入春溫一症溫邪忌汗故也春主升夏主泄卽外感亦忌大發汗（春溫症見下倘口乾舌燥壯熱煩寃便是春溫的症當從下篇春溫法治）北杏仁一錢半　紫蘇梗一錢半　嫩竹葉四錢鮮取剪碎煎　建神麯一錢半　細甘草八分　梔子殼一錢半

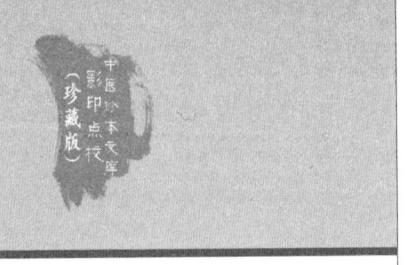

加葱白四錢淡豆豉三錢同煎

頭痛加連翹鈎藤有痰而渴加鮮竹茹瓜蔞（皮仁任用）不渴加半夏芥子咳加桔梗杷葉食滯加萊菔子麥芽曾食肥膩加山査實熱加芩連（梔殼改用梔仁）夜熱加丹皮地骨倘氣虛中寒者獨用葱豉湯加黨參四五錢生薑四五片煎服便合其黄耆神麯亦可酌加若氣血兩虛而見微寒微熱者用參歸桂枝湯加陳皮煎（方卽桂枝湯加人參當歸）

夏日外感

夏傷於濕當佐以去濕夏易感暑當佐以清暑　北杏仁二三錢　川滑石三四錢　青蒿梗二三錢　建神麯一二錢　甘草梢七八分　冬瓜皮四五錢

加鮮蓮葉三四錢葱一二條爲引

濕盛再加蒼朮或茵陳苓皮小便黄短加梔子木通另有見症當加藥與氣虛

加葱白四钱，淡豆豉三钱，同煎。

头痛加连翘、钩藤；有痰而渴加鲜竹茹、瓜蒌（皮仁任用）；不渴加半夏、芥子；咳加桔梗、杷叶；食滞加莱菔子、麦芽；曾食肥腻，加山查（楂）；实热加芩连（栀壳改用栀仁）；夜热加丹皮、地骨；倘气虚中寒者，独用葱豉汤，加党参四五钱，生姜四五片，煎服，便合其黄耆、神曲，亦可酌加。若气血两虚，而见微寒微热者，用参归桂枝汤加陈皮煎（方即桂枝汤加人参、当归）。

夏日外感

夏伤于湿，当佐以去湿，夏易感暑，当佐以清暑。北杏仁二三钱　川滑石三四钱　青蒿梗二三钱　建神曲一二钱　甘草梢七八分　冬瓜皮四五钱

加鲜莲叶三四钱，葱一二条为引。

湿盛再加苍术，或茵陈、苓皮；小便黄短，加栀子、木通，另有见症，当加药。与气虚

中寒者，当看前春日外感所列。

秋日外感

秋伤于燥，辛温药宜少用。北杏仁二三钱　神曲一二钱　杷叶二三钱　梨皮三四钱　甘草七八分

加鲜莲叶三钱，鲜紫苏叶一钱，为引。

发热而咳，加土桑白皮三四钱，地骨皮三四钱。燥渴加麦冬、知母，或鲜活水芦根、生粉、葛肉（二物代茶亦佳），兼受秋暑气，加滑石、冬瓜皮，或乘露取鲜嫩竹叶。另有见症，当加药，与气虚中寒者，仍看前春日外感受所列。

冬日外感

冬伤于寒，且秋主收，冬主藏，用药辛散些不妨。但冬温症，非所宜耳（冬温症见下，春温症注）。南方风伤卫者，多寒伤营者少。如确伤寒，自有仲景师伤寒

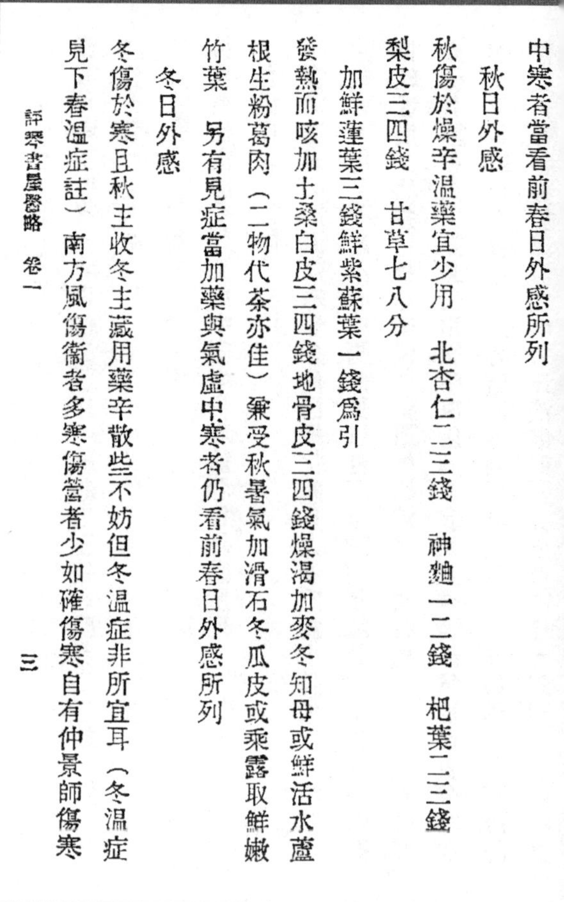
中寒者當看前春日外感所列
秋日外感
秋傷於燥辛温藥宜少用　北杏仁二三錢　神麯一二錢　杷葉二三錢
梨皮三四錢　甘草七八分
加鮮蓮葉三錢鮮紫蘇葉一錢爲引
發熱而咳加土桑白皮三四錢地骨皮三四錢燥渴加麥冬知母或鮮活水蘆
根生粉葛肉（二物代茶亦佳）兼受秋暑氣加滑石冬瓜皮或乘露取鮮嫩
竹葉　另有見症當加藥與氣虚中寒者仍看前春日外感所列
冬日外感
冬傷於寒且秋主收冬主藏用藥辛散些不妨但冬温症非所宜耳（冬温症
見下春温症註）南方風傷衛者多寒傷營者少如確傷寒自有仲景師傷寒
評琴書屋醫略　卷一　三

證治可考不復贅　北杏仁二三錢　神麯二三錢　蘇葉二三錢　防風一二錢　甘草七八分

加生薑二三片葱一二條爲引

另有見症當加藥與氣虛中寒者仍看前春日外感所列

春温症（冬温同論症治）

冬傷於寒春必病温蓋寒邪久伏已經化熱且入春感於少陽大旨以清凉爲主故古人用黄芩湯清心凉膈散誠以苦寒堅陰爲正治此症初起壯熱煩寃口乾舌燥必然并見最忌辛温散藥刼傷津液與尋常外感治法不同若外邪先受引動在裏伏熱必先用微辛凉以解新邪如葱豉湯最爲捷徑表分肅清然後進苦寒以清裏熱此法時醫不講動用柴葛羌防發汗傷津以至譫語神昏（元神寄養於津液之中若津液傷則神失所養而昏）幻症百出終歸莫

证治可考，不复赘。北杏仁二三钱　神曲二三钱　苏叶二三钱　防风一二钱　甘草七八分

加生姜二三片，葱一二条为引。

另有见症，当加药，与气虚中寒者，仍看前春日外感所列。

春温症（冬温同论症治）

冬伤于寒，春必病温。盖寒邪久伏，已经化热，且入春感于少阳，大旨以清凉为主。故古人用黄芩汤，清心凉膈散，诚以苦寒坚阴为正治，此症初起壮热烦冤，口干舌燥，必然并见，最忌辛温散药，却伤津液，与寻常外感治法不同。若外邪先受引动，在里伏热，必先用微辛凉以解新邪，如葱豉汤，最为捷径。表分肃清，然后进苦寒以清里热，此法时医不讲，动用柴、葛、羌、防，发汗伤津，以至谵语神昏（元神寄养于津液之中，若津液伤，则神失所养而昏），幻症百出，终归莫

救誠堪浩歎冬應寒而反熱亦有是症其名冬温見症同治法同均忌汗　白芍二錢　連翹一錢半　梔子一錢半　北杏仁一錢半　黄芩一錢半　甘草八分

加鮮竹葉三錢剪碎同煎

渴加麥冬蓮子心鮮梨皮鮮蘆根花粉等胃熱加知母石膏粳米若舌絳乾惡飲爲熱伏心營（喉燥舌乾喜飲水者熱在氣分喉燥舌乾惡飲水者熱在血分）加犀角生地銀花麥冬天冬（去芩芍杏梔用竹心代竹葉）夜熱加地骨丹皮青蒿生地（去梔芩）又兼風者名風温（其症兼見汗出咳嗽）加入薄荷梗牛蒡子之屬兼濕者名濕温加入鮮蘆根川滑石之流倘此外更有兼症宜參考葉氏書治之

暑症

救，诚堪浩叹！冬应寒而反热，亦有是症。其名冬温见症同治法同，均忌汗。白芍二钱　连翘一钱半　栀子一钱半　北杏仁一钱半　黄芩一钱半　甘草八分

加鲜竹叶三钱，剪碎同煎。

渴加麦冬、莲子心、鲜梨皮、鲜芦根、花粉等；胃热加知母、石膏、粳米；若舌绛干，恶饮，为热伏心营（喉燥舌干，喜饮水者，热在气分。喉燥舌干，恶饮水者，热在血分），加犀角、生地、银花、麦冬、天冬（去芩、芍、杏、栀，用竹心代竹叶）。夜热加地骨、丹皮、青蒿、生地（去栀芩）。又兼风者，名风温（其症兼见汗出咳嗽），加入薄荷梗、牛蒡子之属。兼湿者名湿，温加入鲜芦根、川滑石之流。倘此外，更有兼症，宜参考叶氏书治之。

暑症

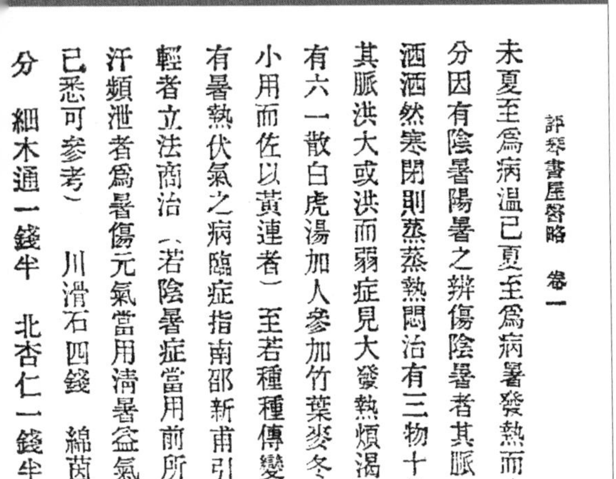
評琴書屋醫略　卷一　六

未夏至爲病溫已夏至爲病暑發熱而心煩爲暑熱的症前人有傷暑中暑之分因有陰暑陽暑之辨傷陰暑者其脈虛症見發熱惡寒手足微厥腠理開則洒洒然寒閉則蒸蒸熱悶治有三物十物香薷飲清暑益氣湯等法中陽暑者其脈洪大或洪而弱症見大發熱煩渴自汗面垢體倦氣息喘促日晡病減治有六一散白虎湯加人參加竹葉麥冬等法（陽暑大忌香薷溫散葉氏亦有小用而佐以黄連者）至若種種傳變前賢各有精義可參茲不重悉秋後更有暑熱伏氣之病臨症指南邵新甫引述頗詳當參考之茲擬方僅爲陽暑症輕者立法商治（若陰暑症當用前所列陰暑三方加減主治擬方不合用若汗頻泄者爲暑傷元氣當用清暑益氣湯加減治之倘已成暑瘧下瘧症論之已悉可參考）　川滑石四錢　綿茵陳一錢半　青蒿梗三錢　甘草梢八分　細木通一錢半　北杏仁一錢半

未夏至为病温，已夏至为病暑，发热而心烦，为暑热的症。前人有伤暑中暑之分，因有阴暑阳暑之辨。伤阴暑者，其脉虚症，见发热恶寒，手足微厥，腠理开，则洒洒然。寒闭则蒸蒸热闷，治有三物十物香薷饮，清暑益气汤等法。中阳暑者，其脉洪大，或洪而弱，症见大发热，烦渴自汗，面垢体倦，气息喘促，日哺病减，治有六一散，白虎汤，加人参，加竹叶、麦冬等法（阳暑大忌香薷温散，叶氏亦有小用而佐以黄连者）。至若种种传变，前贤各有精义，可参兹，不重悉。秋后更有暑热伏气之病，临症指南，邵新甫引述颇详，当参考之。兹拟方仅为阳暑症，轻者立法商治（若阴暑症，当用前所列阴暑三方加减主治，拟方不合用。若汗频泄者，为暑伤元气，当用清暑益气汤加减治之。倘已成暑疟下疟症论之，已悉可参考）。川滑石四钱　绵茵陈一钱半　青蒿梗三钱　甘草梢八分　细木通一钱半　北杏仁一钱半

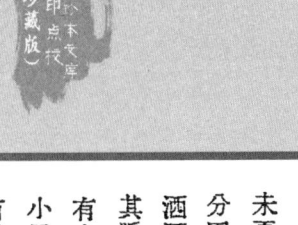

加鲜莲叶三钱，鲜丝瓜叶三钱，并剪碎同煎。

气分有实热，酌加石膏、知母，或栀子、芩、连，心热烦渴，加麦冬、莲子心，或鲜竹心、鲜芦根（去木通、茵陈。若烦渴甚，用西瓜汁、淡水、梨汁代茶亦佳）。如舌绛赤，暑已入心营，加犀角、麦冬、生地、银花、连翘、元参，少佐菖蒲三四分（去杏仁、青蒿、木通、茵陈），其鲜嫩竹叶、西瓜翠衣、冬瓜皮、绿豆皮，暑热皆堪酌用。如无汗，即阳暑亦不妨少佐香薷六七分。叶氏谓香薷佐丝瓜叶能祛暑中之风暑。风外袭肺，胃气阻，即阳暑，亦有汗无汗者。凡暑日发热兼咳嗽者，名暑风，不须风药过散，即本方少佐或参入桑白杷叶、桔梗、薄荷梗便合。

附案（暑邪变疟）

暑之阴阳治各不同，其分别固为最要，复思长夏湿热交蒸，暑必夹湿，夏热人喜当风，易感暑风，更当分别何者轻重。余在羊城，诊琴友杨君星门暑邪变疟

加鮮蓮葉三錢鮮絲瓜葉三錢並剪碎同煎
氣分有實熱酌加石膏知母或梔子芩連心熱煩渴加麥冬蓮子心或鮮竹心
鮮蘆根（去木通茵陳若煩渴甚用西瓜汁淡水梨汁代茶亦佳）如舌絳赤
暑已入心營加犀角麥冬生地銀花連翹元參少佐菖蒲三四分（去杏仁青
蒿木通茵陳）其鮮嫩竹葉西瓜翠衣冬瓜皮綠豆皮暑熱皆堪酌用如無汗
卽陽暑亦不妨少佐香薷六七分葉氏謂香薷佐絲瓜葉能祛暑中之風暑風
外襲肺胃氣阻卽陽暑亦有無汗者凡暑日發熱兼咳嗽者名暑風不須風藥
過散卽本方少佐香薷或參入桑白杷葉桔梗薄荷梗便合
附案（暑邪變瘧）
暑之陰陽治各不同其分別固爲最要復思長夏濕熱交蒸暑必夾濕夏熱人
喜當風易感暑風更當分別何者輕重余在羊城診琴友楊君星門暑邪變瘧

一症初患暑時醫謂外感重而暑濕輕用柴葛羌防從風治（暑風作冬日風寒治謬甚）更醫謂濕重用蒼朮茵陳又更醫謂熱重用芩連知柏終歸罔效以致暑熱不解而成瘧邀余診以三說詢余余曰是不難辨卽君亦能自辨之古人謂傷風惡風傷寒惡寒傷食惡食推之凡察其所惡卽知其所傷今君喜披襟當風是不惡風非傷於風可知渴喜凉飲飲多無痞滿之患（濕病多飲必覺胸脘痞滿）且進西瓜梨汁更覺胸脘暢適是不惡濕非傷於濕可知瘧來身熱熾且心熱而煩（暑先入心心煩是暑的症）貪凉而惡熱是傷於暑熱可斷況脈亦洪大耶但暑熱無質無形本伏三焦氣分後醫未讀劉河間先生書不知治暑法程徒用苦寒作六經實熱主治故仍不效耳茲擬方遵河間治暑熱當先清肅上焦氣分法選辛凉輕清之品投劑諒無不效果服二劑病減四劑病痊方用石膏知母麥冬鮮嫩竹葉滑石各三錢蓮子心甘草各八分

一症，初患暑时，医谓外感重而暑湿轻。用柴、葛、羌、防，从风治（暑风作冬日风寒治，谬甚）。更医谓湿重，用苍术、茵陈。又更医，谓热重用芩、连、知、柏，终归罔效，以致暑热不解而成疟。邀余诊，以三说询余，余曰：是不难辨，即君亦能自辨之。古人谓：伤风恶风，伤寒恶寒，伤食恶食推之。凡察其所恶即知其所伤，今群喜披襟当风，是不恶风，非伤于风可知，渴喜凉饮，饮多无痞满之患（湿病多饮，必觉胸脘痞满），且进西瓜、梨汁更觉胸脘畅适，是不恶湿，非伤于湿可知。疟来身热炽，且心热而烦（暑先入心，心烦是暑的症），贪凉而恶热，是伤于暑热可断。况脉亦洪大耶？但暑热无质无形，本伏三焦气分，后医未读刘河间先生书，不知治暑法程，徒用苦寒作六经实热主治，故仍不效耳。兹拟方，遵河间治暑热，当先清肃上焦气分法，选辛凉轻清之品投剂，谅无不效。果服二剂病减，四剂病痊，方用石膏、知母、麦冬、鲜嫩竹叶、滑石各三钱，莲子心、甘草各八分，香薷五分，同煎服，其出入加减，亦不过地骨、莲叶、洋参、粳米。

湿 症

湿有中湿、寒湿、风湿、酒湿、湿热、湿温、湿痹、湿痰之名，理宜分内因外因之治，兹订中和渗湿之剂，当察其所因而加减治之。凡湿症，舌多白，脉濡缓，湿郁则脉象兼呆钝。仲景师云：湿家忌发汗，汗之变痉厥，患湿者不可不知。茯苓皮四钱　绵茵陈一钱半　北杏仁一钱半　大腹皮二钱　白猪苓二钱　闽泽泻一钱半

加栀子一钱，淡豆豉二钱引，或用通草五六钱，先煎汤去渣，将汤代水煎药。脾虚受湿，加白术、苍术（去栀子、杏），舌白恶饮，或周身尽痛（此湿阻气机，以至气不能运行，故周身尽痛），宜加波蔻仁、马兜铃，或藿香梗、滑石；湿热加黄柏、黄芩；寒湿加附子、干姜（去栀子、腹皮、杏）；风湿加防风、藿香叶；湿痹加

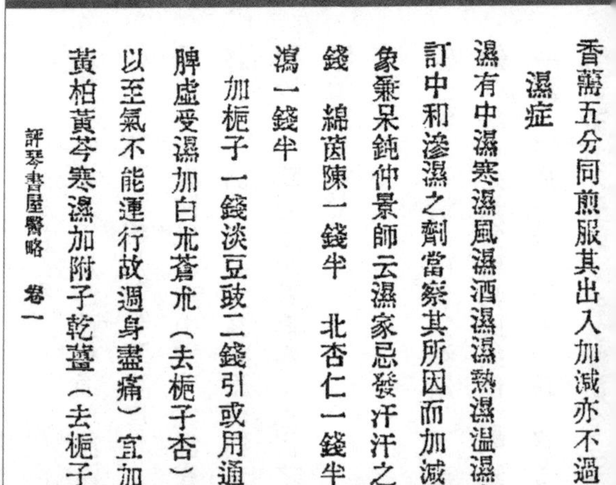
香薷五分同煎服其出入加減亦不過地骨蓮葉洋參粳米
濕症
濕有中濕寒濕風濕酒濕濕熱濕溫濕痹濕痰之名理宜分內因外因之治茲
訂中和滲濕之劑當察其所因而加減治之凡濕症舌多白脈濡緩濕鬱則脈
象兼呆鈍仲景師云濕家忌發汗汗之變痙厥患濕者不可不知　茯苓皮四
錢　綿茵陳一錢半　北杏仁一錢半　大腹皮二錢　白豬苓二錢　閩澤
瀉一錢半
加梔子一錢淡豆豉二錢引或用通草五六錢先煎湯去渣將湯代水煎藥
脾虛受濕加白朮蒼朮（去梔子杏）舌白惡飲或遍身盡痛（此濕阻氣機
以至氣不能運行故遍身盡痛）宜加波蔻仁馬兜鈴或藿香梗滑石濕熱加
黃柏黃芩寒濕加附子乾薑（去梔子腹皮杏）風濕加防風藿香葉濕痹加
評琴書屋醫略　卷一　九

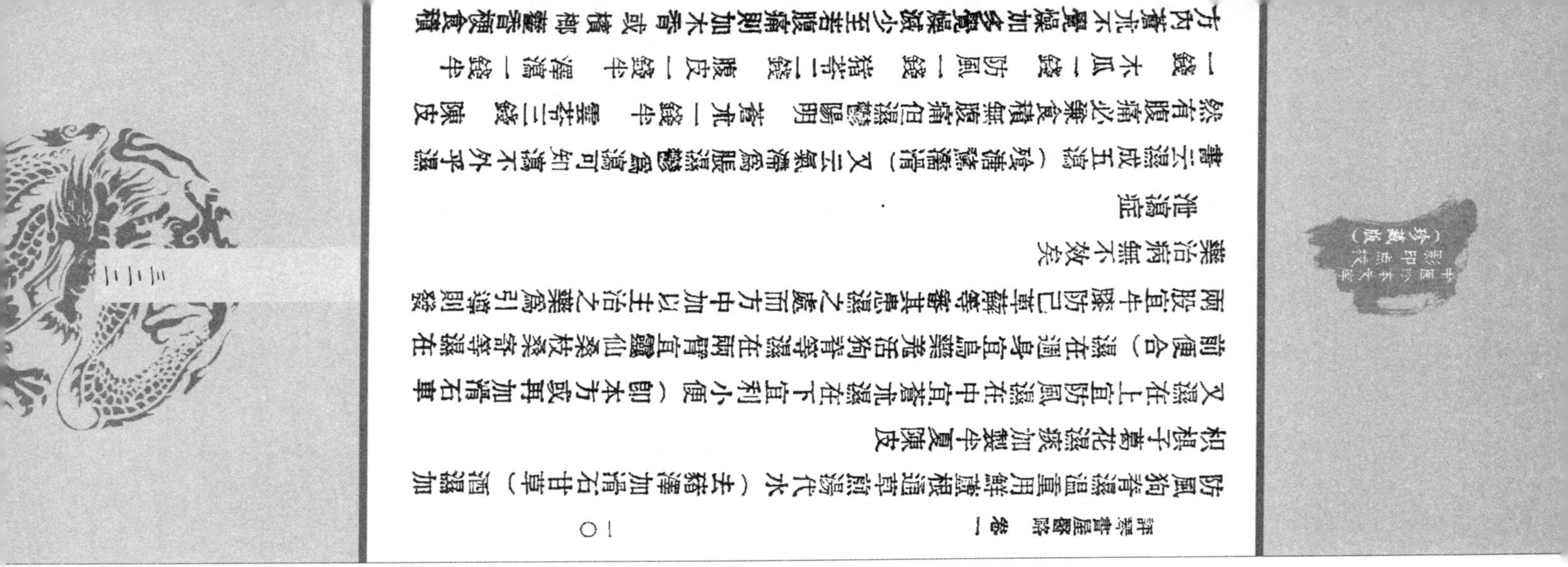

防風狗脊濕溫重用鮮蘆根通草煎湯代水（去豬澤加滑石甘草）酒濕加
枳椇子葛花濕痰加製半夏陳皮
又濕在上宜防風濕在中宜蒼朮濕在下宜利小便（即本方或再加滑石車
前便合）濕在週身宜烏藥羌活狗脊等濕在兩臂宜靈仙桑枝桑寄等濕在
兩股宜牛膝防己萆薢等審其患濕之處而方中加以主治之藥為引導則發
藥治病無不效矣
泄瀉症
書云濕成五瀉（飧溏鶩濡滑）又云氣滯為脹濕鬱為瀉可知瀉不外乎濕
然有腹痛必兼食積無腹痛但濕鬱陽明　蒼朮一錢半　靈苓三錢　陳皮
一錢　木瓜一錢　防風一錢　豬苓二錢　腹皮一錢半　澤瀉一錢半
方內蒼朮不覺燥加多覺燥減少至若腹痛則加木香或檳榔藿香梗食積

防风、狗脊；湿温重用鲜芦根，通草煎汤代水（去猪泽，加滑石、甘草）；酒湿加枳椇子、葛花，湿痰加制半夏、陈皮。

又湿在上，宜防风；湿在中，宜苍术；湿在下，宜利小便（即本方或再加滑石、车前便合）；湿在周身，宜乌药、羌活、狗脊等；湿在两臂，宜灵仙、桑枝、桑寄等；湿在两股，宜牛膝、防己、萆薢等。审其患湿之处，而方中加以主治之药为引道，则发药治病无不效矣。

泄泻症

书云：湿成五泻（飧溏鹜濡滑）。又云：气滞为胀，湿郁为泻，可知泻不外乎湿。然有腹痛必兼食积，无腹痛，但湿郁阳明。苍术一钱半　云苓三钱　陈皮一钱　木瓜一钱　防风一钱　猪苓二钱　腹皮一钱半　泽泻一钱半　方内苍术不觉燥，加多觉燥减少。至若腹痛，则加木香，或槟榔、藿香梗；食积加厚朴、神曲，或莱菔子、山查（楂）（或去腹皮、木瓜），酒积加干葛；热加芩、连；寒加桂枝、吴萸、附子（去猪苓、腹皮、防风）。凡大辛热、大苦寒药，未涉医者，宜逐味渐加为稳，书首凡例已经列明）。脾虚加人参、白术、附子（去腹皮、猪苓、泽泻）。若五鼓后泻，且有定时者，为脾肾皆虚，宜四神丸加人参、茯苓、白术、附子、粟壳之类。又凡痛而泻，泻而痛减者，食积若痛而泻，泻而痛不减者，乃土衰木乘（脾虚，故泻肝实，故痛），宜用土炒白术三钱，炒白芍二钱，陈皮一钱，防风一钱（此名痛泻要方），或更加木瓜一钱，炒莲叶二钱，同煎。人参、茯苓、炙甘草、煨干葛皆可酌加；久泻者，须少佐升麻数分（二症上拟方，皆不合用）。

痢症

见症里急后重腹痛，欲便不便，湿热食积相并，则成此症。痢色有赤有白之不同，亦因其受病有热重湿重之各异，热胜于湿，则伤胃之血分而为赤痢。湿胜

加厚樸神麴或萊菔子山查（或去腹皮木瓜）酒積加乾葛熱加芩連寒加桂枝吳萸附子（去猪苓腹皮防風〇凡大辛熱大苦寒藥未涉醫者宜逐味漸加爲穩書首凡例已經列明）脾虛加人參白朮附子（去腹皮豬苓澤瀉）若五鼓後瀉且有定時者爲脾腎皆虛宜四神丸加人參茯苓白朮附子粟殼之類又凡痛而瀉瀉而痛減者食積若痛而瀉瀉而痛不減者乃土衰木乘（脾虛故瀉肝實故痛）宜用土炒白朮三錢炒白芍二錢陳皮一錢防風一錢（此名痛瀉要方）或更加木瓜一錢炒蓮葉二錢同煎人參茯苓炙甘草煨乾葛皆可酌加久瀉者須少佐升麻數分（二症上擬方皆不合用）

痢症

見症裏急後重腹痛欲便不便濕熱食積相併則成此症痢色有赤有白之不同亦因其受病有熱重濕重之各異熱勝於濕則傷胃之血分而爲赤痢濕勝

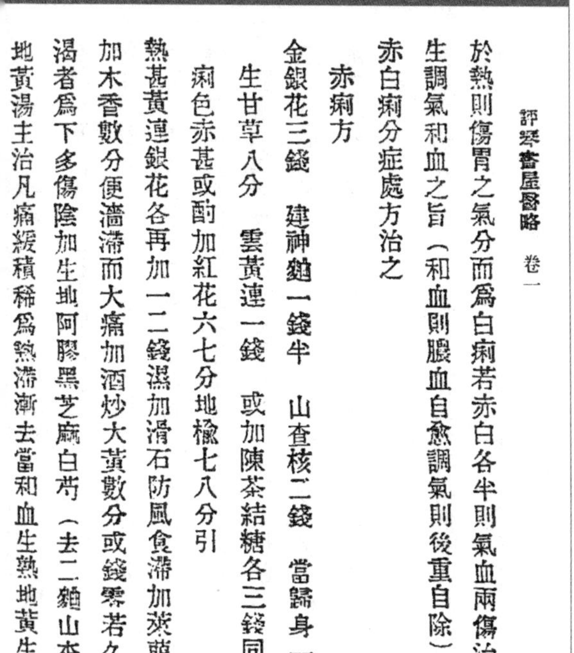
評琴書屋醫略　卷一　一三

於熱則傷胃之氣分而爲白痢若赤白各半則氣血兩傷治法當宗劉河間先生調氣和血之旨（和血則膿血自愈調氣則後重自除）茲因將赤痢白痢赤白痢分症處方治之

赤痢方

金銀花三錢　建神麴一錢半　山查核二錢　當歸身一錢　紅麯米一錢　生甘草八分　雲黃連一錢　或加陳茶結糖各三錢同煎

痢色赤甚或酌加紅花六七分地榆七八分引

熱甚黃連銀花各再加一二錢濕加滑石防風食滯加萊菔子苗厚樸腹痛頻加木香數分便濇滯而大痛加酒炒大黃數分或錢零若久痢微痛濇滯而燥渴者爲下多傷陰加生地阿膠黑芝麻白芍（去二麯山查連）或獨用六味地黃湯主治凡痛緩積稀爲熱滯漸去當和血生熟地黃生製首烏當歸白芍

于热，则伤胃之气分而为白痢。若赤白各半，则气血两伤，治法当宗刘河间先生调气和血之旨（和血则脓血自愈，调气则后重自除）。兹因将赤痢、白痢、赤白痢分症处方治之。

赤痢方

金银花三钱　建神曲一钱半　山查（楂）核二钱　当归身一钱　红曲米一钱　生甘草八分　云黄连一钱　或加陈茶、结（红）糖各三钱，同煎。

痢色赤甚，或酌加红花六七分，地榆七八分引。

热甚，黄连、银花各再加一二钱；湿加滑石、防风；食滞，加莱菔子苗、厚朴；腹痛，频加木香数分；便涩滞而大痛，加酒炒大黄数分，或钱零；若久痢微痛涩滞而燥渴者，为下多伤阴，加生地、阿胶、黑芝麻、白芍（去二曲、山查（楂）、连），或独用六味地黄汤主治。凡痛缓积稀，为热滞渐去，当和血，生熟地黄、生制首乌、当归、白芍黑豆、黑芝麻为要药（去二曲、连、山（查）楂）。

白痢方

川滑石三钱　炒银花二钱　建神曲一钱半　泡苍术一钱　绵茵陈二钱　生甘草五分　防风肉一钱

加炒香莲叶二钱为引（鲜干任用）。

湿微或渴减，苍术，湿盛不渴，加苍术，或再加白术、茯苓。另有见症，当加药，当看前赤痢症所列。

赤白痢方

银花三钱　建曲一钱半　青皮五分　防风八分　滑石三分　黄连七分，土炒　陈皮五分　甘草八分

加当归五分，苍术五分，为引。

黑豆黑芝麻爲要藥（去二麯連山査）

白痢方

川滑石三錢　炒銀花二錢　建神麯一錢半　泡蒼朮一錢　綿茵陳二錢

生甘草五分　防風肉一錢

加炒香蓮葉二錢爲引（鮮乾任用）

濕微或渴減蒼朮濕盛不渴加蒼朮或再加白朮茯苓　另有見症當加藥當

看前赤痢症所列

赤白痢方

銀花三錢　建麯一錢半　青皮五分　防風八分　滑石三分　黃連七分

土炒　陳皮五分　甘草八分

加當歸五分蒼朮五分爲引

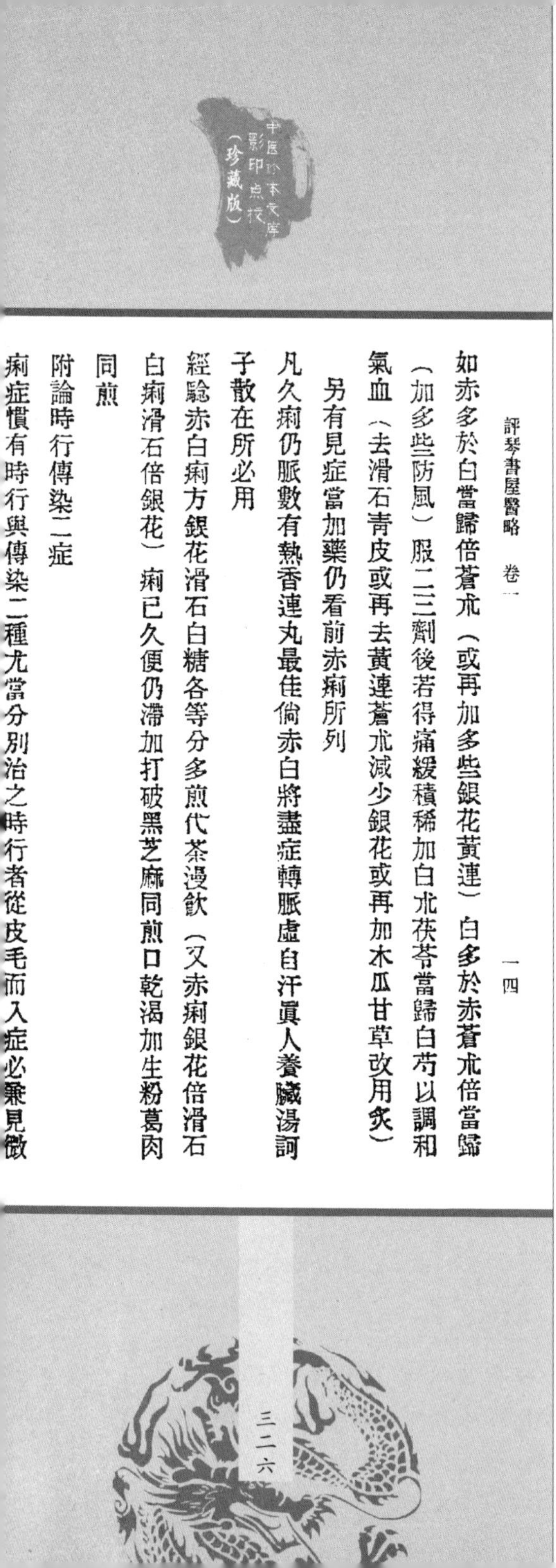

如赤多於白當歸倍蒼朮（或再加多些銀花黃連）白多於赤蒼朮倍當歸（加多些防風）服二三劑後若得痛緩積稀加白朮茯苓當歸白芍以調和氣血（去滑石青皮或再去黃連蒼朮減少銀花或再加木瓜甘草改用炙）

另有見症當加藥仍看前赤痢所列

凡久痢仍脈數有熱香連丸最佳倘赤白將盡症轉脈虛自汗眞人養臟湯訶子散在所必用

經驗赤白痢方銀花滑石白糖各等分多煎代茶漫飲（又赤痢銀花倍滑石白痢滑石倍銀花）痢已久便仍滯加打破黑芝麻同煎口乾渴加生粉葛肉同煎

附論時行傳染二症

痢症慣有時行與傳染二種尤當分別治之時行者從皮毛而入症必兼見微

如赤多于白，当归倍苍术（或再加多些银花、黄连）；白多于赤，苍术倍当归（加多些防风），服二三剂后，若得痛缓积稀，加白术、茯苓、当归、白芍，以调和气血（去滑石、青皮，或再去黄连、苍术，减少银花，或再加木瓜、甘草，改用炙）。

另有见症，当加药，仍看前赤痢所列。

凡久痢仍脉数有热，香连丸最佳，倘赤白将尽，症转脉虚，自汗，真人养脏汤，诃子散，在所必用。

经验赤白痢方，银花、滑石、白糖各等分，多煎，代茶漫饮（又赤痢，银花倍滑石；白痢，滑石，倍银花）。痢已久便仍滞，加打破黑芝麻，同煎。口干渴，加生粉、葛肉同煎。

附论时行传染二症

痢症，惯有时行与传染二种，尤当分别治之，时行者，从皮毛而入，症必兼见微恶寒，邪风所过，行于一家，则一家病行于一乡，则一乡病当宗喻嘉言，初用辛凉解表，次且苦寒清里法，宜败毒散加减。传染者从口鼻入，症不见恶寒；秽气所触染一人，则一人病染一方，则一方病当宗刘河间调气行血法，宜芍药汤，或参入藿香正气散加减治之。

疟症

疟一日一发者，其邪浅；两日一发者，其邪深；三日一发者，名三阴疟，流连难愈。其邪原伏少阳，入与阴争，则寒出与阳争，则热争则病作，息则病止，其邪仍伏本经。寒热之来，必应期而至。若寒热模糊，来势混而难分，此邪气重而正气怯。若寒热相等，作止有时，斯邪气轻而正气不甚虚，兹拟方先从正气未虚者商治。

建神曲二三钱　黄芩一二钱　青皮八分　法夏曲二三钱　青蒿二三

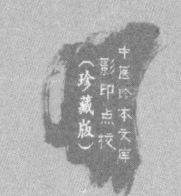

惡寒邪風所過行於一家則一家病行於一鄉則一鄉病當宗喻嘉言初用辛凉解表次用苦寒清裏法宜敗毒散加減傳染者從口鼻入症不見惡寒穢氣所觸染一人則一人病染一方則一方病當宗劉河間調氣行血法宜芍藥湯或參入藿香正氣散加減治之

瘧症

瘧一日一發者其邪淺兩日一發者其邪深三日一發者名三陰瘧流連難愈其邪原伏少陽入與陰爭則寒出與陽爭則熱爭則病作息則病止其邪仍伏本經寒熱之來必應期而至若寒熱糢糊來勢混而難分此邪氣重而正氣怯若寒熱相等作止有時斯邪氣輕而正氣不甚虛茲擬方先從正氣未虛者商治

建神麯二三錢　黃芩一二錢　青皮八分　法夏麯二三錢　青蒿二三

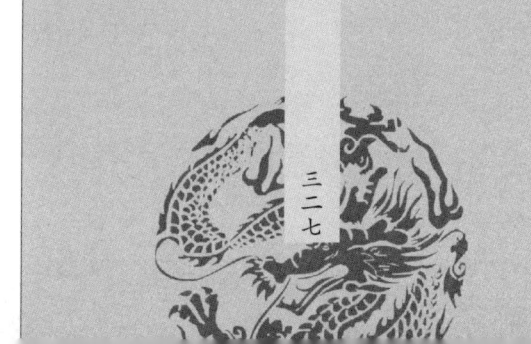

錢　甘草八分

春冬加薑棗　夏秋加蓮葉（久瘧與冬月皆去青蒿加柴胡）

寒多加草果或桂枝熱多加知母或石膏（凡發熱無汗最忌石膏慎之又有汗忌丹皮無汗忌白芍均不可不知）渴加花粉麥冬（去二麯）痰多加瓜蔞　夏麯改用半夏　夜熱加丹皮地骨（去二麯）夏日濕盛加滑石茵陳不渴寒多加蒼朮兼暑熱加滑石黃連秋燥（去二麯青皮芩）加桑白皮地骨皮麥冬杷葉或鮮蘆根冬瓜皮梨皮若正氣虛者（擬方不合用）宜用補中益氣湯加減治之又單寒無熱宜用附子理中湯加柴胡單熱無寒宜用白虎湯少加桂枝

此症發於夏秋者暑濕爲患者居多暑必夾濕當分暑與濕何者爲重暑熱重者瘧來者必熱重而寒微唇舌必絳赤煩渴而喜凉飲飲多無痞滿之患

钱　甘草八分

春冬加姜枣。夏秋加莲叶（久疟与冬月皆去青蒿，加柴胡）。

寒多加草果或桂枝，热多加知母或石膏（凡发热无汗，最忌石膏。慎之！又有汗，忌丹皮；无汗忌白芍，均不可不知）。渴加花粉、麦冬（去二曲）；痰多加瓜蒌，夏曲改用半夏。夜热加丹皮、地骨（去二曲）。夏日湿盛，加滑石、茵陈；不渴，寒多加苍术，兼暑热，加滑石、黄连。秋燥（去二曲，青皮、芩），加桑白皮、地骨皮、麦冬、杷叶，或鲜芦根、冬瓜皮、梨皮。若正气虚者（拟方不合用），宜用补中益气汤加减治之。又单寒无热，宜用附子理中汤加柴胡。单热无寒，宜用白虎汤少加桂枝。

此症发于夏秋者，暑湿为患者居多，暑必夹湿，当分暑与湿何者为重。暑热重者，疟来者必热重而寒微，唇舌必绛赤，烦渴而喜凉饮。饮多无痞满之患，當宗桂枝白虎湯法及六一散加入辛涼之品治之（涼如麥冬竹葉蓮葉類辛如青蒿香薷類）濕邪重者瘧來時雖則熱勢蒸燔舌必有黏膩之苔渴喜煖湯胸脘覺痞脹嘔惡當宗藿香正氣散及二陳湯去甘草加北杏仁白蔻仁生薑之類治之

凡首列擬方原爲輕症投劑更有偏於寒者主以大劑薑桂附偏於熱者主以大劑石膏芩連王太僕云熱之不熱是無火也益火之源以消陰翳寒之不寒是無水也壯水之主以制陽光趙養葵遵之以八味丸益火之源六味丸壯水之主治久瘧多以此法收功（六味是益陰和陽法脈與症確陽勝於陰而後用此陰藥方無貽累慎之）

倘間日一發者非瘧期日不宜用表藥祛邪亦不宜蔽固其邪有濕者去濕有熱者清熱有滯者行滯總以疏蕩其邪爲主若氣血虛者當佐以扶元至

当宗桂枝白虎汤法，及六一散加入辛凉之品治之（凉如麦冬、竹叶、莲叶类，辛如青蒿、香薷类）。湿邪重者，疟来时虽则热势蒸燔，舌必有黏腻之苔。渴喜暖汤，胸脘觉痞胀呕恶，当宗藿香正气散，及二陈汤去甘草，加北杏仁、白蔻仁、生姜之类治之。

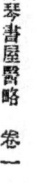

凡首列拟方，原为轻症投剂，更有偏于寒者，主以大剂姜、桂、附。偏于热者，主以大剂石膏、芩、连。王太仆云：热之不热，是无火也。益火之源，以消阴翳，寒之不寒，是无水也。壮水之主，以制阳光。赵养葵遵之，以八味丸益火之源，六味丸壮水之主治久疟，多以此法收功（六味是益阴和阳法，脉与症确阳胜于阴，而后用此阴药方无贻累，慎之）。

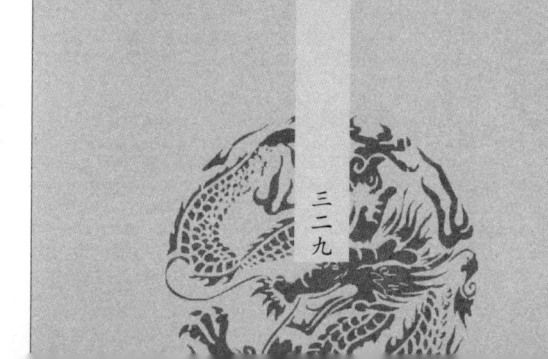

倘间日一发者，非疟期日，不宜用表药祛邪，亦不宜蔽固。其邪有湿者，去湿有热者。清热有滞者，行滞总以疏荡，其邪为主。若气血虚者，当佐以扶元至

期日然後用表藥以袪邪外出服藥宜早三個時許三陰瘧之治法亦然期前後兩日亦但當扶正至期日然後少佐表藥以袪邪卽春夏令主升泄柴胡亦當少佐凡久病必入絡須用當歸桃仁少佐紅花（上三味活絡血下三味疎經氣）草果桂枝柴胡自能透邪外出

茲擬因暑熱成間日瘧者立一法治（其餘各因可推）

間日瘧期前一日後一日服方（劑宜輕小）

建神麯一錢半　夏麯一錢半　陳皮三分　甘草三分　生扁豆三錢不打　加鮮蓮葉三錢切碎同煎

熱加鮮竹茹渴加麥冬蘆根濕加茵陳食滯加穀麥芽虛加參朮寒加生薑煨薑有痰倍夏麯

瘧期日卽用上初擬治瘧六味原方並參所列加減法治之體虛者用補中

期日，然后用表药以祛邪外出，服药宜早三个时许，三阴疟之治法，亦然期前后两日，亦但当扶正至期日，然后少佐表药以祛邪，即春夏令主升泄，柴胡亦当少佐。凡久病必入络，须用当归、桃仁，少佐红花（上三味活络，血下三味疎经气），草果、桂枝、柴胡，自能透邪外出。

兹拟因暑热，成间日疟者，立一法治（其余各因可推）。

间日疟期，前一日，后一日服方（剂宜轻小）。

建神曲一钱半　夏曲一钱半　陈皮三分　甘草三分　生扁豆三钱，不打　加鲜莲叶三钱，切碎，同煎。

热加鲜竹茹，渴加麦冬、芦根，湿加茵陈，食滞加谷麦芽，虚加参术，寒加生姜、煨姜，有痰倍夏曲。

疟期日，即用上初拟治疟六味原方，并参所列加减法治之。体虚者用补中

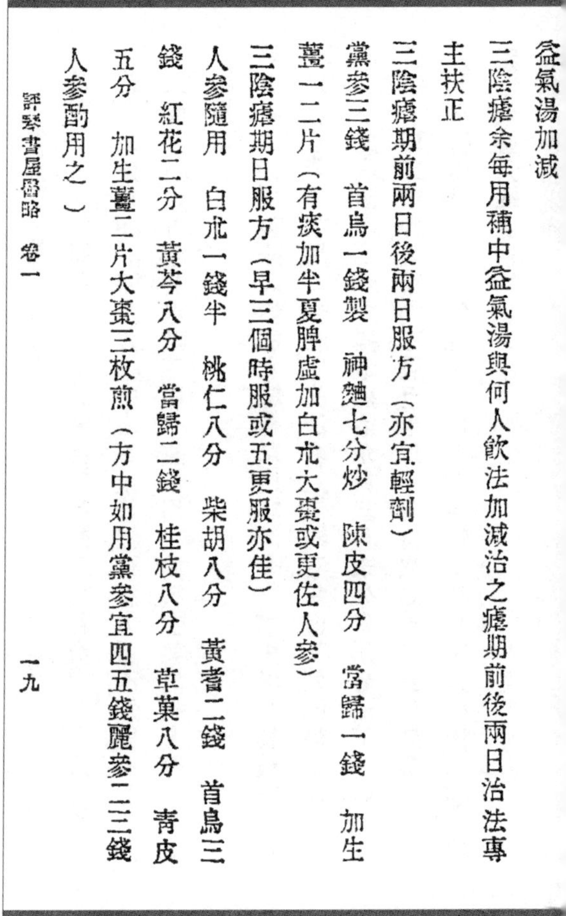

益氣湯加減

三陰瘧余每用補中益氣湯與何人飲法加減治之瘧期前後兩日治法專主扶正

三陰瘧期前兩日後兩日服方（亦宜輕劑）

黨參三錢　首烏一錢製　神麯七分炒　陳皮四分　當歸一錢　加生薑一二片（有痰加半夏脾虛加白朮大棗或更佐人參）

三陰瘧期日服方（早三個時服或五更服亦佳）

人參隨用　白朮一錢半　桃仁八分　柴胡八分　黃耆二錢　首烏三錢　紅花二分　黃芩八分　當歸二錢　桂枝八分　草菓八分　青皮五分　加生薑二片大棗三枚煎（方中如用黨參宜四五錢麗參二三錢人參酌用之）

評琴書屋醫略　卷一　一九

益气汤加减。

三阴疟，余每用补中益气汤，与何人饮法加减治之。疟期前后两日治法，专主扶正。

三阴疟期前两日、后两日服方（亦宜轻剂）。

党参三钱　首乌一钱　制神曲七分，炒　陈皮四分　当归一钱　加生姜一二片（有痰加半夏，脾虚加白术、大枣，或更佐人参）。

三阴疟期日服方（早三个时服，或五更服亦佳）。

人参随用　白术一钱半　桃仁八分　柴胡八分　黄耆二钱　首乌三钱　红花二分　黄芩八分　当归二钱　桂枝八分　草果八分　青皮五分　加生姜二片，大枣三枚，煎（方中如用党参，宜四五钱，鹿参二三钱，人参酌用之）。

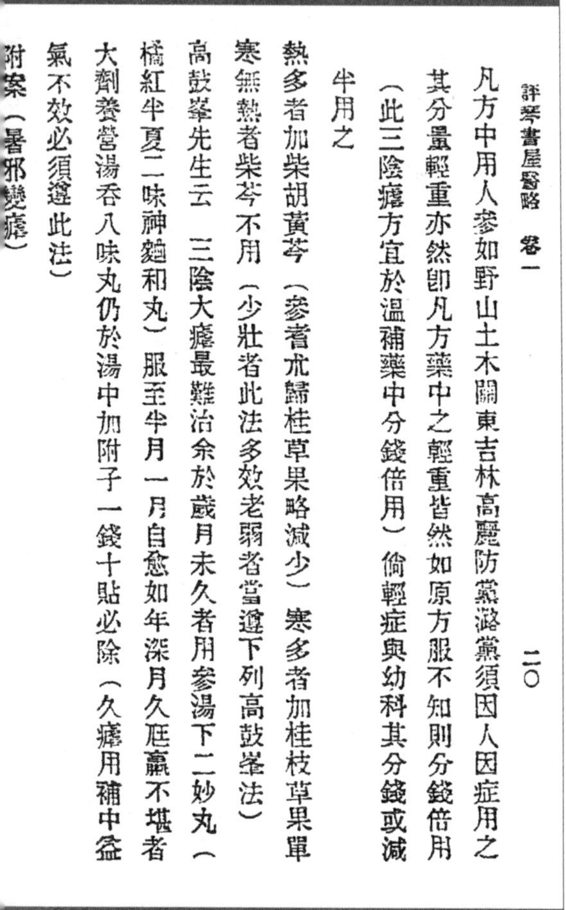
許琴書屋醫略　卷一　二〇
凡方中用人參如野山土木關東吉林高麗防黨潞黨須因人因症用之
其分量輕重亦然即凡方藥中之輕重皆然如原方服不知則分錢倍用
（此三陰瘧方宜於溫補藥中分錢倍用）倘輕症與幼科其分錢或減
半用之
熱多者加柴胡黃芩（參耆朮歸桂草果略減少）寒多者加桂枝草果單
寒無熱者柴芩不用（少壯者此法多效老弱者當遵下列高鼓峯法）
高鼓峯先生云　三陰大瘧最難治余於歲月未久者用參湯下二妙丸（
橘紅半夏二味神麯和丸）服至半月一月自愈如年深月久尫羸不堪者
大劑養營湯吞八味丸仍於湯中加附子一錢十貼必除（久瘧用補中益
氣不效必須遵此法）
附案（暑邪變瘧）

凡方中用人参，如野山土木，关东吉林，高丽防党，潞党，须因人因症用之，其分量轻重亦然。即凡方药中之轻重皆然，如原方服不知，则分钱倍用（此三阴疟方宜于温补药中，分钱倍用）。倘轻症与幼科，其分钱或减半用之。

热多者，加柴胡、黄芩（参、耆、术、归、桂、草果略减少）；寒多者，加桂枝、草果；单寒无热者，柴芩不用（少壮者，此法多效。老弱者，当遵下列高鼓峰法）。

高鼓峰先生云：三阴大疟最难治，余于岁月未久者，用参汤下二妙丸（橘红、半夏二味，神曲和丸），服至半月、一月自愈，如年深月久，尫羸不堪者，大剂养营汤吞八味丸，仍于汤中加附子一钱，十贴必除（久疟，用补中益气不效，必须遵此法）。

附案（暑邪变疟）

黄君于飛余舊知也余嘗學琴於其尊人太原廣文于飛時少亦同學焉今復同道而學醫也其尊堂夏日偶患暑瘧症適于飛外出延醫某治之誤用小柴胡再加苦寒升散藥服二劑病增劇寒多嘔惡不食汗大泄于飛旋里頻進温補繼復邀余同診六脈弱而無神面唇舌俱白且有一種寒冷象閱近服方多用六君加歸耆草菓薑棗等余曰藥從温補病宜漸輕于飛曰僅得納食而瘧至之苦依然也瘧將作必先頻嘔瘧止而嘔仍不即止家慈最苦者嘔君先除之余曰此嘔原過服羌活柴胡升動肝風所致肝風既欲動更乘瘧勢一作益挾之以肆其升逆之威夫木動必乘胃土邪阻胃降嘔斯作矣用朮草棗而培胃虛以制肝用黄耆而維陽氣以固衛原治久瘧汗多善法但現苦頻嘔有升無降此等究屬升提守中愚見姑擬暫停專取降逆理虛一法方用生左牡蠣塊一兩吉林參三錢同煎當歸五錢桂枝陳皮製

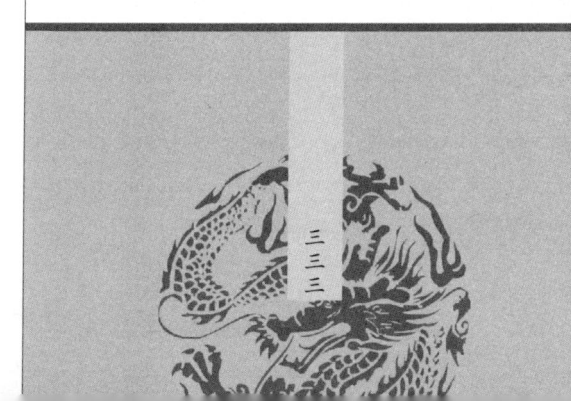

黄君、于飞，余旧知也。余当学琴于其尊人，太原广文于飞时少，亦同学焉。今复同道而学医也，其尊堂夏日偶患暑疟症，适于飞外出，延医某治之，误用小柴胡，再加苦寒升散药，服二剂病增剧，寒多，呕恶不食，汗大泄。于飞旋里，频进温补，继复邀余同诊。六脉弱而无神，面、唇、舌俱白，且有一种寒冷象，阅近服方，多用六君加归、耆、草、果、姜、枣等。余曰：药从温补，病宜渐轻。于飞曰：仅得纳食，而疟至之苦依然也。疟将作，必先频呕。疟止而呕，仍不即止。家慈最苦者呕，君先除之。余曰：此呕原过服羌活、柴胡升动肝风所致，肝风既欲动，更乘疟势一作，益挟之以肆其升逆之威。夫木动必乘胃土，邪阻胃降，呕斯作矣。用术、草、枣而培胃虚以制肝，用黄耆而维阳气以固卫，原治久疟汗多善法，但现苦频呕，有升无降，此等究属升提守中，愚见姑拟暂停，专取降逆理虚一法。方用生左牡蛎块一两，吉林参三钱，同煎，当归五钱，桂枝、陈皮、制

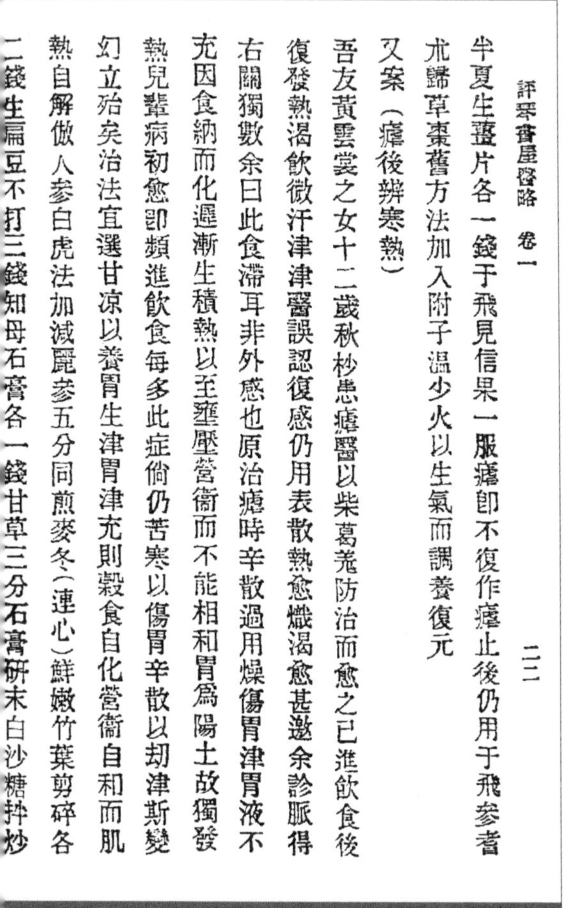

評琴書屋醫略　卷一　　二三

半夏生薑片各一錢于飛見信果一服瘧卽不復作瘧止後仍用于飛參耆
朮歸草棗舊方法加入附子溫少火以生氣而調養復元
又案（瘧後辨寒熱）
吾友黃雲裳之女十二歲秋杪患瘧醫以柴葛羌防治而愈之已進飲食後
復發熱渴飲微汗津津醫誤認復感仍用表散熱愈熾渴愈甚邀余診脈得
右關獨數余曰此食滯耳非外感也原治瘧時辛散過用燥傷胃津胃液不
充因食納而化遲漸生積熱以至壅壓營衛而不能相和胃爲陽土故獨發
熱兒輩病初愈卽頻進飲食每多此症倘仍苦寒以傷胃辛散以刦津斯變
幻立殆矣治法宜選甘涼以養胃生津胃津充則穀食自化營衛自和而肌
熱自解倣人參白虎法加減麗參五分同煎麥冬（連心）鮮嫩竹葉剪碎各
二錢生扁豆不打三錢知母石膏各一錢甘草三分石膏研末白沙糖拌炒

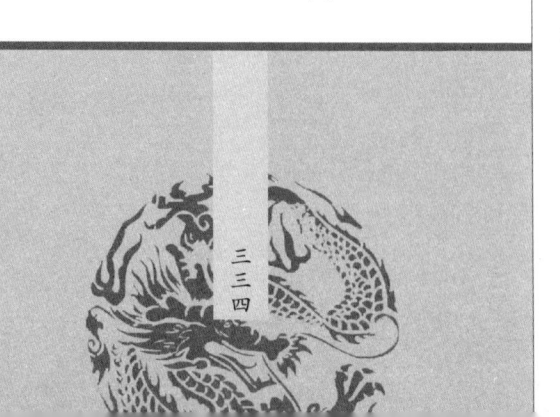

半夏、生姜片各一钱。于飞见信，果一服疟即不复作，疟止后，仍用于飞参、耆、术、归、草枣旧方法，加入附子，温少火以生气而调养复元。

又案（疟后辨寒热）

吾友黄芸裳之女，十二岁，秋杪患疟，医以柴、葛、羌、防治而愈之，已进饮食。后复发热，渴饮，微汗津津，医误认复感，仍用表散，热愈炽，渴愈甚，邀余。诊脉得右关独数。余曰：此食滞耳，非外感也。原治疟时，辛散过用，燥伤胃津，胃液不充，因食纳而化迟，渐生积热，以至壅压营卫而不能相和。胃为阳土，故独发热。儿辈病初愈，即频进饮食，每多此症。倘仍苦寒以伤胃，辛散以劫津，斯变幻立殆矣。治法宜选甘凉以养胃生津，胃津充则谷食自化，营卫自和而肌热自解，仿人参白虎法，加减丽参五分，同煎，麦冬（连心）、鲜嫩竹叶、剪碎，各二钱，生扁豆不打，三钱，知母、石膏各一钱，甘草三分，石膏研末，白沙糖拌炒后下。煎服一剂，渴热稍退，三剂全愈。云裳曰：吾今始知伤食，亦有寒热也。余曰：更不止此。云裳曰：君能为我备述乎？余曰：试为君略举之。风寒伤于表，营卫不能运行于外，而寒热生暑湿，秽浊与燥气，口鼻吸入，阻其气机，营卫不能转旋，而寒热亦生食滞，阻气之升降。实火扰气之流行，营卫因失其循行之度，而寒热亦生。又况阴虚生内热，阴盛生内寒，阳盛生外热，阳虚生外寒，重阴则热（阴盛隔阳），重阳则寒（阳盛隔阴）而阳维为病。更苦寒热，有不关于营卫之和，与不和而急当讲究，夫育阴以和阳者耶。云裳曰：然则阴虚寒热，与外感寒热究何以辨别而治之。余曰：以有汗无汗为别，有汗属营卫不和，因营卫不充，循行失度，故或发热，或寒热。叶氏论治谓若用桂枝汤，当重用白芍以敛阴和营。无汗属肝肾奇经，以至阴深远，难隔越诸经，以达于阳分而泄其汗也。叶氏论治，谓当用芳香轻清之品，以宣通八脉，滋阴

後下煎服一劑渴熱稍退三劑全愈雲裳曰吾今始知傷食亦有寒熱也余曰更不止此雲裳曰君能爲我備述乎余曰試爲君略舉之風寒傷於表營衛不能運行於外而寒熱生暑濕穢濁與燥氣口鼻吸入阻其氣機營衛不能轉旋而寒熱亦生食滯阻氣之升降實火擾氣之流行營衛因失其循行之度而寒熱亦生又況陰虛生內熱陰盛生內寒陽盛生外熱陽虛生外寒重陰則熱（陰盛隔陽）重陽則寒（陽盛隔陰）而陽維爲病更苦寒熱有不關於營衛之和與不和而急當講究夫育陰以和陽者耶雲裳曰然則陰虛寒熱與外感寒熱究何以辨别而治之余曰以有汗無汗爲别有汗屬營衛不和因營衛不充循行失度故或發熱或寒熱葉氏論治謂若用桂枝湯當重用白芍以斂陰和營無汗屬肝腎奇經以至陰深遠難隔越諸經以達於陽分而泄其汗也葉氏論治謂當用芳香輕清之品以宣通八脈滋陰

益血之藥以調養奇經倘參入當歸桂枝湯法治（卽桂枝湯加當歸）亦須去白芍芍酸不走絡也雲裳曰君詩云症不疑似分藥昧彼此妥誠然

評琴書屋醫略卷一終

益血之药，以调养奇经，倘参入当归桂枝汤法治（即桂枝汤加当归），亦须去白芍，芍酸不走络也。云裳曰：君诗云，症不疑似分药，昧彼此妥诚然。

评琴书屋医略卷一终

评琴书屋医略卷二

番禺潘名熊兰坪著
绍兴裘庆元吉生校刊

消渴症

消有三消之分，饮水多而小便少为上消；食谷多而大便坚为中消；饮一溲一，小便如膏为下消（上、中二消属热，下消属寒）。前贤治法，上消用人参白虎汤，中消用调胃承气汤，下消用肾气丸。其实皆津液干枯病，故赵养葵先生谓：凡大渴大燥，无分上、中、下，用大剂六味地黄汤加肉桂、五味（名加减八味丸），连剂频进，饮渴自止，白虎承气皆非所宜。此赵论虽变古人成法，其中实有妙义。盖人之灌溉一身，全赖两肾中水火，少火能生气，则真水自升而渴自止（加肉桂，正所以温动少火。前贤治下消，用肾气丸者即此意）。然临症总贵

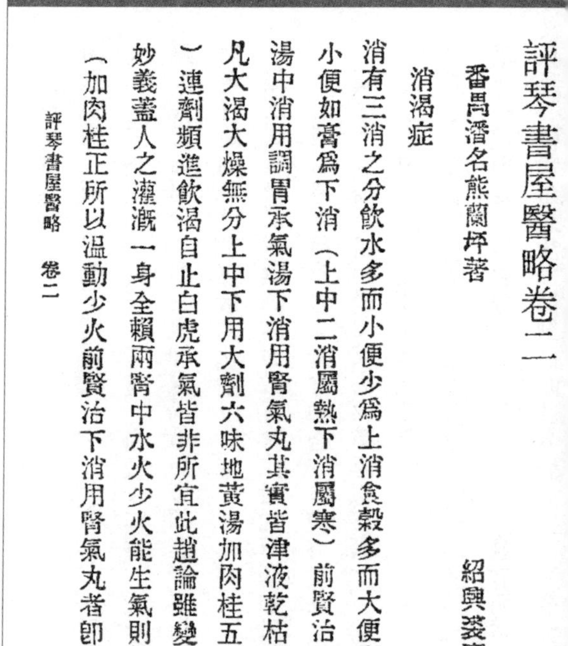
評琴書屋醫略卷二

番禺潘名熊蘭坪著　紹興裘慶元吉生校刊

消渴症

消有三消之分飲水多而小便少爲上消食穀多而大便堅爲中消飲一溲一小便如膏爲下消（上中二消屬熱下消屬寒）前賢治法上消用人參白虎湯中消用調胃承氣湯下消用腎氣丸其實皆津液乾枯病故趙養葵先生謂凡大渴大燥無分上中下用大劑六味地黃湯加肉桂五味（名加減八味丸一連劑頻進飲渴自止白虎承氣皆非所宜此趙論雖變古人成法其中實有妙義蓋人之灌漑一身全賴兩腎中水火少火能生氣則眞水自升而渴自止（加肉桂正所以溫動少火前賢治下消用腎氣丸者卽此意）然臨症總貴

因脈變通上消較多先擬清燥法

大麥冬五錢連心　大天冬三錢　白粳米四錢　大生地五錢　雪梨乾八錢　烏梅肉四分　加生蜜冲服渴仍照方頻進蜜不拘多少與烏梅酸甜合病者口味爲妙酸甘蓋取其化陰

服三四劑仍渴倘脈洪大而數喜冷飲者加石膏知母仍渴再加黄連甘草脈沉弱而遲喜熱飲者（擬方不合）宜遵養葵法（或腎氣丸）中消用調胃承氣湯合四物湯（或去芎硝君以石膏）下消宜腎氣丸若骨瘦腿疼宜知柏八味加杜仲人參天冬五味

嘔吐（霍亂嘔吐見下腹痛症與此不同切勿混治）

嘔吐一症屬足陽明胃經有寒有熱有虛患此最宜明辨其因寒而嘔吐者脈必遲（唇舌白惡飲）因熱而嘔吐者脈必數（唇頰赤口燥渴）因虛而嘔

因脉变通，上消较多，先拟清燥法。

大麦冬五钱，连心　大天冬三钱　白粳米四钱　大生地五钱　雪梨干八钱　乌梅肉四分，加生蜜冲服，渴仍照方频进，蜜不拘多少，与乌梅酸甜，合病者口味为妙，酸甘盖取其化阴。

服三四剂仍渴，倘脉洪大而数，喜冷饮者，加石膏、知母，仍渴，再加黄连、甘草，脉沉弱而迟，喜热饮者（拟方不合），宜遵养葵法（或肾气丸）。中消用调胃承气汤合四物汤（或去芎、硝，君以石膏）。下消宜肾气丸。若骨瘦腿疼，宜知柏八味加杜仲、人参、天冬、五味。

呕吐（霍乱呕吐，见下腹痛症与此不同。切勿混治）

呕吐一症，属足阳明胃经，有寒有热，有虚，患此最宜明辨，其因寒而呕吐者，脉必迟（唇舌白，恶饮）。因热而呕吐者，脉必数（唇颊赤，口燥渴）。因虚而呕吐者，脉必虚（唇白，面黄，倦怠嗜卧）。果能因脉辨症施治必效。兹拟症近于热者，立一安胃降逆轻剂，以便因症加减。

金钗斛五钱，先煎　制半夏一钱半　细甘草三分　结云苓三钱　化橘红四分　鲜竹茹三钱，加生姜一钱，同煎（或去甘草，甘能守中，壅气发呕，因石斛苦，故少佐耳）。

如确审得脉数热盛，加石膏、粳米，或麦冬、鲜芦根（经验方：石膏、粳米、麦冬、芦根，煎代茶，止热呕颇佳）。方内生姜、橘红或减少，或不用。若脉迟有寒者，去石斛、竹茹，加砂仁，或蔻仁，或独加，方内生姜用三四钱，或五六钱，寒重者加至两零必效。若脉虚属中气虚者，去石斛、竹茹，加白术、人参、大枣。虚而兼寒者，再加附子、干姜。至若呕吐而寒热往来者，少阳症也，宜另用小柴胡汤主治。

吐者脈必虛（唇白面黃倦怠嗜臥）果能因脈辨症施治必效茲擬症近於熱者立一安胃降逆輕劑以便因症加減

金釵斛五錢先煎　製半夏一錢半　細甘草三分　結雲苓三錢　化橘紅四分　鮮竹茹三錢　加生薑一錢同煎（或去甘草甘能守中壅氣發嘔因石斛苦故少佐耳）

如確審得脈數熱盛加石膏粳米或麥冬鮮蘆根（經驗方石膏粳米麥冬蘆根煎代茶止熱嘔頗佳）方內生薑橘紅或減少或不用若脈遲有寒者去石斛竹茹加砂仁或蔻仁或獨加方內生薑用三四錢或五六錢寒重者加至兩零必效若脈虛屬中氣虛者去石斛竹茹加白朮人參大棗虛而兼寒者再加附子乾薑至若嘔吐而寒熱往來者少陽症也宜另用小柴胡湯主治

附論噎隔反胃

嘔吐症中更有病名噎隔病名反胃者其人於飲食之際氣忽阻塞曰噎心下隔拒或食到膈間不得下（故古人亦有名之爲膈者）曰隔古人謂津液乾枯爲噎隔病源忌投溫補可知誤用參耆朮以培補之愈增其隔誤用薑桂附以溫煖之益速其亡選藥必須用清潤之品以急救陽明胃陰爲主（高鼓峯謂治膈一陽明盡之）如牛乳人乳沙參天冬麥冬地黃蘆根茅根韭汁陳酒最爲要藥選方當遵楊乘六用左歸飲去茯苓加當歸生地主治然吾嘗用大半夏湯合麥門冬湯治之亦間有獲效者倘刺痛大便乾結（大腸無血）當遵鼓峯法熟地五錢當歸白芍桃仁麻仁各三錢以潤之（如其人形體尚壯加大黄一二錢以助血藥更妙）或用酒大黄桃仁歸尾煉蜜爲小丸茅根濃煎湯送下以緩下之（大腸潤利胃口自開然此症

附论噎隔反胃

呕吐症中，更有病名噎隔，病名反胃者，其人于饮食之际，气忽阻塞，曰噎；心下隔拒，或食到膈间，不得下（故古人亦有名之为膈者）曰隔。古人谓津液干枯为噎隔病源，忌投温补，可知误用参、耆、术以培补之，愈增其隔，误用姜、桂、附以温暖之，益速其亡。选药必须用清润之品，以急救阳明胃阴为主（高鼓峰谓：治膈，一阳明尽之）。如牛乳、人乳、沙参、天冬、麦冬、地黄、芦根、茅根、韭汁、陈酒，最为要药。选方当遵杨乘六用左归饮，去茯苓，加当归、生地、主治。然吾尝用大半夏汤合麦门冬汤治之，亦间有获效者。倘刺痛、大便干结（大肠无血），当遵鼓峰法，熟地五钱，当归、白芍、桃仁、麻仁各三钱，以润之（如其人形体尚壮，加大黄一二钱，以助血药更妙），或用酒大黄、桃仁、归尾，炼蜜为小丸，茅根浓煎汤送下，以缓下之（大肠润利，胃口自开，然此症年五十下或可治，五十上难医。初病或易治，久病难医）。若饮食方下咽，气即上逆，或刺痛，启膈饮之重用沙参，以开肺气之郁，又不可不讲究也。若朝食而暮乃吐，暮食而朝乃吐，其大便甚利或溏者（与膈症分别处验，大便为最要），此中下二焦火衰，反胃症也（王太仆云：食不得入，是有火也。食入反出是无火也）。宜吴茱萸汤，附子理中汤，或六君子汤加姜、附治之。高鼓峰亦主王太仆之论，用八味丸主治。然余治内人患此，用大小半夏汤，吴茱萸汤，三方合用而痊（除噎隔症外，凡治呕吐药中，磨沉香汁三四分，其效倍速）。

疸症

即发黄症，遍身面目溺皆黄，原有五疸之分（黄疸、谷疸、酒疸、女劳疸、黄汁），阴阳虚实别，而究湿热气蒸为患者居多，治法必从气分宣通乃效。兹拟渗

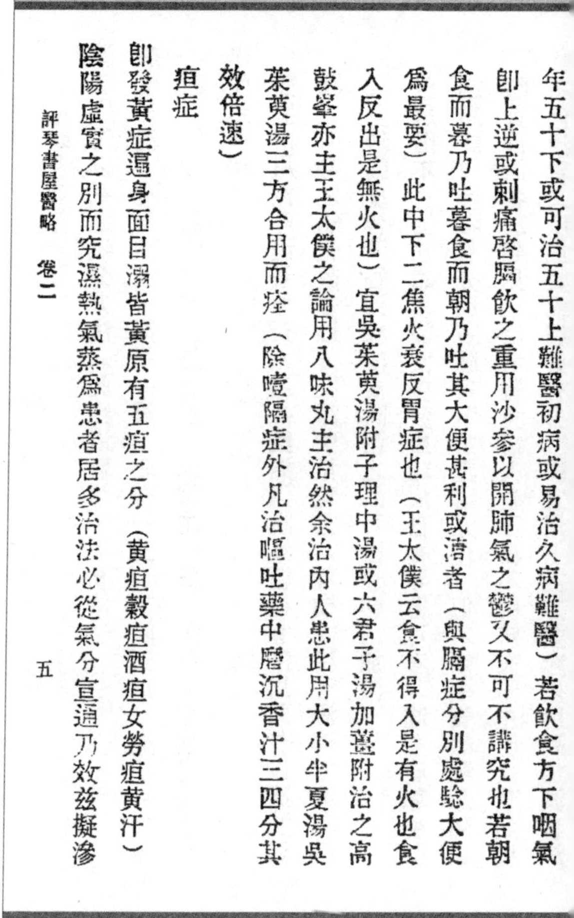
年五十下或可治五十上難醫初病或易治久病難醫）若飲食方下咽氣卽上逆或刺痛啓膈飲之重用沙參以開肺氣之鬱又不可不講究也若朝食而暮乃吐暮食而朝乃吐其大便甚利或溏者（與膈症分別處驗大便爲最要）此中下二焦火衰反胃症也（王太僕云食不得入是有火也食入反出是無火也）宜吳茱萸湯附子理中湯或六君子湯加薑附治之高鼓峯亦主王太僕之論用八味丸主治然余治內人患此用大小半夏湯吳茱萸湯三方合用而痊（除噎膈症外凡治嘔吐藥中磨沉香汁三四分其效倍速）

疸症

卽發黃症遍身面目溺皆黃原有五疸之分（黃疸穀疸酒疸女勞疸黃汗）陰陽虛實之別而究濕熱氣蒸爲患者居多治法必從氣分宣通乃效茲擬滲

評琴書屋醫略　卷二　五

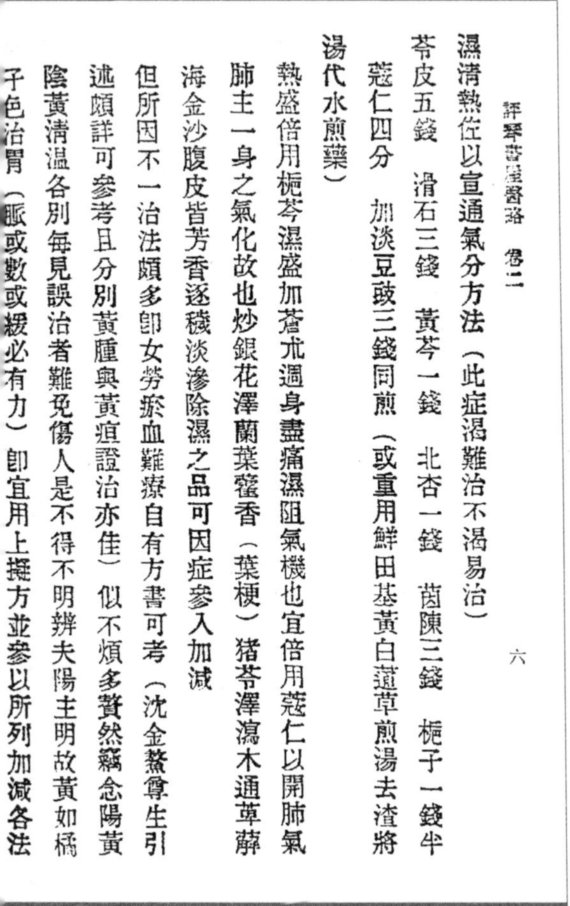

濕清熱佐以宣通氣分方法（此症渴難治不渴易治）
苓皮五錢 滑石三錢 黃芩一錢 北杏一錢 茵陳三錢 梔子一錢半
蔻仁四分 加淡豆豉三錢同煎（或重用鮮田基黃白通草煎湯去渣將
湯代水煎藥）
熱盛倍用梔芩濕盛加蒼朮遍身盡痛濕阻氣機也宜倍用蔻仁以開肺氣
肺主一身之氣化故也炒銀花澤蘭葉藿香（葉梗）猪苓澤瀉木通萆薢
海金沙腹皮皆芳香逐穢淡滲除濕之品可因症參入加減
但所因不一治法頗多卽女勞瘀血難療自有方書可考（沈金鰲尊生引
述頗詳可參考且分別黃腫與黃疸證治亦佳）似不煩多贅然竊念陽黃
陰黃清溫各別每見誤治者難免傷人是不得不明辨夫陽主明故黃如橘
子色治胃（脈或數或緩必有力）卽宜用上擬方並參以所列加減各法

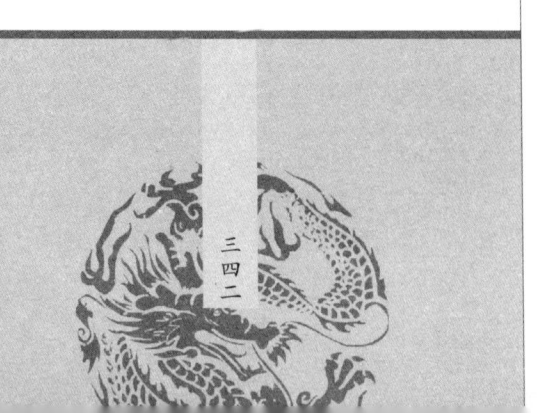

湿清热，佐以宣通气分方法（此症渴难治，不渴易治）。

苓皮五钱　滑石三钱　黄芩一钱　北杏一钱　茵陈三钱　栀子一钱半　蔻仁四分，加淡豆豉三钱同煎（或重用鲜田基，黄白通草，煎汤去渣，将汤代水煎药）。

热盛倍用栀芩；湿盛，加苍术；周身尽痛，湿阻气机也，宜倍用蔻仁，以开肺气，肺主一身之气化故也。炒银花、泽兰叶、藿香（叶梗）、猪苓、泽泻、木通、萆薢、海金沙、腹皮，皆芳香逐秽，淡渗除湿之品，可因症参入加减。

但所因不一，治法颇多，即女劳瘀血难疗，自有方书可考（沈金鳌《尊生》引述颇详，可参考，且分别黄肿与黄疸证治亦佳），似不烦多赘。然窃念阳黄、阴黄清温各别，每见误治者，难免伤人，是不得不明辨。夫阳主明，故黄如橘子色，治胃（脉或数或缓，必有力）即宜用上拟方，并参以所列加减各法治之。阴主晦，故黄如熏黄色，治脾（脉必沉弱，且身冷）罗谦甫先生以茵陈四逆汤主之。高鼓峰用四苓散加炮姜、茵陈治之，重者加附子。又有脾液外越而发黄者（脉弱，体倦无神，但面身黄，目溺不黄），贫而劳苦者多（劳则伤脾，脾虚不能收摄真气故也），宜香砂六君子汤加减治之。

附案二

酒肉连绵之会适暑湿交蒸之时，稍不谨慎，最易犯此湿热疸症。拟方七味，连服数剂，便可全愈。余尝医故交谢司马侄，年少患此，初起即进原方二剂，病已减半，间数日再进二剂渐愈，惟目尚黄，只多饮乌龙茶（此茶芳香能辟暑湿秽浊之气），与薄味调养而痊（此症忌酒肉厚味）。

叶案治疸症有云：不宜下，恐犯太阴变胀不知，亦问其症之宜与不宜耳。琴师左君逢源，患此症三月余，服药罔效，延余治。自述每三四日始一更衣，今

治之陰主晦故黃如黷黃色治脾（脈必沉弱且身冷）羅謙甫先生以茵陳四逆湯主之高鼓峯用四苓散加炮薑茵陳治之重者加附子又有脾液外越而發黃者（脈弱體倦無神但面身黃目溺不黃）貧而勞苦者多（勞則傷脾脾虛不能收攝眞氣故也）宜香砂六君子湯加減治之

附案二

酒肉連綿之會適暑濕交蒸之時稍不謹愼最易犯此濕熱疸症擬方七味連服數劑便可全愈余嘗醫故交謝司馬姪年少患此初起卽進原方二劑病已減半間數日再進二劑漸愈惟目尙黃祇多飲烏龍茶（此茶芳香能辟暑濕穢濁之氣）與薄味調養而痊（此症忌酒肉厚味）

葉案治疸症有云不宜下恐犯太陰變脹不知亦問其症之宜與不宜耳琴師左君逢源患此症三月餘服藥罔效延余治自述每三四日始一更衣今

已五日矣能食脈有力余用茵陳蒿湯加芒硝治之方用大黃三錢茵陳四錢梔子芒硝各二錢煎好冲入酒二杯服服後大瀉明日硝減半服再瀉病稍退隔四日仍苦便難前方去硝加桃仁三錢服二貼仍瀉二次繼以薄味調養而收全功

頭痛

頭爲諸陽之會與厥陰肝脈會於巔故頭痛一症半由厥陰風火挾諸經火上擾所致茲卽是議訂一方其風寒虛三者亦非盡無然六淫五賊之分氣血虛實之別前人成法自有可稽卽沈芊綠尊生一書引述頗詳可因其援引而博考之至若偏正頭風當遵葉天士先生育陰和亢陽柔潤熄內風一法參入商治

北杏三錢　連翹二錢　蔓荊子一錢　鈎藤五錢打　白菊一錢半　鮮蓮

已五日矣，能食脉有力。余用茵陈蒿汤加芒硝治之，方用：大黄三钱，茵陈四钱，栀子、芒硝各二钱，煎好冲入酒二杯服，服后大泻，明日硝减半服，再泻，病稍退。隔四日，仍苦便难，前方去硝，加桃仁三钱，服二贴，仍泻二次，继以薄味调养而收全功。

头痛

头为诸阳之会，与厥阴肝脉会于巅，故头痛一症，半由厥阴风火挟诸经火上扰所致，兹即是议订一方，其风、寒、虚三者，亦非尽无。然六淫五贼之分气血虚实之别，前人成法自有可稽，即沈芊绿《尊生》一书，引述颇详，可因其援引而博考之至。若偏正头风，当遵叶天士先生育阴和亢阳，柔润熄内风一法，参入商治。

北杏三钱　连翘二钱　蔓荆子一钱　钩藤五钱，打　白菊一钱半　鲜莲叶四钱，用边，切碎煎。热盛，加羚羊、苦丁茶各三钱煎。兼感受暑气，加六一散三钱引。

知确非由外感（无发热恶寒，鼻塞声重，脉浮等），去北杏、连翘、荆子，转用生地、熟地、天冬、麦冬、玉竹、胡麻、阿胶、龟板、鳖甲等，选择三五味，配入本方治之。此养肝体，佐以清肝用法，阴虚火浮最宜，即偏正头风亦可治。叶案所谓育阴和亢阳，柔润熄内风者此也。此等症，或全用静药羚羊、钩藤、菊花，或亦不用，或少佐之。

附论偏正头风

偏头风多属少阳，以少阳行身之侧故也。误投柴胡，多致损目，以升散少阳，耗竭肝阴故也。朱丹溪以左属风属火，主血虚；右属痰属热，主气虚，遵之亦有效有不效。其初起者，不论左右，用鲜红根地胆草头五钱（如无，以白茅

葉四錢用邊切碎煎　熱盛加羚羊苦丁茶各三錢煎兼感受暑氣加六一散
三錢引
知確非由外感（無發熱惡寒鼻塞聲重脈浮等）去北杏連翹荆子轉用
生地熟地天冬麥冬玉竹胡麻阿膠龜版鱉甲等選擇三五味配入本方治
之此養肝體佐以清肝用法陰虛火浮最宜卽偏正頭風亦可治葉案所謂
育陰和亢陽柔潤熄內風者此也此等症或全用靜藥羚羊鈎藤菊花或亦
不用或少佐之
附論偏正頭風
偏頭風多屬少陽以少陽行身之側故也誤投柴胡多致損目以升散少陽
耗竭肝陰故也朱丹溪以左屬風屬火主血虛右屬痰屬熱主氣虛遵之亦
有效有不效其初起者不論左右用鮮紅根地膽草頭五錢（如無以白茅

根代之）當歸羚羊（二味先煎）木賊天麻荆子菊花各一錢川芎白芷各四分黑豆百粒煎服多效

另有一種正頭風數日一發或數月一發此乃風毒客於髓海服藥難達病所故年深難愈宜用菊花陳茶蒸濃汁仰臥冷注鼻中（或用生萊菔汁）或甜瓜蒂五分皂角二分細辛一分眞麝香二釐蜜小丸綿裹塞鼻中涕濕則易之得嚏或出濁涕竅通而痛自解

風毒傍於腦海之旁亦令偏頭痛倘用育陰和陽柔潤熄風法不效上從鼻治三法皆可選用左痛從左治右痛從右治（亦有主左痛治右右痛治左者當並試之）又或用肉桂一分人言一釐麝香二釐辛夷細辛各五釐胡椒十粒爲末棗肉爲丸如豌豆大一粒放膏藥中心貼准太陽穴一日當見效（因風寒而起者更妙）如壯年火盛者愈後服黄芩大黄瀉火則目自

根代之），当归、羚羊（二叶先煎），木贼、天麻、荆子、菊花各一钱，川芎、白芷各四分，黑豆百粒，煎服多效。

另有一种正头风，数日一发，或数月一发，此乃风毒客于髓海，服药难达病所，故年深难愈。宜用菊花、陈茶蒸浓汁，仰卧冷注鼻中（或用生莱菔汁）。或甜瓜蒂五分，皂角二分，细辛一分，真麝香二厘，蜜小丸，绵裹塞鼻中，涕湿则易之，得嚏或出浊涕，窍通而痛自解。

风毒傍于脑海之旁，亦令偏头痛，倘用育阴和阳、柔润熄风法不效，上从鼻治三法，皆可选用。左痛从左治，右痛从右治（亦有主左痛治右，右痛治左者，当并试之）。又或用肉桂一分，人言一厘，麝香二厘，辛夷、细辛各五厘，胡椒十粒，为末，枣肉为丸，如豌豆大。一粒放膏药中心，贴准太阳穴，一日当见效（因风寒而起者更妙）。如壮年火盛者，愈后服黄芩、大黄泻火，则目自愈。

腹痛（中脐及脐上下痛同考）

脐上属太阴（脾），脐中属少阴（肾），脐下属厥阴（肝），当分别治之。凡一切痛症，虚者喜按，得食则止，脉无力，实者，拒按，得食愈痛，脉有力。

藿香梗三钱　草决明四钱

生白芍二钱　川楝子一钱半

大荞麦三钱　细甘草七分

旧青皮八分，醋炒　加橘柚叶二钱（鲜取剪碎），同煎。

脐上痛，加木香五六分，炒谷芽三四钱。中脐痛，加吴萸五六分，炒山甲一二片（皆去藿梗、青皮）。脐下痛，加海螵蛸四钱，茜根一钱，或再加制香附二钱，炒山楂核三钱（去藿、决、荞、芍、草、五味，倘按之冷，仍须加吴萸，或肉桂。若女子患此，则当归、杞子、蒺藜、灵脂不可少，下附奇经心痛案可参）。又腹痛，恒有因饮食不慎而致者，如肉食伤，宜山查（楂）、蓬术、阿魏。食饭伤，宜神曲、麦芽。

愈

腹痛（中臍及臍上下痛同考）

臍上屬太陰（脾）臍中屬少陰（腎）臍下屬厥陰（肝）當分別治之凡一切痛症虛者喜按得食則止脈無力實者拒按得食愈痛脈有力

藿香梗三錢　草决明四錢　生白芍二錢　川楝子一錢半　大蕎麥三錢

細甘草七分　舊青皮八分醋炒　加橘柚葉二錢（鮮取剪碎）同煎

臍上痛加木香五六分炒穀芽三四錢中臍痛加吳萸五六分炒山甲一二片（皆去藿梗青皮）臍下痛加海螵蛸四錢茜根一錢或再加製香附二錢炒山查核三錢（去藿決蕎芍草五味倘按之冷仍須加吳萸或肉桂若女子患此則當歸杞子蒺藜靈脂不可少下附奇經心痛案可參）又腹痛恒有因飲食不愼而致者如肉食傷宜山查蓬朮阿魏食飯傷宜神麯麥芽

食麵傷宜萊菔子生冷傷宜草果蒼朮厚朴宿食傷宜枳實黃連蓬朮檳榔因其所傷之物而以主治之藥爲君助以餘藥兼以化氣痛自愈矣然而腹痛之因更有不止此者腹滿痛而大便閉爲實有厚朴三物厚朴七物與大黃附子湯法腹滿痛而下利爲虛有理中湯法雷鳴切痛而嘔吐爲寒氣有附子粳米湯法慎疾者宜小心察之

附案

香邑黃閣鄉麥樹基每日交酉必腹痛（臟腑十二時流注說以酉屬腎經）將交戌痛乃漸止病年餘無有能愈之者一醫曾作熱積治用樸枳連柏漸增腸鳴（寒氣）更或時吐時瀉又更一醫治以自製小丸此後則諸恙倍增腸鳴雖遠坐亦聞腹痛每至於悶死必酉刻將盡始漸醒而痛緩日日如是無有間者危急之際邀余診脈無神結見兩關左尺擬附子粳米湯加

食面伤，宜莱菔子。生冷伤，宜草果、苍术、厚朴。宿食伤，宜枳实、黄连、蓬术、槟榔。因其所伤之物，而以主治之。药为君，助以余药，兼以化气，痛自愈矣。然而腹痛之因，更有不止此者，腹满痛而大便闭为实，有厚朴三物、厚朴七物，与大黄附子汤法。腹满痛而下利，为虚，有理中汤法。雷鸣切痛而呕吐，为寒气，有附子粳米汤法，慎疾者，宜小心察之。

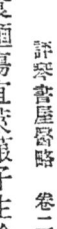

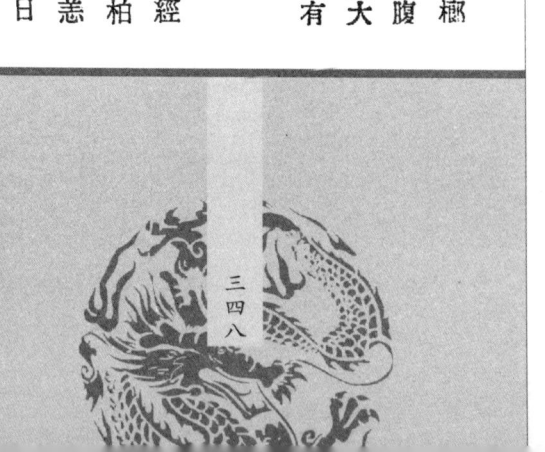

附案

香邑黄阁乡麦树基，每日交酉必腹满（脏腑十二时流注说，以酉属肾经），将交戌，痛乃渐止。病年余，无有能愈之者。一医曾作热积治，用朴、枳、连、柏，渐增肠鸣（寒气），更或时吐时泻。又更一医，治以自制小丸，此后则诸恙倍增，肠鸣虽远，坐亦闻腹痛，每至于闷死。必酉刻将尽始渐醒而痛缓，日日如是，无有间者。危急之际邀余。诊脉无神，结见两关左尺，拟附子粳米汤加味治之熟附子三錢炒粳米製半夏各四錢麗參木瓜炙草南棗肉各一錢是晚痛雖止而腸尚鳴亦將交戌而其鳴乃息翌日診原方加土炒白朮五錢棗肉改用三錢木瓜改用一錢半是晚諸恙俱安隔年餘適到黃閣復邀診據述今年上半載無恙後半載每月復發一二次因痛不比去年之甚故加味復方僅服半劑而自能漸安余仍用附子粳米湯合理中湯加味爲小丸令其常服以防後患防黨參白朮各四兩附子當歸各一兩麗參半夏乾薑木瓜甘草各五錢用大棗糯米煎稠粥爲小丸每服三錢早用淡鹽湯送後聞連服五料乃收全功

附論霍亂症

霍亂腹痛一症又當用藿香散等法治之王肯堂云霍亂不吐瀉或腹脹如鼓不得用別藥惟益元散可服炮湯冷定時時呷之或連末服下此藥能降

味治之，熟附子三钱，炒粳米、制半夏各四钱，丽参、木瓜、炙草、南枣肉各一钱，是晚痛虽止，而肠尚鸣，亦将交戌而其鸣乃息。翌日诊，原方加土炒白术五钱，枣肉改用三钱，木瓜改用一钱半，是晚诸恙俱安。隔年余，适到黄阁，复邀诊，据述今年上半载无恙，后半载每月复发一二次，因痛不比去年之甚，故加味补方，仅服半剂而自能渐安。余仍用附子粳米汤合理中汤加味为小丸，令其常服，以防后患。防、党参、白术各四两，附子、当归各一两，丽参、半夏、干姜、木瓜、甘草各五钱，用大枣，糯米煎稠粥为小丸，每服三钱，早用淡盐汤送，后闻连服五料乃收全功。

附论霍乱症

霍乱腹痛一症，又当用藿香散等法治之。王肯堂云：霍乱不吐泻，或腹胀如鼓，不得用别药，惟益元散可服。炮汤冷定，时时呷之，或连末服下此药，能降邪氣消食墜痰和胃調中但聞腹中有響聲卽是好消息不下則吐不吐則下乃霍亂中妙藥也（大忌薑湯米湯烏梅梅醬）余遵是法遇霍亂症或未吐瀉或已吐瀉用藿香葉建神麯大葉茶各三錢（皆能和中）澤瀉木通各一錢（皆能降濁）柴胡羌活各七八分（皆能升清）煎湯冲益元散三四錢俟將冷服之倘腹仍痛仍依法進（有濕必須加蒼朮）或佐以藿香散法無不獲效又古人謂凡暴病毋論其脈但從其症此誠確論霍亂症與一切痛症急症脈多伏者斯言不可不記又謂凡病來迅速者俱屬肝經主病（五行中最迅速者莫若風火肝爲風火之臟故也）此雖不僅爲腹痛而言然肝主筋亦主痛則痛症亦不得謂無關於肝也霍亂症本迅速而起故亦須少加柴胡以疎肝或佐青皮以伐肝

附論疝氣症

邪气，消食坠痰，和胃调中，但闻腹中有响声，即是好消息。不下则吐，不吐则下，乃霍乱中妙药也（大忌姜汤、米汤、乌梅、梅酱）。余遵是法，遇霍乱症，或未吐泻，或已吐泻，用藿香叶、建神曲、大叶茶各三钱（皆能和中），泽泻、木通各一钱（皆能降浊），柴胡、羌活各七八分（皆能升清），煎汤冲益元散三四钱，俟得冷服之，倘腹仍痛，仍依法进（有湿必须加苍术），或佐以藿香散法，无不获效。又古人谓：凡暴病，毋论其脉，但从其症，此诚确论。霍乱症与一切痛症急症，脉多伏者，斯言不可不记。又谓凡病来迅速者，俱属肝经主病（五行中最迅速者，莫若风火，肝为风火之脏故也）。此虽不仅为腹痛而言，然肝主筋亦主痛，则痛症，亦不得谓无关于肝也。霍乱症，本迅速而起故，亦须少加柴胡，以疏肝或佐青皮以伐肝。

附论疝气症

腹痛亦有因疝气连及脐下（厥阴肝）、中脐（少阴肾）、脐上（太阴脾）及两胁（少阳胆）而痛者，宜遵丹溪议专治厥阴肝，主筋主痛故也。疝虽有七（寒疝、筋疝、水疝、气疝、血疝、狐疝、㿗疝），治法总以辛香流气、疏泄厥阴为主，金铃子散、左金丸、五苓散三方，当合用而加减治之。凡暴疝多寒，久疝多热，如寒则重用吴萸、桂枝，或再加小茴、肉桂。热则重用黄连、川楝，或再加黄柏、木通，其南木香、青木香（即兜铃根）、橘核、鲜橘叶，鲜黄皮枝、鲜田基黄，皆辛香流气，宣络舒肝之品，合参入为佐使（沙参一两，同猪小肚煎羹，治疝曾效。沙参清肺，能令肺金清肃之气下行，肺与膀胱通气化故也。三层茴香丸，用沙参即此意）。倘欲再佐宣活络血之法，兼欲引药力直走至阴之域，则桃仁、归身、山甲、韭白、雄鼠矢在所必用。至若老弱久疝，睾丸下坠，又当温散奇经，升举奇阳（经云：任脉为病，男子内结七疝，女子带下瘕

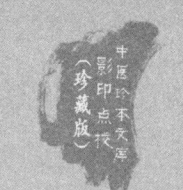

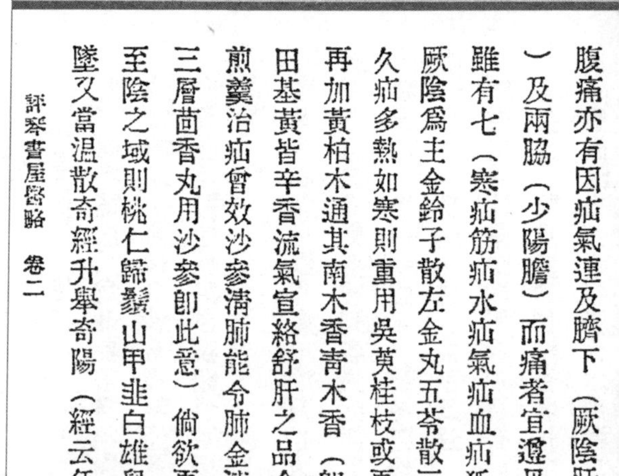
腹痛亦有因疝氣連及臍下（厥陰肝）中臍（少陰腎）臍上（太陰脾）及兩脇（少陽膽）而痛者宜遵丹溪議專治厥陰肝主筋主痛故也疝雖有七（寒疝筋疝水疝氣疝血疝狐疝㿗疝）治法總以辛香流氣疏泄厥陰爲主金鈴子散左金丸五苓散三方當合用而加減治之凡暴疝多寒久疝多熱如寒則重用吳茰桂枝或再加小茴肉桂熱則重用黃連川楝或再加黃柏木通其南木香青木香（即兜鈴根）橘核鮮橘葉鮮黃皮枝鮮田基黃皆辛香流氣宣絡舒肝之品合參入爲佐使（沙參一兩同猪小肚煎羹治疝曾效沙參清肺能令肺金清肅之氣下行肺與膀胱通氣化故也三層茴香丸用沙參即此意）倘欲再佐宣活絡血之法兼欲引藥力直走至陰之域則桃仁歸鬚山甲韭白雄鼠矢在所必用至若老弱久疝睾丸下墜又當温散奇經升舉奇陽（經云任脈爲病男子內結七疝女子帶下瘕

評琴書屋醫略　卷二　一五

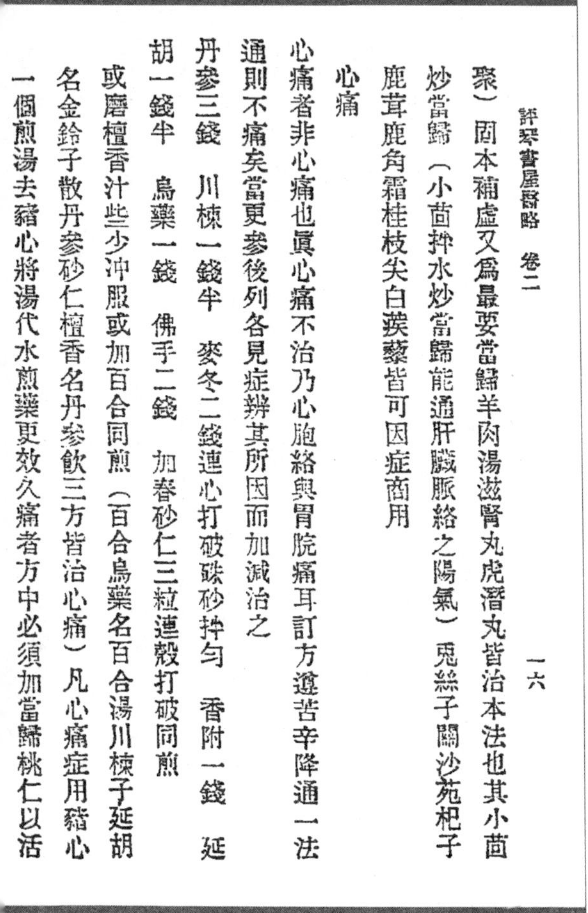

聚）固本補虛又爲最要當歸羊肉湯滋腎丸虎潛丸皆治本法也其小茴炒當歸（小茴拌水炒當歸能通肝臟脈絡之陽氣）菟絲子關沙苑杞子鹿茸鹿角霜桂枝尖白蒺藜皆可因症商用

心痛

心痛者非心痛也眞心痛不治乃心胞絡與胃脘痛耳訂方遵苦辛降通一法通則不痛矣當更參後列各見症辨其所因而加減治之

丹參三錢　川楝一錢半　麥冬二錢連心打破硃砂拌勻　香附一錢　延胡一錢半　烏藥一錢　佛手二錢　加春砂仁三粒連殼打破同煎

或磨檀香汁些少冲服或加百合同煎（百合烏藥名百合湯川楝子延胡名金鈴子散丹參砂仁檀香名丹參飲三方皆治心痛）凡心痛症用豬心一個煎湯去豬心將湯代水煎藥更效久痛者方中必須加當歸桃仁以活

聚），固本补虚，又为最要。当归羊肉汤，滋肾丸，虎潜丸，皆治本法也。其小茴炒当归（小茴拌水炒当归，能通肝脏脉络之阳气），菟丝子、关沙苑、杞子、鹿茸、鹿角霜、桂枝尖、白蒺藜，皆可因症商用。

心痛

心痛者非心痛也。真心痛不治，乃心胞络与胃脘痛耳。订方遵苦辛降通一法，通则不痛矣。当更参后列各见症，辨其所因而加减治之。

丹参三钱　川楝一钱半　麦冬二钱，连心打破，朱砂拌匀　香附一钱　延胡一钱半　乌药一钱　佛手二钱，加春砂仁三粒，连壳打破，同煎。

或磨檀香汁些少冲服，或加百合同煎（百合、乌药名百合汤；川楝子、延胡名金铃子散；丹参、砂仁、檀香，名丹参饮，三方皆治心痛）。凡心痛症，用猪心一个煎汤，去猪心，将汤代水煎药更效。久痛者，方中必须加当归、桃仁，以活

絡血（若得食則痛緩此由於積勞而營血虛歸桃外再加柏仁胡麻圓肉
原方減去川楝延胡烏藥春砂）倘心痛切背（此胸痹症）宜括蔞薤白
半夏湯
又痛因痰（痛而惡悶嘔出痰飲即寬者爲痰）加半夏貝母瓜蔞仁（去
丹參麥冬香附）因食滯（覺飽時噯氣直至饑而後緩者爲食滯）加草
果枳實檳榔或麥芽神麯（去丹參延胡烏藥）因寒（痛時飲熱湯熱酒
而痛緩者爲寒）加乾薑良薑（去麥冬丹參）因鬱（痛應背心者爲鬱
見症似胸痹宜燥宜潤當辨）加川貝母川芎（去烏藥砂仁）因蟲（心
頭急痛唇白毛豎口吐黃水者爲蟲）加雷丸君肉烏梅黃連（去丹參麥
冬烏藥延胡砂仁）或用雄檳丸治之因瘀血（心頭結痛氣逆上沖唧唧
有聲者爲血）加蘇木三稜蓬朮或加桃仁紅花降香（去麥冬砂仁烏藥

络血（若得食则痛缓，此由于积劳而营血虚，归、桃外，再加柏仁、胡麻、圆肉，原方减去川楝、延胡、乌药、春砂）。倘心痛切背（此胸痹症），宜括蒌薤白半夏汤。

又痛因痰（痛而恶闷，呕出痰饮即宽者，为痰）加半夏、贝母、瓜蒌仁（去丹参、麦冬、香附）。因食滞（觉饱时嗳气，直至饥而后缓者，为食滞）加草果、枳实、槟榔、或麦芽、神曲（去丹参、延胡、乌药）。因寒（痛时饮热汤、热酒而痛缓者，为寒），加干姜、良姜（去麦冬、丹参）。因郁（痛应背心者为郁，见症似胸痹，宜燥宜润，当辨）加川贝母、川芎（去乌药、砂仁）。因虫（心头急痛，唇白毛竖，口吐黄水者，为虫）加雷丸，君肉乌梅、黄连（去丹参、麦冬、乌药、延胡、砂仁），或用雄槟丸治之。因瘀血（心头结痛，气逆上冲，唧唧有声者，为血）加苏木三钱，蓬术，或加桃仁、红花、降香（去麦冬、砂仁、乌药

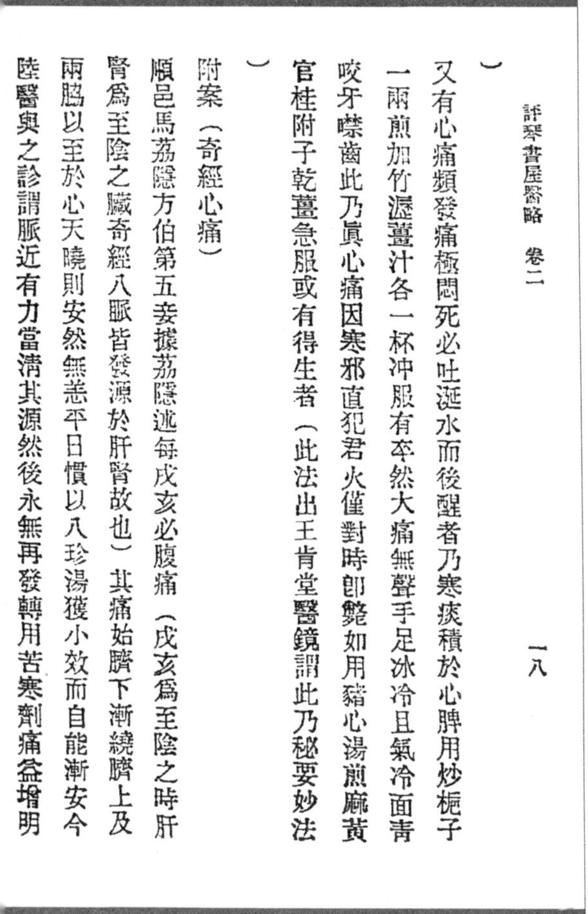

）

又有心痛頻發痛極悶死必吐涎水而後醒者乃寒痰積於心脾用炒梔子一兩煎加竹瀝薑汁各一杯冲服有卒然大痛無聲手足冰冷且氣冷面青咬牙噤齒此乃眞心痛因寒邪直犯君火僅對時卽斃如用豬心湯煎麻黃官桂附子乾薑急服或有得生者（此法出王肯堂醫鏡謂此乃秘要妙法）

附案（奇經心痛）

順邑馬荔隱方伯第五妾據荔隱述每戌亥必腹痛（戌亥爲至陰之時肝腎爲至陰之臟奇經八脈皆發源於肝腎故也）其痛始臍下漸繞臍上及兩脇以至於心天曉則安然無恙平日慣以八珍湯獲小效而自能漸安今陸醫與之診謂脈近有力當清其源然後永無再發轉用苦寒劑痛益增明

）。

又有心痛频发，痛极闷死，必吐涎水而后醒者，乃寒痰积于心脾，用炒栀子一两，煎加竹沥、姜汁各一杯冲服。有卒然大痛无声，手足冰冷，且气冷面青，咬牙噤齿，此乃真心痛。因寒邪直犯君火，仅对时即毙，如用猪心汤煎麻黄、官桂、附子、干姜，急服或有得生者（此法出王肯堂《医镜》，谓此乃秘要妙法）。

附案（奇经心痛）

顺邑马荔隐方伯第五妾，据荔隐述，每戌亥胁腹痛（戌亥为至阴之时，肝肾为至阳之脏，奇经八脉皆发源于肝肾故也），其痛始脐下渐绕脐上及两胁，以至于心，天晓则安然无恙。平日惯以八珍汤获小效而自能渐安。今陆医与之诊，谓脉近有力，当清其源，然后永无再发，转用苦寒剂，痛益增。明日再诊，谓倍有力，论脉当清，前剂轻小，药力不到耳。古人谓：通则不痛（至若寒者温之，使通，虚者补之合通，医似不晓），且每三两日始一更衣，此治必合（幽门气钝血燥，医似未明），用大承气汤加桃仁、川楝子，大剂进服，大便泻后，日夜皆痛（阴阳两伤），且频呕不食，特延君愈之。余脉之曰：症属虚寒，理宜温补。荔隐曰：脉鼓指否？余曰：鼓指。曰：脉若是，安能补？余曰：未进承气，前纵似有力，未必鼓指。曰：诚如君言，何也？曰：此真气虚而邪气实耳。夫胃气充足者，其脉缓，今苦寒攻伐，胃气愈伤，是以鼓指。凡实热，脉重按仍有力，今重按则软，且唇白而困倦无神，岂有余症耶？少腹痛，必心痛者，经云：阴维脉病，苦心痛也。奇经八脉，皆发源于肝肾，原当治下，因苦寒更伤中州，法不得不中下兼顾，使急逐其寒邪，而复其胃气。愚见拟用吴茱萸汤，合附子梗米汤加减，先进方用野山丽参四钱，吴萸、附子各二钱，炒粳米、半夏、生姜各

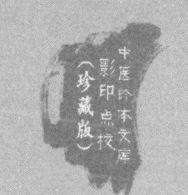

日再診謂倍有力論脈當清前劑輕小藥力不到耳古人謂通則不痛（至若寒者溫之使通虛者補之使通醫似不曉）且每三兩日始一更衣此治必合（幽門氣鈍血燥醫似未明）用大承氣湯加桃仁川楝子大劑進服大便瀉後日夜皆痛（陰陽兩傷）且頻嘔不食特延君愈之余脈之曰症屬虛寒理宜溫補荔隱曰脈鼓指否余曰鼓指曰脈若是安能補余曰未進承氣前縱似有力未必鼓指曰誠如君言何也曰此眞氣虛而邪氣實耳夫胃氣充足者其脈緩今苦寒攻伐胃氣愈傷是以鼓指凡實熱脈重按仍有力今重按則軟且唇白而困倦無神豈有餘症耶少腹痛必心痛者經云陰維脈病苦心痛也奇經八脈皆發源於肝腎原當治下因苦寒更傷中州法不得不中下兼顧使急逐其寒邪而復其胃氣愚見擬用吳茱萸湯合附子粳米湯加減先進方用野山麗參四錢吳萸附子各二錢炒粳米半夏生薑各

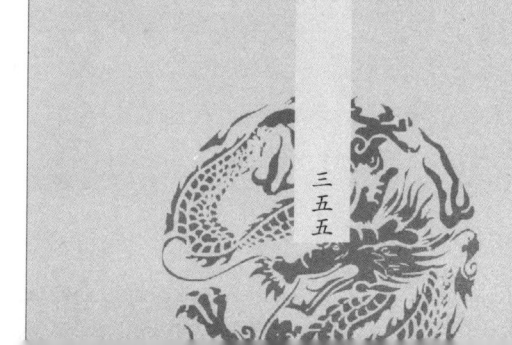

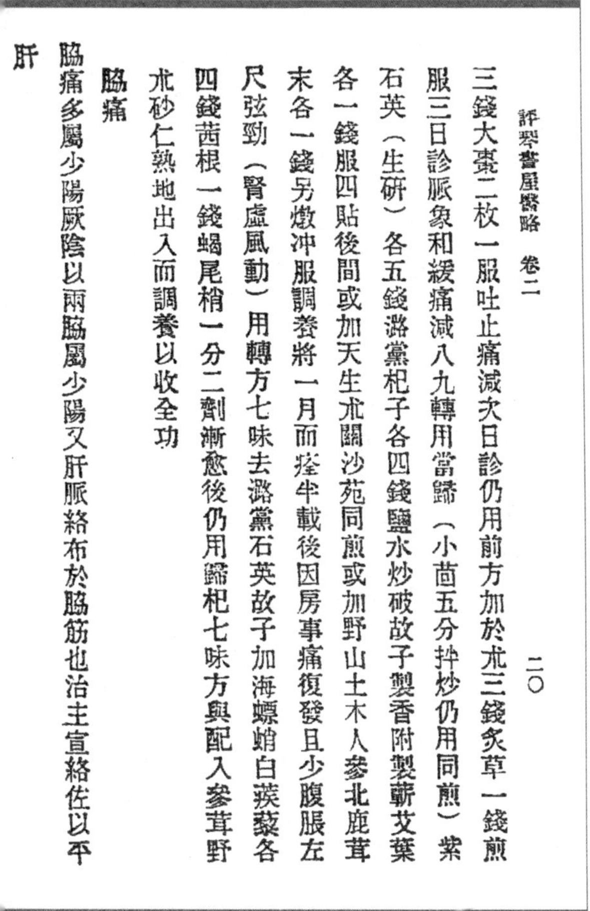
評琴書屋醫略　卷二　二〇

三錢大棗二枚一服吐止痛減次日診仍用前方加於术三錢炙草一錢煎服三日診脈象和緩痛減八九轉用當歸（小茴五分拌炒仍用同煎）紫石英（生研）各五錢潞黨杞子各四錢鹽水炒破故子製香附製蘄艾葉各一錢服四貼後間或加天生术關沙苑同煎或加野山土木人參北鹿茸末各一錢另燉冲服調養將一月而痊半載後因房事痛復發且少腹脹左尺弦勁（腎虛風動）用轉方七味去潞黨石英故子加海螵蛸白蒺藜各四錢茜根一錢蝎尾梢一分二劑漸愈後仍用歸杞七味方與配入參茸野术砂仁熟地出入而調養以收全功

脇痛

脇痛多屬少陽厥陰以兩脇屬少陽又肝脈絡布於脇筋也治主宣絡佐以平肝

三钱，大枣二枚，一服吐止痛减。次日诊，仍用前方加于术三钱，炙草一钱，煎服三日，诊脉象和缓，痛减八九。转用当归（小茴五分，拌炒仍用同煎），紫石英（生研）各五钱，潞党、杞子各四钱，盐水炒破故子、制香附、制蕲艾叶各一钱，服四贴后，间或加天生术、关沙苑同煎，或加野山土木人参、北鹿茸末各一钱，另炖冲服，调养将一月而痊。半载后，因房事，痛复发，且少腹胀，左尺弦劲（肾虚风动），用转方七味，去潞党、石英、故子，加海螵蛸、白蒺藜各四钱，茜根一钱，蝎尾梢一分，二剂渐愈，后仍用归杞七味方，与配入参、茸、野术、砂仁、熟地，出入而调养，以收全功。

胁痛

胁痛多属少阳厥阴，以两胁属少阳，又肝脉络布于胁筋也。治主宣络，佐以平肝。

川楝子一钱半　夏枯草三钱　旧青皮一钱，醋炒　延胡索一钱半　台乌药一钱　粉丹皮一钱，去心　双钩藤四钱
加鲜橘柚叶，剪碎，青葱管寸断，各三钱。

凡久痛必入络，须加桃仁、红花，以活络血，或参入旋覆花汤，以降络，或佐入苏子、生薏米、降香（叶氏三味惯并用）、芥子，以通络。王肯堂谓：大忌陈皮、生姜、细辛，服之即令肝胀，以其能补肝故也。用青皮，宜醋炒，酸能破结，直入肝经故也。痛甚者，加醋半酒杯，冲药服。

凡痛亦当知在气在血，见症各有不同，痛而不臌，按之愈痛，痛无止时，瘀血作痛也。痛而且臌，得嗳即缓，痛有止时，怒气作痛也。怒气作痛，加醋炒柴胡，佐青皮，以伐其肝，少加木香，佐乌药，以开其气，红花、当归，又或酌用，以和其血也（或去钩藤、延胡）。瘀血作痛，加桃仁、归尾、红花（去钩藤、乌药、青皮、

川楝子一錢半　夏枯草三錢　舊青皮一錢醋炒　延胡索一錢半　台烏藥一錢　粉丹皮一錢去心　雙鈎藤四錢　加鮮橘柚葉剪碎　青葱管寸斷各三錢

凡久痛必入絡須加桃仁紅花以活絡血或參入旋覆花湯以降絡或佐入蘇子生薏米降香（葉氏三味慣並用）芥子以通絡王肯堂謂大忌陳皮生薑細辛服之即令肝脹以其能補肝故也用青皮宜醋炒酸能破結直入肝經故也痛甚者加醋半酒杯冲藥服

凡痛亦當知在氣在血見症各有不同痛而不臌按之愈痛痛無止時瘀血作痛也痛而且臌得噯即緩痛有止時怒氣作痛也怒氣作痛加醋炒柴胡佐青皮以伐其肝少加木香佐烏藥以開其氣紅花當歸又或酌用以和其血也（或去鈎藤延胡）瘀血作痛加桃仁歸尾紅花（去鈎藤烏藥青皮

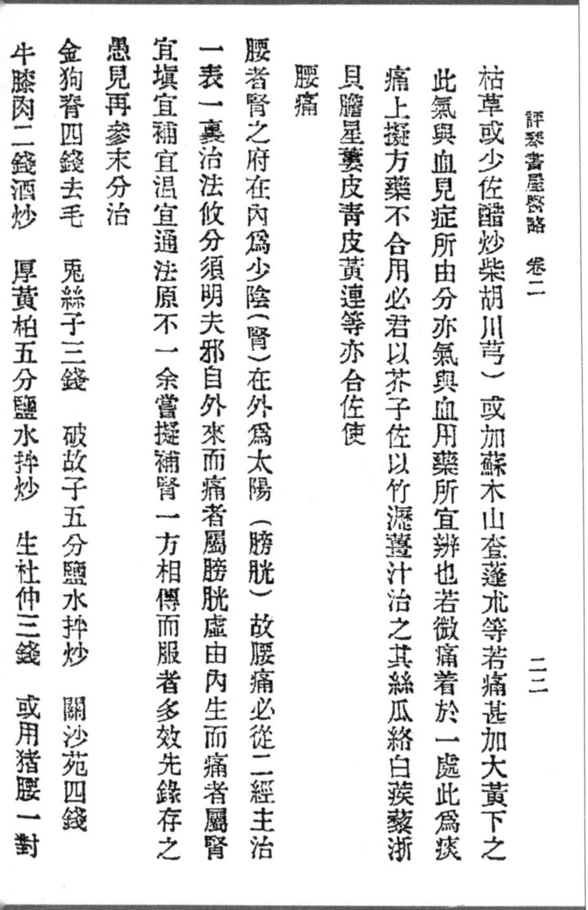
評琴書屋醫略　卷二　二三

枯草或少佐醋炒柴胡川芎）或加蘇木山查蓬朮等若痛甚加大黃下之
此氣與血見症所由分亦氣與血用藥所宜辨也若微痛着於一處此爲痰
痛上擬方藥不合用必君以芥子佐以竹瀝薑汁治之其絲瓜絡白蒺藜浙
貝膽星蔞皮青皮黃連等亦合佐使

腰痛

腰者腎之府在內爲少陰（腎）在外爲太陽（膀胱）故腰痛必從二經主治
一表一裏治法攸分須明夫邪自外來而痛者屬膀胱虛由內生而痛者屬腎
宜填宜補宜温宜通法原不一余嘗擬補腎一方相傳而服者多效先錄存之
愚見再參末分治
金狗脊四錢去毛　兎絲子三錢　破故子五分鹽水拌炒　關沙苑四錢
牛膝肉二錢酒炒　厚黃柏五分鹽水拌炒　生杜仲三錢　或用猪腰一對

枯草，或少佐醋炒柴胡、川芎），或加苏木、山查（楂）、蓬术等。若痛甚，加大黄下之，此气与血见症所由分，亦气与血用药所宜辨也。若微痛着于一处，此为痰痛，上拟方药不合用，必君以芥子，佐以竹沥、姜汁治之。其丝瓜络、白蒺藜、浙贝、胆星、蒌皮、青皮、黄连等，亦合佐使。

腰痛

腰者、肾也府，在内为少阴（肾），在外为太阳（膀胱）。故腰痛必从二经主治，一表一里，治法攸分须明。夫邪自外来而痛者，属膀胱虚，由内生而痛者，属肾，宜填宜补，宜温宜通，法原不一，余当拟补肾一方，相传而服者多效，先录存之，愚见再参末分治。

金狗脊四钱，去毛　菟丝子三钱　破故子五分，盐水拌炒　关沙苑四钱　牛膝肉二钱，酒炒　厚黄柏五分，盐水拌炒　生杜仲三钱　或用猪腰一对，煎汤代水煎药。

热黄柏倍故子，寒故子倍黄柏（或二三倍），痛已除，再加入熟地、杞子、胡桃，或鹿茸、鹿角霜，多服数贴，方免复患。凡腰痛，脉沈而细者，当治少阴时痛时止，肾精亏也。即用上拟补肾方主治，时痛时止，肾水亏也。宜另用知柏八味汤治之。若脉浮而紧者，当治太阳背肉刺痛，风客于肾腧穴也。麻黄、细辛、独活、防风、生地、当归、白芍，以疏其风郁痛，畏冷寒，客于气海腧也。麻黄、附子、细辛、当归、炙草，以驱其寒，痛重难移，湿着于藏精所也。麻黄、苍术、白术、当归、杜仲、牛膝、茯苓、薏米、炙草，以逐其湿。

脚气痛

此名壅疾，谓湿气壅塞经络致痛也，忌用补剂。若专事温补，必成废疾，有寒湿、风湿、湿热之分，宜细按后列脉症加减拟方治之。

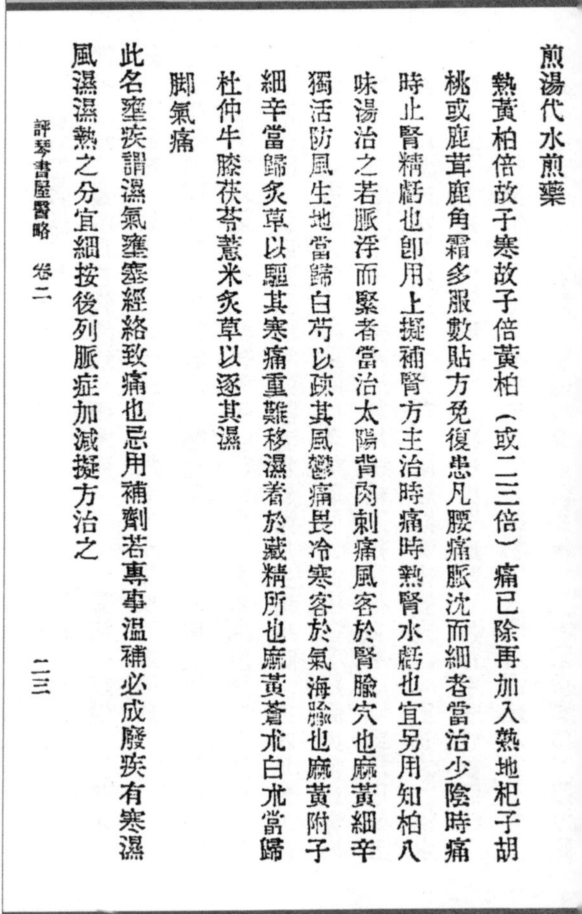
煎湯代水煎藥
熱黃柏倍故子寒故子倍黃柏（或二三倍）痛已除再加入熟地杞子胡
桃或鹿茸鹿角霜多服數貼方免復患凡腰痛脈沈而細者當治少陰時痛
時止腎精虧也即用上擬補腎方主治時痛時止腎水虧也宜另用知柏八
味湯治之若脈浮而緊者當治太陽背肉刺痛風客於腎腧穴也麻黃細辛
獨活防風生地當歸白芍以疏其風鬱痛畏冷寒客於氣海腧也麻黃附子
細辛當歸炙草以驅其寒痛重難移濕着於藏精所也麻黃蒼朮白朮當歸
杜仲牛膝茯苓薏米炙草以逐其濕
脚氣痛
此名壅疾謂濕氣壅塞經絡致痛也忌用補劑若專事溫補必成廢疾有寒濕
風濕濕熱之分宜細按後列脈症加減擬方治之
評琴書屋醫略　卷二　二三

當歸三錢　舊木瓜二錢酒炒　細木通一錢半　羌活一錢半　生薏米五錢　紫蘇梗一錢半　防風一錢半　加生赤小豆皮五錢同煎

臨夜發熱而痛脈濡而數者爲濕熱加黃柏麥冬同煎晝夜憎寒作痛脈濡而遲者爲寒濕加蒼朮乾薑附子防已加皮（去木通蘇梗）其腫痛走注無常或踝或膝或脛脈濡浮兼數者爲風濕加生地牛膝（去木瓜薏米蘇梗）不效再加入芒硝大黃同煎若嗜酒而伏酒濕毒者辨脈與症或兼寒兼熱兼風遵上三法選藥施治重加枳椇子乾葛花以解酒毒或用巴戟五錢（糯米拌水炒乾去米）大黃一兩炒同爲末蜜丸（名巴黃丸）溫水送下五七十丸（仍須戒酒）凡脚痛山甲地龍可加作引若走動而痛上臂手須加靈仙另有乾脚氣痛不腫而蜷縮枯細當潤血清燥（宜玉竹生地麥冬天冬胡麻石斛牛膝歸鬚鱉甲阿膠等）又有陰虛脚痛足跟焮腫

当归三钱　旧木瓜二钱，酒炒　细木通一钱半　羌活一钱半　生薏米五钱　紫苏梗一钱半　防风一钱半　加生赤小豆皮五钱，同煎。

临夜发热而痛，脉濡而数者，为湿热，加黄柏、麦冬同煎。昼夜憎寒作痛，脉濡而迟者，为寒湿，加苍术、干姜、附子、防己、加皮（去木通、苏梗），其肿痛，走注无常，或踝或膝，或胫，脉濡浮兼数者，为风湿，加生地、牛膝（去木瓜、薏米、苏梗），不效，再加入芒硝、大黄，同煎。若嗜酒而伏酒湿毒者，辨脉与症，或兼寒兼热，兼风，遵上三法选药施治。重加枳椇子、干葛花，以解酒毒，或用巴戟五钱（糯米拌水炒干，去米），大黄一两炒，同为末，蜜丸（名巴黄丸），温水送下五七十丸（仍须戒酒）。凡脚痛，山甲、地龙可加，作引。若走动而痛上臂手，须加灵仙。另有干脚，气痛不肿，而蜷缩枯细，当润血清燥（宜玉竹、生地、麦冬、天冬、胡麻、石斛、牛膝、归须、鳖甲、阿胶等）。又有阴虚脚痛，足跟焮肿而红，当补肾养营（宜龟板、生地、熟地、当归、天冬、杞子、杜仲、玉竹、巴戟、黄柏、知母、牛膝等），二症与脚气湿症大相反，彼此误治，必增剧。

附论痿躄症

脚气痛外，又有所谓痿躄者，方书谓痿症，无痛不知兼湿重者，则筋缓而痿软，兼热多者，则筋急而作痛。余见痿症，惯有兼痛者，医用祛风药（丹溪谓：断不可作风治），渗湿药，作风湿脚气痛治，无不增剧。是以特附此症于脚气痛条中（汪石山治一人痿兼痛者，用人参二钱，黄耆一钱半，白术、茯苓、生地、麦冬各一钱，当归八分，黄柏、知母各七分，连服数贴而痿痛愈）。夫痿有脉痿、筋痿、肉痿、骨痿之殊，原不止痿于足（更有头痿、手痿、腰痿，一身俱痿）。而经谓：诸痿生于肺热（肺主一身气化，肺燥热则血液涸而不能营养筋骨，故痿）。又谓治痿，独取阳明（阳明主润宗筋、束筋骨，以利机关，虚

而紅當補腎養營（宜龜版生地熟地當歸天冬杞子杜仲玉竹巴戟黃柏知母牛膝等）二症與脚氣濕症大相反彼此誤治必增劇

附論痿躄症

脚氣痛外又有所謂痿躄者方書謂痿症無痛不知兼濕重者則筋緩而痿軟兼熱多者則筋急而作痛余見痿症慣有兼痛者醫用祛風藥（丹溪謂斷不可作風治）滲濕藥作風濕脚氣痛治無不增劇是以特附此症於脚氣痛條中（汪石山治一人痿兼痛者用人參二錢黃耆一錢半白朮茯苓生地麥冬各一錢當歸八分黃柏知母各七分連服數貼而痿痛愈）夫痿有脈痿筋痿肉痿骨痿之殊原不止痿於足（更有頭痿手痿腰痿一身俱痿）而經謂諸痿生於肺熱（肺主一身氣化肺燥熱則血液涸而不能營養筋骨故痿）又謂治痿獨取陽明（陽明主潤宗筋束筋骨以利機關虛

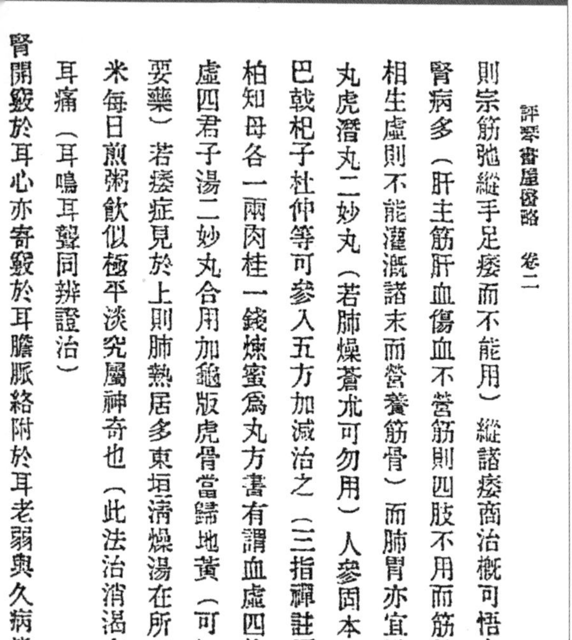

則宗筋弛縱手足痿而不能用）縱諸痿商治概可悟矣若痿躄在下則肝
腎病多（肝主筋肝血傷血不營筋則四肢不用而筋骨拘攣腎藏精精血
相生虛則不能灌溉諸末而營養筋骨）而肺胃亦宜兼顧大補陰丸滋腎
丸虎潛丸二妙丸（若肺燥蒼朮可勿用）人參固本丸皆堪選用其玉竹
巴戟杞子杜仲等可參入五方加減治之（三指禪註經驗方地黃四兩黃
柏知母各一兩肉桂一錢煉蜜爲丸方書有謂血虛四物湯二妙丸合用氣
虛四君子湯二妙丸合用加龜版虎骨當歸地黃（可知二妙丸亦治痿症
要藥）若痿症見於上則肺熱居多東垣清燥湯在所必用卽麥冬沙參粳
米每日煎粥飲似極平淡究屬神奇也（此法治消渴亦佳）
耳痛（耳鳴耳聾同辨證治）
腎開竅於耳心亦寄竅於耳膽脈絡附於耳老弱與久病皆屬體虛失聰（聾

则宗筋弛纵，手足痿而不能用），纵诸痿商治，概可悟矣。若痿躄在下，则肝肾病多（肝主筋，肝血伤，血不营筋，则四肢不用，而筋骨拘挛。肾藏精，精血相生，虚则不能灌溉诸末，而营养筋骨），而肺胃亦宜兼顾，大补阴丸，滋肾丸，虎潜丸，二妙丸（若肺燥，苍术可勿用），人参固本丸，皆堪选用，其玉竹、巴戟、杞子、杜仲等，可参入五方加减治之（三指禅注经验方，地黄四两，黄柏、知母各一两，肉桂一钱，炼蜜为丸）。方书有谓：血虚四物汤、二妙丸合用；气虚四君子汤，二妙丸合用，加龟板、虎骨、当归、地黄（可知二妙丸亦治痿症要药）。若痿症见于上，则肺热居多，东垣清燥汤在所必用，即麦冬、沙参、粳米，每日煎粥饮，似极平淡，究属神奇也（此法治消渴亦佳）。

耳痛（耳鸣耳聋同辨证治）

肾开窍于耳，心亦寄窍于耳，胆脉络附于耳，老弱与久病皆属体虚失聪（聋鸣而不痛），治在肝肾。少年或暴病，总属邪干闭窍（痛鸣声皆有），治在胆经。即本是议酌方，先拟清少阳络法。

羚羊角三钱，先煎　连翘壳二钱　粉丹皮一钱　苦丁茶一钱半　牛蒡子一钱半　香白芷二分　加鲜苏梗三钱，寸断鲜莲叶边三钱，剪碎为引。

气闭则耳鸣耳聋，薄荷梗、夏枯草、蔓荆子、钩藤、菊花、马勃、木通，皆通窍之品，可参入加减。火郁则耳痛，菊叶、桑叶、银花、栀子亦可任加。然原方已属统治，至若肝肾虚而为聋为鸣者，宜用磁石六味丸加龟板、五味、远志、菖蒲，主治。人参、当归、杞子、菟丝、沙苑、杭菊，亦可因症选用。

牙痛

上齿脉络属足阳明胃，下齿脉络属手阳明，大肠有风痛、热痛、虫痛、寒痛、痰毒痛、瘀血痛之分，备载本门可考。惟风热痛为尤多，因订一清络热方法。

鳴而不痛）治在肝腎少年或暴病總屬邪干閉竅（痛鳴聾皆有）治在膽
經卽本是議酌方先擬清少陽絡法
羚羊角三錢先煎　連翹殼二錢　粉丹皮一錢　苦丁茶一錢半　牛蒡子
一錢半　香白芷二分　加鮮蓮梗三錢寸斷鮮蓮葉邊三錢剪碎爲引
氣閉則耳鳴耳聾薄荷梗夏枯草蔓荆子鈎藤菊花馬勃木通皆通竅之品
可參入加減火鬱則耳痛菊葉桑葉銀花梔子亦可任加然原方已屬統治
至若肝腎虛而爲聾爲鳴者宜用磁石六味丸加龜版五味遠志菖蒲主治
人參當歸杞子兎絲沙苑杭菊亦可因症選用
牙痛
上齒脈絡屬足陽明胃下齒脈絡屬手陽明大腸有風痛熱痛蟲痛寒痛痰毒
痛瘀血痛之分備載本門可考惟風熱痛爲尤多因訂一清絡熱方法

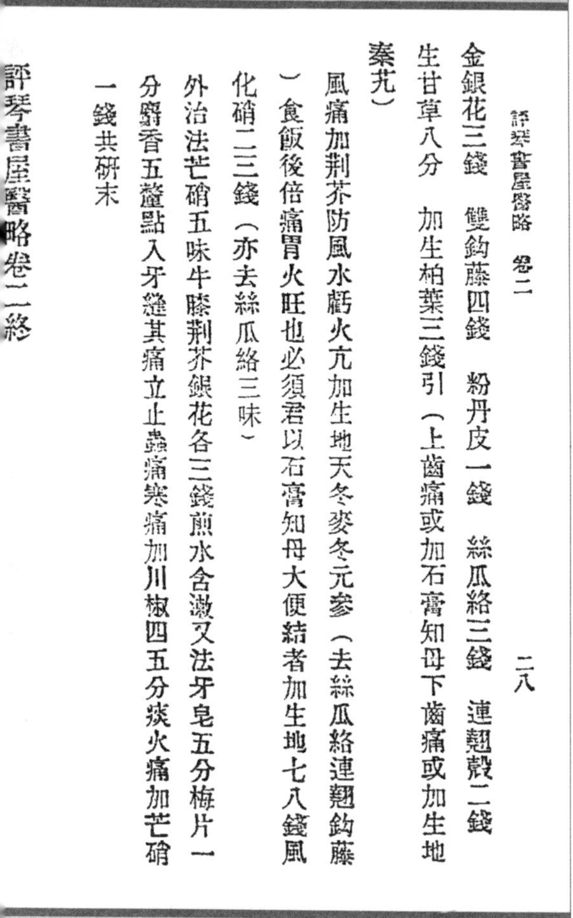

評琴書屋醫略　卷二　　二八

金銀花三錢　雙鈎藤四錢　粉丹皮一錢　絲瓜絡三錢　連翹殼二錢
生甘草八分　加生柏葉三錢引（上齒痛或加石膏知母下齒痛或加生地
秦艽）
風痛加荊芥防風水虧火亢加生地天冬麥冬元參（去絲瓜絡連翹鈎藤
）食飯後倍痛胃火旺也必須君以石膏知母大便結者加生地七八錢風
化硝二三錢（亦去絲瓜絡三味）
外治法芒硝五味牛膝荊芥銀花各三錢煎水含漱又法牙皂五分梅片一
分麝香五釐點入牙縫其痛立止蟲痛寒痛加川椒四五分痰火痛加芒硝
一錢共研末

評琴書屋醫略卷二終

金银花三钱　双钩藤四钱

粉丹皮一钱　丝瓜络三钱

连翘壳二钱　生甘草八分　加生柏叶三钱引（上齿痛，或加石膏、知母。下齿痛，或加生地、秦艽）。

风痛加荆芥、防风；水亏火亢，加生地、天冬、麦冬、元参（去丝瓜络，连翘、钩藤）。食饭后倍痛，胃火旺也。必须君以石膏、知母；大便结者，加生地七八钱，风化硝二三钱（亦去丝瓜络三味）。

外治法：芒硝、五味、牛膝、荆芥、银花各三钱，煎水含漱。又法，牙皂五分，梅片一分，麝香五厘，点入牙缝，其痛立止。虫痛、寒痛，加川椒四五分；痰火痛加芒硝一钱，共研末。

评琴书屋医略卷二终

评琴书屋医略卷三

番禺潘名熊兰坪著
绍兴裘庆元吉生校刊

淋症（浊　癃闭同考）

淋有五淋之分，浊有精浊、便浊之别，总属肾病。肾有二窍，一出溺，一出精淋，出溺窍而属肝胆，浊出精窍而属心肾，不得混治。

治淋症方（或统治五淋，宜辨症加引）

赤茯苓四钱　当归梢一钱　山栀仁一钱　川萆薢四钱　甘草梢一钱　石菖蒲三分

石淋下如沙石，用银硝、朱砂、滑石，等分研匀（朴硝一味，宜隔纸炒，炒至纸变黄色为度），每服三钱（或加发灰，石首鱼头内石灰），即将此汤送下。

評琴書屋醫略卷三

番禺潘名熊蘭坪著　紹興裘慶元吉生校刊

淋症（濁　癃閉同考）

淋有五淋之分濁有精濁便濁之別總屬腎病腎有二竅一出溺一出精淋出溺竅而屬肝膽濁出精竅而屬心腎不得混治

治淋症方（可統治五淋宜辨症加引）

赤茯苓四錢　當歸梢一錢　山梔仁一錢　川萆薢四錢　甘草梢一錢

石菖蒲三分

石淋下如沙石用銀硝硃砂滑石等分研勻（朴硝一味宜隔紙炒炒至紙變黃色爲度）每服三錢（或加髮灰石首魚頭內石灰）即將此湯送下

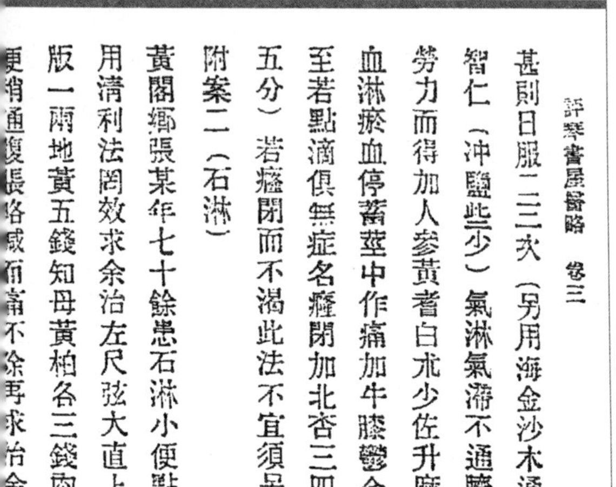

評琴書屋醫略　卷三　二

甚則日服二三次（另用海金沙木通煎湯送）膏淋下如膏脂加烏藥益智仁（冲鹽些少）氣淋氣滯不通臍下悶痛加荊芥製香附麥芽勞淋從勞力而得加人參黃耆白朮少佐升麻柴胡（歸改用全歸草改用炙草）

血淋瘀血停蓄莖中作痛加牛膝鬱金桃仁或冲韭白汁小杯同服

至若點滴俱無症名癃閉加北杏三四錢麻黃一錢同煎（夏月麻黃用四五分）若癃閉而不渴此法不宜須另用通關丸主治（即滋腎丸）

附案二（石淋）

黃閣鄉張某年七十餘患石淋小便點滴而出痛甚少腹脹氣微喘能食醫用清利法罔效求余治左尺弦大直上左關余用大補陰丸合滋腎丸治龜版一兩地黃五錢知母黃柏各三錢肉桂六分張畏桂性熱減其半服後小便稍通腹脹略減而痛不除再求治余謂必須佐桂六分乃效信服之小便

甚则日服二三次（另用海金沙、木通煎汤送），膏淋下如膏脂，加乌药；益智仁（冲盐些少），气淋气滞不通，脐下闷痛，加荆芥、制香附、麦芽；劳淋从劳力而得，加人参、黄耆、白术，少佐升麻、柴胡（归改用全归，草改用炙草）。

血淋，瘀血停蓄，茎中作痛，加牛膝、郁金、桃仁，或冲韭白汁，小杯同服。

至若点滴俱无，症名癃闭，加北杏三四钱，麻黄一钱，同煎（夏月麻黄用四五分）。若癃闭而不渴，此法不宜，须另用通关丸主治（即滋肾丸）。

附案二（石淋）

黄阁乡张某，年七十余，患石淋，小便点滴而出，痛甚，少腹胀，气微喘能食，医用清利法罔效，求余治。左尺弦大，直上左关，余用大补阴丸合滋肾丸治，龟版一两，地黄五钱，知母、黄柏各三钱，肉桂六分。张畏桂性热，减其半，服后小便稍通，腹胀略减而痛不除，再求治。余谓必须佐桂六分乃效。信服之，小便大利出石数粒，如橘核大，遂愈。

明经乡周韶石叔，令昆年将三十，石淋阻塞溺窍，点滴不通，以至腹胀如鼓，痛楚不堪，卧床不起，危急之际，延余治。脉呆钝不甚应指（气不升降，转症失职故也），余用京柿炭一个（连霜蒂煆），朱砂三钱（二味方得自杨溶、马虞阶孝廉，谓凡小便不通，皆合用，粥水送下。余用治血淋屡效，今又仿之以治石淋），芒硝三钱，同研末，用杜牛膝五钱（时药店无，以鲜土牛膝一两代），怀牛膝、川滑石、黄柏、桃仁、韭白各三钱，甘草梢、石菖蒲各七分，煎汤送下，服后出石一条，长约一寸大，如粗箸，小便遂频出，床地俱湿，腹胀顿消而愈。

治浊症方

建莲米四钱，连心　麦冬一钱，连心　石菖蒲五分，盐水炒　云茯苓三钱

大利出石數粒如橘核大遂愈

明經鄉周韶石叔令昆年將三十石淋阻塞溺竅點滴不通以至腹脹如鼓痛楚不堪臥床不起危急之際延余治脈呆鈍不甚應指（氣不升降轉旋失職故也）余用京柿炭一個（連霜蒂煆）硃砂三錢（二味方得自楊溶馬虞階孝廉謂凡小便不通皆合用粥水送下余用治血淋屢效今又做之以治石淋）芒硝三錢同研末用杜牛膝五錢（時藥店無以鮮土牛膝一兩代）懷牛膝川滑石黃柏桃仁韭白各三錢甘草梢石菖蒲各七分煎湯送下服後出石一條長約一寸大如粗箸小便遂頻出牀地俱濕腹脹頓消而愈

治濁症方

建蓮米四錢連心　麥冬一錢連心　石菖蒲五分鹽水炒　雲茯苓三錢

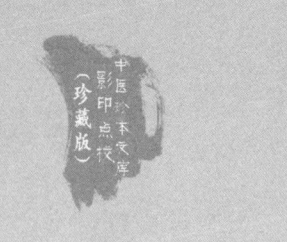

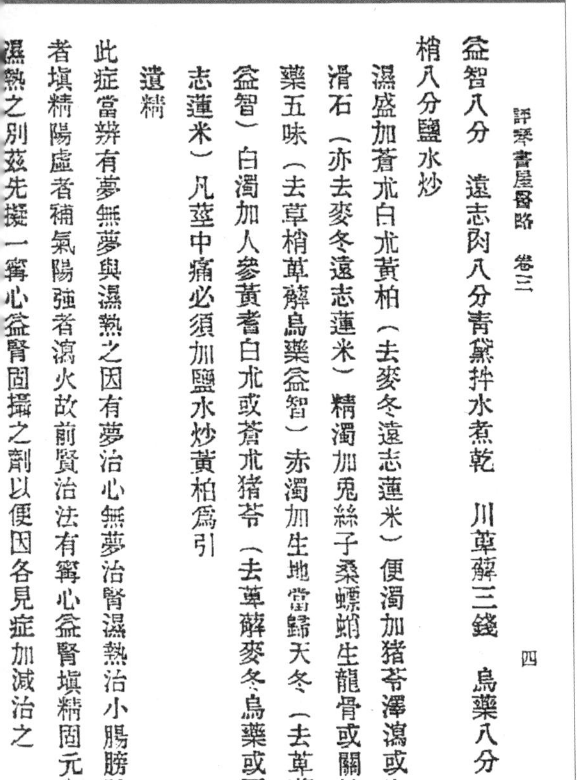
評琴書屋醫略　卷三　四
益智八分　遠志肉八分青黛拌水煮乾　川萆薢三錢　烏藥八分　甘草梢八分鹽水炒
濕盛加蒼术白术黃柏（去麥冬遠志蓮米）便濁加猪苓澤瀉或海金沙滑石（亦去麥冬遠志蓮米）精濁加菟絲子桑螵蛸生龍骨或關沙苑山藥五味（去草梢萆薢烏藥益智）赤濁加生地當歸天冬（去萆薢烏藥益智）白濁加人參黃耆白术或蒼术猪苓（去萆薢麥冬烏藥或再去遠志蓮米）凡莖中痛必須加鹽水炒黃柏爲引
遺精
此症當辨有夢無夢與濕熱之因有夢治心無夢治腎濕熱治小腸膀胱陰虛者填精陽虛者補氣陽強者瀉火故前賢治法有寧心益腎填精固元與清利濕熱之別茲先擬一寧心益腎固攝之劑以便因各見症加減治之

益智八分　远志肉八分　青黛拌水煮干　川萆薢三钱　乌药八分　甘草梢八分，盐水炒

湿盛加苍术、白术、黄柏（去麦冬、远志、莲米）；便浊加猪苓、泽泻，或海金沙、滑石（亦去麦冬、远志、莲米）；精浊加菟丝子、桑螵蛸、生龙骨，或关沙苑、山药、五味（去草梢、萆薢、乌药、益智）；赤浊，加生地、当归、天冬（去萆薢、乌药、益智）；白浊，加人参、黄耆、白术，或苍术、猪苓（去萆薢、麦冬、乌药，或再去远志、莲米）。凡茎中痛，必须加盐水炒黄柏为引。

遗精

此症当辨有梦无梦，与湿热之因，有梦治心，无梦治肾，湿热治小肠膀胱。阴虚者，填精；阳虚者，补气；阳强者，泻火。故前贤治法，有宁心益肾，填精固元，与清利湿热之别。兹先拟一宁心益肾，固摄之剂，以便因各见症加减治之。

桑螵蛸三钱　云茯神三钱　大麦冬二钱，连心　建莲米五钱，连心　熟枣仁一钱半　远志肉五分，制　加龟板打碎五钱，生龙骨打碎三钱，二味先煎，或加菖蒲、云连各三四分为佐使（如有梦加多些黄连，无梦但加五味、人参）；阴虚加熟地、天冬、阿胶、当归等（去枣仁、远志、茯神）；阳虚加人参、黄耆、杞子、杜仲、白术等（去龟板、麦冬、龙骨、桑螵蛸）；阳强加生地、知母、黄柏（去枣仁、远志、茯神）；遗泄频频，宜佐以固摄之品，如菟丝子、五味子、覆盆子、金樱子、莲须之类，选入一二味为佐使。至若精遗，因湿热者，宜另用猪苓汤法治之（其芡实、山药、沙苑、莲米，凡遗泄症，皆可常食）。

便血

此症有风淫肠胃，有湿热伤脾，始则脏腑受伤，久则阴络亦损，治原不一（肯堂《医镜》、芊绿《尊生》引述颇详，当参考之），兹即大肠受热者，订一方，俟因症加

桑螵蛸三錢　雲茯神三錢　大麥冬二錢連心　建蓮米五錢連心　熟棗仁一錢半　遠志肉五分製　加龜版打碎五錢生龍骨打碎三錢二味先煎或加菖蒲雲連各三四分爲佐使（如有夢加多些黃連無夢但加五味人參）陰虛加熟地天冬阿膠當歸等（去棗仁遠志茯神）陽虛加人參黃耆杞子杜仲白朮等（去龜版麥冬龍骨桑螵蛸）陽強加生地知母黃柏（去棗仁遠志茯神）遺泄頻頻宜佐以固攝之品如兎絲子五味子覆盆子金櫻子蓮鬚之類選入一二味爲佐使至若精遺因濕熱者宜另用猪苓湯法治之（其芡實山藥沙苑蓮米凡遺泄症皆可常食）

便血

此症有風淫腸胃有濕熱傷脾始則臟腑受傷久則陰絡亦損治原不一（肯堂醫鏡芊綠尊生引述頗詳當參考之）茲即大腸受熱者訂一方俟因症加

減
大生地六錢　黃柏炭七分　槐花一錢半　赤小豆四錢　地榆炭七分
銀花一錢半　加木賊一錢烏梅二個同煎（梅或煆炭用）
熱甚再加黃芩蓮葉或桑葉丹皮如服二三貼血仍見必須用黑芝麻（洗淨打破）生首烏各四錢加入同煎（去木賊梅）因濕加防風白朮（去生地）因風加荊芥當歸防風（去銀槐花若血下色淡者另用四物湯加龜版生首烏製首烏煎服便合倘便血流連止而復發用生首烏末米糊丸每服三四錢甚效（用京柿黑豆煎湯送下更佳）金匱分別糞前下血爲近血用赤小豆散糞後下血爲遠血用黃土湯果於脈症有相合則於古法自堪師余嘗治戴姻兄便血或糞前或糞後無定用生首烏製首烏大生地各四錢白朮防風木瓜白芍各一錢當歸陳皮各七分一帖血減三帖全愈

减。

大生地六钱　黄柏炭七分　槐花一钱半　赤小豆四钱　地榆炭七分　银花一钱半　加木贼一钱，乌梅二个，同煎（梅或煅炭用）。

热甚再加黄芩、莲叶，或桑叶、丹皮，如服二三贴，血仍见，必须用黑芝麻（去净打破），生首乌各四钱，加入同煎（去木贼梅）。因湿加防风、白术（去生地）。因风加荆芥、当归、防风（去银槐花）。若血下色淡者，另用四物汤加龟板、生首乌、制首乌，煎服便合。倘便血流连，止而复发，用生首乌末，米糊丸，每服三四钱，甚效（用京柿、黑豆煎汤送下更佳）。金匮分别粪前下血为近血，用赤小豆散；粪后下血为远血。用黄土汤，果于脉症有相合，则于古法自堪师。余尝治戴姻兄便血，或粪前或粪后无定，用生首乌、制首乌、大生地各四钱，白术、防风、木瓜、白芍各一钱，当归、陈皮各七分，一帖血减，三帖全愈。

凡便血，京柿、黑豆、赤小豆、黑芝麻、莲米可常服（或糖作羹，或选入，同猪精肉、柴鱼、或猪大肠煎熬汤，俱佳）。

小便血

即尿血溺窍病也，其源由于肾虚，非若血淋。由于湿热，其分辨处，以痛不痛为断，痛属血淋，不痛属尿血。余订是方施治，颇效，因录存之。且此方不但治尿血，方中乌梅炭、当归、菟丝子，皆倍用，生地改用熟地，其当归、莲米二味同用，黑米醋煮透炒干，妇女崩漏久不愈，亦曾迭效。

龟腹版一两，先煎　菟丝子四钱　大生地五钱　鹿角霜三钱，先煎　白当归一钱半　建莲米五钱，连心用，打破煎

加乌梅炭二个（米醋泡洗）为引。

如阴虚火炎，加知母、黄柏各一二钱（此配入大补阴丸法），用猪腰子汤，

凡便血京柿黑豆綠豆赤小豆黑芝麻蓮米可常服（或糖作羹或選入同猪精肉柴魚或猪大腸煎湯俱佳）

小便血

卽尿血溺竅病也其源由於腎虛非若血淋由於濕熱其分辨處以痛不痛爲斷痛屬血淋不痛屬尿血余訂是方施治頗效因錄存之且此方不但治尿血方中烏梅炭當歸菟絲子皆倍用生地改用熟地其當歸蓮米二味同用黑米醋煮透炒乾婦女崩漏久不愈亦曾迭效

龜腹版一兩先煎　菟絲子四錢　大生地五錢　鹿角霜三錢先煎　白當歸一錢半　建蓮米五錢連心用打破煎　加烏梅炭二個（米醋泡洗）爲引

如陰虛火炎加知母黃柏各一二錢（此配入大補陰丸法）用猪腰子湯

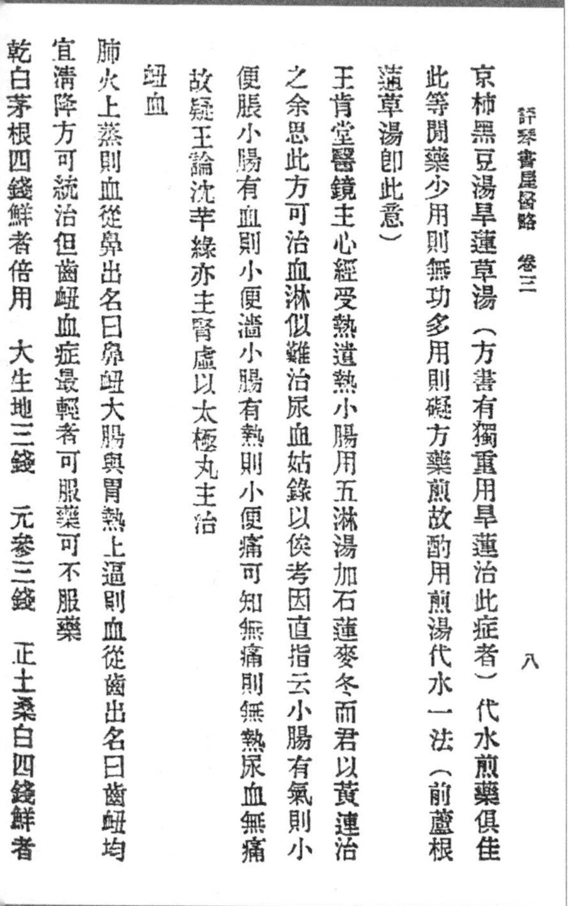

京柿黑豆湯旱蓮草湯（方書有獨重用旱蓮治此症者）代水煎藥俱佳此等閒藥少用則無功多用則礙方藥煎故酌用煎湯代水一法（前蘆根蒲草湯即此意）

王肯堂醫鏡主心經受熱遺熱小腸用五淋湯加石蓮麥冬而君以黃連治之余思此方可治血淋似難治尿血姑錄以俟考因直指云小腸有氣則小便脹小腸有血則小便澀小腸有熱則小便痛可知無痛則無熱尿血無痛故疑王論沈芊綠亦主腎虛以太極丸主治

衄血

肺火上蒸則血從鼻出名曰鼻衄大腸與胃熱上逼則血從齒出名曰齒衄均宜清降方可統治但齒衄血症最輕者可服藥可不服藥

乾白茅根四錢鮮者倍用　大生地三錢　元參三錢　正土桑白四錢鮮者

京柿黑豆汤，旱莲草汤（方书有独重用旱莲治此症者），代水煎药俱佳。此等闲药少用则无功，多用则碍方药煎，故酌用煎汤代水一法（前芦根、蒲草汤即此意）。

王肯堂《医镜》主心经受热，遗热小肠，用五淋汤加石莲、麦冬，而君以黄连治之。余思此方，可治血淋，似难治尿血，姑录以俟考。因《直指》云：小肠有气，则小便胀；小肠有血，则小便涩；小肠有热，则小便痛。可知无痛则无热，尿血无痛，故疑王论、沈芊绿，亦主肾虚，以太极丸主治。

衄血

肺火上蒸，则血从鼻出，名曰鼻衄。大肠与胃热上逼，则血从齿出，名曰齿衄。均宜清降，方可统治，但齿衄血症最轻者，可服药、可不服药。

干白茅根四钱，鲜者倍用　大生地三钱　元参三钱　正土桑白四钱，鲜者

倍用　大麦冬三钱，连心　牛膝一钱半　加鲜竹茹、青远茶各二钱，同煎（方平淡，宜多煎代茶）。

服二三剂，血不止，加童便一小杯冲服，令引热下行，必应热盛；钗斛、天冬、丹皮、黑栀、白茅花、可任加。

倘鼻衄不甚者，亦等齿衄，均无足虑。若其甚者，与吐血无异。盖漏血过多而不止，则非关血热，实由气虚，不能统摄，急当补气，以摄血补气以生血，宜用当归补血汤法。黄耆一两，当归三钱，加姜枣煎（不涉医者，逐杯试之）。此法虽气息奄奄，亦可回生。至于伤寒鼻衄，名曰紅汗；瘟疫鼻衄，名曰外溃。皆喜其得衄而自解，不必再商治（凡一切血症突来太多者，必须于补气法治之）。

吐血

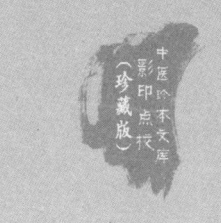

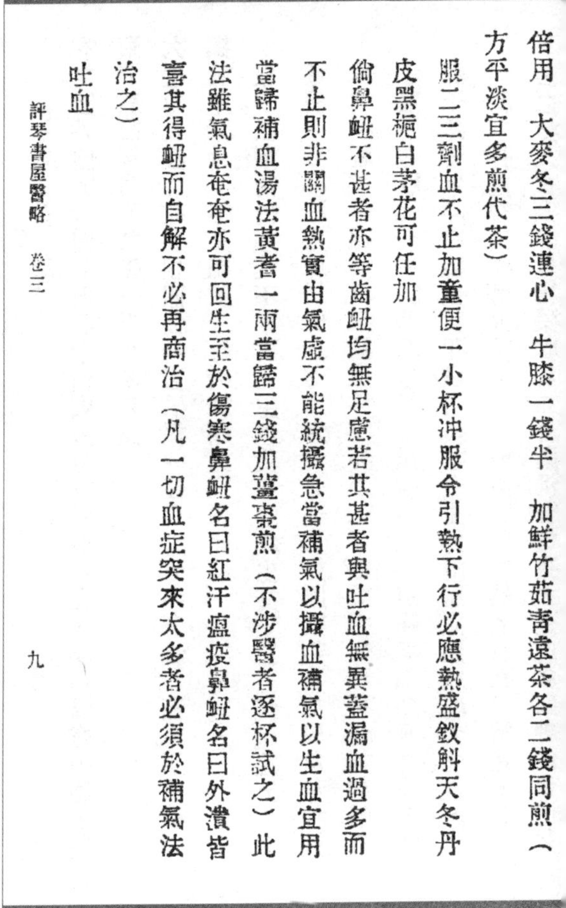
倍用　大麥冬三錢連心　牛膝一錢半　加鮮竹茹青遠茶各二錢同煎（一方平淡宜多煎代茶）
服二三劑血不止加童便一小杯冲服令引熱下行必應熱盛釵斛天冬丹皮黑梔白茅花可任加
倘鼻衄不甚者亦等齒衄均無足慮若其甚者與吐血無異蓋漏血過多而不止則非關血熱實由氣虛不能統攝急當補氣以攝血補氣以生血宜用當歸補血湯法黃耆一兩當歸三錢加薑棗煎（不涉醫者逐杯試之）此法雖氣息奄奄亦可回生至於傷寒鼻衄名曰紅汗瘟疫鼻衄名曰外潰皆喜其得衄而自解不必再商治（凡一切血症突來太多者必須於補氣法治之）
吐血

有內因外因究竟因於內而七情饑飽勞力所傷者尤多攻補溫寒須憑脈證
茲先就陰弱陽亢者擬一方後參末議
大生地八錢　乾茅根四錢　舊黑梔一錢　大天冬三錢　茜草根一錢
細甘草五分　加生柏葉二三錢鮮藕節三個同煎
服一二劑倘仍頻吐不止再加生蓮葉三四錢生艾葉二三錢炮薑五六分童便一二杯沖服或用田三七末六七分調入如脈數熱甚加犀角黃柏丹皮倘症輕者旱蓮女貞黑豆皮浮小麥麥仁麥冬桑寄知母可任加如無外感鱉甲龜版元參牛膝秋石皆可酌用若咳胸脇引痛者加冬瓜仁生薏米蘇子降香以降絡桃仁紅花以活絡吐血先見胸痛血黑成塊者此爲瘀血加桃仁丹皮香附醋炒大黃治之（皆去甘草）然此特初患治法高鼓峯云血症久古人多以胃藥收功如烏藥沉香炮薑大棗此虛家神劑也倪敕

有内因外因，究竟因于内，而七情饥饱劳力所伤者，尤多攻补，温寒须凭脉证，兹先就阴弱阳亢者拟一方，后参末议。

大生地八钱　干茅根四钱
旧黑栀一钱　大天冬三钱
茜草根一钱　细甘草五分　加生柏叶二三钱，鲜藕节三个，同煎。

服一二剂，倘仍频吐不止，再加生莲叶三四钱，生艾叶二三钱，炮姜五六分，童便一二杯冲服，或用田三七末六七分调入。如脉数热甚，加犀角、黄柏、丹皮。倘症轻者，旱莲、女贞、黑豆皮、浮小麦、麦仁、麦冬、桑寄、知母，可任加。如无外感，鳖甲、龟板、元参、牛膝、秋石皆可酌用。若咳，胸胁引痛者，加冬瓜仁、生薏米、苏子、降香，以降络，桃仁、红花，以活络。吐血先见胸痛，血黑成块者，此为瘀血，加桃仁、丹皮、香附、醋炒大黄治之（皆去甘草）。然此特初患治法。高鼓峰云：血症久，古人多以胃药收功，如乌药、沉香、炮姜、大枣，此虚家神剂也。倪敕山亦云七情內傷脾胃先病（故多見惡心）固元湯歸脾湯補中益氣湯等法必不可少而吾見患此症者醫不輕用補病家尤畏夫補以至愈後或數月而復發或一年而復發卒至纏綿而莫救者多矣亦由其元氣已虧營血未能安常而循行經絡也余於見信者雖屬熱症以清凉奏功繼主育陰和陽亦必佐以固本培元之法如生脈六味生脈四君與左歸飲加參歸等更用歸脾丸原方或遵鼓峯法加減蜜小丸常服守此法調養以至於康健勝常血永不發者指不勝屈肯堂於火症血稍止即用龜版首烏地榆加入四物湯治之鼓峰用六君加當歸治之或加黃耆謂參耆以回其氣氣回血自循行經絡或用重料六味左歸等飲於水中養木亦必加人參謂使氣自陰生也又芊綠引仁齋直指云凡氣虛挾寒陰陽不能相守血亦妄行宜理中湯加木香當歸（薑炮黑）血得煖自循行經絡陳修園亦謂凡吐血服

山亦云：七情内伤，脾胃先病（故多见恶心），固元汤、归脾汤、补中益气汤等法，必不可少。而吾见患此症者，医不轻用补，病家尤畏夫补，以至愈后或数月而复发，或一年而复发，卒至缠绵而莫救者多矣。亦由其元气已亏，营血未能安常而循行经络也。余于见信者，虽属热症，以清凉奏功，继主育阴和阳，亦必佐以固本培元之法，如生脉六味，生脉四君，与左归饮加参归等，更用归脾丸，原方或遵鼓峰法加减，蜜小丸，常服，守此法调养，以至于康健胜常，血永不发者，指不胜屈。肯堂于火症血稍止，即用龟板、首乌、地榆，加入四物汤治之。鼓峰用六君加当归治之，或加黄耆，谓参耆以回其气，气回血自循行经络，或用重料六味、左归等饮于水中养木，亦必加人参，谓使气自阴生也。又芊绿引仁斋直指云：凡气虚挟寒，阴阳不能相守，血亦妄行，宜理中汤加木香、当归（姜炮黑），血得暖自循行经络。陈修园亦谓：凡吐血服

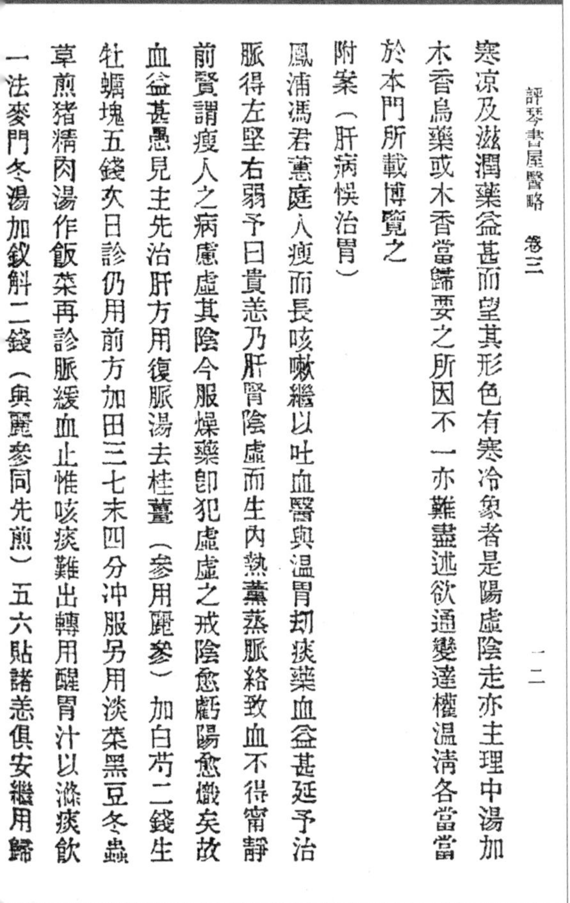

寒涼及滋潤藥益甚而望其形色有寒冷象者是陽虛陰走亦主理中湯加木香烏藥或木香當歸要之所因不一亦難盡述欲通變達權溫清各當當於本門所載博覽之

附案（肝病悞治胃）

鳳浦馮君蕙庭人瘦而長咳嗽繼以吐血醫與溫胃刼痰藥血益甚延予治脈得左堅右弱予曰貴恙乃肝腎陰虛而生內熱薰蒸脈絡致血不得甯靜前賢謂瘦人之病慮虛其陰今服燥藥卽犯虛虛之戒陰愈虧陽愈熾矣故血益甚愚見主先治肝方用復脈湯去桂薑（參用麗參）加白芍二錢生牡蠣塊五錢次日診仍用前方加田三七末四分冲服另用淡菜黑豆冬蟲草煎猪精肉湯作飯菜再診脈緩血止惟咳痰難出轉用醒胃汁以滌痰飲一法麥門冬湯加釵斛二錢（與麗參同先煎）五六貼諸恙俱安繼用歸

寒凉，及滋润药益甚，而望其形色，有寒冷象者是阳虚阴走，亦主理中汤加木香、乌药，或木香、当归。要之所因不一，亦难尽述，欲通变达权，温清各当，当于本门所载博览之。

附案（肝病误治胃）

凤浦冯君蕙庭，人瘦而长，咳嗽，继以吐血，医与温胃劫痰药，血益甚，延予治。脉得左坚右弱。予曰：贵恙乃肝肾阴虚而生内热，薰蒸脉络，致血不得宁静。前贤谓瘦人之病虑虚其阴，今服燥药，即犯虚虚之戒，阴愈亏阳愈炽矣，故血益甚。愚见主先治肝方，用复脉汤去桂姜（参用丽参），加白芍二钱，生牡蛎块五钱。次日诊，仍用前方，加田三七末四分冲服，另用淡菜、黑豆、冬虫草，煎猪精肉汤作饭菜。再诊，脉缓血止，惟咳痰难出，转用醒胃汁以涤痰饮一法，麦门冬汤加钗斛二钱（与丽参同先煎），五六贴诸恙俱安，继用归脾，去木香，加陈皮、白芍、五味、麦冬、杞子，为小丸，常服，痰咳渐除，身体日健。

又案（胃病误治肝）

凤浦胡君易堂，夏患痰咳失血，医用胶地等作肝肾阴虚生内热，治不效，且痰增胃减，延余诊。脉得右坚左弱。余曰：前人主左坚填肝肾，右坚理肺胃，今右坚治胃为要，炎夏阳气方升，泄胃阴虚，而无镇压之权势。必震动胃络，络伤则络中之血，因随阳气上升。倘云三阴热蒸，脉必徵于左部，据理论治，药宜选淡薄味，以调养胃阴。曾服腻药太多，须佐以宣畅，脘气方可消痰安谷。生扁豆（用粒不打）五钱，丽参一钱，麦冬、茯神各三钱，石斛、谷芽各二钱，陈皮、甘草各四分，服三贴再诊。血止脉缓，惟时或心悸，或汗微泄，主兼理心营肺卫，黄耆、沙参各三钱，丽参、麦冬各二钱，五味、炙草各三分，麦仁、枣肉各四钱，多服调养，仍用归脾丸加杞子、五味，蜜小丸，常服，精神自此日旺，体健

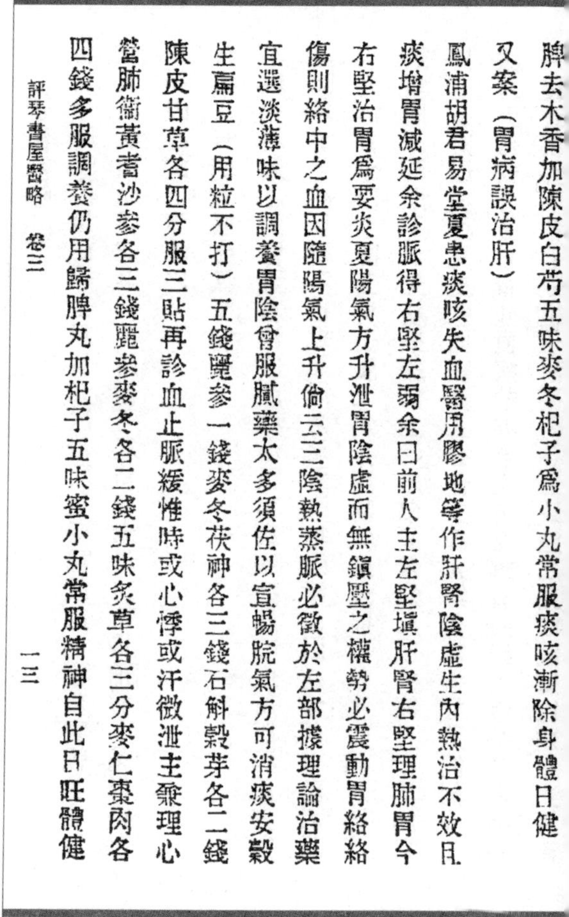
脾去木香加陳皮白芍五味麥冬杞子爲小丸常服痰咳漸除身體日健
又案（胃病誤治肝）
鳳浦胡君易堂夏患痰咳失血醫用膠地等作肝腎陰虛生內熱治不效且
痰增胃減延余診脈得右堅左弱余曰前人主左堅塡肝腎右堅理肺胃今
右堅治胃爲要炎夏陽氣方升泄胃陰虛而無鎭壓之權勢必震動胃絡絡
傷則絡中之血因隨陽氣上升倘云三陰熱蒸脈必徵於左部據理論治藥
宜選淡薄味以調養胃陰曾服膩藥太多須佐以宣暢脘氣方可消痰安穀
生扁豆（用粒不打）五錢麗參一錢麥冬茯神各三錢石斛穀芽各二錢
陳皮甘草各四分服三貼再診血止脈緩惟時或心悸或汗微泄主兼理心
營肺衛黃耆沙參各三錢麗參麥冬各二錢五味炙草各三分麥仁棗肉各
四錢多服調養仍用歸脾丸加杞子五味蜜小丸常服精神自此日旺體健
評琴書屋醫略　卷二　一三

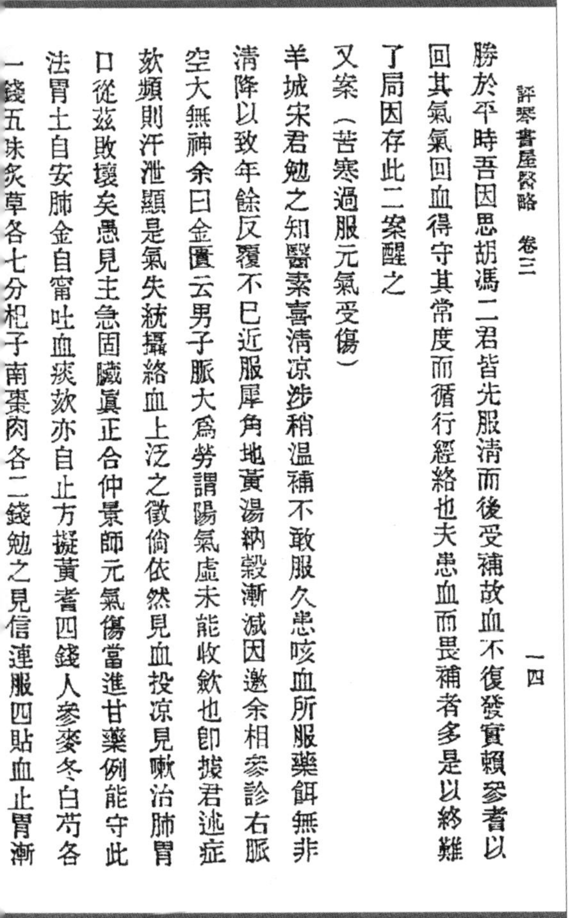
評琴書屋醫略　卷三　一四

勝於平時吾因思胡馮二君皆先服清而後受補故血不復發實賴參耆以回其氣氣回血得守其常度而循行經絡也夫患血而畏補者多是以終難了局因存此二案醒之

又案（苦寒過服元氣受傷）

羊城宋君勉之知醫素喜清涼涉稍温補不敢服久患咳血所服藥餌無非清降以致年餘反覆不已近服犀角地黄湯納穀漸減因邀余相參診右脈空大無神余曰金匱云男子脈大爲勞謂陽氣虚未能收歛也即據君述症欬頻則汗泄顯是氣失統攝絡血上泛之徵倘依然見血投涼見嗽治肺胃口從茲敗壞矣愚見主急固臟眞正合仲景師元氣傷當進甘藥例能守此法胃土自安肺金自甯吐血痰欬亦自止方擬黄耆四錢人參麥冬白芍各一錢五味炙草各七分杞子南棗肉各二錢勉之見信連服四貼血止胃漸

胜于平时。吾因思胡冯二君，皆先服清而后受补，故血不复发，实赖参耆，以回其气，气回血得，守其常度而循行经络也。夫患血畏补者，多是以终难了局，因存此二案醒之。

又案(苦寒过服,元气受伤)

羊城宋君勉之知医，素喜清凉，涉稍温补不敢服，久患咳血所服药饵，无非清降，以致年余反复不已。近服犀角地黄汤，纳谷渐减，因邀余相参。诊右脉空大无神，余曰：《金匮》云：男子脉大为劳，谓阳气虚，未能收敛也，即据君述症，欬频则汗泄显，是气失统摄，络血上泛之徵。倘依然见血投凉，见嗽治肺，胃口从兹败坏矣。愚见主急固脏，真正合仲景师元气伤，当进甘药例，能守此法，胃土自安，肺金自宁，吐血痰咳亦自止。方拟黄耆四钱，人参、麦冬、白芍各一钱，五味、炙草各七分，杞子、南枣肉各二钱，勉之见信，连服四贴，血止胃渐进，此后从余言，自用归脾汤加减调养而获愈。

续附丁卯新案（虚阳升泄，逼血妄行）

同里黄和叔君，好学士也，夏五暑热炎蒸，正天地大气泄越时（天地气机泄越，人身气机亦应之），月之廿四，倚窗挑灯勤诵（劳伤心，阳亦暗吸肾阴），初交亥，忽吐血碗许。群季皆通医理，廿五早，自订四生丸服，交亥见血如前，且增恶寒。廿六自转用甘草干姜汤加味，进炙草、炮姜、五味各钱半，白术、防党各三钱（方佳，但欠镇摄），交亥仍见血如初，惟恶寒略减。廿七延医某治，某称转方佳，独嫌五味收敛（怪论，真气泄越，理合收摄），原方减此，加当归更妥。是晚亥，血来滋甚（归辛动上升，无五味以敛之，地以滋之，龟附以镇导之，故滋甚）。廿八邀予诊，六脉弱，尺为甚，询足冷否？曰：将交亥，足渐冷，冷气上少腹（肝位，肝藏血），则气喘（气呼出，心肺吸入肾肝，肝肾

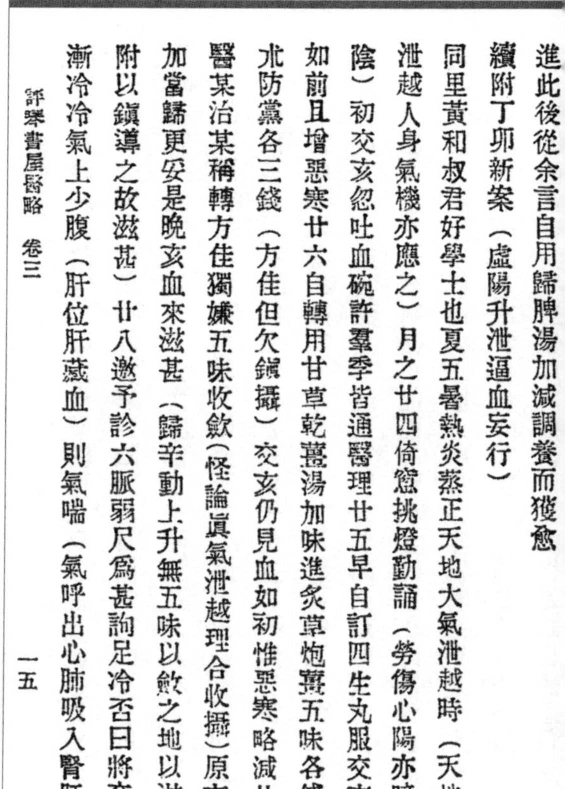
進此後從余言自用歸脾湯加減調養而獲愈
續附丁卯新案（虛陽升泄逼血妄行）
同里黃和叔君好學士也夏五暑熱炎蒸正天地大氣泄越時（天地氣機泄越人身氣機亦應之）月之廿四倚窗挑燈勤誦（勞傷心陽亦暗吸腎陰）初交亥忽吐血碗許羣季皆通醫理廿五早自訂四生丸服交亥見血如前且增惡寒廿六自轉用甘草乾薑湯加味進炙草炮薑五味各錢半白朮防黨各三錢（方佳但欠鎮攝）交亥仍見血如初惟惡寒略減廿七延醫某治某稱轉方佳獨嫌五味收斂（怪論眞氣泄越理合收攝）原方減此加當歸更妥是晚亥血來滋甚（歸辛動上升無五味以斂之地以滋之龜附以鎮導之故滋甚）廿八邀予診六脈弱尺爲甚詢足冷否曰將交亥足漸冷冷氣上少腹（肝位肝藏血）則氣喘（氣呼出心肺吸入腎肝肝腎

評琴書屋醫略　卷三　一五

陽升吸氣艱於入故喘）而血溢予曰據脈與述症且血必見於戌亥實肝腎病多（戌亥爲至陰時肝腎爲至陰臟故日則無恙而交亥則病作）原眞陰有虧孤陽無偶失守上走血亦隨之夫陰陽互爲其根無陽則陰無以生無陰亦陽無所附法當引導其陽兼鎮育其陰則孤陽有歸而血自安其位方用熟地龜版各五錢土木參當歸附子炮薑各一錢五分五味子炙甘草各一錢中有疑暑月吐血而用參附且曾服歸而益甚者余曰尺弱足冷顯是腎虛陽不潛藏徒滋填其陰而不固守其陽必難奏效古人原有補氣以攝血法人參附子參附湯也能固守腎氣當歸附子歸附湯也能固守營氣血去已多安得不佐溫補以固守臟眞羣季曰善遂服之廿九診據述昨夜戌亥血雖不來而足冷氣促仍未盡除余仍用廿八方去炮薑倍用附子加胡桃肉四錢覆盆子二錢以助攝納服三貼復邀診已諸恙俱安但夜雖

阳升，吸气艰于入，故喘）而血溢。予曰：据脉与述症，且血必见于戌亥，实肝肾病多（戌亥为至阴时，肝肾为至阴脏，故日则无恙，而交亥则病作），原真阴有亏，孤阳无偶失守，上走血亦随之。夫阴阳互为其根，无阳则阴无以生，无阴亦阳无所附，法当引导其阳，兼镇育其阴，则孤阳有归，而血自安其位。方用熟地、龟板各五钱，土木参、当归、附子、炮姜各一钱五分，五味子、炙甘草各一钱。中有疑暑月吐血而用参附，且曾服归而益甚者。余曰：尺弱足冷，显是肾虚。阳不潜藏，徒滋填其阴，而不固守其阳，必难奏效。古人原有补气以摄血法，人参附子参附汤也，能固守肾气，当归附子归附汤也。能固守营气，血去已多，安得不佐温补以固守脏真。群季曰：善！遂服之。廿九诊，据述，昨夜戌亥血虽不来，而足冷气促仍未尽除。余仍用廿八方，去炮姜，倍用附子，加胡桃肉四钱，覆盆子二钱，以助摄纳。服三贴复邀诊，已诸恙俱安，但夜虽熟睡，拟兼理心营。廿九，方去龟板、附子、胡桃、覆盆，加杞子三钱，茯神、枣仁各二钱，麦冬一钱，炙草、五味改用四分，连服数贴后，参入杜仲、黄者、防党、白术、鹿茸，因脉症加减而调养复元。

选录王肯堂先生论痰中见血一症

肯堂云：其血或一点之小，或一丝之细语，其势若无可畏，而病根反深，此血非由胃出，乃肺脏中来。肺本多气而少血，是以出者亦少，今因火逼而随痰以出，则肺虑其枯，而无以主一身气化矣，其害不滋大乎？治法于除痰中加入止血药，如贝母、瓜蒌仁、茯苓、麦冬、元参、竹茹、苏子、薏米之类，以治痰；犀角、阿胶、柏吐、黑栀之类以止血；黄芩、黄连之类以降火，调花蕊石末四五分，徐徐服之。又法，用竹沥一碗，入阿胶二两，溶开，将石膏煅过一两，蛤粉一两，青黛半两，好墨一两，共为尘末，调和丸，如黍米大，每服一钱，香茗送下，其效甚

熟睡擬兼理心營廿九方去龜版附子胡桃覆盆加杞子三錢茯神棗仁各二錢麥冬一錢炙草五味改用四分連服數貼後參入杜仲黃耆防黨白朮鹿茸因脈症加減而調養復元

選錄王肯堂先生論痰中見血一症

肯堂云其血或一點之小或一絲之細語其勢若無可畏而病根反深此血非由胃出乃肺臟中來肺本多氣而少血是以出者亦少今因火逼而隨痰以出則肺慮其枯而無以主一身氣化矣其害不滋大乎治法於除痰中加入止血藥如貝母瓜蔞仁茯苓麥冬元參竹茹蘇子薏米之類以治痰犀角阿膠柏葉黑梔之類以止血黃芩黃連之類以降火調花蕊石末四五分徐徐服之又法用竹瀝一碗入阿膠二兩溶開將石膏煆過一兩蛤粉一兩青黛半兩好墨一兩共爲塵末調和丸如黍米大每服一錢香茗送下其效甚

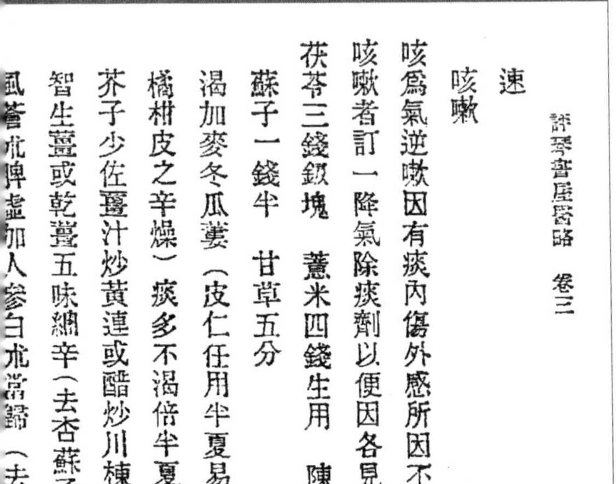

評琴書屋醫略　卷三　一八

速

咳嗽

咳爲氣逆嗽因有痰內傷外感所因不同五臟六腑受病各異茲先就尋常患咳嗽者訂一降氣除痰劑以便因各見症加減

茯苓三錢敲塊　薏米四錢生用　陳皮五分　北杏一錢　半夏一錢半製　蘇子一錢半　甘草五分

渴加麥冬瓜蔞（皮仁任用半夏易川貝陳皮易橙皮橙皮甘苦多於辛異橘柑皮之辛燥）痰多不渴倍半夏陳皮加生薑或瓜蔞薤白咳胸脇痛加芥子少佐薑汁炒黃連或醋炒川楝子熱加石膏知母或黃連黃芩寒加益智生薑或乾薑五味細辛（去杏蘇子）風加防風（蘇子改用蘇梗）濕加防風蒼朮脾虛加人參白朮當歸（去蘇杏薏）肝腎虛吸氣短（氣吸入腎

速。

咳　嗽

咳为气逆，嗽因有痰，内伤外感，所因不同，五脏六腑受病各异，兹先就寻常患咳嗽者，订一降气除痰剂，以便因各见症加减。

茯苓三钱，打块　薏米四钱，生用　陈皮五分　北杏一钱　半夏一钱半　制苏子一钱半　甘草五分

渴加麦冬、瓜蒌（皮仁任用，半夏易川贝，陈皮易橙皮，橙皮甘苦，多于辛，异橘柑皮之辛燥）；痰多不渴，倍半夏、陈皮，加生姜，或瓜蒌、薤白；咳胸胁痛，加芥子，少佐姜汁，炒黄连，或醋炒川楝子；热加石膏、知母，或黄连、黄芩；寒加益智、生姜，或干姜、五味、细辛（去杏、苏子）；风加防风（苏子改用苏梗）；湿加防风、苍术；脾虚加人参、白术、当归（去苏、杏、薏）；肝肾虚，吸气短（气吸入肾

肝），加熟地、当归、五味，或杞子、胡桃、牛膝（去苏子、北杏、薏米，或再去甘草）。

又因咳而后有痰，宜顺气，治在肺，肺主气，肺恶温燥，麦冬、橘红（橙皮更佳）、川贝、知母、桑白、紫苑（菀）为要药。

因痰而后致咳，宜消痰，治在脾，脾藏痰，脾恶寒润，白术、苍术、制南星、制半夏为要药，清火兼之（宜姜汁炒黄连）。

久嗽不愈，用麦冬为君，川贝、知母、茯苓、竹茹、黄芩、苏子之类为佐，少加五味、甘草、灯心服之（因风寒虚而咳忌服）。

凡咳嗽发热不休者，不治咳而汗泄者不治（此脏真不藏，气泄而为热为汗，治当固摄脏真，如人参固本丸，复脉汤去姜、桂，加生龙骨、生牡蛎、磁石等治之，亦幸有获愈者）。左不得眠为肝胀，右不得眠为肺胀，俱属难治。阅叶

肝）加熟地當歸五味或杞子胡桃牛膝（去蘇子北杏薏米或再去甘草
）又因欬而後有痰宜順氣治在肺肺主氣肺惡溫燥麥冬橘紅（橙皮更佳
）川貝知母桑白紫苑爲要藥
因痰而後致欬宜消痰治在脾脾藏痰脾惡寒潤白朮蒼朮製南星製半夏
爲要藥清火兼之（宜薑汁炒黃連）
久嗽不愈用麥冬爲君川貝知母茯苓竹茹黃芩蘇子之類爲佐少加五味
甘草燈心服之（因風寒虛而咳忌服）
凡欬嗽發熱不休者不治咳而汗泄者不治（此臟眞不藏氣泄而爲熱爲
汗治當固攝臟眞如人參固本丸復脈湯去薑桂加生龍骨生牡蠣磁石等
治之亦幸有獲愈者）左不得眠爲肝脹右不得眠爲肺脹俱屬難治閱葉

氏臨症指南又非僅主肝脹肺脹一說症有疑似病有實虛論治者其愼之（葉氏治右不得眠用麥門冬湯謂胃津虛無以養肺肺病降已不及而復右眠遏之故咳更甚　左不得眠用復脈湯去薑桂加生牡蠣麥仁治之謂肝陽升逆太過安能左眠以遏其升逆之威故咳更甚治咳血症多用此法）若果肝脹肺脹宜疏宜清宜歛自有各家本門可考不復贅（即沈芊綠尊生著述證治頗詳可參）

附案（欬嗽而瘖）

凡治病問其見症如何問其致病之因如何似較望聞切爲倍要余嘗醫郭廉訪夫人年約三十外廉訪久以計偕宿京得第補外因接眷赴任夫人得喜信後忽患瘖症欬多痰少夜裏每覺火升喉舌微痛而日間飲食無礙徧訪名醫迭治罔效延余診余曰貴恙欬先乎抑瘖先乎家人曰瘖先餘恙後

氏《临症指南》，又非仅主肝胀、肺胀一说，症有疑似病，有实虚论治者，其慎之（叶氏治右不得眠，用麦门冬汤，谓胃津虚无以养肺，肺病降已不及，而复右眠遏之故，咳更甚。左不得眠，用复脉汤，去姜桂，加生牡蛎、麦仁治之，谓肝阳升逆太过，安能左眠，以遏其升逆之威，故咳更甚，治咳血症多用此法）。若果肝胀、肺胀，宜疏宜清，宜敛，自有各家本门可考，不复赘（即沈芊绿《尊生》著述，证治颇详，可参）。

附案（欬嗽而瘖）

凡治病，问其见症如何，问其致病之因如何，似较望、闻、切为倍要。余尝医郭廉访夫人，年约三十外，廉访久以计偕宿京，得第补，外因接眷赴任，夫人得喜信后，忽患瘖症，咳多痰少，夜里每觉火升，喉舌微痛，而日间饮食无碍，遍访名医迭治，罔效，延余诊。余曰：贵恙欬先乎？抑瘖先乎？家人曰：瘖先，余恙后渐起者。余复问曰：起此恙日，曾多饮醇酒乎？曰：无，偶因夜坐看木鱼书劳神，明早即觉音破耳。余诊其脉，两尺动数有力，阅旧服方虽多，亦不外清肺疏肺，止咳除痰，中上两焦药。余转用上病治下一法，龟板八钱，大生地、黄柏各四钱，知母、茯苓各二钱，羚羊、丹皮、泽泻各一钱。余曰：据述病因，与脉相对，沉疴似易起者，药不十贴，当见效。家人速于赴任，闻余言喜甚。时吾友谢司马茹坪偕余往郭其戚也，独讶余言曰：痰欬而用龟地，谅虽见效，日重，用黄柏，更属不通。余笑曰：子始验之。次日初七，复到诊，是夜已不觉火升、咳呛、舌痛矣。仍用前方，黄柏减一钱，再服。初八诊两尺渐缓，声音渐起，仍用前方，去丹、泽，方中改用龟板四钱，羚羊、黄柏各八分，加鲜菖蒲五分，煎调入真珠末七分服，连服三贴。十一日复到诊，音出已亮，但欠清耳。又转用清肃上焦气分方法，沙参八钱，丽参、黄耆、天冬、麦冬（连心）各一钱，白菊、杭菊各四分，加

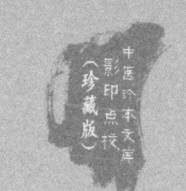

漸起者余復問曰起此恙日曾多飲醇酒乎曰無偶因夜坐看木魚書勞神
明早即覺音破耳余診其脈兩尺動數有力閱舊服方雖多亦不外清肺疎
肺止欬除痰中上兩焦藥余轉用上病治下一法龜版八錢大生地黃柏各
四錢知母茯苓各二錢羚羊丹皮澤瀉各一錢余曰據述病因與脈相對沉
痾似易起者藥不十貼當見效家人速於赴任聞余言喜甚時吾友謝司馬
茹坪偕余往郭其戚也獨訝余言曰痰欬而用龜地諒雖見效日重用黃柏
更屬不通余笑曰子姑驗之次日初七復到診是夜已不覺火升咳嗆舌痛
矣仍用前方黃柏減一錢再服初八診兩尺漸緩聲音漸起仍用前方去丹
澤方中改用龜版四錢羚羊黃柏各八分加鮮菖蒲五分煎調入眞珠末七
分服連服三貼十一日復到診音出已亮但欠清耳又轉用清肅上焦氣分
方法沙參八錢麗參黃耆天冬麥冬（連心）各一錢白菊杭菊各四分加

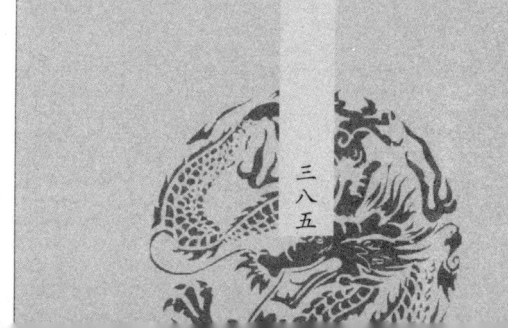

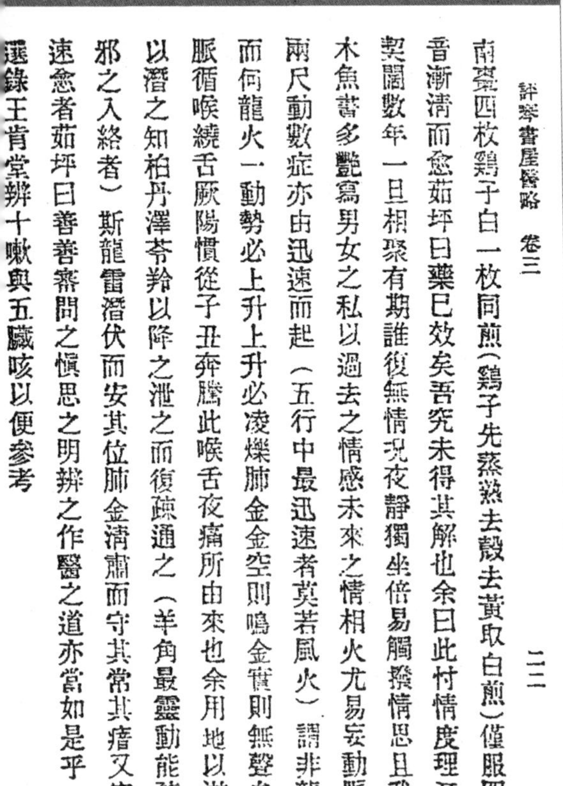
評琴書屋醫略　卷三　二三

南棗四枚鷄子白一枚同煎(鷄子先蒸熟去殼去黃取白煎)僅服四貼聲音漸清而愈茹坪曰藥已效矣吾究未得其解也余曰此忖情度理耳夫妻契闊數年一旦相聚有期誰復無情況夜靜獨坐倍易觸撥情思且我粵之木魚書多艷寫男女之私以過去之情感未來之情相火尤易妄動脈更得兩尺動數症亦由迅速而起(五行中最迅速者莫若風火)謂非龍相火而何龍火一動勢必上升上升必凌爍肺金金空則鳴金實則無聲矣夫腎脈循喉繞舌厥陽慣從子丑奔騰此喉舌夜痛所由來也余用地以滋之龜以潛之知柏丹澤苓羚以降之泄之而復疏通之(羊角最靈動能疏泄火邪之入絡者)斯龍雷潛伏而安其位肺金清肅而守其常其瘖又安有不速愈者茹坪曰善善審問之慎思之明辨之作醫之道亦當如是乎

選錄王肯堂辨十嗽與五藏咳以便參考

南枣四枚，鸡子白一枚，同煎（鸡子先蒸熟去壳，去黄取白煎），仅服四贴，声音渐清而愈。茹坪曰：药已效矣！吾究未得其解也。余曰：此忖情度理耳，夫妻契阔数年，一旦相聚有期，谁复无情况，夜静独坐，倍易触拨情思，且我粤之木鱼书多艳写男女之私，以过去之情，感未来之情，相火尤易妄动，脉更得两尺动数，症亦由迅速而起（五行中最迅速者，莫若风火），谓非龙相火而何龙火一动，势必上升，上升必凌烁肺金，金空则鸣金，实则无声矣。夫肾脉循喉绕舌厥，阳惯从子丑奔腾，此喉舌夜痛所由来也。余用地以滋之，龟以潜之，知、柏、丹、泽、苓、羚以降之泄之，而复疏通之（羊角最灵动，能疏泄火邪之入络者），斯龙雷潜伏而安其位。肺金清肃而守其常，其瘖又安有不速愈者？茹坪曰：善！善！审问之，慎思之，明辨之，作医之道，亦当如是乎?!

选录王肯堂辨十嗽与五脏咳以便参考

火痰嗽者，咳必面赤，用力久而后出者是也，不宜用半夏、南星，以其太燥也。惟以贝母、知母、瓜蒌仁、竹茹之类，以化痰。黄芩、黄连、山栀之类，以降火。苏子、橘红、茯苓之类，以顺气。

湿痰嗽者，喉中漉漉有声，嗽而易出者是也，不宜用元参、阿胶、知母，以其滋润也。惟以苍术、防风之类，以燥湿。半夏、南星、姜汁、竹沥之类，以去痰。枳壳、橘红之类，以顺气。黄芩、山栀之类以降火。

郁痰嗽者，胸臆胀满，连嗽不出，喉中有喘声，夜不得眠，上饱下饥者是也。不宜用五味、麦冬，以其补肺也。惟以枳壳、桔梗、便浸香附之类，以开郁。川贝、瓜蒌、半夏之类，以治痰。苏子、杏仁之类，以定喘。茯苓、黄芩、山栀之类，以降火。

顽痰嗽者，胶住咽喉，挥咯不能出，必努力大嗽而后出少许，如脂膏之状者是也。不宜用煎剂，宜以散子消磨之，如青黛、蛤粉、浮海石、风化硝、瓜蒌仁、礞

火痰嗽者咳必面赤用力久而後出者是也不宜用半夏南星以其太燥也
惟以貝母知母瓜蔞仁竹茹之類以化痰黃芩黃連山梔之類以降火蘇子
橘紅茯苓之類以順氣
濕痰嗽者喉中漉漉有聲嗽而易出者是也不宜用元參阿膠知母以其滋
潤也惟以蒼朮防風之類以燥濕半夏南星薑汁竹瀝之類以去痰枳殼橘
紅之類以順氣黃芩山梔之類以降火
鬱痰嗽者胸臆脹滿連嗽不出喉中有喘聲夜不得眠上飽下飢者是也不
宜用五味麥冬以其補肺也惟以枳殼桔梗便浸香附之類以開鬱川貝瓜
蔞半夏之類以治痰蘇子杏仁之類以定喘茯苓黃芩山梔之類以降火
頑痰嗽者膠住咽喉揮咯不能出必努力大嗽而後出少許如脂膏之狀者
是也不宜用煎劑宜以散子消磨之如青黛蛤粉浮海石風化硝瓜蔞仁礞

石明礬之類爲極細末以竹瀝薑汁調服以其膠固不開非輕劑所能愈也
清痰嗽者必待嗽而後出其痰不稠黏者是也宜用緩藥治之如貝母花粉茯苓黃芩竹茹橘紅蘇子竹黃之類
風痰嗽者肺氣壅盛必頓嗽而後出其痰浮而有沫狀如津唾而略稠者是也宜用輕浮之劑以治之如薄荷紫蘇（梗葉）桑白防風半夏黃芩枳殼之類少加麻黃甘草（用麻黃宜配北杏以降氣）
寒痰嗽者得於秋冬之交或傷於入水宿露或傷於冷雨冷風所致其嗽必哮喘或肩背覺寒得熱湯飲之卽緩者是也宜用蘆吸散如肉桂雄黃鵝管石欵冬花甘草等分爲極細末用蘆管挑藥輕輕含之吸入喉內徐徐以清茶過口或以此藥蜜丸如鷄豆大含化亦妙若熱嗽去肉桂用井泉石若用煎劑宜半夏南星陳皮茯苓欵冬花生薑甘草之類

石、明矾之类，为极细末，以竹沥、姜汁调服，以其胶固不开，非轻剂所能愈也。

清痰嗽者，必待嗽而后出其痰不稠黏者是也，宜用缓药治之，如贝母、花粉、茯苓、黄芩、竹茹、橘红、苏子、竹黄之类。

风痰嗽者，肺气壅盛，必顿嗽而后出其痰，浮而有沫状，如津唾而略稠者是也。宜用轻浮之剂以治之，如薄荷、紫苏（梗叶）、桑白、防风、半夏、黄芩、枳壳之类，少加麻黄、甘草（用麻黄宜配北杏，以降气）。

寒痰嗽者，得于秋冬之交，或伤于入水宿露，或伤于冷雨冷风所致，其嗽必哮喘，或肩背觉寒，得热汤饮之即缓者是也。宜用芦吸散，如肉桂、雄黄、鹅管石、款冬花、甘草，等分为极细末，用芦管挑药轻轻含之，吸入喉内，徐徐以清茶过口，或以此药蜜丸，如鸡豆大，含化亦妙。若热嗽、去肉桂，用井泉石。若用煎剂，宜半夏、南星、陈皮、茯苓、款冬花、生姜、甘草之类。

酒痰嗽者因醉後感冒風熱腹中有酒積飲濁酒即發者是也宜用山梔黃芩黃連以治火貝母瓜蔞半夏麯之類以治痰蛤粉花粉綠豆粉之類以消酒（枳椇子乾葛花更能解酒毒亦不可少）紫蘇梗蘇葉陳皮之類以順氣

食積痰嗽者每食後即嗽其痰稠黏覺有甜意胸膈不寬者是也宜以枳實萊菔子神麯麥芽山查之類以消食陳皮木香砂仁之類以順氣半夏南星之類以消痰石膏黃連之類以降火加生薑竹茹爲引

乾咳嗽者平素陰血不足虛火有餘喉中常痒痒即頻嗽有聲無痰者是也宜以麥冬知母川貝母元參阿膠之類爲主治以黃柏茯苓花粉山梔甘草之類加燈心竹茹服之甚效

又有嗽而兩脇痛者名曰肝咳　有嗽而腰輕痛者名曰腎咳　有嗽而中

酒痰嗽者，因醉后感冒风热，腹中有酒积，饮浊酒即发者是也。宜用山栀、黄芩、黄连以治火。贝母、瓜蒌、半夏曲之类以治痰。蛤粉、花粉、绿豆粉之类以消酒（枳椇子、干葛花更能解酒毒，亦不可少）。紫苏梗、苏叶、陈皮之类以顺气。

食积痰嗽者，每食后即嗽，其痰稠黏，觉有甜意，胸膈不宽者是也。宜以枳实、莱菔子、神曲、麦芽、山查（楂）之类，以消食。陈皮、木香、砂仁之类以顺气。半夏、南星之类以消痰。石膏、黄连之类以降火，加生姜、竹茹为引。

干咳嗽者，平素阴血不足，虚火有余，喉中常痒，痒即频嗽，有声无痰者是也。宜以麦冬、知母、川贝母、元参、阿胶之类为主治，以黄柏、茯苓、花粉、山栀、甘草之类，加灯心、竹茹服之，甚效。

又有嗽而胁痛者，名曰肝咳。有嗽而腰轻痛者，名曰肾咳。有嗽而中

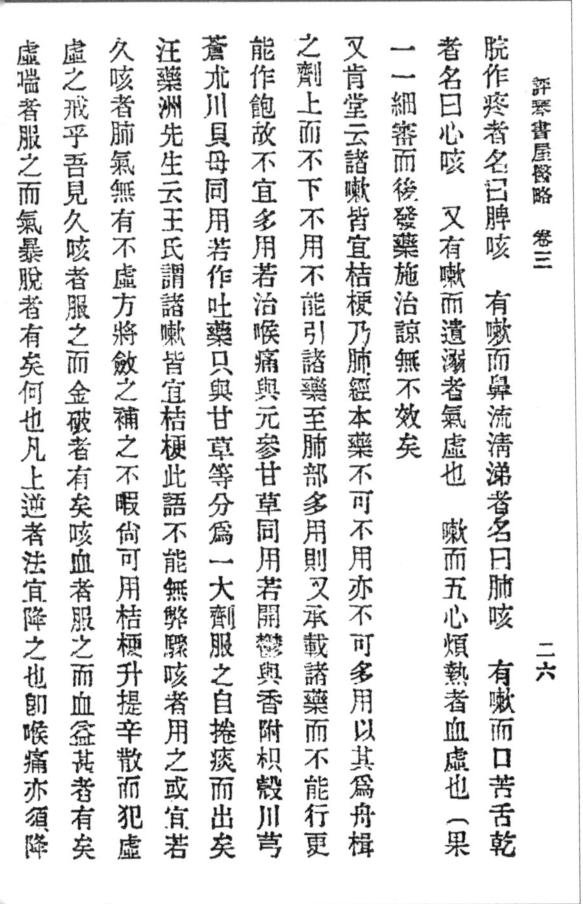
評琴書屋醫略　卷三　二六

脘作疼者名曰脾咳　有嗽而鼻流清涕者名曰肺咳　有嗽而口苦舌乾者名曰心咳　又有嗽而遺溺者氣虛也　嗽而五心煩熱者血虛也（果一一細審而後發藥施治諒無不效矣

又肯堂云諸嗽皆宜桔梗乃肺經本藥不可不用亦不可多用以其爲舟楫之劑上而不下不用不能引諸藥至肺部多用則又承載諸藥而不能行更能作飽故不宜多用若治喉痛與元參甘草同用若開鬱與香附枳殼川芎蒼朮川貝母同用若作吐藥只與甘草等分爲一大劑服之自捲痰而出矣汪藥洲先生云王氏謂諸嗽皆宜桔梗此語不能無弊驟咳者用之或宜若久咳者肺氣無有不虛方將斂之補之不暇尚可用桔梗升提辛散而犯虛虛之戒乎吾見久咳者服之而金破者有矣咳血者服之而血益甚者有矣虛喘者服之而氣暴脫者有矣何也凡上逆者法宜降之也卽喉痛亦須降

脘作疼者，名曰脾咳。有嗽而鼻流清涕者，名曰肺咳。有嗽而口苦舌干者，名曰心咳。又有嗽而遗溺者，气虚也。嗽而五心烦热者，血虚也。果一一细审而后发药施治，谅无不效矣。

又肯堂云：诸嗽皆宜桔梗，乃肺经本药，不可不用，亦不可多用，以其为舟楫之剂，上而不下，不用不能引诸药至肺部；多用则又承载诸药而不能行，更能作饱，故不宜多用。若治喉痛，与元参、甘草同用。若开郁，与香附、枳壳、川芎、苍术、川贝母同用。若作吐药，只与甘草，等分为一大剂，服之自卷痰而出矣。汪药洲先生云：王氏谓诸嗽皆宜桔梗，此语不能无弊，骤咳者用之或宜，若久咳者，肺气无有不虚，方将敛之，补之不暇，尚可用桔梗升提辛散而犯虚虚之戒乎？吾见久咳者服之而金破者有矣；咳血者服之而血益甚者有矣；虚喘者服之而气暴脱者有矣。何也？凡上逆者，法宜降之也。即喉痛亦须降痰降火。仲景师虽主以甘桔汤，今法之，只可作佐使，必君以芩、连类之苦降。元参、风化硝类之咸降，然后升提之品无碍也。先生此论自注于王氏《医镜》中者，因录存之，以俟同人参考。

药洲先生品高雅文章，医学并见重于同道，好勉人为善，著有武帝觉世真经诗行世，字鸣岐，又号凤山，吾邑汪益斋太史（鸣谦）之四弟也，世居羊城。

附寄冯蕙庭君调养脾胃论

余脾胃素弱，语云：无脾胃弱老翁，余窃虑焉。因常留意调养，迄今年及六旬，饮食虽不加而精神无或减，且微恙亦少见者，知未始非调养力也。凡人欲调养脾胃，必先察夫脾胃性情，明夫脾胃体用，而后调养有方。书云：胃阳弱而百病生，脾阴足而万邪熄，似治胃专究夫阳理脾，专究夫阴不知脾，体阴而用阳，胃

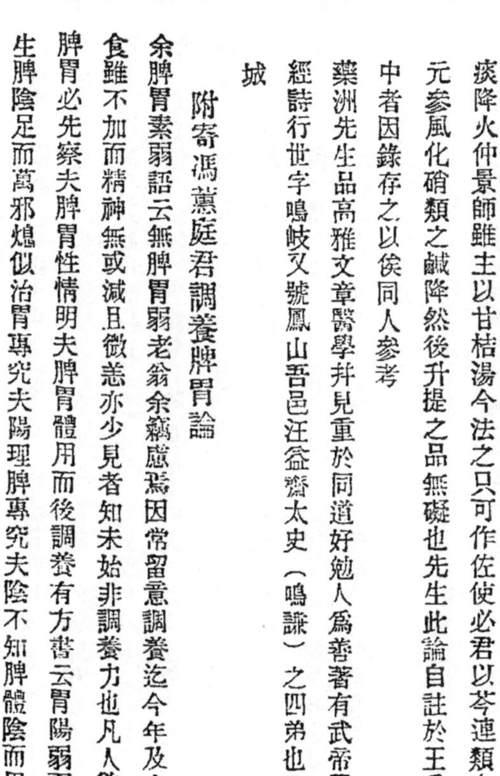
痰降火仲景師雖主以甘桔湯今法之只可作佐使必君以芩連類之苦降元參風化硝類之鹹降然後升提之品無礙也先生此論自註於王氏醫鏡中者因錄存之以俟同人參考

藥洲先生品高雅文章醫學并見重於同道好勉人爲善著有武帝覺世眞經詩行世字鳴岐又號鳳山吾邑汪益齋太史（鳴謙）之四弟也世居羊城

附寄馮蕙庭君調養脾胃論

余脾胃素弱語云無脾胃弱老翁余竊慮焉因常留意調養迄今年及六旬飲食雖不加而精神無或減且微恙亦少見者知未始非調養力也凡人欲調養脾胃必先察夫脾胃性情明夫脾胃體用而後調養有方書云胃陽弱而百病生脾陰足而萬邪熄似治胃專究夫陽理脾專究夫陰不知脾體陰而用陽胃

體陽而用陰此太陰濕土得陽則運陽明陽土得陰自安前賢所爲特申明其用也夫脾能升而後能運陽氣餒則無以升胃能降而後能和陰液虧則無以降達其性情明其體用於以知納食主乎胃時知饑而少納（脾陽不傷故知饑胃陰有傷故少納）宜調養胃陰當用麥冬天冬沙參玉竹山藥扁豆糯米南棗釵斛甘草等以養之知運化主乎脾時能食而少運（胃陰不病故能食脾陽有病故少運）宜溫通脾陽當用人參白朮茯苓陳皮益智仁炒粳米炒蓮葉等以醒之虛且寒再加乾薑附子肉桂以溫之此固無病培養善法亦病後調治善法也脾胃爲後天養生者宜愛惜更常戒生冷物難化物以保護之延年之方莫善於此矣慎之勉之

醫略所用方開列於後以便查閱（分量炮製加減服法以及治證未盡載明欲知其詳當於名醫方論等書參考之）

体阳而用阴，此太阴湿土得阳，则运阳明，阳土得阴自安，前贤所为特申明其用也。夫脾能升而后能运，阳气馁则无以升胃，能降而后能和阴，液亏则无以降，达其性情，明其体用，于以知纳食，主乎胃时，知饥而少纳（脾阳不伤，故知饥。胃阴有伤，故少纳），宜调养胃阴，当用麦冬、天冬、沙参、玉竹、山药、扁豆、糯米、南枣、钗斛、甘草等，以养之。知运化主乎脾时，能食而少运（胃阴不病，故能食，脾阳有病，故少运），宜温通脾阳，当用人参、白术、茯苓、陈皮、益智仁、炒粳米、炒莲叶等，以醒之。虚且寒，再加干姜、附子、肉桂以温之，此固无病，培养善法，亦病后调治善法也。脾胃为后天养生者，宜爱惜，更常戒生冷物难化物，以保护之延年之方，莫善于此矣。慎之！勉之！

医略所用方，开列于后，以便查阅（分量炮制，加减服法，以及治证，未尽载明，欲知其详，当于《名医方论》等书参考之）。

黄芩汤 黄芩 白芍 甘草 大枣

白虎汤 石膏 知母 甘草 粳米

葱豉汤 葱白 淡豆豉

栀豉汤 栀子 淡豆豉（叶案云：栀豉汤能除陈腐，湿热秽浊，郁结，非此不除）

六一散 滑石六钱 甘草一钱（又名天水散，加辰砂，名益元散）

雄槟丸 雄黄 槟榔 白矾 等分研末，捣饭为丸，每服五分，小儿减半。

饭远服，亦治胃痛因虫者。

桂枝汤 桂枝 白芍 甘草 生姜 大枣

生脉散 人参 麦冬 五味

二陈汤 茯苓 半夏 陈皮 甘草

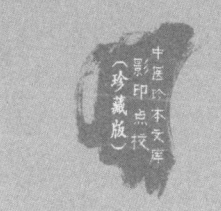

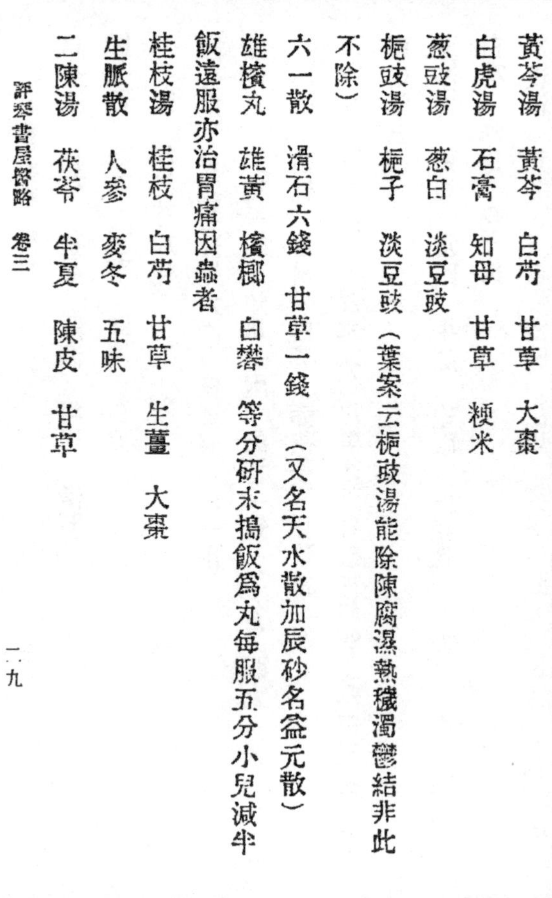
黃芩湯 黃芩 白芍 甘草 大棗
白虎湯 石膏 知母 甘草 粳米
葱豉湯 葱白 淡豆豉
梔豉湯 梔子 淡豆豉（葉案云梔豉湯能除陳腐濕熱穢濁鬱結非此不除）
六一散 滑石六錢 甘草一錢（又名天水散加辰砂名益元散）
雄檳丸 雄黃 檳榔 白礬 等分研末搗飯爲丸每服五分小兒減半
飯遠服亦治胃痛因蟲者
桂枝湯 桂枝 白芍 甘草 生薑 大棗
生脈散 人參 麥冬 五味
二陳湯 茯苓 半夏 陳皮 甘草

評琴書屋醫略 卷三

一一九

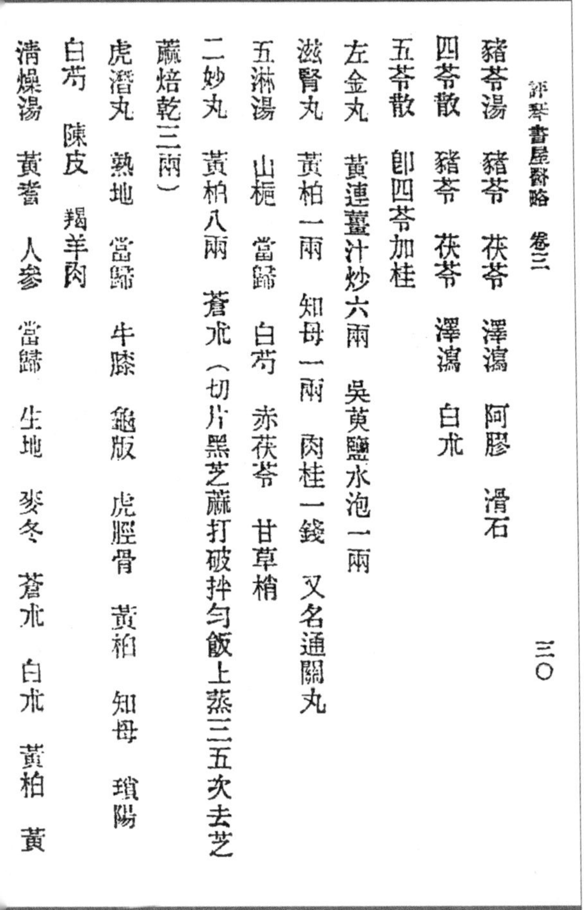

豬苓湯 豬苓 茯苓 澤瀉 阿膠 滑石
四苓散 豬苓 茯苓 澤瀉 白朮
五苓散 即四苓加桂
左金丸 黃連薑汁炒六兩 吳萸鹽水泡一兩
滋腎丸 黃柏一兩 知母一兩 肉桂一錢 又名通關丸
五淋湯 山梔 當歸 白芍 赤茯苓 甘草梢
二妙丸 黃柏八兩 蒼朮（切片黑芝麻打破拌匀飯上蒸三五次去芝
麻焙乾三兩）
虎潛丸 熟地 當歸 牛膝 龜版 虎脛骨 黃柏 知母 瑣陽
白芍 陳皮 羯羊肉
清燥湯 黃耆 人參 當歸 生地 麥冬 蒼朮 白朮 黃柏 黃

猪苓汤 猪苓 茯苓 泽泻 阿胶 滑石

四苓散 猪苓 茯苓 泽泻 白术

五苓散 即四苓加桂。

左金丸 黄连姜汁炒，六两 吴萸盐水泡，一两

滋肾丸 黄柏一两 知母一两 肉桂一钱 又名通关丸。

五淋汤 山栀 当归 白芍 赤茯苓 甘草梢

二妙丸 黄柏八两 苍术（切片，黑芝麻打破，拌匀，饭上蒸三五次，去芝麻，焙干，三两）

虎潜丸 熟地 当归 牛膝 龟板 虎胫骨 黄柏 知母 琐阳 白芍 陈皮 羯羊肉

清燥汤 黄耆 人参 当归 生地 麦冬 苍术 白术 黄柏 黄

连 茯苓 猪苓 泽泻 陈皮 柴胡 升麻 神曲 五味 甘草

何人饮 首乌 人参 当归 陈皮 煨姜

固元汤 人参 黄者 当归 白芍 炙草（加煨姜枣）

四物汤 地黄 当归 白芍 川芎

归脾汤 黄者 人参 白术 当归 龙眼肉 枣仁 茯神 远志 木香 炙草（高鼓峰去木香，加白芍钱半，甚好，然嘘血归脾，全在木香，受燥者，当用，咳加麦冬、五味，郁加川贝，脾虚发热，加栀子、丹皮）。

四神丸 补骨脂四两，酒炒 肉豆蔻面煨，去油 吴茱萸泡去黑水 五味炒，三味各二两（用红枣五两，生姜五两，同煮去姜，将枣去皮核，捣烂为丸，如桐子大，每日五更服三钱，临卧服二钱，米汤下。再加人参、白术、附子、罂粟壳为丸，更效）。

連 茯苓 豬苓 澤瀉 陳皮 柴胡 升麻 神麯 五味 甘草
何人飲 首烏 人參 當歸 陳皮 煨薑
固元湯 人參 黃耆 當歸 白芍 炙草（加煨薑棗）
四物湯 地黃 當歸 白芍 川芎
歸脾湯 黃耆 人參 白朮 當歸 龍眼肉 棗仁 茯神 遠志
木香 炙草（高鼓峯去木香加白芍錢半甚好然噓血歸脾全在木香受
燥者當用咳加麥冬五味鬱加川貝脾虛發熱加梔子丹皮）
四神丸 補骨脂四兩酒炒 肉豆蔻麵煨去油 吳茱萸泡去黑水 五
味炒三味各二兩（用紅棗五兩生薑五兩同煮去薑將棗去皮核搗爛爲
丸如桐子大每日五更服三錢臨臥服二錢米湯下再加人參白朮附子罌
粟殼爲丸更效

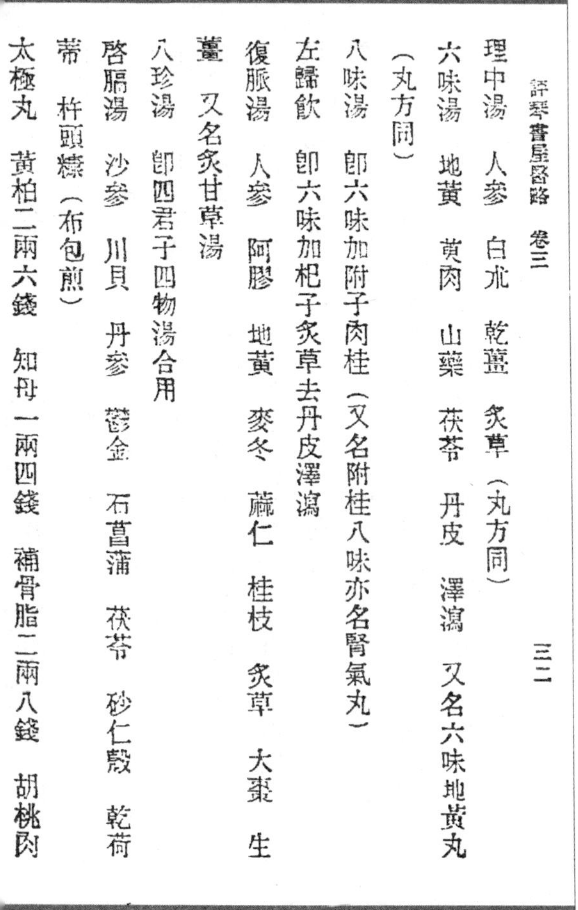

许琴书屋医路 卷三 三二

理中湯 人參 白朮 乾薑 炙草（丸方同）

六味湯 地黃 萸肉 山藥 茯苓 丹皮 澤瀉 又名六味地黃丸（丸方同）

八味湯 即六味加附子肉桂（又名附桂八味亦名腎氣丸）

左歸飲 即六味加杞子炙草去丹皮澤瀉

復脈湯 人參 阿膠 地黃 麥冬 蔴仁 桂枝 炙草 大棗 生薑 又名炙甘草湯

八珍湯 即四君子四物湯合用

啓膈湯 沙參 川貝 丹參 鬱金 石菖蒲 茯苓 砂仁殼 乾荷蒂 杵頭糠（布包煎）

太極丸 黃柏二兩六錢 知母一兩四錢 補骨脂二兩八錢 胡桃肉

理中汤 人参 白术 干姜 炙草（丸方同）

六味汤 地黄 萸肉 山药 茯苓 丹皮 泽泻 又名六味地黄丸（丸同方）

八味汤 即六味加附子、肉桂（又名附桂八味，亦名肾气丸）。

左归饮 即六味加杞子、炙草，去丹皮、泽泻。

复脉汤 人参 阿胶 地黄 麦冬 麻仁 桂枝 炙草 大枣 生姜，又名炙甘草汤。

八珍汤 即四君子、四物汤合用。

启膈汤 沙参 川贝 丹参 郁金 石菖蒲 茯苓 砂仁壳 干荷蒂 杵头糠（布包煎）

太极丸 黄柏二两六钱 知母一两四钱 补骨脂二两八钱 胡桃肉

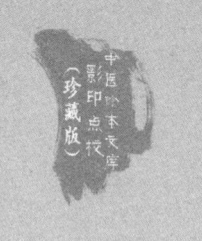

一兩二錢　砂仁五錢（蜜小丸空心鹽湯送下三十五丸）
敗毒散　人參　羌活　獨活　柴胡　前胡　川芎　枳殼　桔梗　茯苓　甘草（即人參敗毒散）
芍藥湯　白芍　黄芩　黄連　大黄　歸尾　檳榔　木香　肉桂　炙草
香連丸　黄連二十兩吳萸十兩水拌同炒去吳萸加木香四兩八錢不見火共研末醋糊丸（此爲治痢總方惟在表忌用者邪猶未入裏也久痢勿用者恐重傷其生氣也）
訶子散　粟殼　訶子　乾薑　陳皮（爲末空心服）
黄土湯　生地　阿膠　黄芩　白朮　附子炮　甘草各一錢五分　灶心黄土四錢（或黄土易赤石脂附易炮薑熱加生柏葉）

一两二钱　砂仁五钱（蜜小丸，空心，盐汤送下三十五丸）

败毒散　人参　羌活　独活　柴胡　前胡　川芎　枳壳　桔梗　茯苓　甘草（即人参败毒散）。

芍药汤　白芍　黄芩　黄连　大黄　归尾　槟榔　木香　肉桂　炙草

香连丸　黄连二十两，吴萸十两，水拌同炒，去吴萸，加木香四两八钱，不见火，共研末，醋糊丸（此为治痢总方，惟在表忌用者，邪犹未入里也。久痢勿用者，恐重伤其生气也）。

诃子散　粟壳　诃子　干姜　陈皮（为末，空心服）。

黄土汤　生地　阿胶　黄芩　白术　附子炮　甘草各一钱五分　灶心黄土四钱（或黄土易赤石脂，附易炮姜，热加生柏叶）。

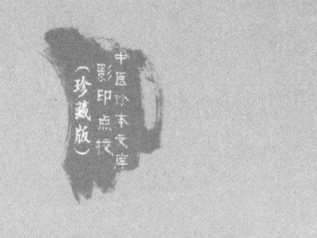

赤小豆散　赤小豆浸出芽晒乾一兩　當歸四錢（研末粥水送下三錢）

旋覆花湯　旋覆花　青葱管　新絳緯

茵陳蒿湯　茵陳　梔子　大黄

金鈴子散　金鈴子（即川楝子）　元胡索

小半夏湯　半夏　生薑

大半夏湯　半夏　人參　白蜜

吳茱萸湯　人參　生薑　大棗

小柴胡湯　柴胡　黄芩　半夏　人參　甘草　薑　棗

麥門冬湯　麥冬　人參　半夏　甘草　粳米　大棗

四君子湯　人參　白朮　茯苓　甘草

赤小豆散　赤小豆浸出芽，晒干，一两　当归四钱（研末，粥水送下三钱）。

旋覆花汤　旋覆花　青葱管　新绛纬

茵陈蒿汤　茵陈　栀子　大黄

金铃子散　金铃子（即川楝子）　元胡索

大半夏汤　半夏　人参　白蜜

小半夏汤　半夏　生姜

吴茱萸汤　人参　生姜　大枣

小柴胡汤　柴胡　黄芩　半夏　人参　甘草　姜枣

麦门冬汤　麦冬　人参　半夏　甘草　粳米　大枣

四君子汤　人参　白术　茯苓　甘草

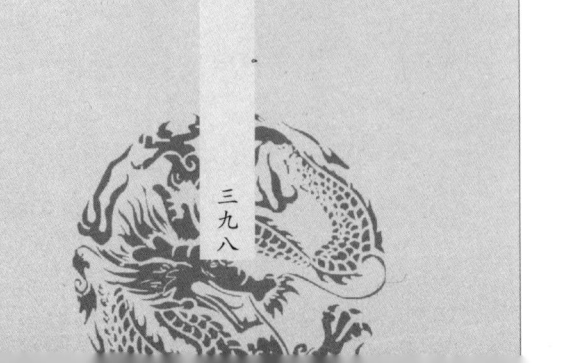

六君子汤 即四君子汤加半夏、陈皮。

大补阴丸 黄柏 知母 熟地 龟板 猪脊髓

小承气汤 大黄四钱 厚朴二钱 枳实钱半（此主荡实，故君大黄）

厚朴三物汤 厚朴四钱 大黄二钱 枳实钱半（此主散满，故君厚朴）

厚朴七物汤 即厚朴三物加桂枝、甘草、生姜、大枣。

调胃承气汤 大黄 芒硝 炙草

生脉四君汤 即生脉散四君子汤合用。

生脉六味汤 即生脉散、六味地黄汤合用。

磁石六味丸 即六味地黄汤加磁石。

六君子湯　卽四君子湯加半夏陳皮
大補陰丸　黃柏　知母　熟地　龜版　豬脊髓
小承氣湯　大黃四錢　厚樸二錢　枳實錢半（此主蕩實故君大黃）
厚樸三物湯　厚樸四錢　大黃二錢　枳實錢半（此主散滿故君厚樸）
厚朴七物湯　卽厚朴三物加桂枝甘草生薑大棗
調胃承氣湯　大黃　芒硝　炙草
大黃附子湯　大黃　附子　細辛
生脈四君湯　卽生脈散四君子湯合用
生脈六味湯　卽生脈散六味地黃湯合用
磁石六味丸　卽六味地黃湯加磁石

知柏八味丸 即六味地黄汤加知母、黄柏（汤方同）。

当归补血汤 当归三钱 炙黄耆一两（或加附子二三钱更神效）

当归羊肉汤 当归 生姜 羊肉

香砂六君汤 即六君子汤加香附、砂仁。

补中益气汤 炙耆二钱 人参 白术 当归各一钱 陈皮 炙草各五分 升麻 柴胡各三分（加煨姜、大枣煎）

人参固本丸 人参 天冬 麦冬 生地 熟地

人参养营汤 人参 白术 茯苓 甘草 陈皮 黄耆 当归 白芍 熟地 五味子 远志 肉桂 煨姜 大枣

真人养脏汤 人参 白术 当归 白芍 肉桂 粟壳 诃子肉 豆蔻 木香 炙草（一方无当归）

知柏八味丸 即六味地黃湯加知母黃柏（湯方同）
當歸補血湯 當歸三錢 炙黃耆一兩（或加附子二三錢更神效）
當歸羊肉湯 當歸 生薑 羊肉
香砂六君湯 即六君子湯加香附砂仁
補中益氣湯 炙耆二錢 人參 白朮 當歸各一錢 陳皮 炙草各五分 升麻 柴胡各三分（加煨薑大棗煎）
人參固本丸 人參 天冬 麥冬 生地 熟地
人參養營湯 人參 白朮 茯苓 甘草 陳皮 黃耆 當歸 白芍 熟地 五味子 遠志 肉桂 煨薑 大棗
眞人養臟湯 人參 白朮 當歸 白芍 肉桂 粟殼 訶子 肉豆蔻 木香 炙草（一方無當歸）

附子理中汤　即理中汤加附子。

附子粳米汤　附子　粳米　半夏　炙草　大枣

清暑益气汤　人参　黄者　白术　苍术　当归　陈皮　青皮　神曲　麦冬　五味　炙草　黄柏　泽泻　升麻　葛根　生姜　大枣

藿香散　藿香　苍术　半夏　茯苓　陈皮　厚朴

藿香正气散　藿香　苏叶　白芷　陈皮　厚朴　白术　夏曲　茯苓　腹皮　桔梗　甘草（加姜枣）

四物香藿饮　香薷　厚朴　扁豆　黄连（忌热服）

三物香薷饮　即四物香薷去黄连（凡香薷，热服必泻）

十物香薷饮　即三物香薷加黄者　人参　白术　茯苓　陈皮　甘草　木瓜（五物香薷，独加苓草）

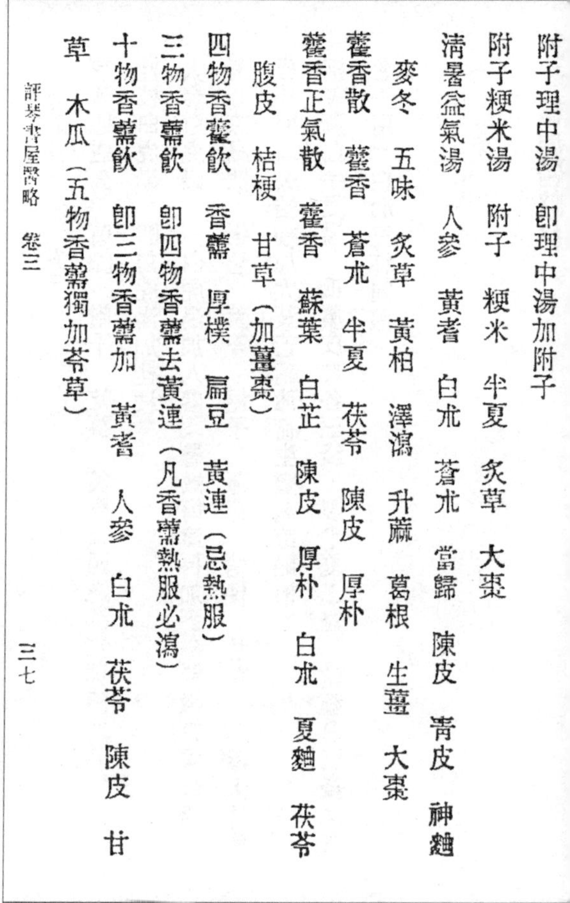

附子理中湯　卽理中湯加附子
附子粳米湯　附子　粳米　半夏　炙草　大棗
清暑益氣湯　人參　黃耆　白朮　蒼朮　當歸　陳皮　靑皮　神麯
麥冬　五味　炙草　黃柏　澤瀉　升麻　葛根　生薑　大棗
藿香散　藿香　蒼朮　半夏　茯苓　陳皮　厚朴
藿香正氣散　藿香　蘇葉　白芷　陳皮　厚朴　白朮　夏麯　茯苓
腹皮　桔梗　甘草（加薑棗）
四物香藿飲　香薷　厚樸　扁豆　黃連（忌熱服）
三物香薷飲　卽四物香薷去黃連（凡香薷熱服必瀉）
十物香薷飲　卽三物香薷加　黃耆　人參　白朮　茯苓　陳皮　甘
草　木瓜（五物香薷獨加苓草）

評琴書屋醫略　卷三　三七

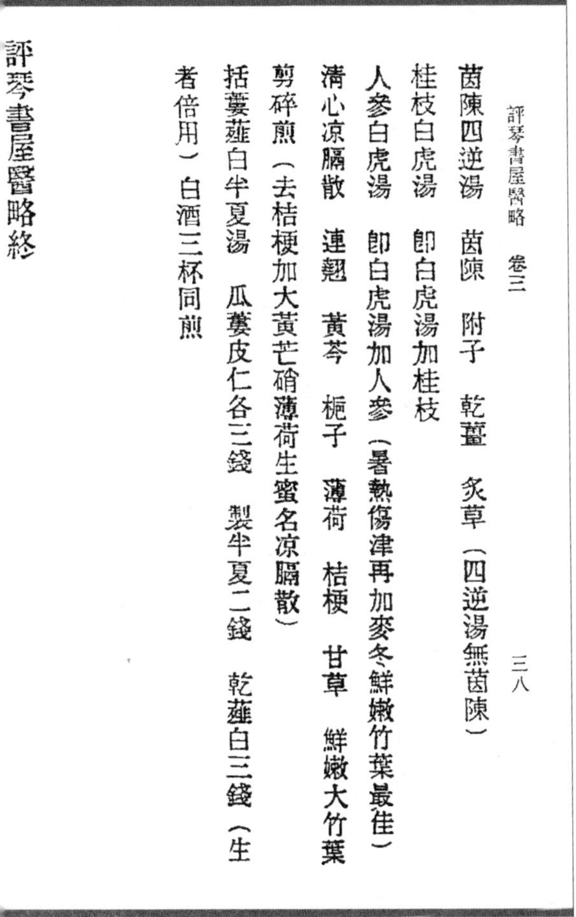

茵陳四逆湯　茵陳　附子　乾薑　炙草（四逆湯無茵陳）
桂枝白虎湯　即白虎湯加桂枝
人參白虎湯　即白虎湯加人參（暑熱傷津再加麥冬鮮嫩竹葉最佳）
清心涼膈散　連翹　黃芩　梔子　薄荷　桔梗　甘草　鮮嫩大竹葉剪碎煎（去桔梗加大黃芒硝薄荷生蜜名涼膈散）
括蔞薤白半夏湯　瓜蔞皮仁各三錢　製半夏二錢　乾薤白三錢（生者倍用）白酒三杯同煎

評琴書屋醫略終

茵陈四逆汤　茵陈　附子　干姜　炙草（四逆汤，无茵陈）

桂枝白虎汤　即白虎汤加人参（暑热伤津，再加麦冬、鲜嫩竹叶最佳）

清心凉膈散　连翘　黄芩　栀子　薄荷　桔梗　甘草　鲜嫩大竹叶剪碎煎（去桔梗，加大黄、芒硝、薄荷、生蜜，名凉隔散）

括蒌薤白半夏汤　瓜蒌皮仁各三钱　制半夏二钱　干薤白三钱（生者倍用），白酒三杯，同煎。

评琴书屋医略终

附

一、古今重量换算

（一）古称以黍、铢、两、斤计量而无分名

汉、晋：1 斤 =16 两，1 两 =4 分，1 分 =6 铢，1 铢 =10 黍。

宋代：1 斤 =16 两，1 两 =10 钱，1 钱 =10 分，1 分 =10 厘，1 厘 =10 毫。

元、明、清沿用宋制，很少变动。

古代药物质量与市制、法定计量单位换算表解

时代	古代用量	折合市制	法定计量
秦代	一两	0.5165 市两	16.14 克
西汉	一两	0.5165 市两	16.14 克
东汉	一两	0.4455 市两	13.92 克
魏晋	一两	0.4455 市两	13.92 克
北周	一两	0.5011 市两	15.66 克
隋唐	一两	0.0075 市两	31.48 克
宋代	一两	1.1936 市两	37.3 克
明代	一两	1.1936 市两	37.3 克
清代	一两	1.194 市两	37.31 克

注：以上换算数据系近似值。

（二）市制（十六进制）重量与法定计量的换算

1 斤（16 市两）=0.5 千克 =500 克

1 市两 =31.25 克

1 市钱 =3.125 克

1 市分 =0.3125 克

1 市厘 =0.03125 克

（注：换算时的尾数可以舍去）

（三）其他与重量有关的名词及非法定计量

古方中“等分”的意思是指各药量的数量多少全相等，大多用于丸、散剂中，在汤剂、酒剂中很少使用。其中，1 市担 =100 市斤 =50 千克，1 公担 =2 担 =100 千克。

二、古今容量换算

（一）古代容量与市制的换算

古代容量与市制、法定计量单位换算表解

时代	古代用量	折合市制	法定计量
秦代	一升	0.34 市升	0.34 升
西汉	一升	0.34 市升	0.34 升
东汉	一升	0.20 市升	0.20 升
魏晋	一升	0.21 市升	0.21 升
北周	一升	0.21 市升	0.21 升
隋唐	一升	0.58 市升	0.58 升
宋代	一升	0.66 市升	0.66 升
明代	一升	1.07 市升	1.07 升
清代	一升	1.0355 市升	1.0355 升

注：以上换算数据仅系近似值。

（二）市制容量单位与法定计量单位的换算

市制容量与法定计量单位的换算表解

市制	市撮	市勺	市合	市升	市斗	市石
换算		10 市撮	10 市勺	10 市合	10 市升	10 市斗
法定计量	1 毫升	1 厘升	1 公升	1 升	10 升	100 升

（三）其他与容量有关的非法定计量

如刀圭、钱匕、方寸匕、一字等。刀圭、钱匕、方寸匕、一字等名称主要用于散剂。方寸匕，作匕正方一寸，以抄散不落为度；钱匕是以汉五铢钱抄取药末，以不落为度；半钱匕则为抄取一半；一字即以四字铜钱作为工具，药末遮住铜钱上的一个字的量；刀圭即十分之一方寸匕。

1 方寸匕≈2 克（矿物药末）≈1 克（动植物药末）≈2.5 毫升（药液）

1 刀圭≈1/10 方寸匕

1 钱匕≈3/5 方寸匕